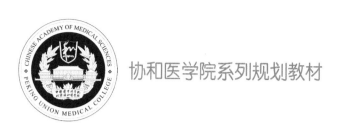 协和医学院系列规划教材

局部解剖学

Regional Anatomy

马 超 刘 克 **主 编**

曹承刚 **主 审**

中国协和医科大学出版社

北 京

图书在版编目（CIP）数据

局部解剖学 / 马超，刘克主编.—北京：中国协和医科大学出版社，2021.8
（协和医学院系列规划教材）
ISBN 978-7-5679-1742-2

Ⅰ.①局…　Ⅱ.①马…②刘…　Ⅲ.①局部解剖学－医学院校－教材　Ⅳ.①R322

中国版本图书馆CIP数据核字（2021）第097721号

协和医学院系列规划教材
局部解剖学

主　　编：马　超　刘　克
责任编辑：刘　婷　张青山　田　奇
封面设计：许晓晨
责任校对：张　麓
责任印制：张　岱

出版发行　**中国协和医科大学出版社**
　　　　　（北京市东城区东单三条9号　邮编100730　电话010-65260431）
网　　址：www.pumcp.com
经　　销：新华书店总店北京发行所
印　　刷：中煤（北京）印务有限公司

开　　本：889mm×1194mm　　1/16
印　　张：27.5
字　　数：740千字
版　　次：2021年8月第1版
印　　次：2021年8月第1次印刷
定　　价：109.00元

ISBN 978-7-5679-1742-2

编 者 名 单

主　编　马　超　　刘　克
主　审　曹承刚
编　者　（以姓氏笔画为序）

马　超	马　瑾	王　剑	邓　侃	申新华
朱智慧	庄乾宇	刘　伟	刘　克	刘小伟
刘兴荣	严维刚	李文婷	杨　华	吴　昕
吴　斌	宋小军	张　韬	张　燕	张一休
张竹花	张爱金	陈　蓉	茅　枫	周智恩
赵　潺	顾　宇	钱　军	郭　超	高　鹏
曹承刚	崔立强	梁乃新	梁安怡	蔺　晨

绘　图　徐伯扬　　高学敏　　侯樱子　　翟晓辉
秘　书　张　迪

前　言

在北京协和医学院发展的不同历史时期，解剖教学模式始终伴随着教学改革的需要与时俱进。以往北京协和医学院教学的模式是以系统解剖为主、局部解剖为辅，其中，张鋆教授主编的《人体解剖学》作为解剖学教科书被全国高等医学院校广泛使用。北京协和医学院解剖教学的新模式在继承和发扬协和优良传统的基础上敢于创新。面对解剖理论课与解剖操作课学时比例倒挂、解剖课学时大幅压缩的困难局面，张炳常教授提出了"小系统、大局解"这一具有协和特色的解剖教学模式，既节省了学时，又强化了解剖操作实践，为开发学生学习能动性和创新性，以及面向临床的解剖教学奠定了基础。为此，张炳常教授带领学系教师编写了各种教材、实习指导和填图练习等。

为与国际先进的教学水平接轨，现今北京协和医学院解剖教学博采众长。马超教授提出"与临床结合的小系统、大局解"解剖教学新模式，紧密契合了解剖与临床结合、为临床服务的新时期教学改革需要，体现了精益求精、与时俱进，培养医学精英的协和教学理念。

在汲取前辈多年历史经验积淀之精华，学习、参考国内外最新解剖学教材内容，结合协和医院临床各科疾病基础知识和临床病例分析的基础上，以马超教授为首、30多位基础和临床各科教师组成的编写团队，经过2年多的不懈努力、克服重重困难，编撰完成了这本全新、与临床结合的《局部解剖学》教材。

本教材共有9篇，前2篇以系统解剖的形式介绍人体内脏、循环及运动系统，后7篇以局部解剖的模式分述人体各部局部解剖及操作指导。作为本教材的重点，局部解剖各篇内容均包含系统与局部解剖描述、实验操作指导、临床结合要点及病例分析。既有对人体结构的系统性描述，又有对人体各部及相关毗邻结构的局部解剖由浅入深的论述，还有对每个局部解剖区域进行解剖操作的指导，以及与之相关的临床结合要点。充分诠释了具有协和特色的"与临床结合的小系统、大局解"的教学模式，满足八年制临床医学专业学生和研究生的教学需要。

临床结合要点和病例分析是本教材的一大亮点和创新之处。具有丰富教学经验的编写团队深知解剖学在与临床各科紧密联系中的重要作用。为此，他们认真总结、查阅大量病例和文献，精选出百余条临床结合要点和病例分析条目，以通俗易懂、简明扼要的描述，深入浅出地诠释了学好解剖学，为患者服务的重要意义。

为了确保本教材的质量，编写组特聘请既懂解剖学又熟悉临床且具有较高绘画水平的毕业于北京协和医学院、现于中国医学科学院整形外科医院从事整形外科工作的徐伯扬医生，以及北京协和医学院2013级临床医学专业在读的高学敏同学，联手绘制了110余幅准确、精美、富有时代感的局部解剖套色插图，为本教材增光添色。每张图片都紧密契合解剖结构，层次清楚、重点突出、线条流畅、套色淡雅，既是学生学习、操作的指导，也是协和学子回馈母校、倾情奉献的见证。

回顾协和百年历史，数代解剖学同仁不懈努力，为解剖教学和科研工作贡献了毕生精力。仅以本教材向张鋆、张作干、薛社普、张炳常等老一辈解剖学家致以崇高的敬意和诚挚的感谢。向在教学、科研和临床岗位辛勤工作并热心为本教材撰稿和绘图的师友们致谢。

感谢王乃利老师给予的精湛解剖操作技术指导，感谢学系秘书袁勃老师在行政管理方面的支持，感谢穆瑞民、徐园园、张迪、丛聪、王钊、王雪、白芃、吴薇等老师在组织协调等方面所做的富有成效的工作。此外，北京协和医学院2014级临床医学专业的张翰林等同学热情参与了本教材的校对，在此一并致谢。

参加编写的各位老师在编写过程中认真负责、精益求精，全力以赴地完成编写和审校，力求为解剖教学与临床结合、对标国际先进水平提供理想的解剖学教材，但疏漏之处在所难免，诚请解剖学同仁、医学界同行、广大教师和同学们不吝赐教，提出宝贵意见，使本教材日臻完善，为解剖学与临床全方位结合的教学改革作出贡献。

编　者
2021年4月

目　录

第一篇　内脏系统及循环系统

第二篇　运动系统

第三篇 四肢局部解剖

第四篇 颈部和头部局部解剖

第五篇　胸部局部解剖

第六篇　腹部局部解剖

第九篇　内脏神经系统局部解剖

绪 论

一、概述

人体解剖学（human anatomy）是研究正常人体各系统、各部分形态、结构、位置、毗邻关系及结构与功能联系的学科。随着显微镜和新技术的应用，人体解剖学已发展为涵盖了显微解剖学（microsiopic anatomy）、组织学（histology），以及研究出生前发育的胚胎学（embryology）的综合学科。根据不同的需要，其还衍生出诸如比较解剖学（comparative anatomy）、临床解剖学（clinical anatomy）等多个分支学科。作为医学教育基础课之一，人体解剖学通常分为按人体各系统描述的系统解剖学（systematic anatomy）和按人体各部位描述的局部解剖学（topographic anatomy），二者也是我国医学院校普遍开设的解剖学课程。

二、人体解剖学发展简史

解剖学源于远古先人的狩猎活动，通过对动物的宰割，古人不仅熟练地掌握动物解剖操作技术，而且积累了丰富的动物解剖结构认知。

被称作医圣的古希腊名医希波克拉底（Hippocrates），集多年对动物解剖打下的坚实解剖学基础以及丰富的临床经验积淀，发表了著名的外科专著《头颅创伤》。书中详细描述了头部损伤患者相关的解剖结构、手术方法及缝合技术，可称为最早的解剖学与临床结合的典范。其后的另一位古希腊先哲亚里士多德（Aristotle），被恩格斯称为"最博学的人"，不仅是著名的哲学家、天文物理学家，同时也是生物学家，对50多种动物进行了解剖研究。亚里士多德是生物学分类的开创者，也是解剖学的学科命名者，著有《论解剖操作》，对解剖学发展贡献巨大。遗憾的是他们都没有进行过人体解剖，仅以动物解剖为据，故其著作中含有大量谬误，也就不难理解了。

中国具有悠久的历史文化，2400年前的春秋战国时期，享誉中外的医学宝典《黄帝内经》即已问世。这部经典巨著集中国古代医学经验之大成，开创了中医理论之先河，极大地促进了医学的进步和发展。书中对人体结构和人体解剖学的描述尤为精彩："若夫八尺之士，皮肉在此，外可度量切循而得之，其尸可解剖而视之……"可见在西方学者尚迷茫于动物解剖时，中国的医学家已经对人体解剖做了详尽的记载。

希腊的解剖学家盖伦（Galen）著有《医经》，较系统描述了心脏的结构，对血液循环和神经分布的生理功能均有记载和论述。尽管盖伦的论著较其前辈有了不少进步，但仍无法突破动物解剖的禁锢。

莱昂纳多·达·芬奇（Leonardo da Vinci）是欧洲文艺复兴时期的代表人物，集艺术、科学、哲学、音乐和生物医学诸家头衔于一身。他智力超群、学识渊博，加之勤奋努力，一生留下大量传世之作和未解之谜。其中不乏精美的人体解剖和外科（妇产科）手术图谱，迄今仍具有重要的参考和指导作用，开创了解剖和医学图谱的先河。达·芬奇的解剖图虽然精美，但图中出现的明显错误，使人对他是否亲自做过人体解剖产生怀疑。

与盖伦同一时期，中国东汉末年著名的医学家华佗发明了麻沸散，他不仅能做骨科手术，据说还能做复杂的开颅手术，堪称中国外科医生的鼻祖。其在解剖和手术领域均具有较高造诣。至北宋年间

（1041—1048年），吴简和宋景对50余具尸体进行解剖并绘制出《欧希范五脏图》，对人体内脏做了详尽的描述，同时还对不少内脏器官的病理改变有生动的记载。到崇宁年间（1102—1106年），著名医家杨介亲自解剖尸体，精心绘制出《存真图》，无论是结构精准度还是历史影响均远胜《欧希范五脏图》。《存真图》去伪存真，纠正了前人论著中的很多错误，是当时应用最广泛的人体解剖学专著，超前欧洲近400年。

比利时解剖学家安德烈亚斯·维萨里（Andreas Vesalius），是近代人体解剖学的开创者。出生于医学世家的维萨里，在学生时期就精读了盖伦的解剖学著作。尽管盖伦的名气很大，维萨里却从未盲从，为了纠正盖伦的错误，他不顾宗教和习俗的束缚，不惜到坟场挖掘尸体进行解剖，终于在1543年发表了巨作《论人体构造》。此书图文并茂，汇集300多幅精准、生动的插图，揭示了人体结构的奥秘。从此解剖学成为医学的重要基础课之一。无独有偶，哥白尼的《天体运行论》也在同一年发表。这两部不朽巨作的诞生开启了人类科学史的新纪元。

西班牙名医迈克尔·塞尔维特（Michael Servetus）早在巴黎求学期间就成为维萨里的同学和志同道合的助手，他睿智而具有超凡的洞察力，且埋头苦干。在青年时期就成为医术精湛的名医，同时进行研究工作，著名的人体小循环就是在这一时期发现的。由于宣传小循环而触犯了教会，塞尔维特竟然被惨无人道地烤死在火刑架上，但他至死坚持自己的正确观点，宁愿为科学献出宝贵的生命。

英国医生和生理学家威廉·哈维（William Harvey），精通外科和妇产科手术，是一位具有人道主义精神的科学家。他不仅医术高明，还从事比较解剖学和生理学的研究，发表了《心血运动论》和《论动物的生殖》。他通过对心脏的运动以及心与静脉瓣膜功能的研究，明确提出人体血液循环的理论，证实了血液循环的动力来源于心肌的收缩压，成为实验生理学的创始人之一。

宋慈是宋代著名法医学家，精通解剖学和刑侦学，著有《洗冤集录》，该书是世界最早的法医学专著。宋慈破除封建习俗和虚伪的道学伦理观念束缚，坚持命案尸检不避性别，并特意指出"凡验妇人，不可羞避"，极大地促进了病理解剖学和法医学的发展。

中国清代名医王清任，著有《医林改错》。通过尸体解剖，纠正了许多古人对人体结构的错误认识，完善了中医的脏腑学说，由他创制的活血化瘀方剂效果良好，至今仍广泛应用于临床。

进入20世纪，电子显微镜（electron microscope，EM）、计算机断层扫描（computed tomography，CT）和正电子发射计算机断层扫描（positron emission computed tomography，PET）等新技术的产生和应用，开拓了人们的视野，也对解剖学的发展提出了更新的要求，影像解剖学、数字解剖学和虚拟解剖学等新学科应运而生。新学科的建立可以更好地与临床结合、为临床服务，也使古老的解剖学焕发出新的光彩。

三、人体解剖学基本概念和术语

为了正确认识和描述人体各部与器官的形态结构、位置关系和运动状态，必须使用公认的统一标准和专业术语，以满足教学和学术交流的需要。作为医生，对患者检查记录和病例书写尤须使用统一和专业的术语描述，以避免表述错误造成医疗事故。掌握人体解剖学基本概念和术语也是学习解剖学必须遵循的基本原则。

（一）人体标准解剖学姿势

人体的标准解剖学姿势（anatomical position）：身体直立、面向前方，两眼向前平视，双足并拢、足尖向前，双上肢自然下垂于躯干两侧、掌心向前。以此姿势为标准，对人体各部位和结构进行描述。无论人体（或标本、模型）处于俯卧、仰卧或侧卧位，仍以标准解剖学姿势为准则（绪图-1）。

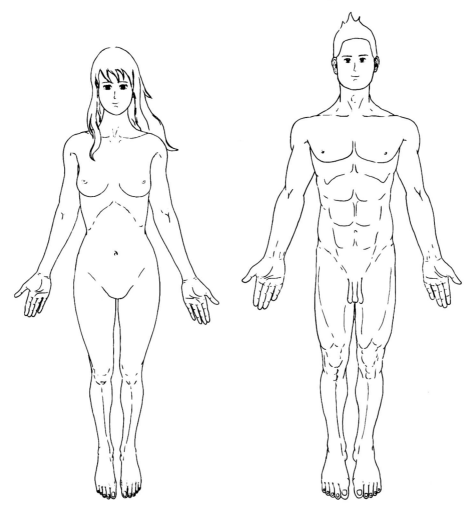

绪图-1　人体标准解剖学姿势

（二）人体解剖学方位

以人体标准解剖学姿势为准则，进一步确立人体各部的解剖学方位（anatomical location）术语，具体如下。

1. 上（superior）和下（inferior）　近颅者为上，近足者为下。如头为上、颈为下；同在头部，眼为上、鼻为下。在比较解剖学上常用颅侧（cranial）和尾侧（caudal）与上、下相对应。

2. 前（anterior）和后（posterior）　近腹侧者为前，近背侧者为后。与此相对应的腹侧（ventral）和背侧（dorsal）虽是比较解剖学术语，但常与前和后通用。

3. 内侧（medial）和外侧（lateral）　近正中矢状面者为内侧，远离者为外侧。

4. 内（internal）和外（external）　是描述空腔器官位置关系的术语。近内腔者为内，远离者为外。须注意，内、外和内侧、外侧是含义不同的两类术语，使用对象和范围均不相同，应予区分。

5. 浅（superficial）和深（profundal）　是描述人体由表及里相对位置关系的术语。近皮肤表面者为浅，远离皮肤朝向人体中心者为深。对具体器官（脏器）而言，近表面者为浅，远离表面朝向器官中心者为深。

6. 其他　对四肢而言，与躯干相连或近躯干者为近端（侧）（proximal），远离者为远端（侧）（distal）。上肢的内、外侧常以前臂尺骨和桡骨的位置确定，尺侧（ulnar）为内，桡侧（radial）

为外。下肢的内、外侧则以小腿胫骨和腓骨的位置确定,胫侧(tibial)为内,腓侧(fibular)为外。

此外,还有左(left)和右(right)、垂直(vertical)和水平(horizontal),以及中央(central)等普通方位术语,也经常在人体解剖学描述中使用。

(三)人体解剖学轴和面

为了准确定位研究、描述人体结构及关节的运动状态,常选用相互垂直的3种轴和面,以便显示和观察人体内部结构。

1. 轴(axis)

(1)垂直轴(vertical axis):是上自颅侧,下至尾侧,与重力线平行、与地平面相垂直的轴。

(2)矢状轴(sagittal axis):是由前(腹侧)向后(背侧)走行的轴,与垂直轴相垂直。

(3)冠状轴(frontal axis):是由左向右走行、与水平面相平行的轴,与垂直轴和矢状轴均垂直。

以上各个轴的功能详见第二篇运动系统。

2. 面(plane)(绪图-2)

(1)矢状面(sagittal plane):又称正中面(median plane),是依矢状轴方向、由前向后的纵切面,将人体分成左、右两部的若干切面。通过人体正中的切面为正中矢状面(median sagittal plane),可将人体分成左右相等的两半。

(2)冠状面(coronal plane):又称额状面(frontal plane),是依冠状轴方向、由左向右的切面,将人体分为前、后两部的若干纵切面。该切面与矢状面和水平面均垂直。

(3)水平面(horizontal plane):又称横切面(transverse section),是由上而下的与地平面平行的切面,将人体分成上、下两部的若干切面。该平面与矢状面和冠状面均垂直。

对于器官切面的描述,有时还以与器官长轴平行的纵切面(longitudinal section)和与长轴相垂直的横切面(cross section),替代冠状面、矢状面和水平面。

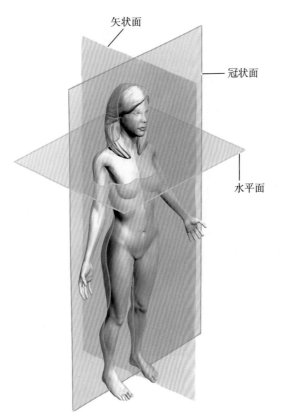

矢状面
冠状面
水平面

绪图-2 人体解剖学平面示意

四、与临床结合的解剖器械及其使用方法

学好人体解剖学不仅要掌握理论知识,还要认真进行尸体解剖操作,做到理论与实际相结合。进入解剖学实验室必须严格遵守实验室规则,正确使用解剖器械,熟悉和掌握解剖器械的种类、用途和使用方法,提高操作效率,为今后的临床实际操作打下良好的基础。

（一）常用的解剖器械

1. 解剖刀（scalpel） 是解剖操作中使用最多的器械。用于切开皮肤、筋膜，切断肌、腱、血管和神经等结构（绪图-3）。常见的使用方法如下：①抓持法，以拇指与中指、环指和小指共同抓持刀柄，示指按压在刀背上。此法用于行皮肤切口，手部操作稳定，亦可通过示指加压调控切口的深度。②执笔法，近似执笔方法，用拇指、示指和中指捏持刀柄的前部，运用手腕和手指的合力，灵活准确地修洁内脏器官和相关的血管、神经等结构。

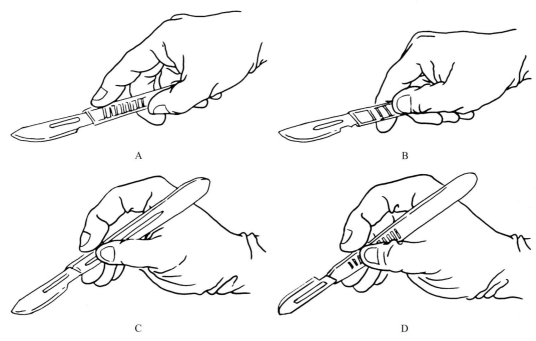

绪图-3 解剖刀使用方法示意
注：A、B. 抓持法；C、D. 执笔法。

常用的解剖刀有大号（4号）和小号（3号）两种刀柄。与之匹配的刀片有圆刃和尖刃两类，可依解剖需要选择刀柄和刀片。

安装刀片时，左手持刀柄，右手用血管钳夹紧刀片，注意刀片尖端朝前，将刀片空隙插入刀柄前端的凹槽内，用力向后拉动，使刀片完全插入刀柄前端的沟槽内即可使用。拆卸刀片时，左手持刀，刀尖朝向前下方，右手持血管钳夹住刀片后方，轻撬开刀片后部使之离开刀槽，然后向前滑推，使刀片顺利取出。注意拆卸刀片时要选择无人处，卸下的废刀片应放入收集箱内，不可随意丢弃。

2. 解剖镊（forcep） 常用的中号镊（12.5cm）有无齿和有齿两种。无齿镊在解剖操作中使用较多，用于夹持血管、神经、肌、腱等结构，也可清除筋膜、结缔组织和脂肪等。有齿镊多用于切开皮肤和剔除皮下脂肪时夹持皮肤，或切断肌、腱时的夹持固定。解剖镊使用时多采用执笔法（绪图-4）。此外，还有眼科镊，精细灵巧，常用于眼、耳部解剖以及血管、神经分支的剥离。

3. 解剖剪（scissor） 种类较多，规格有长、短各种类型，另有直头、弯头、尖头、圆头和一尖一圆等多种造型。常用的为尖头剪和圆头剪，用于分离组织，剪开或分离筋膜、肌、腱、血管和神经等。解剖剪的使用方法是将右手拇指和环指分别伸入剪柄的圆环内，中指自然放在圆环前方，示指按压在解剖剪轴（关节）处，既可稳定灵活地操作，又可把控方向和深度（绪图-5）。

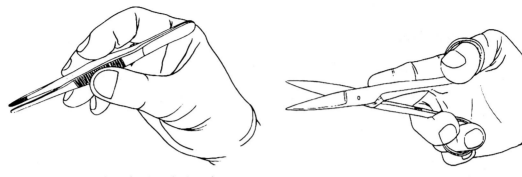

绪图-4　解剖镊使用方法示意　　　　　　　　　绪图-5　解剖剪使用方法示意

4. 血管钳（vessel clamp）　有直头和弯头两种，其长度和粗细变化较多。血管钳常用于分离结缔组织，游离和夹持血管、神经，在结扎血管、摘除器官时使用较多。其使用方法与解剖剪相似（绪图-6）。与血管钳相似的还有持针钳（needle forcep），用于夹持缝针，辅助缝合组织。

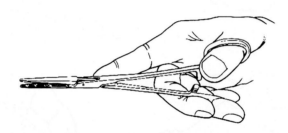

绪图-6　血管钳使用方法示意

5. 其他解剖器械　咬骨钳（rongeur）用于截断和去除骨质，肋骨剪（rib scissor）可剪断肋骨，钢弓锯（steel hacksaw）用于断离四肢骨和开颅，骨凿（bone-chisel）和骨锤（hammer）用于开颅取脑。这些器械只在解剖特定部位时使用，应在教师指导下进行操作。

（二）局部解剖的基本操作方法

1. 皮肤解剖　确定局部解剖部位后，参照人体解剖常用皮肤切口（绪图-7），先用刀柄末端在预定部位画出切口线，沿此线用圆刃解剖刀，使刀尖与皮肤呈60°～70°，由前向后或由内向外，切开皮肤全层。因人体各部皮肤厚薄、粗细和紧张度差异较大，切割力度和深度各异，以不损伤皮下结构为准。如臀部和背部皮肤较厚，切口较深；而面部，尤其眼睑的皮肤很薄，不宜深切。

皮肤切开后，用齿镊夹住并翻开切口处皮肤的边缘，用圆刃解剖刀与皮肤呈45°游离皮肤，尽量让皮瓣内面干净、光洁，无脂肪组织残留，使皮下组织及位于其内的浅血管、神经完好保留于皮下原位。操作时要仔细，控制好刀刃的方向和力度，以免将皮瓣划破。游离好的皮瓣在解剖后应恢复原位，覆盖、保护重要的结构，必要时可在皮瓣边缘处打孔，用线绳将相邻皮瓣系在一起，既可保湿，又可保护深层结构。

2. 浅筋膜解剖　位于皮下的浅筋膜富含结缔组织和脂肪，其内有浅动脉、浅静脉和皮神经走行，某些部位还含有浅淋巴结和淋巴管等结构。为方便寻找血管、神经，首先要熟悉该处血管、神经的走行和分布。在此基础上，用弯头血管钳沿血管、神经的走行方向，平行撑开浅筋膜，寻找血管、神经的主干，分别再向近、远端追踪，直至分离出各主要分支。须注意，不可在与血管、神经走行方向相垂直部位做切口，以免伤及主干。

在主要血管、神经显示清楚后，除需保留的较大浅静脉外，如四肢的浅静脉以及重要的皮神经

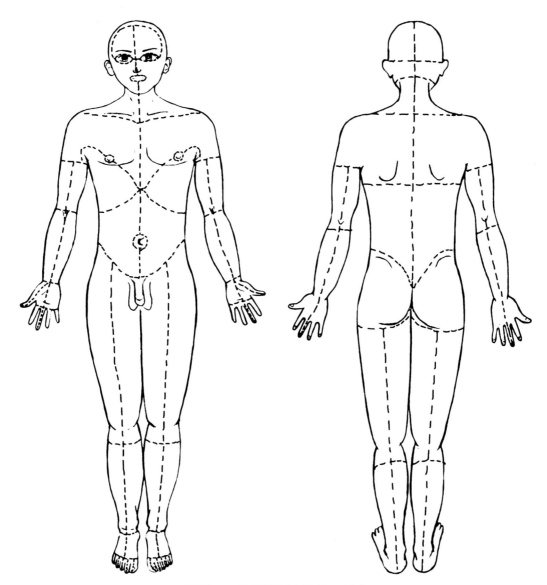

绪图-7 局部解剖皮肤切口示意

（如颈丛的皮支、肋间神经皮支及四肢的较大皮神经），其余的浅筋膜组织均可去除，以显示深筋膜和深层结构。

3. 深筋膜及深层结构解剖 人体各部的深筋膜有很大差异，厚薄不均，有的分层，有的深入肌间形成肌间隔，还有的包裹血管、神经形成筋膜鞘或支持带、韧带等结构。多数深筋膜无须保留，有些部位深筋膜观察后即可去除，但筋膜鞘需要切开，以显示穿行的结构。肌间隔和支持带一般可以保留。

被深筋膜覆盖的肌、腱、血管、神经应尽量保持其原有位置及相互毗邻关系。为显示深层肌与血管、神经，可以在浅层肌的起端或止端附近切断该肌。须注意，断开的诸肌尽量不要在同一平面，为便于确认，断面应相互错开，供应肌肉的血管、神经应尽量保留。

对血管、神经的解剖，要注重起始、走行和分布，并注意保留主干的行程和位置。为重点显示动脉走行，可将伴行的静脉去除，需保留的静脉主要是上下腔静脉、奇静脉、半奇和副半奇静脉、左睾丸静脉以及肝门静脉主要属支等。清理血管、神经时应选用无齿镊，剔除周围的脂肪和结缔组织。去除静脉前要做双结扎后再切断，以免漏出的静脉血污染周围组织，影响观察和操作。

4. 内脏器官解剖 人体内脏器官包括空腔器官和实质器官两类，分布于胸腔、腹腔和盆腔。在开胸和开腹解剖时，应首先观察浆膜的脏层、壁层和相互转折。不少尸体因生前疾病，导致体腔内浆膜粘连和脏器移位。应仔细分离粘连的部分，使其恢复原貌。检查各脏器的位置、大小和形态。用血管钳和无齿镊分离供应各脏器的血管、神经。胃和肠道器官要撕开相关的系膜，以显示其血管、神经分布。对胃、十二指肠、空肠、回肠和直肠等空腔器官，应分别取出一段，纵向切开，以观察内部结构。对肝、胰、脾、肾等实质器官，应仔细观察和分离其"门"的部位，明确血管、神经和该器官管道间的解剖学位置关系，而后在"门"处分别结扎、切断相连结构，将脏器取出进一步解剖。

5. 解剖后的尸体保护　每具用作解剖的尸体都是捐献者无私奉献的，是值得尊敬的"无言大体老师"。为了感谢和回报捐献者，应珍惜难得的解剖操作机会，爱护标本、尊重尸体。每次解剖前认真阅读操作指导，严格操作、仔细辨认结构。以对患者负责的态度，完成好每次局部解剖操作。每次局部解剖完成后，都应将解剖过的器官、肌、血管、神经恢复原状，并将皮瓣与邻近皮瓣系好，浸入保存液内，以便日后解剖或复习时使用。浸泡时应将尸体全部浸入保存液内。尸体长时间暴露在空气中会导致其干燥、硬化，还容易滋生真菌。保护尸体不干、不腐烂，延长尸体的使用期。

五、学好人体解剖学，为患者和临床服务

人体解剖学是医学教育的重要基础课之一。作为经典学科，解剖学所涉及的人体结构专业名词约占医学名词的1/5，无论是基础医学还是临床医学，都离不开对人体结构的正确认识。只有学好人体解剖学，正确认识、掌握并熟练运用人体解剖学知识，才能学好生理学、病理学等医学基础课和各门临床课程。随着临床医学的快速发展，对疾病认知、诊断和治疗的新技术不断涌现，更离不开对人体结构的正确认识和精准定位的人体解剖学基础，无论是精细复杂的手术，还是看似普通的病例描述，都需要深厚的人体解剖学积淀。在基础医学中首先开设人体解剖学课程，就是要让医学生打下牢固的人体解剖学基础，将来更好地为患者和临床服务。学好解剖学要做到如下几点。

（1）树立解除患者病痛、全心全意为患者服务的"上医观"，坚定为临床服务的信念，通过不懈的努力学好人体解剖学。

（2）在认真学好理论课的基础上，坚持做好尸体解剖操作，将理论和实践相结合，既有利于理解和记忆，也是对"无言大体老师"的最好回报。

（3）学习基本的绘画技能，用简图记录解剖结构间的毗邻关系，既可加深记忆，又可保留完整的原始资料，以便复习使用。

（4）学习并掌握中、英文医学专业名词，开阔思路总结出便于记忆的方法，为阅读文献和学术交流打下坚实的基础。

（5）在学习解剖结构时注意与临床结合，为人体解剖学的学习注入生动新鲜的元素，增添学习兴趣，留下深刻印象，往往可以取得事半功倍，甚至终生难忘的效果。与临床结合，学以致用，不仅能巩固所学的人体解剖学知识，还能及早了解疾病、洞察患者所受病痛之苦，树立为患者解除病痛的坚定信念和高尚医德，激励自己学好人体解剖学，为患者和临床服务。

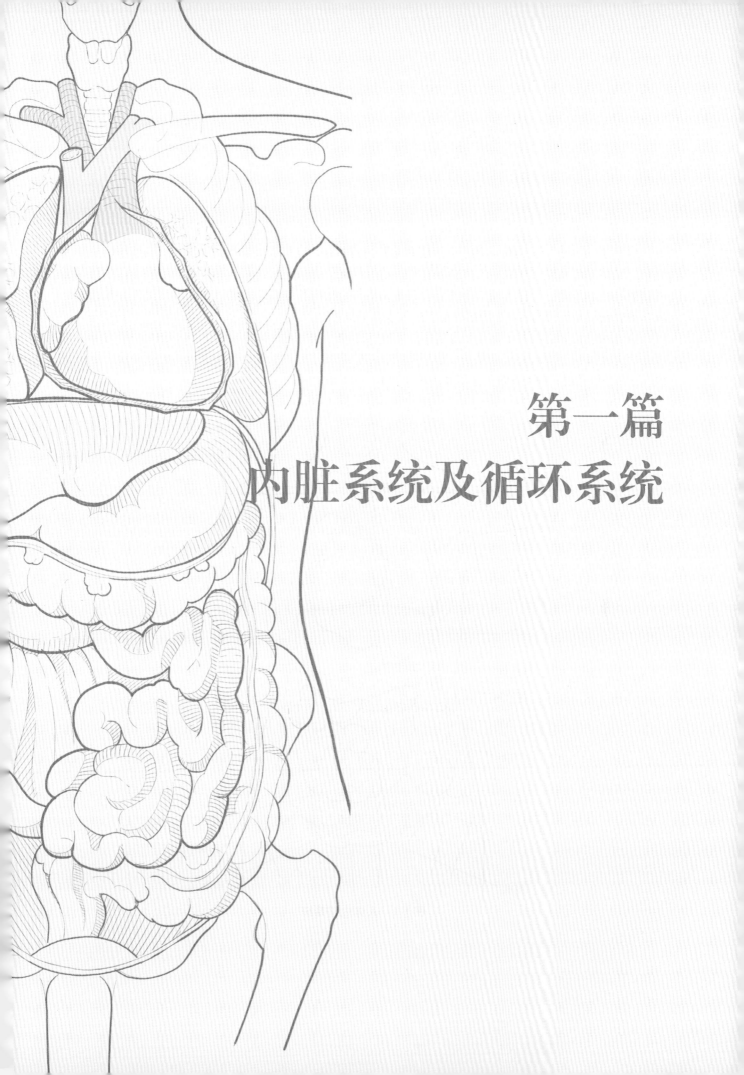

第一篇
内脏系统及循环系统

第一章　内脏系统

　　内脏（viscera），是指位于胸腔、腹腔和盆腔内的器官，仅有少数器官，如睾丸、阴道等位于体腔之外。人体不断从外界获取氧气和营养物质，通过代谢作用满足人体营养和发育的需要，一些代谢后的产物和食物残渣，通过粪便、尿液和汗液排出体外，故内脏各系统均通过不同器官与外界相通。与内脏器官密切相关的胸膜、腹膜结构也在内脏系统中叙述。

　　形态和功能相近的若干器官组合起来，完成一定的生理功能，即构成系统（system）。通常可将人体器官归纳成以下系统：运动系统；循环系统；内脏系统（消化系统、呼吸系统、泌尿系统、生殖系统）；内分泌系统；神经系统；感官系统等（图1-1）。

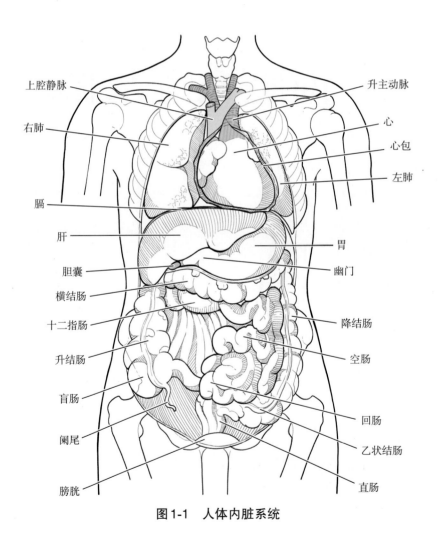

图1-1　人体内脏系统

第一节　消 化 系 统

消化系统（digestive system）包括由口腔、咽、食管、胃、小肠（十二指肠、空肠、回肠）、大肠（盲肠、结肠、直肠）和肛门组成的消化道，由唾液腺（腮腺、舌下腺、下颌下腺）、胰腺、肝和胆囊等器官构成的消化腺，以及广泛分布在消化道壁内的具有分泌消化液功能的分泌组织。

一、消化道

消化道（digestive canal）多为空腔器官，如胃、肠等，通常含4层结构，由内向外分别为黏膜、黏膜下层、肌层和外膜。

1. 黏膜（mucosa）　由上皮和深面的固有膜组成。上皮（epithelium）衬于消化管道的内面，由各种具有分泌和吸收功能的上皮细胞组成，具有保护、分泌和吸收的作用。上皮组织附着的深面结缔组织，即为固有膜（proper membrane）。有些器官的固有膜内含少量平滑肌，称黏膜肌层，可使黏膜运动。

2. 黏膜下层（submucosa）　由疏松结缔组织构成，连于黏膜和肌层间，内含丰富的血管、淋巴管、神经及腺体等，有些器官内还含有淋巴组织和脂肪等，具有营养、分泌、防御和缓冲的作用。

3. 肌层（muscular layer）　由平滑肌构成，通常有1～3层，呈纵形和环形排列。肌层内含丰富的神经细胞和神经纤维构成的肠神经系统，对消化道的运动和分泌功能有重要调节作用。

4. 外膜（adventitia）　为器官外面的纤维结缔组织，有些器官外面还覆盖一层光滑的间皮（mesothelium），共同构成浆膜（serosa），具有保护和润滑的功能。

二、消化腺

消化腺（digestive gland）属于实质器官，由胚胎时的腺细胞形成的上皮层突出消化管壁分化而成。其分泌的消化液可经导管返回消化道内，帮助消化。分散在消化道内大量的小腺体，多位于黏膜或黏膜下层内，其分泌物可直接进入消化管内。唯胰腺内有些分泌细胞失去了与导管的联系，紧贴于血管周围，发育成具有内分泌功能的胰岛。

三、消化系统的主要功能

（1）通过咀嚼和蠕动对食物进行物理性消化。
（2）通过分泌的各种消化液对食物进行化学性消化。
（3）吸收营养物质和水，分解有毒物质，对食物的各种成分进行代谢作用。
（4）将代谢产生的废物以粪便的形式排出体外。

第二节 呼 吸 系 统

呼吸系统（respiratory system）包括由鼻腔、咽、喉、气管、支气管（bronchi）和肺内各级支气管构成的传导部（conduction part），以及由肺内的肺泡囊（道）和肺泡组成的呼吸部。与呼吸系统密切相关的辅助结构胸膜和胸膜腔见第五篇胸部局部解剖。

一、传导部

咽为消化和呼吸系统共用的通道，其结构与消化道一致，故此处不再赘述。气管及各级支气管主要由黏膜、黏膜下层和外膜构成。

1. 黏膜　由上皮和固有膜构成。上皮为假复层纤毛柱状上皮，具有纤毛及分泌功能，有利于尘埃、细菌和黏液的排除。固有膜结缔组织内除富含弹性纤维外，还有气管腺导管、血管、神经及淋巴组织等，还含有具免疫功能的浆细胞。

2. 黏膜下层　由疏松结缔组织构成。内含血管、神经和混合腺，其导管开口于管腔。

3. 外膜　由透明软骨和结缔组织构成。气管软骨呈"C"形，可保持气管通畅，软骨缺口朝后，由环形的平滑肌束和结缔组织连接封堵成膜部。在软骨外面包裹由结缔组织构成的纤维膜，其中含有血管、淋巴管、神经和脂肪组织。

二、肺

肺（lungs）为具有弹性的海绵状器官，位于胸腔内。左肺分为上、下2叶，右肺分为上、中、下3叶。肺尖向上经胸廓上口凸入颈根部。肺底位于膈肌顶部上方。肋面隆凸，与胸廓的前、后和外侧壁相贴。内侧面大部分与纵隔接触，其前部因与心脏贴邻，形成凹陷的心压迹，在心压迹的后上方，有支气管和肺血管等出入肺的门户，称为肺门（hilum of lung）。肺内含有各级支气管和肺泡组织。肺泡是气体交换的部位，吸入的氧气和呼出的二氧化碳在此交换。

三、胸膜腔

胸膜腔（pleural cavity）左右各一，互不相通，是由脏胸膜、壁胸膜相互转折、移行所形成的潜在性、完全封闭的腔隙，内含少量浆液，呈负压。由于负压及液体的吸附作用，大部分脏胸膜、壁胸膜紧密相贴，仅在转折处可留有一定间隙。较大的胸膜间隙有肋膈隐窝（costodiaphragmatic recess），在肋胸膜与膈胸膜反折处，是胸膜腔的最低部位，即使在深吸气时，肺也无法伸入其间，故胸膜腔出血和积液首先积聚于此。

第三节 泌 尿 系 统

泌尿系统（urinary system）由肾、输尿管、膀胱和尿道等器官组成，是尿液生成和排出的系统。

一、肾

肾（kidney）是泌尿系统中最重要的实质器官，可产生尿液，参与维持人体水与电解质的平衡。肾为腹膜外器官，位于腹腔的后上部，脊柱两旁，左肾位于第11胸椎和第2～3腰椎间。右肾因受肝的位置影响略低于左肾，位于第12胸椎与第3腰椎之间。

肾由外层的肾皮质和内层的肾髓质两部分构成，髓质以内由肾小盏、肾大盏和肾盂形成空腔系统，向下连于输尿管。

每个肾由100万～200万个肾单位（nephron）构成。肾单位包括肾小体（renal corpuscle）、近端小管、髓祥和远端小管，是肾的基本功能单位。肾小体分布于皮质迷路和肾柱内，每个肾小体都有两极：一极为血管极，含入球和出球小动脉；另一极为尿极，是肾小囊与近曲小管相接之处。肾小体内含反复分支的毛细血管球，外包由肾小管盲端膨大凹陷而形成的双层、封闭的肾小囊（renal capsule）。当血液流经肾小体时，其中的水和电解质、葡萄糖及尿素等均可通过滤过膜进入肾小囊，形成原尿。原尿进入近端小管、髓祥和远端小管等一系列肾小管，经重吸收和分泌作用后，于集合管、乳头管排出，最终排至肾小盏，形成终尿，终尿的量仅为原尿的1%。

二、输尿管

输尿管（ureter）为细长的肌性管道。约位于第2腰椎上缘处，起自肾盂，终于膀胱。输尿管全长20～30cm，分为腹部、盆部和壁内部。输尿管全长粗细不均，有3处狭窄，分别为位于输尿管起始端与肾盂相接处的上峡（superior isthmus）、输尿管跨过髂血管处的中峡（middle isthmus）以及输尿管壁内部的下峡（inferior isthmus）。其中，下峡为输尿管最窄处。这些狭窄是结石等易发生阻塞的部位，也是炎症的好发部位。

三、膀胱

膀胱（urinary bladder）位于盆腔内，是储存尿液的器官。正常成人膀胱容量为350～500ml，最大可达800ml。膀胱可分为膀胱尖、膀胱体、膀胱底和膀胱颈4个部分。膀胱尖朝向前上方，经脐正中韧带，又称脐尿管索（cord of urachus），连于脐。膀胱底位于膀胱后面，呈三角形。膀胱尖与膀胱底之间的大部分称为膀胱体。膀胱颈位于最下部，在男性与前列腺相接，在女性与盆膈相接。膀胱颈下端的开口为尿道内口，通尿道。

膀胱内面被覆黏膜，上皮为变移上皮。在膀胱底的内面，由输尿管口和尿道内口形成的三角形区域，称为膀胱三角（trigone of bladder）。此处黏膜与肌层紧密相连，缺少黏膜下层，是炎症和癌的好发部位。黏膜深面为肌层，较厚，由内纵、中环和外纵3层平滑肌构成，肌束间富含结缔组织和副交感神经。膀胱最外层为外膜，由纤维结缔组织构成，内含血管、神经和淋巴。

四、尿道

男女两性尿道（urethra）的构造和功能不完全相同，分别介绍如下。

1. 男性尿道　起始部位于尿道球内，其内腔扩大称尿道壶腹（urethral ampulla），两侧的尿道球腺经导管开口于壶腹内。尿道海绵体的末端位于阴茎头内，管径扩大为舟状窝，窝的末端逐渐缩小，形成狭窄的尿道外口。纵贯男性尿道有3个狭窄（尿道内口、尿道膜部和尿道外口）、3个扩张（前列腺部中间、球部的尿道壶腹和舟状窝）和2个弯曲（耻骨前弯和耻骨下弯）。尿道长16～22cm，管径一般为0.5～0.6cm，兼具排尿和射精的功能，可分为以下3个部分。

（1）前列腺部（prostatic part）：起自狭窄的尿道内口，纵贯穿过前列腺，其中间部分较宽阔，后壁有尿道嵴，嵴中部有纺锤形隆起称精阜（seminal colliculus），中央有一较大的孔通入前列腺小囊。该小囊为一盲囊，位于前列腺中叶后部，是胚胎时的副中肾管远端退化的遗迹，与女性的阴道和子宫相当，属同源器官。在前列腺小囊开口的两旁各有一小孔，为射精管开口。另有多个小孔开口于精阜，是前列腺导管的开口。

（2）膜部（membranous part）：是尿道穿过尿生殖膈的部分，最短也最窄。其周围被括约肌和会阴深横肌环绕，以阻止尿液排出。此部在骑跨运动或行镜检导尿时易受到损伤，致尿道破裂。

（3）海绵体部（cavernous part）：是尿道最长的部分，穿过尿道海绵体开口于尿道外口。

2. 女性尿道（female urethra） 较男性尿道短而直，长3～5cm，直径约0.6cm。自尿道内口起，向前下方穿过尿生殖膈，至阴道前庭，开口于尿道外口。女性尿道只有排尿的功能。

第四节　生殖系统

生殖系统（genital system）包括产生生殖细胞的生殖腺（睾丸、卵巢）、运送和排出生殖细胞的生殖管道、附属腺、外生殖器和残迹部分，是繁衍后代和延续种族的器官。在种系发生中，由无性生殖到有性生殖，由雌雄同体到雌雄异体，由卵生到胎生，由无羊膜发展到有羊膜。生殖器官的结构也由简单发展到复杂和完备。在个体发生中，人类胚胎早期形成的生殖腺原基并无性别差异。其后，随着中肾旁管（米勒管）和中肾管（沃尔夫管）的形成、分化及萎缩退化，两性逐渐区分。男性的生殖腺原基形成睾丸、中肾管分化为生殖管道（附睾、输精管和精囊），而中肾旁管则大部分萎缩消失，仅存的遗迹形成了前列腺囊和睾丸附件。女性的生殖腺原基变为卵巢，原有的中肾管萎缩退化，而中肾旁管则分化为输卵管、子宫和阴道。

一、男性生殖系统

（一）男性内生殖器

1. 睾丸（testis） 是位于阴囊内的卵圆形器官，外包致密结缔组织膜，称睾丸鞘膜（tunica vaginalis of testis），此膜来源于腹膜，在睾丸下降时形成。睾丸内由睾丸小隔伸入睾丸实质，分隔成100～200个锥形的睾丸小叶（lobules）。每个小叶内含2～4条精曲小管（contorted seminiferous tubules），每条小管长约1m，纤细纡曲朝向睾丸纵隔集中，相互汇合成精直小管进入睾丸纵隔，互相吻合成睾丸网（rete testis），由睾丸网发出10～15条睾丸输出小管（efferent ductules of testis），进入附睾头。精曲小管上皮可以产生精子，小管间的结缔组织内含有间质细胞（interstitial cell），可以分泌雄性激素。

2. 附睾（epididymis） 罩于睾丸上极，并贴附于其后缘，可分为头、体和尾3个部分。附睾内由迁回盘曲的附睾管构成，头部接受睾丸输出小管，尾部续接输精管。附睾有贮存精子和使精子成熟化的功能。

3. 输精管（deferent duct） 为细长坚实的管道，长30～35cm，包括睾丸部、精索部、腹股沟部和盆部4个部分。睾丸部为起始部，在附睾的内侧沿睾丸后缘上升，至附睾头高度加入精索，移行为精索部。精索部在阴囊根部的两侧，位置较表浅易于触摸，是输精管结扎的常用部位。向上穿腹股沟管浅环移行为腹股沟部，继而穿出腹股沟深环进入腹腔，移行为盆部。输精管的末端膨大为输精管壶腹（ampulla ductus deferentis），其末端与精囊的排泄管汇合成射精管（ejaculatory duct），斜穿前列腺实质，开口于尿道前列腺部、精阜之前列腺小囊的两侧。

4. 精囊（seminal vesicle）又称精囊腺，为一对长椭圆形囊状器官，内由纤曲的小管构成。上端为膨大的盲端，下端为直细的排泄管，与输精管末端汇成射精管。精囊位于输精管壶腹的外侧、前列腺的后上方。随性成熟可分泌黏稠液体组成精液，可营养和稀释精子。

5. 前列腺（prostate）形似栗子，上端较宽，称为底，与膀胱颈相贴，尿道和射精管分别在底的前、后部穿入。前列腺的下端称为尖，贴于尿生殖膈的上方。尖与底之间为前列腺体，体的前面隆凸，后面平坦，正中有一浅沟，称为前列腺沟（prostatic sulcus），是肛门指诊触摸前列腺的重要标志。通常以尿道为中心，可将前列腺分为前、中、后和两侧叶。前列腺为复管泡状腺，由40～50个管状腺构成，其间含有结缔组织和平滑肌，收缩时可促进腺体分泌，分泌物呈碱性，参与组成精液。

前列腺的表面包有由结缔组织和平滑肌构成的前列腺固有囊，在固有囊的外面还包有盆脏筋膜形成的前列腺囊，两囊之间含有前列腺静脉丛。老年人前列腺组织萎缩，结缔组织增生，严重时会影响排尿，应行手术切除。

6. 尿道球腺（bulbourethral gland）为一对圆形小体，形似豌豆。位于尿道球的后上方、尿道膜部的后外侧，包埋于尿生殖膈内的括约肌束中。通过细长的导管穿进尿道球，开口于尿道壶腹的后下壁。其分泌物参与组成精液，可刺激精子的活动。

（二）男性外生殖器

1. 阴阜（mons pubis）位于耻骨联合前面，成人皮肤生有阴毛，皮下脂肪丰富。

2. 阴囊（scrotum）是位于阴茎根与会阴间的皮肤囊袋，内容睾丸、附睾和精索下部。阴囊的层次由外向内分为以下6个部分。

（1）皮肤：呈暗褐色、多褶皱，有稀疏阴毛，富含汗腺、皮脂腺和弹力纤维，有良好的伸展性。

（2）肉膜（dartos coat）：由疏松结缔组织和平滑肌构成，相当于皮下组织，但缺乏脂肪，故与皮肤结合紧密。在正中部参与构成阴囊中隔，将阴囊分隔成左右两腔，分别容纳睾丸、附睾等结构。肉膜向上续于阴茎和腹部的浅筋膜，向后连于会阴浅筋膜，两侧附于耻骨弓。

（3）精索外筋膜（external spermatic fascia）：由疏松结缔组织和腹外斜肌腱膜延续构成。

（4）提睾肌（cremaster）：由腹内斜肌和腹横肌下部纤维随精索通过皮下环，向下包绕精索、睾丸和附睾而成，可上提睾丸。

（5）精索内筋膜（internal spermatic fascia）：为腹横筋膜的延续。

（6）睾丸鞘膜（tunica vaginalis of testis）：为腹膜的延续，系睾丸下降过程中将附着的腹膜带入阴囊形成，故睾丸鞘膜为双层囊包围睾丸和附睾。脏、壁两层间的腔隙为鞘膜腔（vaginal cavity）。在睾丸下降完成后，腹膜鞘突根部逐渐闭锁，使鞘膜腔与腹膜腔完全隔断。若鞘突未闭则会导致鞘突疝发生。

3. 阴茎（penis）是男性的性交器官，悬垂于尿生殖三角的前方。阴茎整体呈柱状，前上面为阴茎背；后下面为尿道面，此面中线上有阴茎缝（raphe penis）与后方的阴囊缝相连。阴茎的皮肤较薄，富含色素。皮下浅筋膜缺少脂肪，由疏松结缔组织和少量平滑肌构成。浅筋膜分别与阴囊肉膜、会阴浅筋膜和腹前壁浅筋膜膜层相移行。阴茎深筋膜又称巴克筋膜（Buck's fascia），包裹两个阴茎海绵体，并分叉包被尿道海绵体，其远端与海绵体外的白膜融合，在阴茎颈处变薄、消失。近端与肉膜肌和会阴深筋膜相延续。阴茎由两条韧带固定于耻骨联合前方，韧带均来自阴茎筋膜，内含弹性纤维，浅部为阴茎系带（penial fundiform ligament），起自腹白线（linea alba）下端，向下分为两束包围阴茎根并与阴囊中隔相连。深部为阴茎悬韧带（penial suspensory ligament），起自耻骨联合前面的下部，呈三角形向下附于阴茎深筋膜。阴茎由以下各部组成。

（1）阴茎根（root of penis）：由两个阴茎海绵体脚和中间的尿道球附于耻骨弓和会阴膜下面构成，表面覆盖阴囊及会阴皮肤。此部位置固定，又称固定部。

（2）阴茎体（body of penis）：成对的阴茎海绵体经白膜（tunica albuginea）包裹紧密相连，其腹侧的沟槽内含有尿道海绵体。阴茎海绵体含丰富的勃起组织，尿道海绵体仅含少量勃起组织，有尿道贯穿其全长。当阴茎勃起时，阴茎变粗、变硬，使阴茎背朝向后上方、尿道面向前下方，故此部为可移动部。

（3）阴茎头（glans penis）：由尿道海绵体的前端扩展呈蕈状膨大而成。头的前端有尿道外口，基部有环形凹陷，称阴茎颈，与体部相移行。阴茎头外面包有双层皮肤皱襞形成的阴茎包皮（prepuce of penis）。包皮内面含有特殊的皮脂腺、包皮腺，开口于表皮。若包皮过长，阴茎颈内易滞留包皮垢，刺激阴茎头诱发阴茎癌，应尽早手术切除过长包皮。

二、女性生殖系统

（一）女性内生殖器

1. **卵巢（ovary）** 位于盆腔内与盆腔侧壁相贴的扁椭圆形器官，左右各一。可分内、外两面，上、下两端和前、后两缘。内面与回肠贴邻，又称肠面；外面贴盆壁。上端与输卵管伞接触，称输卵管端；下端略尖朝向子宫，称子宫端。前缘有卵巢系膜附着，又称系膜缘，中央的裂隙为卵巢门（hilum of ovary），是血管、淋巴和神经进出卵巢的门户；后缘游离凸向内侧。儿童时期卵巢表面光滑，性成熟后，随着卵泡的膨大和每次排卵后留下的瘢痕，卵巢表面变得凹凸不平。绝经期后卵巢萎缩变硬。

2. **输卵管（uterine tube）** 为一对细长的管道，长7.4～13.0cm，连于子宫底的两旁。由内向外可分为4个部分。

（1）子宫部（uterine part）：又称壁内部，为贯穿子宫壁的部分，其内端的开口为输卵管子宫口。

（2）输卵管峡（isthmus of uterine tube）：是自子宫外侧角向外延伸，达卵巢下端附近的一段。此部较细直、管腔狭窄，因炎症易造成阻塞而致不孕。此部为输卵管结扎和硅胶粘堵术的首选部位。

（3）输卵管壶腹（ampulla of uterine tube）：续于输卵管峡的外端，管径较粗，呈"S"形弯曲。此部为卵子受精的部位，若受精卵在此植入，则可形成异位妊娠，称输卵管妊娠。

（4）输卵管漏斗（infundibulum of uterine tube）：在卵巢上端后部接壶腹部，其末端膨大呈漏斗状，有输卵管腹腔口开口于腹腔。漏斗的周缘有多个不规则凸起呈放射状排列，称输卵管伞（fimbriae of uterine tube），最长的凸起称卵巢伞（ovarian fimbria），贴于卵巢表面，其内面黏膜上的沟较深，有引导卵子进入输卵管腹腔口的作用。

3. **子宫（uterus）** 为平滑肌最丰富的器官，形似倒置的梨，前后略扁，前面与膀胱相对，后面与直肠毗邻。子宫的内腔包括子宫腔（cavity of uterus），位于子宫体内，呈三角形腔隙，底朝上、尖向下，底两侧的开口即输卵管子宫口。尖向下移行为子宫峡管（canal of isthmus of uterus），位于子宫峡内。子宫峡管以下为子宫颈管（canal of cervix of uterus），是位于子宫颈内，呈纺锤形的细管，上口与子宫峡管连通，下口即子宫口，与阴道相通。

子宫壁由内膜、肌层和外膜构成，成人子宫内膜（endometrium）随月经周期发生变化。子宫肌层由平滑肌构成，随年龄和妊娠变化较大。

被覆于子宫底和子宫前后面的腹膜与子宫肌层紧密结合，形成子宫外膜（perimetrium），并在两侧向外扩展，形成双层的冠状位腹膜皱襞，称子宫阔韧带（broad ligament of uterus）。阔韧带呈四边形，上缘游离，内含输卵管，称输卵管系膜。子宫阔韧带前层还包有子宫圆韧带（round ligament of uterus），后者自子宫侧缘上部、输卵管附着处的下方起，向前外下方穿腹股沟管深环、腹股沟管，再出皮下环，止于大阴唇皮下。子宫阔韧带后层包裹卵巢形成的腹膜夹层，称卵巢系膜；其余大部包裹子宫，称子宫系膜。

在子宫阔韧带的下部，由子宫颈及阴道侧穹壁向两侧至盆腔侧壁之间，由结缔组织和少量平滑肌构成子宫主韧带（cardinal ligament of uterus），其下方附于盆膈上筋膜，对子宫颈有重要固定作用。

此外，自直肠两侧向前达子宫后面的弓状腹膜皱襞，称直肠子宫襞（rectouterine fold），内含大量纤维束和平滑肌，称子宫骶韧带（sacrouterine ligament）或直肠子宫韧带（rectouterine ligament），其内的平滑肌起自子宫颈的肌层，向后与直肠壁的肌层相交织，止于骶骨前面。此韧带可使子宫前倾，并牵制子宫前移。

子宫前面至膀胱间的腹膜皱襞为膀胱子宫襞（vesicouterine fold），被其覆盖的深面有起自子宫颈前面、向前呈弓形达膀胱侧壁的子宫膀胱韧带，以及继续向前延伸达耻骨盆面的耻骨膀胱韧带，两者合称耻骨子宫韧带（pubouterine ligament），此韧带与子宫圆韧带一起可抑制子宫后倾和后屈以维持子宫前屈。

子宫的形状、大小和位置在不同发育时期变化较大。性成熟期的子宫发育迅速，子宫壁增厚、内腔扩大，子宫体积和长度均增加。绝经期的子宫萎缩变小。子宫可分为4个部分。

（1）子宫底（fundus of uterus）：系子宫的上端，两侧子宫角水平以上的部分。

（2）子宫颈（neck of uterus）：为子宫下端较细的部分。下1/3段凸入阴道内，称子宫颈阴道部（vaginal part of cervix），末端的开口为子宫口；上2/3段为子宫颈阴道上部（supravaginal part of cervix），其两侧与子宫主韧带相连。

（3）子宫体（body of uterus）：位于子宫底和子宫颈之间的大部分，上宽下窄，两侧附有子宫阔韧带。

（4）子宫峡（isthmus of uterus）：为子宫体下部与子宫颈阴道上部相移行的部分，通常仅长0.5～1.0cm，在妊娠后期可增长至6～10cm，是剖宫产切开子宫的部位。

4. 阴道（vagina） 为女性的性交器官，具有接受精液、排出月经和胎儿娩出通道的功能。阴道位于盆腔内，前邻尿道，后有直肠，呈扁管状，前壁较短，后壁较长。阴道上端环绕子宫颈和子宫口，形成环形腔隙，称阴道穹隆（fornix of vagina），其后上方与腹腔内的直肠子宫陷凹相对。阴道下端以阴道口开口于阴道前庭。处女的阴道口有一环形黏膜皱襞称为处女膜，其厚薄、形状和孔的大小因人而异，是经血流出的出口。若此膜缺如或过于宽厚将阴道口堵塞，则为处女膜闭锁，会影响经血排出致经血滞留，需手术治疗。

（二）女性外生殖器

女性外生殖器（female external genital organs）又称女性外阴（female pudendum），包括以下结构。

1. 阴阜（mons pubis） 是位于耻骨联合前面的皮肤隆起，富含皮脂腺和汗腺，皮下脂肪丰满。性成熟后生有阴毛，呈三角形分布。

2. 大阴唇（greater lip of pudendum） 为一对纵形皮肤隆起，与男性的阴囊同源。前端为唇前连合，与阴阜相移行。后端有唇后连合，与会阴移行。两阴唇间的裂隙为女阴裂。大阴唇皮下含丰富的脂肪组织和弹性纤维。子宫圆韧带的纤维束附着于前上部皮下。若鞘突未闭，致先天性腹股沟斜疝，可降入大阴唇内。

3. 小阴唇（lesser lip of pudendum） 是位于大阴唇内侧的薄而小的皮肤皱襞，表面光滑无阴毛，富于弹性。两侧小阴唇的前端分成内、外两条皱襞，包裹阴蒂，分别形成阴蒂包皮（prepuce of clitoris）和阴蒂系带（frenulum of clitoris）。后端连成横行皱襞，称阴唇系带（frenulum of pudendal labia），构成阴道前庭的后界。小阴唇皮肤细薄柔软，富含皮脂腺，皮下无脂肪组织，但有丰富的弹性纤维和少量平滑肌。

4. 阴道前庭（vaginal vestibule） 为两侧小阴唇间的梭形裂隙，中央有阴道口和处女膜，其前方有尿道外口，口的后外侧有尿道旁腺管的开口。阴道口的后外侧各有一前庭大腺导管的开口。

5. 阴蒂（clitoris） 与男性的阴茎相当，由勃起组织构成。位于阴唇前连合的后方，内含阴蒂海绵体，其后端的阴蒂脚（crus of clitoris）附于耻骨和坐骨支，在耻骨联合下缘处，两脚合成阴蒂体（body of clitoris），并向前下方转折，游离的前端为阴蒂头（glans of clitoris），突出于阴蒂包皮下面。阴蒂海绵体的结构与阴茎海绵体相似，都具有勃起功能。

第二章 循环系统

循环系统（circulatory system）是以心脏为动力的封闭管道系统，又称脉管系统（vasculature），由心血管系统和淋巴系统组成。心血管系统：由心、动脉、毛细血管和静脉组成，内含血液循环流动。淋巴系统：由淋巴管道、淋巴组织和淋巴器官组成，内含来自细胞和组织间隙的淋巴液，沿淋巴管道向心流动，最终汇入静脉。

循环系统的各级管道如同公路网络密布全身，承担人体的物质运输功能，既可将营养物质和氧气运送到全身器官的组织和细胞，也可把器官的代谢产物、水和二氧化碳等运送到肾、肺和皮肤等器官排出体外，以确保人体进行正常的代谢。淋巴系统参与对人体防卫和免疫功能的调控。循环系统对维持人体内环境的稳定、生长发育及自我保护等功能均具有重要作用。

循环系统还具有内分泌功能，由心肌细胞、血管平滑肌和内皮细胞分泌的心房钠尿肽、内皮素和血管紧张素等多种生物活性物质，参与对人体多种生理功能的调节。

第一节 心

心（heart）由心肌构成，通过心肌的舒缩动脉血被运送至全身，同时心接受身体各处的静脉血。心由两部分构成，与动脉相连的心室（ventricle）和与静脉相连的心房（atrium）。人类的房室部为分隔完善的左右两部分：左心室为主动脉的起始部，右心室是肺动脉的起始部；左心房为肺静脉的归流部，右心房为上、下腔静脉的归流部。

一、心壁的构造

心壁由心内膜、心肌层和心外膜构成，心肌是心壁的主要组成部分。

（一）心内膜

心内膜（endocardium）为一层光滑的薄膜，衬于心腔内面，心房部分较厚，心室部分较薄。内膜内层由内皮细胞组成，与相连的大血管内皮相连续。内皮之下为内皮下层，由致密结缔组织和弹性纤维组成，此层在心房多形成弹性膜，在房间隔和室间隔可有平滑肌散在于该层的深部。第三层为内膜下层，由疏松结缔组织构成，内含脂肪细胞、心传导组织、血管和淋巴管等。乳头肌的心内膜不含内膜下层。心瓣膜是由心内膜折叠而成，包括二尖瓣、三尖瓣、主动脉瓣和肺动脉瓣。心瓣膜可以引导、控制血流的方向，防止血液反流。现已证实，哺乳动物心瓣膜内含有神经纤维，多分布在瓣膜的基底部，对瓣膜的功能具有调节作用。

（二）心肌层

心肌层（myocardium）由心肌和支架组织构成。

1. 心肌 包括心房肌和心室肌两部分。心房肌由浅、深两层包裹左、右心房及静脉口与心耳的周围。一些深层心房肌附于纤维环。

心室肌也分浅、深两层。浅层起自左房室口纤维环，经心的膈面斜向右下达心尖，形成漩涡状转入深层到达右心室乳头肌和室间隔。由右房室口纤维环起始的心室浅肌，经心的胸肋面斜向左下达心尖，再转向深层达室间隔和左心室乳头肌。深层肌走行较复杂，多起自支架组织，包绕左心室、右心室、动脉圆锥和室间隔。

2. 支架组织 包括纤维环、纤维三角和漏斗腱等结构。4个纤维环（fibrous rings）分别位于左、右房室口及主动脉口与肺动脉口周围。房室环是心房和心室肌的起始处，也是二尖瓣和三尖瓣的附着处。动脉口环分别附着有主动脉瓣和肺动脉瓣。

纤维三角左右各一。左纤维三角较小，位于左房室口纤维环和主动脉口纤维环之间的左侧。右纤维三角位于左、右房室口纤维环和主动脉口纤维环之间的结合部，恰在心的中央，故又称中央纤维体（central fibrous body），由胶原纤维和纤维软骨片组成。

漏斗腱（infundibular tendon）是连于漏斗后面与主动脉之间的纤维束，为室间隔膜部的延续。

（三）心外膜

心外膜系心包的脏层，由间皮及其深侧的弹力纤维和脂肪细胞组成，包被在心肌层的表面。

二、心的内部结构

人类心脏具有4个腔，分别为右心房、右心室、左心房及左心室。心房与心室之间经房室口交通，口的周缘附有心瓣膜，通过开闭控制血流的方向。左、右心房之间有房间隔（interatrial septum），左、右心室之间有室间隔相分隔。分隔完善的四腔心脏，确保人类具有完全双循环，使肺循环和体循环完全分开，能充分满足人体生长发育的需要。

（一）心房

心房（atrium）是位于冠状沟后上方的心腔，壁薄而腔大，经房间隔完全分隔为左、右心房。为扩大心房的容积，每侧心房都有向前外侧突出的心耳。心房与静脉相接，经房室口与心室相通。

1. 右心房（right atrium） 位于心的右上部，由前方的固有心房（atrium proper）和后方的腔静脉窦（sinus venarum cavarum）两部分组成。心房后部有上、下腔静脉口，分别与同名静脉相接。在房间隔右侧面的中下部有凹陷的卵圆窝（fossa ovalis），为胚胎时期卵圆孔闭合后的遗迹，因较薄弱，临床上常作为从右心房进入左心房心导管术的穿刺部位，也是房间隔缺损（卵圆孔未闭）的好发部位。

2. 左心房（left atrium） 位于右心房的左后方，由前方的左心耳（left auricle）和后方的左心房窦组成。左心耳因与二尖瓣靠近，临床上常作为心脏手术的重要入路之一。左心房窦的后壁两侧各有一对肺静脉开口，开口处虽无瓣膜，但有心肌形成的心肌袖（myocardial sleeve），具有括约功能。临床上在此进行射频消融术以治疗心房颤动。

（二）心室

心室（ventricle）是位于冠状沟前下方的心腔，壁厚而心肌发达，心室内含有凸起的乳头肌，经腱索与心瓣膜相连。每个心室都有流入道和流出道，流入道入口为房室口，流出道出口连接大动脉。

1. 右心室（right ventricle） 位于右心房的前下方，壁较薄，仅为左心室壁厚度的1/3。流入道又称窦部，房室口有三尖瓣附着。流出道又称动脉圆锥（conus arteriosus），其上端经肺动脉口连通肺动脉。

2. 左心室（left ventricle） 位于右心室的左后方，其壁厚约为右心室壁厚度的3倍。流入道为左心室窦部，房室口有二尖瓣附着。流出道又称主动脉前庭（aortic vestibule），其上界的主动脉口与主动脉相连。左心室内的乳头肌更为发达。

（三）室间隔

室间隔（interventricular septum）为左、右心室间的中隔，大部分由肌质构成，称为肌部（muscular part），两侧有心内膜覆盖，以心尖附近的为最厚，越到上部越薄，接近心房处有缺乏肌质的三角形部分，称膜部（membranous part），仅由左、右心室内的心内膜合并而成。膜部向上与右纤维三角相续，是室间隔缺损的好发部位。

三、心传导系

哺乳动物的心传导系是由特殊分化的心肌纤维——结纤维和浦肯野纤维组成的。其功能是发放冲动和维持心的正常收缩节律。该系统包括窦房结、结间支、房室结、房室束、左束支、右束支及心室内膜下的浦肯野纤维等。结纤维有横纹，对兴奋传导的速度比普通心肌纤维慢；浦肯野纤维的传导速度较快。

（一）窦房结

窦房结（sinuatrial node）位于上腔静脉根部与右心房交界处的心外膜下。窦房结是心脏起搏点，内含起搏细胞、移行细胞排列于胶原纤维网内，中央动脉（central artery）（又称窦房结支）穿行于结内。心脏手术时应避免损伤窦房结及其供应动脉。

（二）房室结

房室结（atrioventricular node）位于右心房底接近房间隔下缘，一个由卵圆窝下缘为上界、室间隔膜部为前界、冠状窦口前缘为后界所形成的科赫（Koch）三角内。房室结作为次级起搏点不仅接受窦房结的冲动，还发出房室束将冲动传递到左、右心室。

四、心的血液供应

心的血液供应来自升主动脉发出的左、右冠状动脉。大部分静脉通过冠状窦返回右心房。

（一）心的动脉

左、右冠状动脉及其分支，供应心壁及心传导系。

1. **左冠状动脉**（left coronary artery） 发自左主动脉窦，经肺动脉与左心耳之间前行，至左缘附近分为前室间支和旋支。

（1）前室间支（anterior interventricular branch）：又称前降支（anterior descending branch），在前室间沟内下行达心尖，末梢多绕心切迹布于膈面。沿途发出3～5支左心室前支，供应左心室前壁；右心室前支供应靠近前室间沟的右室前壁区，并发出分支供应动脉圆锥。另外发出十几支室间隔支，供应室间隔的前2/3区。

（2）旋支（circumflex branch）：行于冠状沟内，向左后方达左心室膈面。主要分支：左缘支沿心左缘下行，供应左缘附近的左心室壁；左心室后支分布于左心室膈面的外侧部；窦房结支供应窦房结；心房支较细小，供应左心房前壁、后壁和外侧壁。

（3）对角支（diagonal branch）：从前降支和旋支分开的夹角处发出，常有1～2支，供应左心室的前外侧面。

2. **右冠状动脉**（right coronary artery） 发自右主动脉窦，在右冠状沟内向右下走行，至房室交点处沿后室间沟下行，称后室间支或后降支。主要分支如下。

（1）窦房结支：自右冠状动脉根部发出，经右心房内侧壁逆向绕过上腔静脉口达窦房结。

（2）右缘支（right marginal branch）：沿心右缘左行，供应附近右心室壁。

（3）后室间支（posterior interventricular branch）：行于后室间沟内，末梢达心尖，可与前室间支的末梢相吻合。分支供应后室间沟附近的左、右心室壁和室间隔的后1/3。

（4）右旋支：发出后左行，越过房室交点，达房室交点与心左缘间，并与左旋支相吻合。

（5）右房支：有前、中、后多个分支，形成动脉网供应右心房。

（6）房室结支（branch of atrioventricular node）：在后室间沟的上端，右冠状动脉弯向下行时发出此支，上行至房间隔底部，供应房室结区。

（二）心的静脉

心的静脉包括深、浅两类静脉，均起自心肌。深静脉直接汇入心腔，多注入右心房；浅静脉在心外膜下汇成静脉网和静脉干，经冠状窦汇集注入右心房。一些小静脉也可直接汇入心腔。

1. **冠状窦**（coronary sinus） 位于心的膈面，左心房、左心室背面的冠状沟内，长2～4cm，表面附有来自心房的薄层肌束。冠状窦开口于右心房，开口处有半月形的冠状窦瓣。

2. **心大静脉**（great cardiac vein） 伴左冠状动脉走行，故又称左冠状静脉。起自心尖，伴前室间动脉在前室间沟内上行，进入左侧冠状沟续于冠状窦。心大静脉收集左、右心室前壁，左心房前壁和外侧壁，室间隔前部，左心耳等处的静脉血。

3. **心中静脉**（middle cardiac vein） 又称右冠状静脉，多起自心尖部，伴后室间动脉上行，注入冠状窦的右侧。心中静脉收集左、右心室后壁，室间隔后部，心尖和部分心室前壁的静脉血。心中静脉有时可直接注入右心房。

此外，还有心小静脉、心前静脉和心最小静脉等收集心静脉血，汇入右心房。

五、心的神经支配

心的神经支配来自心丛（cardiac plexus），由交感神经和迷走神经的心支组成。交感神经可使心搏加速，冠状动脉舒张，从而增加心排血量，使血压升高。迷走神经可使心搏减慢，心室收缩力减弱，冠状动脉收缩。心的神经可以产生和分泌多种神经递质，除乙酰胆碱、肾上腺素和去甲肾上腺素外，近年来还证实心内含有降钙素基因相关肽、神经降压素和P物质等多种肽能神经纤维，参与对心各种复杂功能的调节。心丛包括浅、深两丛。

（一）心浅丛

心浅丛（superficial cardiac plexus）位于主动脉弓的下方、肺动脉右支的前方，由左交感干颈上神经节发出的心上神经和迷走神经的心下支组成。丛内含有较小的神经节，浅丛发出的分支加入心深丛、右冠状丛和左肺前丛。

（二）心深丛

心深丛（deep cardiac plexus）位于气管分叉的前方、主动脉弓的后方、肺动脉分支处的上方，由颈部和上胸部交感神经节发出的心神经与迷走神经和喉返神经的心支组成。心深丛发出的分支分别构成左、右冠状动脉丛，并与肺丛相连。

第二节　体循环和肺循环

在神经体液的调节下，以心为动力，血液在心血管系统内循环不息。血液循环分为两种：循环于周身的体循环，又称大循环；循环于肺内的肺循环，又称小循环。体循环和肺循环交替并同时进行，心既是驱动血液循环的动力，也是体循环和肺循环间的连接装置。

一、体循环

动脉血由左心室压入主动脉及其分支，分送到全身的动脉毛细血管。血液在毛细血管中流动缓慢，通过渗透和弥散作用把营养物质和氧气输送给组织；同时，组织内的代谢产物、分泌物（激素）和二氧化碳也通过毛细血管进入血液。在毛细血管中完成了物质和气体交换后，血液也由鲜红色变成暗红色，再经各级静脉属支汇集成上腔及下腔静脉，返回右心房。

来自胃、肠、胰、脾等腹内脏器的静脉血，不直接汇入下腔静脉，而是先汇合至肝门静脉进入肝，在肝内反复分支成毛细血管连于肝血窦，再由肝内属支汇成肝静脉，注入下腔静脉。因此，将肝门静脉在肝实质内的布局和走行称为肝门静脉循环。

二、肺循环

上、下腔静脉回流到右心房的静脉血，经房室口进入右心室。血液由右心室压入肺动脉，分别到达左、右肺。在肺内，肺动脉反复分支成为毛细血管，布于肺泡壁，释放二氧化碳进入肺泡腔，同时将肺泡腔内的氧气弥散入毛细血管内，使静脉血转化为含氧的动脉血，由肺静脉注入左心房。左心房内的动脉血经房室口流入左心室，驱入新一轮的体循环。

第三节　动　　脉

　　运送血液离心到达全身的血管，称为动脉（artery）。动脉的管壁较厚、弹性和收缩性较强。动脉由心室发出的部分较粗，经反复分支渐次变细，直到成为最细的毛细血管（capillary）。相邻动脉干之间可通过交通支相连，相邻动脉的分支间常有多处吻合和交通，以确保器官和组织的血液供应。通常将进入器官之前的动脉段称为器官外动脉，而将进入器官内的部分称为器官内动脉。

　　器官外动脉：常左右对称分布，有壁支和脏支之分，身体各部均有相应的动脉干供应。动、静脉常相伴而行，或与神经一起走行形成血管神经束。

　　器官内动脉：因其供应器官不同而走行各异。通常供应实质器官的动脉呈放射型、集中型和纵行型分布；分叶器官的动脉由"门"进入，按叶（段）分支；中空或管状器官的动脉多呈纵行、横行或放射状分布，分支间有广泛交通。

一、肺循环的动脉

　　肺动脉干（pulmonary trunk）起自右心室，于主动脉弓的下方分为左、右肺动脉。左肺动脉较短，在左主支气管前方横行，分成两支进入左肺上、下叶。右肺动脉长而粗，经升主动脉和上腔静脉的后方向右横行，在肺门处分成3支，进入右肺上、中、下叶。在肺动脉干分叉处有一纤维性动脉韧带（arterial ligament）连于主动脉弓下缘，是胚胎时期动脉导管闭锁后的遗迹。出生后6个月动脉导管尚未闭锁，则为动脉导管未闭，须手术缝合治疗。

二、体循环的动脉

　　主动脉（aorta）起自左心室，在肺动脉干与上腔静脉之间，向右前上方上行，至胸骨角右侧转向左后方上行，达第4胸椎体下缘的左侧向下，沿脊柱前面下行，穿膈肌的主动脉裂孔进入腹腔，到第4腰椎体前面分为左、右髂总动脉和细小的骶中动脉。骶中动脉在胚胎时期为主动脉的延续，由于尾部退化，其发育减慢，生后成为较小的遗留分支。主动脉按其走行部位可分为3个部分。

　　1. 升主动脉（ascending aorta）　长约5cm，其根部膨大称主动脉球，内有凹陷的主动脉窦（aortic sinus），与主动脉瓣相对。左、右冠状动脉分别发自升主动脉的左、右窦，是营养心的动脉。

　　2. 主动脉弓（aortic arch）　是升主动脉的延续，位于上纵隔内，呈弓形向下至第4胸椎体下缘移行为降主动脉。由弓上发出3支大动脉干，由右向左分别为头臂干（brachiocephalic trunk）、左颈总动脉和左锁骨下动脉，供应头颈部和上肢。

　　头臂干又称无名动脉，自主动脉弓上缘右侧发出，向右上斜升，至胸锁关节后方，分为右颈总动脉和右锁骨下动脉。

　　3. 降主动脉（descending aorta）　在第4胸椎体下缘处续接主动脉弓，包括位于胸腔内的胸主动脉（thoracic aorta）以及在腹腔内的腹主动脉（abdominal aorta）。胸主动脉沿脊柱左侧下行逐渐转至其前方，达第12胸椎高度穿膈的主动脉裂孔，进入腹腔移行为腹主动脉。降主动脉发出壁支供应胸腹壁和膈，脏支分别供应胸腔和腹腔脏器。

　　腹主动脉沿脊柱左前方下降，至第4腰椎体下缘处分为左、右髂总动脉（left and right common iliac artery），分别沿腰大肌内侧下行，至骶髂关节处分为髂内动脉（internal iliac artery）和髂外动脉（external iliac artery）。其支分别供应盆腔内脏、会阴部和下肢（图2-1）。

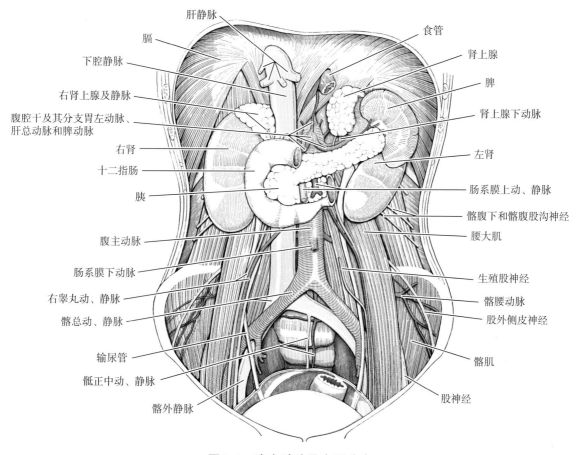

图 2-1　腹主动脉及主要分支

第四节　静　　脉

　　运送血液返回心脏的血管称为静脉（vein）。静脉的管壁较薄，管径较大，属支也较多，管壁弹性和压力均弱于动脉。静脉管内多含有半月形的瓣膜，称静脉瓣（venous valve），由血管内膜的皱褶形成。静脉瓣可防止血液反流，引导血液向心流动。通常四肢静脉含有瓣膜，尤其在下肢较大的静脉内，瓣膜多且结实。多数头部静脉，肝门静脉，肝、肾、卵巢和子宫的静脉，椎内静脉和肺静脉等没有静脉瓣。

　　人体静脉有浅静脉和深静脉两类。浅静脉（superficial vein）位于皮下浅筋膜内，在四肢远端的浅静脉常相互吻合成静脉网（venous rete），其行程不与动脉伴行，但与深静脉交通或直接注入深静脉。临床上浅静脉常用于抽血、穿刺或置入各种导管，由于浅静脉走行变异较多，操作时应谨慎处理。深静脉（deep vein）位于深筋膜深面的筋膜腔隙内，或行于器官内及附近，并常在器官附近吻合成静脉丛（venous plexus）。深静脉多与其相应的动脉伴行，常为 2 条静脉伴 1 条同名动脉，如四肢、肋间和腹壁等处的深静脉。

　　除以上典型的静脉以外，还有些较特殊的静脉。如肝门静脉系的静脉，具有 2 个毛细血管端，一端在其收集的脏器内，另一端在肝内。相似的结构在垂体内也有分布。

　　还有些静脉以静脉窦的形式存在于器官内或颅内，如脾内的小梁静脉、生殖器官勃起组织内的海绵体静脉窦、颅内的硬脑膜静脉窦、视网膜静脉、骨静脉及胎盘静脉的母体部等，这些窦状静脉壁均无平滑肌或有很少的平滑肌。

一、肺循环的静脉

肺静脉（pulmonary vein）运送的并非静脉血，而是含氧量较高的动脉血，由肺注入左心房。其属支起始于肺泡壁的毛细血管网，经小静脉、中静脉，最后汇成各肺静脉，即右上肺静脉、右下肺静脉和左上肺静脉、左下肺静脉。所有肺静脉汇入左心房的后上部。

临床上肺静脉异常，主要是指肺静脉返回心房部位的各种异常，常可导致肺高压等其他循环系统障碍。

二、体循环的静脉

血液在全身组织内经过物质和气体交换后，通过静脉毛细血管和各级静脉，最后返回右心房。体循环的静脉如下。

（一）心静脉系

心静脉系收集心的静脉血回心，详见第五篇胸部局部解剖。

（二）上腔静脉系

上腔静脉系收集主动脉弓及胸主动脉分支供应范围，即头颈部、上肢和胸部的静脉血，经上腔静脉汇入右心房。

1. 头颈部静脉　包括颅内和颅外静脉。颅内静脉汇集脑部和各级硬脑膜静脉窦的静脉血，在乙状窦末端穿过颈静脉孔续接颈内静脉。颅外及颈部静脉收集头面部及颈部的静脉血，经面静脉、上颌静脉、下颌后静脉、面总静脉和颈深部的诸静脉属支，分别注入颈外静脉和颈内静脉。颅内、外静脉以及颈内、颈外静脉各属支之间有广泛的交通支。

2. 上肢静脉　分为浅静脉和深静脉。浅静脉不与动脉伴行，大部分在浅筋膜内走行。深静脉与同名动脉伴行。浅、深静脉间有广泛的交通。

（1）上肢浅静脉：均起自手背静脉网，分别汇集成贵要静脉、头静脉及肘正中静脉上行达臂部，最终汇入深部的腋静脉或锁骨下静脉。

（2）上肢深静脉：与同名动脉伴行于深筋膜内，通常有2支，位于动脉的两侧。来自手指的静脉在手部汇成手背深静脉网和掌深静脉，分别合成多支桡静脉和尺静脉，伴同名动脉在前臂上行，在肘部汇合成2条肱静脉，继续上行达臂部和腋窝，延续为腋静脉，向上越过第1肋外缘续为锁骨下静脉，继而在胸锁关节后方与颈内静脉结合形成头臂静脉。左、右头臂静脉在右侧第1胸肋关节的后方汇成上腔静脉。

3. 胸部静脉　包含浅、深两类静脉。胸部浅静脉以胸外侧静脉和胸腹壁静脉为主，形成胸腹壁静脉吻合网，收集胸腹壁浅层和乳腺的静脉血，多通过吻合支经深静脉回流。

胸部深静脉包括肋间静脉、奇静脉、半奇静脉、副半奇静脉、胸廓内静脉、膈上静脉、纵隔前静脉及脊柱的静脉等。收集胸壁深层、膈、心包及脊柱等处的静脉血，注入上腔静脉。

（三）下腔静脉系

下腔静脉（inferior vena cava）在第4、第5腰椎体的前方由左、右髂总静脉汇合而成，伴腹主动脉的右侧上行，穿膈的腔静脉孔入胸腔，开口于右心房。下腔静脉系收集来自身体下半，包括下肢、盆壁、腹壁及盆腔、腹腔内脏的静脉血。

1. 直接注入下腔静脉的壁支　包括膈下静脉和腰静脉，后者经腰升静脉连通上行，与肋下静脉汇合成奇静脉（右侧）或半奇静脉、副半奇静脉（左侧）。

2. 直接汇入下腔静脉的脏支

（1）肝静脉（hepatic vein）：包括左、中、右3支，汇集肝内的静脉血，注入下腔静脉。

（2）肾上腺静脉（suprarenal vein）：左、右各1支，约在第1腰椎水平汇入下腔静脉后壁。

（3）肾静脉（renal vein）：约在第1腰椎高度经肾动脉前方注入下腔静脉，左侧长于右侧。

（4）睾丸静脉（testicular vein）：由睾丸和附睾的小静脉汇合而成，伴精索形成蔓状静脉丛上行，穿腹股沟管进入腹腔，汇成2条睾丸静脉上行，左侧者汇入左肾静脉，右侧汇入下腔静脉。在女性为卵巢静脉，走行与睾丸静脉相同。

（四）肝门静脉系

肝门静脉系收集腹腔内不成对脏器的静脉，汇合成肝门静脉（hepatic portal vein）进入肝内，分成毛细血管，再由肝静脉注入下腔静脉。因此，肝门静脉系含有2个毛细血管端，分别在外周器官和肝内，通过短粗的肝门静脉干相连，静脉内没有瓣膜，且与上、下腔静脉系属支间有广泛的交通支。

成人肝门静脉长5～8cm。在第2腰椎体的右侧，由脾静脉和肠系膜上静脉汇合而成，有时肠系膜下静脉也参与汇合。肝门静脉向右上方经行于网膜孔前缘的小网膜夹层内，在肝固有动脉和胆总管的后方上行达肝门，分成左、右2支入肝。肝门静脉的属支包括脾静脉、肠系膜上静脉、胃左静脉、胃右静脉、胆囊静脉、附脐静脉、肠系膜下静脉及十二指肠上后静脉等。各属支的收集范围及走行详见第六篇腹部局部解剖。

肝门静脉系与上、下腔静脉系之间的主要交通支如下：①食管静脉丛，沟通肝门静脉系与上腔静脉系间的联系。②直肠静脉丛，沟通肝门静脉系与下腔静脉系间的联系。③脐周静脉网，沟通肝门静脉系与上、下腔静脉系间共同的联系。④腹膜后静脉丛，沟通肝门静脉系与上、下腔静脉系间共同的联系。

正常情况下，在肝门静脉系与上、下腔静脉系之间的吻合部位，血液分别回流至所属静脉系统，它们之间只有少量血液交流。当肝硬化使肝门静脉回流严重受阻时，肝门静脉系的血液可通过上述交通支形成的侧支循环，直接经上、下腔静脉系回流。由于血流量增加，交通支的小静脉显著扩张，呈现静脉曲张，严重时可导致大出血。如食管静脉丛曲张破裂引起呕血，直肠静脉丛曲张破裂出现便血，脐周静脉网的浅静脉曲张呈现海蛇头（caput medusae）症状。

（五）下肢静脉

下肢静脉也属于下腔静脉系的属支，包括浅静脉和深静脉。浅静脉均起自足背静脉网，分别汇集成大隐静脉和小隐静脉上行，最终注入股静脉。浅静脉收集下肢浅层静脉血，含有多支交通支与深静脉吻合。浅静脉易发生静脉曲张，以长期从事直立或坐姿工作的人群好发，严重者应手术去除。深静脉伴行同名动脉上行，经股静脉穿过腹股沟韧带续接髂外静脉，再经髂总静脉汇入下腔静脉。

第五节　胎儿血液循环

胎儿血液循环（fetal blood circulation）与生后有很大不同，因胎儿的肺尚未呼吸，肠管也处于静止期，气体和物质交换是在母体的胎盘内进行的，无论是循环系统构造还是循环路径均有其特殊性，与出生后有很大的差异。

一、胎儿心脏的特点

胚胎初期，胎心呈管状居颈部前方，后逐渐长大降入胸腔。到胎生末期，心的长轴倾斜偏向左侧。起初心房大于心室，左、右心房之间经卵圆孔（foramen ovale）相通。主动脉与肺动脉之间由动脉导管（ductus arteriosus）相连。左、右心室壁也由等厚到胎生末期左心室壁明显厚于右心室。

二、胎儿血液循环的路径

母体的胎盘是胎儿呼吸与营养的器官。母体血液只流通于绒毛间隙内，并不与胎儿血液直接混合，其间隔以极薄的组织，完成胎儿与母体间的气体和物质交换。胎儿的静脉血经脐动脉输入胎盘，完成上述交换后，携带氧和营养物质的动脉血经脐静脉穿脐环进入胎儿体内，沿肝镰状韧带游离缘至肝下面，在肝门处分为两支：一支经静脉导管（venous duct）汇入下腔静脉；另一支经肝门静脉入肝，通过肝毛细血管、血窦系统，再由肝静脉注入下腔静脉。进入下腔静脉的动脉血与来自下肢的静脉血相混后注入右心房，因下腔静脉瓣的引导作用，血液经卵圆孔达左心房。左心房内的血液（含肺静脉回流的少量血液）经房室口进入左心室，再经主动脉将血液送到头颈部和上肢，仅有少量血液流入降主动脉。头颈部和上肢回流的静脉血，经上腔静脉回到右心房，与下腔静脉汇入的血液少量混合后进入右心室，经肺动脉入肺。因胎儿尚未呼吸，其肺极度收缩，仅有少量肺动脉血进入肺内。肺动脉内的大部分血液经动脉导管进入主动脉弓，与来自左心室的血液混合后，经降主动脉下行，分布于腹部、盆腔及下肢。其中的大部分血液通过脐动脉返回母体胎盘。

三、胎儿血液循环的特征

胎儿上半身接受较多动脉血，首先保证脑的发育，故头部及上肢发育较快。

胎儿尚未建立完善的体循环与肺循环，只有脐静脉内含有纯动脉血，其余则为动静脉混合血或纯静脉血。由于脐静脉内的动脉血大部分先通过肝，故胎儿肝早期即发育显著。降主动脉内的血液主要来自头颈部及上肢，大部分属于静脉血，来自左心室的动脉血很少，故胎儿的腹腔内脏（肝除外）及下肢发育不良。胎盘是胎儿氧气及营养物质的来源，也是胎儿气体交换和废物排泄的器官。

四、胎儿出生后的相关变化

胎儿出生后即开始呼吸，肺循环建立并开始工作，胎盘循环随之停止。因左心房回血量增加，导致左心房压力增加，致使卵圆孔也于生后逐渐闭锁。动脉导管在呼吸开始后管腔即缩小闭锁，萎缩成动脉导管索。脐动脉自膀胱两侧至脐环间，于生后闭塞萎缩成脐动脉索。脐静脉与静脉导管也于生后完全闭塞，分别形成肝圆韧带和静脉导管索。若生后卵圆孔未闭或动脉导管未闭，均属先天性心脏病，须进行手术治疗。

第六节　淋巴系统

存在于组织间隙内的液体称组织液，由毛细血管动脉端渗出，再经毛细血管静脉端吸收，构成血液循环系统。由于渗出大于吸收，多出的组织液进入毛细淋巴管，形成淋巴，再经淋巴系统返回血液，构成淋巴循环，故淋巴系统也称为辅助循环系统。淋巴系统（lymphatic system）由淋巴管、淋巴组织及淋巴器官组成。

一、淋巴管

淋巴管（lymphatic vessel）始于组织内的毛细淋巴管（lymphatic capillary），其起始部为盲端，管壁由单层内皮细胞构成。毛细淋巴管无瓣膜，相互连结形成毛细淋巴管网。由管网发出较大的淋巴管支，管壁逐渐增厚出现平滑肌，管内渐有瓣膜。大的淋巴管类似小静脉，含有内膜、中膜和外膜等结构。

淋巴管也有浅、深两种。皮肤浅淋巴管位于浅筋膜内，器官浅淋巴管行于器官的浅层；深淋巴管位于肌间或器官内部，多伴血管走行。浅淋巴管与深淋巴管常互相连接形成淋巴丛。全身淋巴管最终合流于以下两大淋巴干（lymphatic trunk），分别汇入左、右静脉角。

1. 右淋巴导管（right lymphatic duct）　为一短干，长1～2cm。由源于右上肢的淋巴液经腋淋巴结输出管集合而成的右锁骨下干；源于右头颈部、由右颈深淋巴结的输出管集合而成的右颈干，以及源于右胸部淋巴结的输出管集合而成的右支气管纵隔干共同汇合而成。右淋巴导管注入右静脉角。

2. 胸导管（thoracic duct）　成人长30～45cm，为收集下肢、腹部、左胸部、左上肢和左头颈部约占人体3/4淋巴液的总管。该管起自第12胸椎与第1腰椎前方膨大的乳糜池（cisterna chyli），该池收集了源于下肢的淋巴干，即左、右腰干以及源于腹部的淋巴干、肠干，之后上行，穿过主动脉裂孔进入胸腔，在食管后方、胸主动脉与奇静脉之间上行，至第4、第5胸椎水平转向左侧，沿食管左缘上行，越过左锁骨下动脉的后方，经胸廓上口至左颈根部，继续收集了左支气管纵隔干、左颈干和左锁骨下干，最终汇入左静脉角。

二、淋巴器官

淋巴器官是以淋巴组织为主构成的实质器官，包括淋巴结、胸腺、脾及扁桃体等。

1. 淋巴结（lymph nodes）　是位于淋巴管回流途中的附属器官，数量繁多，包括浅淋巴结（superficial lymph nodes）和深淋巴结（deep lymph nodes）。浅淋巴结位于浅筋膜内，多群居于身体的屈侧或凹窝处，如肘窝、腘窝和腹股沟等处；深淋巴结则位于深筋膜内，多分布于器官"门"附近，如肺门、肝门和肾门等。与淋巴结凸面相连的淋巴管为输入管，输出管出自淋巴结凹侧的淋巴结门，一个淋巴结的输出管恰成为另一个淋巴结的输入管。淋巴结能产生淋巴细胞，有过滤淋巴液的作用，具有免疫功能。

2. 胸腺（thymus）　由不对称的左、右叶组成。上方窄小称为尖，多位于胸骨柄后方，有时可伸入颈部；下方较宽称为底。胸腺整体位于上纵隔和前纵隔内。儿童时期胸腺呈灰红色，质柔软。性成熟期胸腺最大，可达30～40g，随年龄增长，其实质多被脂肪组织取代，变为淡黄色。胸腺的主要功能是产生各种T淋巴细胞，参与细胞免疫反应。胸腺还可分泌胸腺素、胸腺降钙素等激素样物质，具有促进免疫和调节钙代谢的作用。

胸腺血供由胸廓内动脉和甲状腺下动脉的分支供应。神经有迷走神经和交感神经的分支，沿血管走行进入胸腺。

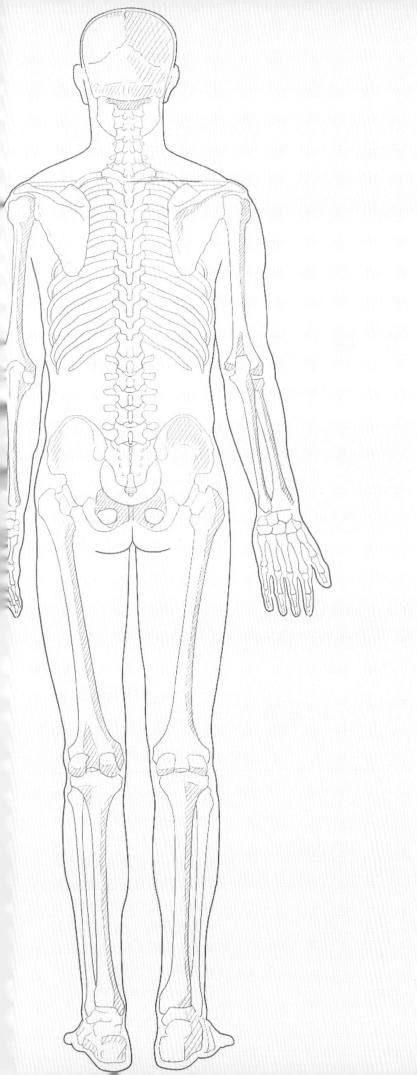

第二篇
运动系统

运动系统是人体运动和从事各种活动的重要系统，由骨、骨连结和骨骼肌3个部分组成。运动系统占人体体重的60%～70%与其他系统紧密相连、相互协调，除具有运动功能外，还可有效地保护和容纳其他器官。运动系统参与维持人体的正常体型和姿势，在皮肤覆盖下形成许多重要标志，通过体表触摸，对正常器官定位和疾病诊断具有重要的参考价值。

第三章 骨

第一节 概 述

骨（bone）为致密、坚硬的结缔组织。全身的骨通过骨连结形成骨骼（skeleton），构成人体的支架。人体骨骼由颅骨（cranium bone）、躯干骨（trunk bone）和四肢骨（appendage bone），共计206块骨构成（图3-1）。骨骼不仅可支持人体各部形态，保护内脏、循环和神经系统，还能与附着的骨骼肌一起，在神经系统控制下完成各种运动和维持姿势的稳定。损伤后的骨具有修复和再生能力。

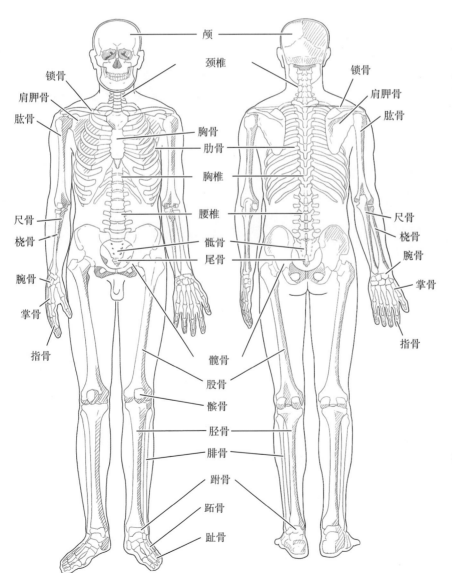

图3-1　人体骨骼前、后面观

颅
颈椎
锁骨
肩胛骨
肱骨
尺骨
桡骨
腕骨
掌骨
指骨
胸骨
肋骨
胸椎
腰椎
骶骨
尾骨
髋骨
股骨
髌骨
胫骨
腓骨
跗骨
跖骨
趾骨
锁骨
肩胛骨
肱骨
尺骨
桡骨
腕骨
掌骨
指骨

一、骨的构造

1. 骨膜（periosteum）

除关节面以外，骨的外表面都包裹骨外膜。骨外膜由致密结缔组织构成，内含大量胶原纤维束可穿入骨皮质与骨面贴附，尚含有原始骨细胞、成骨细胞和破骨细胞等多种细胞成分。在胚胎发育中，骨外膜产生的细胞对骨的形成、生长和发育具有重要作用。在骨的内表面也衬附薄层骨膜，称骨内膜（endosteum），由大量成骨细胞和网状纤维构成。骨膜对骨折的修复和再生具有重要作用，骨膜丢失将影响或延迟骨折愈合的过程。

2. 骨质（substance of bone）　由致密的骨组织形成的骨密质（compact bone）［又称骨皮质（cortical bone）］以及形似蜂窝的骨松质（spongy bone）构成。骨密质位于骨的外层和骨的表面，其厚度因骨而异，具有抗压和承重的特性，并具有一定弹性。观察长骨的骨干和短骨的外壳，均由骨密质构成。骨松质位于骨的内部，由杆状或板状的骨小梁（trabeculae）交织成网状的海绵样结构，填充于骨密质的内部。观察长骨和扁骨的剖面标本，可见长骨两端的骨小梁排列与重力线平行，而扁骨内的骨小梁呈不规则的随机排列，表明骨小梁的分布和排列方式与骨的功能密切相关。

观察颅盖骨剖面标本，可见颅盖骨由较厚的外层骨密质形成的外骨板，以及内面较薄的内骨板（骨密质）构成，两层骨板间的松质称板障（diploë），内有板障静脉（diploic vein）通过（图3-2）。

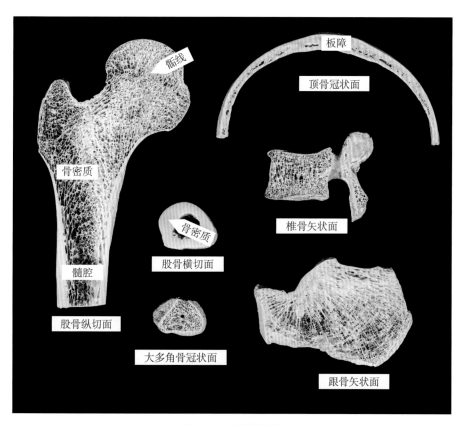

图3-2　骨的结构

3. 骨髓（bone marrow）　是充填在骨髓腔和骨松质间隙内的海绵样组织。胎儿和婴儿的骨髓具有造血功能，因其含有大量红细胞、血小板和某些白细胞，颜色鲜红，故称红骨髓（red bone marrow）。成人长骨内的红骨髓被脂肪组织取代，呈黄色，故称黄骨髓（yellow bone marrow），失去造血活力。但在椎骨、髂骨、肋骨、胸骨及一些长骨的骨骺内，终生都存在红骨髓，以持续保留造血功能。这些骨是临床常用的骨髓穿刺的部位，用于检查骨髓象。重度贫血或慢性失血过多的患者，其黄骨髓可逆转成红骨髓，重新恢复造血功能。

二、骨的血液供应、淋巴管分布和神经支配

1. 骨的血液供应　为骨组织、骨髓、骨膜和骨骺等结构提供营养。长骨的动脉通过1～2支滋养

动脉经滋养孔进入骨干，在骨髓腔内分出升支和降支达骺部，其分支与在骺部进入的动脉分支相连。髓内动脉发出的分支分别进入骨密质和髓腔内的窦状毛细血管网，并有分支到达骨内膜和骨外膜。骨外膜的血管也可进入骨质为骨密质提供营养。不规则骨、扁骨和短骨的动脉来自骨膜动脉或滋养动脉。髓内血管窦网与毛细静脉相连，汇入壁薄腔大的中央静脉窦，再经静脉穿出滋养孔汇入骨外的静脉。

2. 骨的淋巴管分布　骨膜的淋巴管较丰富，但骨内的淋巴管是否存在尚无定论。

3. 骨的神经支配　神经伴随营养血管进入骨内，主要是细的有髓和无髓纤维，内脏运动纤维分布到血管壁，躯体感觉纤维多分布于骨膜，对张力变化和撕扯的刺激较敏感，故骨膜炎症和骨折时常引起剧痛。

三、骨的分类

按部位可将骨骼划分为颅骨、躯干骨和四肢骨，颅骨和躯干骨因位于中线合称中轴骨，四肢骨则包括上肢骨和下肢骨。若按骨的发生分类，可分为膜化骨（扁骨）和软骨化骨（长骨），以及两种共有的复合化骨（枕骨）3类。若按骨的形态可分为以下4类。

1. 长骨（long bone）　呈长管形，主要分布于四肢，以肱骨为例，可分为近、远两端和中间的体。两端的膨大称骺（epiphysis），表面覆盖关节软骨形成光滑的关节面。体又称骨干（diaphysis），内有骨髓腔（medullary cavity）容纳骨髓。骨干表面较光滑，常有1～2个滋养孔（nutrient foramen），是血管进出骨的通道。骨干和骺相接的部分称干骺端（metaphysis），幼年时为软骨，称骺软骨（epiphysial cartilage），随年龄增长骺软骨逐渐骨化与骨干融合，其间遗留的骨性融合线称骺线（epiphysial line），表明此骨已发育成熟。判断骨龄发育常以骺软骨和骺线的X线检查结果为标准来确定。

2. 短骨（short bone）　形态短小，呈立方形，多成群分布于连结牢固且活动频繁的部位，如手的腕骨和足的跗骨。

3. 扁骨（flat bone）　呈板状，多分布于颅腔、胸腔和盆腔的壁，由内、外骨板构成，可以顶骨和肋骨为例观察扁骨结构。扁骨具有容纳和保护的功能。

4. 不规则骨（irregular bone）　形状不规则，常由多个骨化中心发育融合而成，如椎骨。有些不规则骨内含有腔洞，称含气骨（pneumatic bone），如上颌骨、颞骨等。

此外，有些椭圆形粒状小骨是在肌腱内发生的，称籽骨（sesamoid bone），多存在于四肢，数量不等，因人而异。其中，髌骨为最大的籽骨，因其位置恒定，作用重要，故归入骨骼的206块骨之中，其余籽骨均未被列入骨骼系统内。

四、骨的表面形态及命名

骨表面因受肌腱、韧带的附着和牵拉作用，以及血管、神经走行和与脏器毗邻等多种因素的影响，可产生各种特定的结构，具体命名如下。

1. 骨面的凸起　骨面凸起较平缓、基底宽阔，称隆起（eminence）。表面粗糙的隆起称粗隆（tuberosity）；圆形的凸起称结节（tuber）或小结节（tubercle）；较高的凸起称突（process）；尖锐较小的凸起称棘（spine）；细长而锐利的凸起或骨缘称嵴（crest）；低而粗涩的嵴称线（line）。

2. 骨面的凹陷　较大的凹陷称窝（fossa）或陷凹（pouch）；小的凹陷称凹（fovea）或小凹（foveola）；长形凹陷称沟（groove/sulcus）；较浅的凹陷称压迹（impression）。

3. 骨腔和洞　骨内的腔洞称腔（cavity）、窦（sinus）或房（antrum）。小的称小房（cellula）；较长的腔称管（canal）或道（meatus）；腔或管的开口处称口（aperture）或孔（foramen）；不规则的口称裂孔（hiatus）。

4. **骨端的膨大** 圆隆的称头（head）或小头（capitulum）；头下略细的部分称颈（neck）；椭圆形膨大称髁（condyle）；髁上的突出称上髁（epicondyle）。

5. **其他** 平滑的骨面称面（surface）；构成关节的称关节面（articular surface）；骨的边际称缘（border）；缘的缺口处称切迹（notch）。还有些结构以形命名，如板（lamina）、钩（uncus），或按其所在部位命名，如踝（malleolus）等。

五、骨的理化特性

骨含有矿化的胶原胞外基质（collagenous extracellular matrix）和包埋于基质内的各种骨细胞。活体骨重的10%～20%是水，基质中的有机质占30%～40%，无机质占干重的60%～70%。有机质中含有大量的胶原蛋白（约占30%），其余包括各种非胶原蛋白、糖蛋白和糖类，共同构成骨的支架并赋予骨弹性和韧性。无机质中的主要离子包括钙、镁、钠、钾、铁、锌、铜、铝等多种离子，及其形成的磷酸盐、碳酸盐和柠檬酸盐等，无机质赋予骨质硬度和刚性。上述两种成分的比例，可随年龄、环境、营养及健康状况不同而发生变化。儿童时期有机质占比较高，骨的弹性和柔韧性较好，可塑性强但易发生变形；老年人无机质占比较高，骨的脆性增加，易发生骨折。

六、骨的发生和发育

骨发生于中胚层的间充质，自胚胎第8周开始，间充质密集成膜状或软骨，由此形成以下两种成骨方式。

1. **膜化骨**（intramembranous ossification） 在间充质膜内，一些细胞分化为成骨细胞（osteoblast），产生骨胶原纤维和基质，随基质中钙的不断沉积而形成骨质。最初的骨化点为骨化中心（ossification center），由此向四周呈放射状扩展，形成海绵状骨质。位于新生骨质周围的间充质膜便成为骨膜。随着成骨细胞不断增生、钙化，新生骨逐渐加厚、加宽。同时，破骨细胞（osteoclast）将已形成的骨质破坏吸收，经过成骨与破骨交替对骨质进行改造和重建，最终骨化为成体骨形态。多数扁骨的发生为膜化骨。

2. **软骨化骨**（endochondral ossification） 间充质先形成软骨（cartilage）雏形，其周围致密、含血管的间充质为软骨膜，膜的深层分化出成骨细胞，在软骨的中部形成骨领（bone collar），其外围的软骨膜变成骨膜。骨领形成时即有血管进入软骨内，间充质也随之而入，形成红骨髓。随着间充质细胞分化出成骨与破骨细胞即开启了成骨过程，故将此处称为原发骨化中心（初级骨化中心）。其内被破骨细胞破坏吸收而形成的腔，即为骨髓腔。在胎儿出生前后，在软骨的两端出现继发骨化中心（次级骨化中心），同时进行造骨。随着原发和继发骨化中心的不断造骨，骨逐渐变粗、加长，并在两端形成骺软骨。骨髓腔也不断扩大，最终骺软骨消失形成干、骺之间骨化的骺线。四肢的长骨均为软骨化骨。

骨的生长发育受内、外环境的影响会发生变化。多种因素如遗传、神经、内分泌、饮食、营养、疾病、环境及其他理化因素，均可对骨的生长发育产生影响，甚至出现病理改变，如软骨症、脆骨症、侏儒症、巨人症和肢端肥大症等。各种原因引起的骨折是最常见的骨损伤疾病，还有骨肿瘤、骨髓瘤及各种炎症等，都会严重影响患者的正常生活。促进骨的重建和修复是改善患者生命质量的重要治疗原则。

第二节　颅　　骨

一、在染色的颅骨标本上观察整颅

重点观察、识别组成颅的各骨边界及典型结构，以及颅的前面、侧面和颅底内、外面观的重要结构和孔裂。

1. 脑颅骨（bone of cerebral cranium）　共8块，包括额骨（frontal bone）、顶骨（parietal bone）、颞骨（temporal bone）、枕骨（occipital bone）、蝶骨（sphenoid bone）和筛骨（ethmoid bone）。除确认各骨在脑颅的位置外，还要掌握各骨的形态、分部和主要结构。

2. 面颅骨（bone of facial cranium）　共15块，以上颌骨（maxilla）为中心，确认鼻骨（nasal bone）、泪骨（lacrimal bone）、下颌骨（mandible）、颧骨（zygomatic）、下鼻甲（inferior nasal concha）、犁骨（vomer）、腭骨（palatine bone）和舌骨（hyoid bone）。除观察各骨的位置、形态外，还要了解构成眶、鼻腔和口腔的各骨。

在下颌骨体上确认颏隆凸（mental protuberance）、颏孔（mental foramen）、颏棘（mental spines）、二腹肌窝（digastric fossa）；在下颌支上确认冠突（coronoid process）、髁突（condylar process）、下颌切迹（mandibular notch）、下颌头（head）、下颌颈（neck）、下颌角（angle）、下颌孔（foramen）和下颌小舌（lingula）。在分离的舌骨上辨认舌骨体和舌骨大角（greater horn of hyoid）。

二、观察颅各面的整体观

1. 颅顶面观　确认冠状缝（coronal suture）、矢状缝（sagittal suture）、前囟（anterior fontanelle）和人字缝（lambdoid suture）的位置及构成各缝的骨，在矢状缝的两旁寻找顶孔（parietal foramen）。后囟点又称人字点（lambda）。

2. 颅后面观　确认枕外隆凸（external occipital protuberance）、上项线（superior nuchal line）和下项线（inferior nuchal line）、枕外嵴（external occipital crest）。

3. 颅内面观　在颅盖内面，观察上矢状窦沟（sulcus for superior sagittal sinus）、颗粒小凹（granular foveolae）和树枝状的脑膜动脉沟。在颅底内面观察各颅窝的重要结构。

（1）颅前窝（anterior cranial fossa）：确认额嵴（frontal crest）、盲孔（foramen cecum）、鸡冠（crista galli）、筛板（cribriform plate）、筛孔（cribriform foramen）及蝶骨小翼（lesser wing）。

（2）颅中窝（middle cranial fossa）：确认垂体窝（hypophyseal fossa）、视神经管（optic canal）、前床突（anterior clinoid process）、鞍背（dorsum sellae）、后床突（posterior clinoid process）、颈动脉沟、眶上裂（superior orbital fissure）、圆孔（foramen rotundum）、卵圆孔（foramen ovale）、棘孔（foramen spinosum）、脑膜中动脉沟、破裂孔（foramen lacerum）、颈动脉管内口、颞骨岩部及三叉神经压迹（trigeminal impression）、弓状隆起（arcuate eminence）和鼓室盖（tegmen tympani）。

（3）颅后窝（posterior cranial fossa）：确认枕骨大孔（foramen magnum）、斜坡、舌下神经管（hypoglossal canal）、枕内嵴和枕内隆凸（internal occipital protuberance）、上矢状窦沟、横窦沟（sulcus for transverse sinus）、乙状窦沟（groove for sigmoid sinus）、颈静脉孔（jugular foramen）和内耳门（internal acoustic meatus）。

4. 颅底外面观　通过两侧关节结节（articular tubercle）做一连线，将其分为前、后两区。在前区确认牙槽弓、骨腭、腭中缝、切牙孔（incisive foramen）及其通连的切牙管、腭大孔（greater palatine foramen）。在骨腭后方确认鼻后孔与翼突内、外侧板，在翼突外侧板根部后方寻找卵圆孔和棘孔。在后区确认枕骨大孔、枕髁（occipital condyle）、舌下神经管外口和髁管（condylar canal）开口。在枕髁外侧寻找颈静脉孔、颈动脉管外口、茎突（styloid process）、乳突（mastoid process）、茎乳孔（stylomastoid foramen）、下颌窝、关节结节及破裂孔。

5. 颅侧面观　在颅侧面的中部找出颞骨外侧面的外耳门（external acoustic pore），包围其周围的骨片，称鼓部（tympanic part）；其上方凸起的鳞状骨板，称鳞部（squamous part）；向后下方的凸起，为乳突（mastoid process）。外耳门的前上方有隆起的颧弓，颧弓上方为颞窝，下方为颞下窝，颞窝的上界为颞线。确认蝶骨大翼（greater wing）、翼点（pterion）、翼上颌裂（pterygomaxillary fissure）和翼腭窝（pterygopalatine fossa）。

6. 颅前面观
（1）额：在额区确认额结节、眉弓和眉间。
（2）眶（orbit）：重点观察眶的四壁、眶底和眶尖的结构。在眶上缘中内1/3交界处找出眶上孔或眶上切迹（supraorbital foramen/notch），在眶下缘中份下方找出眶下孔（infra orbital foramen）。在眶尖处找出视神经管，并观察其交通。在眶上壁前外侧份找出泪腺窝。在内侧壁前下份找出泪囊窝（fossa for lacrimal sac），观察其经鼻泪管向下至鼻腔。在下壁和外侧壁交界处后份找出眶下裂（inferior orbital fissure），在下壁中部找出眶下沟（infraorbital groove）和眶下管，观察其与眶下孔的交通。在外侧壁与上壁交界处找出眶上裂。
（3）骨性鼻腔（bony nasal cavity）：取颅正中矢状切面标本或模型，观察骨性鼻腔外侧壁，确认上、中、下鼻甲，上、中、下鼻道及蝶筛隐窝和蝶腭孔。在保留了鼻中隔的颅矢状切面上观察犁骨和筛骨垂直板。

三、在颅正中矢状切面染色标本上辨认相关结构

辨认下列结构：额窦（frontal sinus），蝶窦（sphenoid sinus），上、中、下鼻甲（superior, middle, inferior concha），筛骨垂直板（perpendicular plate of ethmoid），犁骨，下颌孔，脑膜中动脉沟，蝶鞍（sella turcica），乙状窦沟，横窦沟，腭骨，上颌窦口，颞骨岩部，内耳门和舌下神经管。

四、活体触摸相关结构

在活体上触摸下列结构：额突、上眉弓、眉间、眶上切迹、眶下孔、颏孔、颧弓、翼点、乳突、枕外隆凸、项线、下颌角、颞窝和颞下窝。

五、穿通相关结构

在颅骨标本上用细铁丝仔细穿通以下结构，注意拿取头骨时一定用手托在颅底或提住颧弓，切不可用手指捏在眼眶内壁，因泪骨、筛骨迷路及眶板骨片较薄，极易受损。
（1）由眶下孔经眶下管通向眶下沟、裂。
（2）由翼腭窝（pterygopalatine fossa）向前经眶下裂通眶；向内经蝶腭孔（sphenopalatine foramen）通鼻腔；向后借圆孔通颅中窝；经翼管（pterygoid canal）通颅底外面；向下经腭大管、腭大孔通口腔；向外与颞下窝相通。

（3）颅底内面各孔及穿行结构：筛孔，穿行嗅神经（olfactory nerve）；视神经管（孔）（optic canal foramen），穿行视神经（optic nerve）、眼动脉（ophthalmic artery）；眶上裂，穿行动眼神经（oculomotor nerve）、滑车神经（trochlear nerve）、眼神经（ophthalmic nerve）、展神经（abducens nerve）；圆孔，穿行上颌神经（maxillary nerve）；卵圆孔，穿行下颌神经（mandibular nerve）；棘孔，穿行脑膜中动脉（middle meningeal artery）；破裂孔，穿行颈内动脉（internal carotid artery）；内耳门，穿行面神经（facial nerve）、前庭蜗神经（vestibulocochlear nerve）；颈静脉孔，穿行舌咽神经（glossopharyngeal nerve）、迷走神经（vagus nerve）、副神经（accessory nerve）、颈内静脉（internal jugular vein）；舌下神经管，穿行舌下神经（hypoglossal nerve）；枕骨大孔，穿行脊副神经（spinal accessory nerve）、椎动脉（vertebral artery）、延髓和脊髓连接处。

第三节　躯　干　骨

躯干骨（trunk bone）包括椎骨（24块）、骶骨（1块）和尾骨（1块）串连组成的脊柱，以及与胸骨（1块）、肋骨（12对）围成的骨性胸廓。脊柱的下方与髋骨围成骨盆。

一、椎骨

取1块椎骨（vertebrae），辨认前方膨大、呈圆形的椎体（vertebral body），后方呈弓状的椎弓（vertebral arch），两者相接形成的椎孔（vertebral foramen）。椎弓的前端与椎体相连处，称椎弓根（pedicle of vertebral arch），其上方有椎上切迹（superior vertebral notch）、下方有椎下切迹（inferior vertebral notch），两侧椎弓根向后内扩展会合，形成宽阔的椎弓板（lamina of vertebral arch）。由椎弓发出7个凸起：1对上关节突（superior articular process）、1对下关节突（inferior articular process）、1对横突（transverse process）和1个向后的棘突（spinous process）。在骨架标本上观察脊柱两旁由椎上切迹、椎下切迹合成的椎间孔（intervertebral foramen），这是脊神经和血管进出椎管的通道。

1. 颈椎（cervical vertebrae）　椎体较小，横断面呈椭圆形，椎孔较大，呈三角形，横突上有横突孔（transverse foramen），关节突的关节面几乎呈水平位。在第3～7颈椎体上面侧缘处有向上的凸起，称椎体钩（uncus of vertebral body）。第2～6颈椎棘突分叉。

（1）第1颈椎：呈环状，又称寰椎（atlas），由前弓、后弓和侧块组成，无椎体、棘突和关节突。侧块上面有椭圆形关节面，称上关节凹；下面有圆形关节面，称下关节面。前弓后面正中有齿突凹，后弓上面有椎动脉沟。

（2）第2颈椎：因与寰椎呈枢纽状连接，故称枢椎（axis），其椎体向上伸出齿突（dens），齿突和椎体的两旁有上、下关节突，其关节面分别与寰椎和第3颈椎相连结。

（3）第7颈椎：棘突特别长，末端不分叉，称隆椎（prominent vertebrae），可作为定位标志。

2. 胸椎（thoracic vertebrae）　椎体横断面呈心形，其侧面上、下缘处分别有上、下肋凹（superior and inferior costal facet），横突末端有横突肋凹（transverse costal facet），分别与肋头和肋结节相关节。胸椎关节突的关节面几乎呈冠状位，棘突较长，斜向后下方，相邻棘突之间呈叠瓦状排列。

3. 腰椎（lumbar vertebrae）　椎体大而粗壮，其横断面呈肾形。关节突的关节面几乎呈矢状位，棘突呈板状，水平后伸，相邻棘突间隙较宽，宜做腰椎穿刺术。

二、骶骨

骶骨（sacrum）由5块骶椎融合而成，呈三角形，在骶骨上缘确认岬（promontory）。骶骨前面（盆面）平滑凹陷，有4对骶前孔（anterior sacral foramina）；背面粗糙隆凸，确认骶正中嵴（median sacral crest）、4对骶后孔、骶管裂孔（sacral hiatus）和骶角（sacral cornu）。骶角常作为骶管麻醉的标志。骶骨两侧有耳状面（auricular surface），与髂骨耳状面形成骶髂关节。

在骶骨下端连有尾骨（coccyx），其由3～4块退化的尾椎融合而成。尾骨下端游离，称尾骨尖（apex of coccyx），缺少椎弓和椎管。

三、胸骨

确认胸骨（sternum）的胸骨柄（manubrium）、胸骨体（sternal body）和剑突（xiphoid process）3个部分。在胸骨柄的上缘寻找颈静脉切迹（jugular notch）和锁切迹（clavicular notch），在胸骨的两侧确认肋切迹（costal notch）。胸骨柄和胸骨体交界处形成向前的凸起，称胸骨角（sternal angle）。

四、肋

在骨架标本上观察全部肋（rib）的形态，确认真肋、假肋和浮肋。

1. 典型肋骨　确认后端膨大的肋头（costal head）、稍细的肋颈（costal neck）和颈外侧的肋结节（costal tubercle）。肋体（costal body）扁长，可分内、外两面和上、下两缘。内面下缘处有肋沟（costal groove），穿行肋间血管、神经，肋体外面的后部转折处有粗糙的骨面形成的肋角（costal angle）。

2. 第1肋　扁宽而短，无肋角和肋沟。上面有粗糙的骨面，为前斜角肌结节，其后有锁骨下动脉沟（压迹）和锁骨下静脉沟（压迹）。

五、活体触摸体表标志

在活体上触摸颈静脉切迹、胸骨角、剑突、肋角、肋弓、骶管裂孔、骶角、第2颈椎棘突、第7颈椎棘突、第4腰椎棘突和骶正中嵴，触摸并准确数出每根肋骨。

第四节　四　肢　骨

四肢骨（appendage bone）包括上肢骨和下肢骨，由肢带骨与躯干骨相连。

一、上肢骨

单侧上肢包括锁骨和肩胛骨2块肢带骨，以及上臂部、前臂和手部30块自由肢骨。

1. 锁骨（clavicle）　呈"S"形，确认内侧呈柱状的胸骨端（sterna end）外侧扁宽形的肩峰端（acromial end）。上面较光滑，下面粗糙，为锁骨下肌附着处。

2. 肩胛骨（scapula）　确认肩胛骨腹侧面的肩胛下窝（subscapular fossa）；肩胛骨背侧面隆起

的肩胛冈（spine），以及其向外上方突出的肩峰（acromion）。冈上窝（supraspinous fossa）和冈下窝（infraspinous fossa）是分别位于肩胛冈上、下的凹窝。在肩胛骨的外侧上方有鸟嘴样凸起，称喙突（coracoid process），突的内侧有肩胛上切迹（suprascapular notch）。在外侧角处确认椭圆形的关节盂（articular glenoid），盂的上下方分别有粗糙骨面，称盂上结节（supraglenoid tubercle）和盂下结节（infraglenoid tubercle），为肌肉附着处。

在整体骨架上观察锁骨、肩胛骨和自由上肢骨的位置。注意肩胛骨下角（inferior angle of scapula）平第7肋，可作为定位标志。

3. 肱骨（humerus）　在肱骨上端确认圆形隆起的肱骨头，以及其外侧的斜形环沟、解剖颈（anatomic neck）。头的外侧和前方有隆起的大结节（greater tubercle）、大结节嵴、小结节（lesser tubercle）、小结节嵴。结节间沟（intertubercular sulcus）是位于大、小结节之间的纵沟。肱骨上端与肱骨体交界处形成稍细的外科颈（surgical neck），是骨折的好发部位。在肱骨体中部外侧面确认粗糙的三角肌粗隆（deltoid tuberosity）。中部的后面有桡神经沟（sulcus for radial nerve），自内上向外下斜行。在肱骨前面下端确认外侧的肱骨小头（capitulum）和内侧的肱骨滑车（trochlea）。滑车上方的凹窝，称冠突窝（coronoid fossa）。滑车后面上方的深窝，称鹰嘴窝（olecranon fossa）。肱骨小头外侧和滑车内侧的隆起分别称外上髁（lateral epicondyle）和内上髁（medial epicondyle）。尺神经沟（groove for ulnar nerve）是位于内上髁后面的浅沟。肱骨在受到外力冲击时易发生骨折，常见的部位有外科颈和肱骨下端，如髁上骨折（图3-3）。

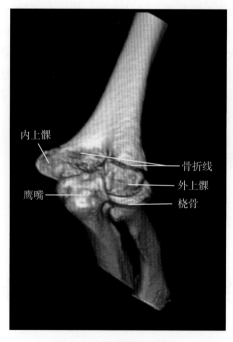

图3-3　肱骨髁上骨折

4. 桡骨（radius）　在桡骨上端确认桡骨头（radial head）及周围的环状关节面；桡骨头下方稍细的桡骨颈（radial neck）和内下侧凸起的桡骨粗隆（radial tuberosity）。在桡骨下端外侧确认向下突出的茎突（styloid process）和下端内侧面的尺切迹（ulnar notch）。腕关节面向下与腕骨相关节。

5. 尺骨（ulna）　在尺骨上端确认半圆形的深凹滑车切迹（trochlear notch），其后上方的凸起为鹰嘴（olecranon），前下方的凸起称冠突（coronoid process），冠突的外侧有桡切迹（radial notch of ulna），下方有尺骨粗隆（ulnar tuberosity）。在尺骨下端辨认较小的尺骨头及环状关节面和向下的锥状凸起尺骨茎突。

6. 手骨

（1）腕骨（carpal bone）：其近侧列由外向内分别为舟骨（scaphoid）、月骨（lunate）、三角骨（triquetrum）和豌豆骨（pisiform）；远侧列为大多角骨（trapezium）、小多角骨（trapezoid）、头状骨（capitate）和钩骨（hamate）。可编成口诀"舟月三豆，大小头钩"以便复习、记忆。

（2）掌骨（metacarpal bone）：第1～5掌骨自桡侧向尺侧排列。每块掌骨近端为掌骨底，接腕骨；中间为掌骨体；远端为掌骨头，接指骨。

（3）指骨（phalanges of finger）：共24块，分别为近节、中节和远节指骨。每节指骨近端为底，中间为体，远端为滑车。除拇指为2节指骨外，其余各指均为3节指骨构成。

7. 活体触摸相关结构　包括肩胛冈、肩峰、喙突、肩胛下角、锁骨胸骨端、肱骨内上髁、肱骨外上髁、桡骨头、鹰嘴、尺骨茎突、桡骨茎突、尺神经沟、豌豆骨、掌骨和指骨。

二、下肢骨

单侧下肢骨由1块髋骨以及自由下肢骨包括大腿、小腿和足部共31块骨构成。

1. 髋骨（hip bone）　由髂骨（ilium）、坐骨（ischium）和耻骨（pubis）构成，3块骨融合于髋臼内。观察髋臼（acetabulum），内含半月形关节面，称月状面（lunate surface）；其下缘的缺口处，称髋臼切迹（acetabular notch）。

触摸髋骨上方宽厚的髂骨体和扁阔的髂骨翼（ala of ilium），翼的上缘增厚，形成弓形的髂嵴（iliac crest）。髂嵴前端凸起为髂前上棘（anterior superior iliac spine），其下方平缓的凸起为髂前下棘（anterior inferior iliac spine）。髂前上棘后方5～7cm处的髂骨向外增粗，形成髂结节（iliac tuberosity）。髂嵴后方有髂后上棘（posterior superior iliac spine）和髂后下棘（posterior inferior iliac spine）。髂后下棘上方有耳状关节面，称耳状面；髂后下棘下方有深陷的坐骨大切迹（greater sciatic notch）。髂骨翼内面的浅窝称髂窝（iliac fossa），窝下的骨嵴为弓状线（arcuate line）。

辨认髋骨下部的坐骨体和坐骨支。坐骨体构成髋臼的后下部，向后伸出尖突称坐骨棘（ischial spine），棘的下方有坐骨小切迹。坐骨体的下后部向前、向内延伸形成坐骨支，与耻骨下支相连。坐骨体与坐骨支向后下方的结合部形成粗糙的隆起，称坐骨结节（ischial tuberosity）。

辨认耻骨体和耻骨上、下支。耻骨体构成髋臼的前下部，其与髂骨体的结合处形成的隆起为髂耻隆起（iliopubic eminence），由此向前内伸出耻骨梳（pectin pubis）和耻骨上支。上支的内端凸起为耻骨结节（pubic tubercle），其上缘为耻骨嵴（pubic crest），其急转向下形成耻骨联合面（symphyseal surface）。

在整体骨架上观察髋骨与骶骨、髋骨与股骨的连接及闭孔（obturator foramen）的构成和位置。

2. 股骨（femur）　在股骨上端确认朝向内上方的股骨头（femoral head），头中央的凹窝为股骨头凹（fovea of femoral head）。在头的外下方有变细的股骨颈（femoral neck）。颈与体连接处的上外方有隆起的大转子（greater trochanter），内下方有隆起的小转子（lesser trochanter）。大、小转子的前面有转子间线（intertrochanteric line），后面有粗糙的转子间嵴（intertrochanteric crest）。在股骨体背面辨认纵形骨嵴，为粗线（linea aspera）。粗线的上方形成分叉，向外上方与臀肌粗隆（gluteal tuberosity）相连，向内上方连于耻骨肌线（pectineal line）。粗线的下方也分开，形成平坦的腘面（popliteal surface）。在股骨下端确认向后突出的两个膨大，分别为内侧髁（medial condyle）和外侧髁（lateral condyle）。两髁的前面有光滑的关节面，称髌面（patellar surface）。两髁后面的深窝称髁间窝（intercondylar fossa）。内侧髁内侧面及外侧髁外侧面的隆突，分别称为内上髁（medial epicondyle）和外上髁（lateral epicondyle）。内上髁较大，其顶部的小结节称收肌结节（adductor tubercle），是大收肌腱的附着处。

3. **胫骨（tibia）** 在胫骨上端确认内侧髁（medial condyle）和外侧髁（lateral condyle）。两髁的上面有凹陷的上关节面（superior articular surface），内、外上关节面之间有向上的隆起，称髁间隆起（intercondylar eminence）。外侧髁的外下侧有圆形的腓关节面（fibular facet）。胫骨上端前面与体相接处的三角形粗隆，称胫骨粗隆（tibial tuberosity）。在胫骨体前面确认前缘（anterior border），外侧为骨间缘（interosseous border），内侧为内侧缘（medial border）。在胫骨上端后面，有自腓关节面向内下方斜行的比目鱼肌线（soleal line）。在胫骨下端确认向内的凸起即内踝（medial malleolus）和向外的腓切迹（fibular notch）。

4. **腓骨（fibula）** 在腓骨上端确认腓骨头、腓骨颈。在腓骨下端确认外踝（lateral malleolus）。

5. **髌骨（patella）** 其上端较宽，称髌底（base of patella）；下端为髌尖（apex of patella）。髌骨前面粗糙，后面光滑，称关节面（articular surface），面内有一纵向钝嵴，将此面分为外大内小两部分，可作为两侧髌骨的定位标志。

6. **足骨** 确认7块跗骨（tarsal bones）：上方的距骨（talus）、下方的跟骨（calcaneus）、背侧近排内侧的足舟骨（navicular bone）及远排的3块楔骨（cuneiform bones）（按内侧、中间和外侧的顺序排列）、远排外侧的骰骨（cuboid bone）。在距骨上面寻找距骨滑车（trochlea tali）。跟骨后下方的凸起为跟骨结节（tuberosity of calcaneus），舟骨内侧面向下的隆起为舟骨粗隆（tuberosity of navicular bone）。均可作为定位触摸标志。

7. **跖骨（metatarsal bones）** 共5块。跖骨近端为跖骨底、中间为跖骨体、远端为跖骨头和第5跖骨粗隆。

8. **趾骨（bones of toes）** 共14块。确认近节、中节和远节趾骨。

9. **活体触摸相关结构** 包括髂嵴、髂前上棘、髂后上棘、髂结节、坐骨结节、股骨大转子、股骨内上髁、股骨外上髁、髌骨、胫骨内侧髁、胫骨外侧髁、胫骨粗隆、胫骨前嵴、内踝、外踝、腓骨头、跟骨结节、舟骨粗隆和第5跖骨粗隆。

第五节　在骨骼标本上识别具有
定位标志的骨性结构

骨的形体结构是人类长期进化发展形成的，并且随着人体内、外环境的改变而变化。例如，脑的发育使颅骨容积增大，也使周围的颅骨骨质受到压力而形成脑压迹；四肢骨的表面，由于受肌肉的牵引、韧带的附着、血管与神经的伴行和压迫，形成不同的凹窝与凸起、沟和孔道；躯干骨因与体内包含的不同脏器紧密相邻，骨的表面结构和相关的骨计数，往往成为某些器官和重要结构特征的定位标志。这些作为定位标志的骨形态结构，不仅能反映不同生长阶段骨骼发育的状况，而且在临床疾病诊断治疗中具有重要的参考价值。

以下精选的骨性标志，不但要在标本上指认，还要在同学间相互辨认，准确识别其位置并了解相关的临床应用意义。

具有定位标志的骨性结构如下：颧弓（zygomatic arch）、枕外粗隆、枕骨髁、枕骨大孔、翼突（pterygoid process）、颈静脉窝（jugular fossa）、茎突、茎乳孔、乳突、颞线（temporal line）、翼点、泪沟（lacrimal sulcus）、颏孔、下颌角、外耳门、人字点（缝）、颈静脉切迹、舌骨、胸骨角、剑突、肋弓（costal arch）、髂嵴、髂前上棘、耻骨联合、耻骨结节、骶岬、坐骨结节、坐骨棘、第7颈椎棘突、肋角、肩峰、肩胛冈、肩胛骨下角、喙突、关节盂、肱骨内上髁、肱骨头、外上髁、肱骨滑车、桡神经沟、大结节、小结节、尺骨鹰嘴、冠突、尺骨茎突、桡骨切迹、桡骨茎突、桡骨头、桡骨粗隆、尺骨切迹、豌豆骨、钩骨、大转子、股骨头、股骨颈、股骨内侧髁、股骨外侧髁、股骨粗线、髁间窝、胫骨粗隆、胫骨前缘、内踝、腓骨头、外踝、距骨滑车、跟骨结节、第5跖骨粗隆、髌骨、第11肋、第12肋、第4腰椎棘突、骶正中嵴、骶角和骶管裂孔。

第四章 骨 连 结

第一节 概 述

在人体骨骼中，两个或两个以上的骨相接触或相连结的部位，由不同的软组织填充、支持、连结和固定而形成的结构，称骨连结（joint）。骨连结的作用不仅包括连结、固定和支持人体骨骼，使人体维持正常形态和稳定的姿势，还能通过肌肉收缩完成各种运动。此外，骨连结还可以促进骨的生长发育。迄今尚无明确和满意的分类和命名依据，目前最简单的骨连结分类法是依照介入的软组织性质和所完成的运动范围，将其分为不动连结和滑膜关节两大类。前者连结紧密不能运动或仅能微动，后者具有灵活的运动功能。

一、不动连结

不动连结（synarthrosis）又称直接连结，特点是结构简单，主要通过韧带（ligament）、纤维、软骨和结缔组织相连。此种连结牢固、结实，具有稳定和支持作用（图4-1）。

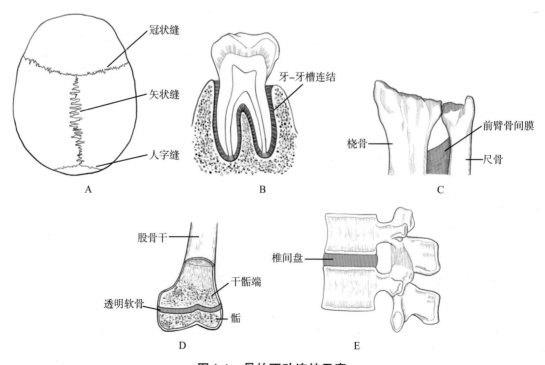

图4-1 骨的不动连结示意

注：A. 骨缝；B. 骨嵌合；C. 韧带连结；D. 透明软骨连结；E. 纤维软骨连续。

（一）纤维连结

纤维连结（fibrous joint）是骨与骨之间通过纤维结缔组织连结，只允许做微量运动。包括3种类型。

1. 骨缝（suture） 可在颅骨标本上检查，各骨间有呈锯齿状的连结骨缝，其间仅含少量结缔组织。随年龄增长骨缝可不同程度骨化、融合，最终消失。因其连结紧密具有较强的抗冲击能力，故可有效保护颅内的脑组织。

2. 骨嵌合（gomphosis） 观察牙齿和牙槽骨间的嵌合连结，其间通过牙周组织的胶原将牙根的牙骨质固定于牙槽骨内。此外，还可在骶骨和髋骨标本上，分别观察各骶椎及髂骨、耻骨、坐骨骨化而成的骨性结合痕迹。

3. 韧带连结（syndesmosis） 属于骨间纤维性连结，在桡骨、尺骨间和胫骨、腓骨间的骨间膜（interosseous membrane），可有效固定骨间距离，并容许限定范围的运动。

（二）软骨连结

软骨连结（cartilaginous joint）是通过软骨连结两骨，按软骨性质可分为2种类型。

1. 透明软骨连结（synchondrosis） 又称主要软骨连结（primary cartilaginous joint）。选择年轻尸体标本，观察在长骨的骨干与骺之间的骺软骨连结。也可以观察颅底各骨间的连结，因颅底骨都具有多个骨化中心，其间通过透明软骨相连。随年龄增长，各骨化中心骨化融合成为完整骨，或形成骨性结合。

2. 纤维软骨连结（symphysis） 又称次级软骨连结（secondary cartilaginous joint）。观察脊柱相邻椎体间的椎间盘及骨盆的耻骨联合标本，可见其连结处含有纤维软骨，外面还有纤维韧带和结缔组织加固的结构特征。此种连结比较牢固且富于弹性，运动幅度虽小，但适应整体运动。

二、滑膜关节

滑膜关节（synovial joint）属运动关节（moving joint）。构成关节的骨面覆盖由透明软骨形成的光滑的关节软骨（articular cartilage），被薄层黏稠的滑液分开，由纤维组织形成的关节囊维持关节的稳定，还附有囊内、囊外韧带加固关节。滑液由衬于囊内的滑膜合成、分泌，具有润滑关节、营养关节软骨的作用。

（一）基本结构

1. 关节面（articular surfaces） 参与组成关节各骨的接触面，其表面覆盖特化的透明软骨，表明在胚胎时期属于软骨化骨模式的成骨类型。而胸锁关节、肩锁关节和颞下颌关节的关节面，则由致密的纤维组织构成，其基质内含有游离的软骨细胞群与少量的蛋白多糖（proteoglycan），由此反映其形成系膜化骨方式。

位于关节面最表层的软骨为无细胞层，内含纤细的胶原纤维平行分布于关节面内。此层系"皮肤"样，具有较好的弹性和保护深层组织的作用。关节软骨具有可变形性，与接触区相对应的关节软骨表面可变得平坦，以增加接触面积和减轻接触的压力。关节软骨的这种负荷分散的特性依赖于相对关节面的一致性。

无细胞的表层涂有含大量胶原蛋白的润滑剂，具有良好的关节润滑作用。随年龄的增长及日久运动磨损，关节面会逐渐失去表面的光滑，变得凹凸不平而退化成为粗糙的面。在健康关节中这些变化是极为缓慢的，但在病理性"干"关节内滑液的黏度发生变化，从而使关节面退化加速。

2. 关节囊（articular capsule） 是由纤维结缔组织形成的囊性结构，附于关节的周围，并与骨膜融合延续，封闭关节腔。关节囊包括外、内两层。

外层为纤维囊（层）[fibrous capsule（layer）]，厚而坚韧，由致密结缔组织，即平行的胶原纤维束交织而成，连续附于关节各骨端的周围。在较小的骨通常附于关节面的周缘，而在长骨则多附于距关节面较远处的骨面。纤维层富含血管和神经，其厚度因关节的位置和功能各异。有些关节的纤维层还含有滑囊的开口，经此与滑囊相通。通常在纤维层的局部有平行的胶原纤维束形成的关节囊固有韧带，可加固关节囊，如侧副韧带等。位于关节附近的肌或肌腱也可以扩展延伸加固纤维层，这些韧带既可在囊外也可在囊内，具有一定的强度及很好的弹性，确保关节的稳定性和运动性。

内层为滑膜（层）[synovial membrane（layer）]，由粉红色透明、光滑的薄膜构成，衬于纤维层的内面，附于距关节软骨边缘数毫米处周围的移行带，覆于骨面、囊内韧带、滑囊和腱鞘的表面，但不覆盖关节软骨及囊内的关节盘或半月板结构。滑膜可以分泌和吸收滑液，润滑关节。滑膜表面含少量滑膜绒毛，一些部位的滑膜形成折叠和皱襞凸向关节腔内，称滑膜襞（synovial fold），在膝关节内的翼状襞（alar fold）即是较恒定的滑膜皱襞。在很多关节的滑膜内有脂肪组织聚集成脂垫（articular fat pad），这些脂垫和滑膜襞都是不规则和可变形的关节内衬垫，在关节内占据一定的潜在空间，但并没有完全充满关节腔。在运动中脂垫形态和体积发生变化，分担半月板和关节盘的功能，滑膜面积的增加可协助滑液扩散到关节面。滑膜包含两层结构：内膜层（intimal layer）和内膜下层（subintimal layer）。内膜层含有大量多形的滑膜细胞埋于基质内，可以合成和分泌滑液，贴附于内膜下层的表面。内膜下层又称滑膜下组织（subsynovial tissue），由疏松、不规则的结缔组织构成，富含胶原和弹力纤维及血管成分，仅含少量的成纤维细胞、巨噬细胞、肥大细胞和脂肪细胞，具有较好的弹性和韧性。有时滑膜从关节囊纤维层空隙间膨出，填充于骨面与肌腱之间，形成滑膜囊（synovial bursa），可以减少活动时肌腱与骨面之间的摩擦。

3. 关节腔（articular cavity） 是由关节囊和关节面共同围成的密闭腔隙。腔内含有少量滑液，呈负压状态，对维持关节的稳固性有一定作用。关节炎症时渗出增多引起关节积液，会影响关节运动。

（二）辅助结构

1. 滑液（synovial fluid） 为清澈透明、微黄、黏性和略呈碱性的液体，充于滑膜关节、滑囊和腱鞘内。其成分为血浆的渗出物，内含蛋白质和透明质酸（hyaluronic acid）及少量的细胞（单核细胞、淋巴细胞、吞噬细胞、滑膜内膜细胞和白细胞）。滑液的量较少，即使在大的关节，如膝关节内的抽出量不足0.5ml。

2. 半月板（meniscus）和关节盘（articular disc） 存在于关节面之间，以弥补相对关节面间适合度较低的不足。半月板可能是不完全的关节盘保留的部分，如膝关节内的内侧、外侧半月板，偶尔在肩锁关节内也有半月板存在。关节盘位于关节面之间扩展到整个关节，可将关节分成两个滑膜腔，通常可以通过带血管的结缔组织与纤维囊相连，随血管走行的交感神经节后纤维和感觉纤维可以深入半月板和关节盘内。半月板和关节盘由含皱纹的胶原纤维形成的纤维软骨构成，主要部分无细胞成分，仅在其表面可能覆有不完全的扁平细胞簇，其周缘与相邻的滑膜相连续。半月板和关节盘的存在可以增加关节面之间的适合度；调整较大关节面的承重分布；吸收振动；促进联合运动；限制关节的移位（滑动）运动；保护关节的边缘；促进关节的旋转运动及滑液的扩散。可以在肩锁关节、下颌关节、桡尺近侧关节、膝关节等标本上检查半月板和关节盘的结构。关节唇（articular labrum）是附于关节面边缘、由纤维软骨组成的唇样环，其断面常呈三角形。检查髋关节的髋臼和肩关节的关节盂，可见其周缘凸起的关节唇，其增加了关节面间的接触区，并起到扩散润滑液的作用。

（三）关节的运动

滑膜关节虽结构复杂、形态多样，但其运动轨迹是沿人体3个相互垂直的轴进行的。

1. 屈、伸运动　是沿冠状轴所做的运动。相关两骨间角度变小为屈（flexion），角度增大为伸（extension）。多数四肢关节的屈伸运动属于此种模式。由于拇指转位与其余4指呈垂直位，故其屈伸运动沿矢状轴进行，拇指向内为屈，反之为伸。由于胚胎早期后肢芽的旋转，足的屈伸运动较特殊，足尖向上抬为踝关节的背屈（dorsiflexion），足尖下垂为跖屈（plantar flexion）。对于头颈和脊柱而言，低头和脊柱向前弯称为前屈（anteflexion），向后挺直则为后伸（retraction）。

2. 内收、外展运动　是沿矢状轴所做的运动。骨向正中矢状面靠拢时为内收（adduction），远离正中矢状面为外展（abduction）。手指和足趾的内收、外展运动详见第三篇四肢局部解剖。

3. 旋转运动　是沿垂直轴所做的运动。通常来说，上肢以手掌和拇指向前内方转动为旋前（pronation），向外后方转动为旋后（supination）；下肢以足尖向内转动为旋内（medial rotation），足尖向外转动为旋外（lateral rotation）。

4. 环转（circumduction）运动　是具有两轴以上的关节，如肩关节、腕关节和髋关节等，运动时以骨的上端为中心原位转动，而下端做呈圆锥形轨迹的圆周运动。

5. 滑动（slide）或移动（translation）运动　是沿关节面之间所做的轻微运动，多发生在腕骨间和跗骨间的平面关节间。

（四）血液供应和神经支配

1. 血液和淋巴供应　在关节的周围常有丰富的动脉网（丛），由其发出的多个分支穿过纤维囊形成囊下血管丛。一些滑膜血管终止于关节软骨周围形成环形血管吻合，并发支与附近的骨膜血管吻合。关节软骨、关节半月板和软骨性关节盘均不含血管。关节囊的纤维层和滑膜层内均有淋巴管网相互吻合，其输出管沿血管回流到局部深淋巴结。

2. 神经支配　来自使该关节肌运动的神经支配，称为关节支，主要分布于关节囊和韧带。虽然不同来源的神经间有重叠，但每个神经支的分布都有特定的区域。进入关节内的神经末梢可终止于鲁菲尼（Ruffini）小体、薄层的关节触觉小体及高尔基（Golgi）腱器，以感知和介导牵拉反应、振动觉和位置觉。在关节囊和韧带的附着处还分布无髓和薄髓的痛觉纤维（nociceptive fibers）以感知痛觉。关节内的软骨结构正常情况下没有神经支配，当纤维软骨受损或发生疾病时，一些神经可伴随血管向内生长，从而产生痛觉。

（五）分类

滑膜关节的分类有多种方式，如按构成关节的骨数量可分成单关节（由两块骨构成）和复关节（由两块以上骨构成）。有的按完成某项运动时参与的关节不同区分，如单动关节（肩关节、膝关节等）和联动关节（下颌关节、椎间关节等）。具有实际应用价值的分类常以关节的形态和运动轴结合的方式区分（图4-2）。

1. 平面关节（plane joint）　检查手骨和足骨的连结，在腕骨间或跗骨间关节内可见大多数关节面呈平面或轻微弯曲的弧面，其运动主要是通过骨面的滑动和重复运动完成的。

2. 屈戌（滑车）关节（hinge joint）　为单轴运动关节，严格限制在一个平面，如指间关节或肱尺关节。关节囊外有较强劲的侧副韧带加固。双髁关节主要是单轴屈戌关节，由于两侧髁的存在可允许有限

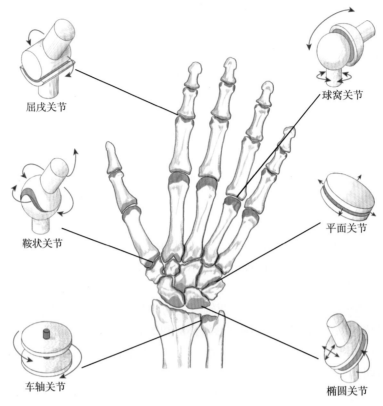

图4-2 关节的分类示意

的旋转运动。此类关节由两个凸面的髁与关节盂或较平的关节面形成关节。两髁可以共同包于关节囊内（如膝关节），也可以分别位于不同的关节囊内，但必须是成对的髁，才能完成同步运动（如下颌关节）。

3. 车轴关节（pivot joint） 也属单轴运动关节，检查桡尺近侧关节可见桡骨头形似车轴，被包于环状韧带和尺骨的桡切迹内，只能做旋转运动。还可观察寰枢关节，由寰椎的前弓及其后面附着的寰椎横韧带将枢椎的齿突包围，使寰椎连同头部一起围绕齿突做旋转运动。

4. 椭圆关节（ellipsoid joint） 属双轴运动关节，检查桡腕关节或掌指关节，可见其关节头均为椭圆形的凸面，而关节面则为较浅的椭圆形凹面构成，因此可以完成两个互为垂直轴的运动，如屈-伸和收-展运动，也可以联合成环转运动。

5. 鞍状关节（saddle joint） 为双轴关节，关节面形似马鞍，具有凹、凸两个区，分别与对应骨面的凸、凹关节面形成互为垂直的双轴运动关节。观察拇指的腕掌关节、踝关节和跟骰关节，可见其运动发生在两个呈直角的面上，也能做轴形转动。此类关节可做屈-伸、收-展和环转运动，由于其关节形态特性，其对某些姿势的稳定和运动限制具有重要意义。

6. 球窝关节（ball and socket joint） 为多轴关节，由球状的关节头和杯形或较浅的凹窝状关节面构成。检查髋关节和肩关节，其运动范围较广，可做屈、伸、收、展、旋转和环转各种运动，运动幅度则因各关节形态不同而有较大差别。

第二节 颅 骨 连 结

颅骨的连结包括不动连结和关节两类。前者通过颅骨的骨缝、韧带、软骨和骨性结合，使颅骨连结牢固结实，可有效保护脑组织。颅底各骨通过软骨或骨性结合形成许多孔裂，可供血管、神经通过，以沟通颅内外之间的联系。关节包括颞下颌关节、寰枕关节和听小骨之间的连结。寰枕关节见本章第三节躯干骨连结，听小骨连结见第十二章耳局部解剖。本节重点介绍颞下颌关节。

一、不动连结

1. **颅顶及两侧面** 可观察额、顶、枕、颞各骨间的骨缝。额骨与顶骨间形成冠状缝（coronal suture）；左、右顶骨间有矢状缝（sagittal suture）；冠状缝与矢状缝交点处为前囟点（bregma）；顶骨与枕骨间为人字缝（lambdoid suture）。

2. **颅外侧面** 可见由额、顶、颞、蝶4块骨汇合构成的"H"形骨缝，称翼点（pterion），是颅最薄弱处，因其内面有脑膜中动脉前支走行，外伤时易引起颅内大出血。

3. **颅底** 可观察各骨间由软骨和骨相连形成的颅结合包括蝶枕结合（sphenooccipital synchondrosis）、蝶岩结合（sphenopetrosal synchondrosis）、岩枕结合（petrooccipital synchondrosis）等。颅底的孔裂详见第十章头面部的局部解剖。

二、颞下颌关节

颞下颌关节（temporomandibular joint）由下颌骨的下颌头与颞骨的下颌窝和关节结节构成。关节囊较松弛，上方附于颞骨颧突、关节结节前缘、下颌窝的内侧缘和后缘间，向下附于下颌颈周围。关节囊的外面附有囊外韧带加强。

1. **颞下颌韧带**（temporomandibular ligament） 又称三角韧带，呈三角形，起自颞骨颧突下缘，止于下颌头和下颌颈，贴附于关节囊的外侧壁表面。此韧带可限制下颌头向前方运动。

2. **茎突下颌韧带**（stylomandibular ligament） 起自茎突，止于下颌角和下颌支的后缘。

3. **蝶下颌韧带**（sphenomandibular ligament） 是连于蝶骨角棘与下颌小舌间的扁薄韧带。

切开颞下颌关节囊，可见关节腔内的关节盘，位于下颌窝与下颌头之间。此盘前薄后厚，下面凹陷，盘中央常有穿孔，使关节腔上下两部相通。关节盘可使关节面更为适合，在开口和闭口时关节盘可前后移动，以调节关节运动，并可减少摩擦，缓冲震荡。颞下颌关节属联动关节，可做开、闭口运动及使下颌向前后及侧方运动，还能做类似环转的研磨运动。

第三节 躯干骨连结

一、脊 柱

（一）脊柱的整体观

成年男性脊柱长约70cm，成年女性长约60cm，其中椎间盘的总厚度约占脊柱全长的1/4，老年人因椎间盘压缩和骨质疏松、肌力下降等因素，可致脊柱缩短而身高变矮。儿童时期营养不良或成人因劳累、负重过度，可致脊柱变形发生脊柱侧凸或驼背。

1. **脊柱前面观** 自第2颈椎向下至第3腰椎的椎体逐渐增宽，再向下至第2骶椎为最宽椎体段，自耳状面以下至尾骨尖，因无承重作用，椎体迅速缩小，以增加盆腔容积。

2. 脊柱后面观　自第2颈椎向下，可见一排棘突纵列在后正中线上，颈椎棘突有分叉向后水平伸出，第7颈椎因棘突最突出称隆椎。由此向下的全部胸椎棘突排列紧密，向后下方呈叠瓦状排列。腰椎棘突呈板状，向后伸出，棘突间距较宽，适合椎管穿刺。骶骨背面有连在一起的骶正中嵴，末端为骶管裂孔。

3. 脊柱侧面观　自上而下可见4个生理性弯曲：由颈椎、腰椎形成的颈曲（cervical curvature）和腰曲（lumbar curvature），向前凸；由胸椎和骶尾骨形成的胸曲（thoracic curvature）和骶尾曲（sacral/coccygeal curvature），向后凸。胸曲和骶尾曲反映了胚胎时期脊柱弯曲的状态，并在出生后保留至成年人，故称为原发脊柱弯曲（primary curvature）。在生后发育过程中，为使身体重心在直立时回到身体中央，所形成的颈曲和腰曲称为继发性弯曲（secondary curvature）。脊柱生理性弯曲对维持人体直立姿势和头部抬起具有重要意义，也为胸腹部和盆部体腔扩大了容量，更有利于容纳和保护内脏器官，脊柱弯曲还可参与维持平衡和缓冲震荡，保护中枢神经系统。

4. 脊柱的整体运动　虽然相邻椎骨间的运动较为有限，但连结后的脊柱整体运动幅度和范围被叠加、放大了很多，故脊柱可以做屈伸、侧屈、旋转和环转各项运动。

（二）脊柱连结

由24块椎骨、骶骨和尾骨借韧带和关节相连形成脊柱。脊柱构成人体的中轴，上承头颅，下连髋骨和下肢骨。胸部脊柱还与肋骨、胸骨相连构成胸廓，胸廓又经上肢带骨连结上肢骨。脊柱（vertebral column）的连结包括椎体间连结、关节突连结和脊柱的韧带连结。

1. 椎骨连结和脊柱韧带

（1）椎间盘（intervertebral disc）：是位于相邻椎体之间的纤维软骨盘。盘的中央为髓核（nucleus pulposus），由柔软、富有弹性的胶状物质构成，是胚胎时期脊索的残留物。髓核周围有多层纤维软骨环环绕组成的纤维环（anulus fibrosus）将髓核封闭。椎间盘坚韧、结实且富有弹性，可缓冲震荡，增加脊柱的运动幅度。激烈运动或外伤可致纤维环破裂，引起髓核脱出，发生椎间盘突出症。

（2）脊柱韧带

1）前纵韧带（anterior longitudinal ligament）：是位于椎体前面的纵形韧带，宽而坚韧，上自枕骨大孔的前缘，下达第1、第2骶椎的前面。可限制脊柱过度后伸，防止椎间盘向前脱出。

2）后纵韧带（posterior longitudinal ligament）：位于椎管内椎体的后面，窄而坚韧。起于枢椎，与覆盖枢椎体的覆膜相续，向下附于骶骨。可限制脊柱过度前屈。

3）棘上韧带（supraspinal ligament）和项韧带（ligamentum nuchae）：是连于各棘突尖之间的纵形韧带。在颈部，此韧带加宽增厚，向上扩展附于枕外隆凸及枕外嵴，称项韧带。

4）棘间韧带（interspinal ligament）：是连结相邻棘突间的薄层纤维，向前与黄韧带、向后与棘上韧带相移行。

5）黄韧带（弓间韧带，ligamenta flava）：是连于相邻椎弓间的黄色韧带，参与围成椎管壁。可保护脊髓并限制脊柱过度前屈。

6）横突间韧带（intertransverse ligament）：是位于相邻椎骨横突间的韧带，部分与横突间肌混合。

（3）关节突关节（zygapophysial joint）：由相邻椎骨的上、下关节突的关节面构成，属平面关节。由于连结紧密，相邻关节只能做轻微滑动，但脊柱的整体则可做较大幅度运动。

2. 寰枢和寰枕关节（图4-3）

（1）寰枕关节（atlantooccipital joint）：是由寰椎侧块的上关节凹与枕骨髁构成的联合关节，可使头做前屈、后仰、侧屈和环转运动。关节囊和寰枕前膜、后膜相连。

寰枕前膜（anterior atlantooccipital membrane）为前纵韧带的最上部，连于枕骨大孔前缘与寰椎前弓的上缘之间。寰枕后膜（posterior atlantooccipital membrane）位于枕骨大孔后缘与寰椎后弓上缘之间。此两膜对寰枕关节具有重要的固定作用。

（2）寰枢关节（atlantoaxial joint）

1）寰枢外侧关节（lateral atlantoaxial joint）：由寰椎两侧的下关节面与枢椎齿突两旁的上关节面构成。关节囊薄而松弛，附于关节周缘。

2）寰枢正中关节（middle atlantoaxial joint）：由齿突与寰椎前弓后方的关节面和寰椎横韧带构成。关节囊薄而松弛。

3）寰枢关节加固韧带：齿突尖韧带（apical ligament of dens）连于齿突尖与枕骨大孔前缘间，分别与寰枕前膜和寰椎十字韧带愈合。翼状韧带（alar ligament）自齿突尖的两侧向外上方，止于枕骨髁内侧面，分别与寰枢及寰枕关节囊愈合。此韧带可限制头部过度前俯和旋转运动。寰椎横韧带（transverse ligament of atlas）是连结寰椎两侧块的内侧面的肥厚坚韧韧带，此韧带中部向上、下各发出一纵行韧带，向上附于枕骨大孔前缘，向下附于枢椎体的后面，共同构成寰椎十字韧带（cruciform ligament of atlas）。此韧带损伤使齿突后移，压迫延髓引起严重后果。覆膜（tectorial membrane）是位于椎管内的宽阔强劲纤维膜，自枕骨斜坡沿齿突及周围的韧带后面下行，在枢椎体后面移行于后纵韧带，外侧与寰枢外侧关节囊愈合，前面连结寰椎十字韧带。

第3～7颈椎体上缘两侧常向上凸起，形成椎体钩（uncus of vertebral body），此钩可与上位椎体的前后唇缘相接，形成钩椎关节（uncovertebral joint），又称Luschka关节。若此处骨质增生，可使椎间孔变窄压迫脊神经，成为颈椎病的病因之一。

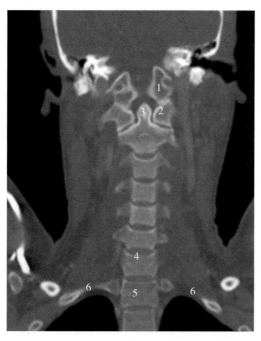

图4-3 颈椎CT冠状位重建像骨窗图像

注：寰枕关节位于枕髁（1）与寰椎侧块（2）之间；寰枢关节位于寰椎侧块（2）与枢椎齿状突（3）之间；椎间盘（4）位于相邻椎体间；第1胸椎（5）两侧与第1肋（6）相连。

二、肋与胸廓

（一）胸廓整体观及运动

成年人胸廓近似圆锥形。胸廓上口较小，由胸骨柄上缘、第1肋和第1胸椎体围成，是胸腔与颈部的通道。胸廓上口向前下方倾斜，故胸骨柄的上缘平对第2胸椎体的下缘。胸廓下口宽而不整，由第12胸椎、第11对及第12对肋的前端和肋弓、剑突围成，胸腔底由膈肌封闭。两侧肋弓自中线构成向下开放的胸骨下角。角尖部经剑突将胸骨下角分成左、右剑肋角（xiphocostal angle）。剑突尖约平对第10胸椎体下缘。胸廓的前壁短，由胸骨、肋软骨及肋骨的前端构成；后壁较长，由胸椎和肋角内侧的肋骨构成；外侧壁最长，由肋骨体构成。相邻肋骨间的空隙称肋间隙，有肋间肌、胸膜及血管神经填充、走行其间。胸廓具有支持和保护作用，还可参加呼吸运动，维持正常呼吸功能。

（二）肋与胸廓连结

肋与胸廓的连结包括肋椎关节、肋软骨与胸骨的连结、肋骨与肋软骨的连结和肋软骨间的连结。

1. 肋椎关节（costovertebral joint） 是肋骨与脊柱的连结，包括肋头关节和肋横突关节。两组关节属联合关节，运动时肋骨沿两关节间的轴旋转，使肋骨前方上升或下降，以增加或缩小胸腔容积，帮助呼吸。

（1）肋头关节（joint of costal head）：由肋头关节面与胸椎体侧面的肋凹构成，属微动关节。

（2）肋横突关节（costotransverse joint）：由肋结节关节面与胸椎的横突肋凹构成，也属微动关节。关节囊外有肋横突韧带等加强。第11肋和第12肋无此关节，故运动幅度较大。

2. 胸肋关节（sternocostal joint） 由第2～7肋软骨（costal cartilage）与胸骨的肋切迹构成，属微动关节。第1肋与胸骨柄的连结为不动关节，第8～10肋软骨不与胸骨直接相连，而依次与上位肋软骨形成软骨连结。其游离缘形成肋弓。第11肋和第12肋无肋软骨与胸骨连结，故称浮肋。

第四节 上肢骨连结

上肢骨连结包括上肢带骨连结（joint of girdle of upper limb）和自由上肢骨连结两部分。

一、上肢带骨连结

1. 胸锁关节（sternoclavicular joint） 由胸骨柄的锁切迹与锁骨的胸骨关节面和第1肋软骨构成，属于多轴运动关节。关节囊坚韧，囊外韧带结实。须辨认附着在关节囊前面的胸锁前韧带（anterior sternoclavicular ligament）；附于后面较薄的胸锁后韧带（posterior sternoclavicular ligament）；横过胸骨柄上缘，连结两锁骨胸骨端，较强韧的锁骨间韧带（interclavicular ligament）和附于锁骨内端与第1肋及软骨间的肋锁韧带（costoclavicular ligament）。用刀切开关节囊，可见关节腔内的关节盘（articular disc）将关节腔分为两部，使关节面之间更为适合。胸锁关节可沿3个轴运动，完成上下、前后和旋转运动，还可作为支点扩大上肢的活动范围。

2. 肩锁关节（acromioclavicular joint）　由肩胛骨的肩峰关节面和锁骨的肩峰关节面构成，属平面关节。关节囊较松弛，关节周围有韧带加固。须辨认附于关节囊上方的肩锁韧带（acromioclavicular ligament）；连结锁骨与喙突的强韧的喙锁韧带（coracoclavicular ligament）；在关节囊前外侧，连结锁骨与喙突的斜方形、薄片状的斜方韧带（trapezoid ligament）。切开关节囊，可见关节盘（有时缺如）位于腔内。肩锁关节虽属平面关节，可做上下、前后及旋转运动，但活动度较小。

二、自由上肢骨连结

1. 肩关节（shoulder joint）　是上肢最大的关节，由肱骨头与肩胛骨关节盂构成。肩关节囊较松弛，肱骨端附于解剖颈，肩胛骨端附于关节盂的周缘。囊内包绕肱二头肌长头的起始部，并与肱三头肌长头起点愈合。滑膜层在结节间沟和喙突根部附近向外膨出，形成结节间滑液鞘（synovial vagine of intertubercle）和肩胛下肌囊（bursa musculi subscapularis），以减少肌腱的摩擦。关节囊外面有韧带加固：喙肱韧带（coracohumeral ligament）附于喙突根部外侧和大结节前面间；盂肱韧带（glenohumeral ligament），位于关节囊前壁的内面，附于关节盂前缘与小结节上方至解剖颈下部间，可分上、中、下3部贴附于囊的前壁；肱骨横韧带（transverse humeral ligament），为横跨结节间沟上方的韧带，对肱二头肌长头腱有固定和约束作用；喙肩韧带（coracoacromial ligament）位于肩关节上方，连于肩峰与喙突间（图4-4）。

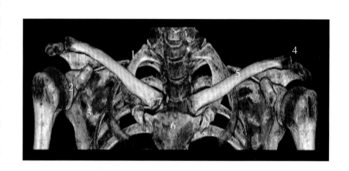

图4-4　肩关节CT三维重建像

注：1. 右第1肋；2. 右肩关节；3. 右肩胛骨；4. 左肩锁关节；5. 左锁骨；6. 胸骨柄；7. 右胸锁关节。

沿关节囊的前壁切开关节囊，向外翻开，观察肱骨头与关节盂的形态，可见在关节盂的周缘增厚形成的盂唇（glenoid labrum），其可增加关节盂的接触面。

肩关节属球窝关节，可做屈、伸、外展、旋转和环转运动，是人体最灵活的关节，运动幅度大，但易发生脱位，最常见的是肩关节前脱位（图4-5）。

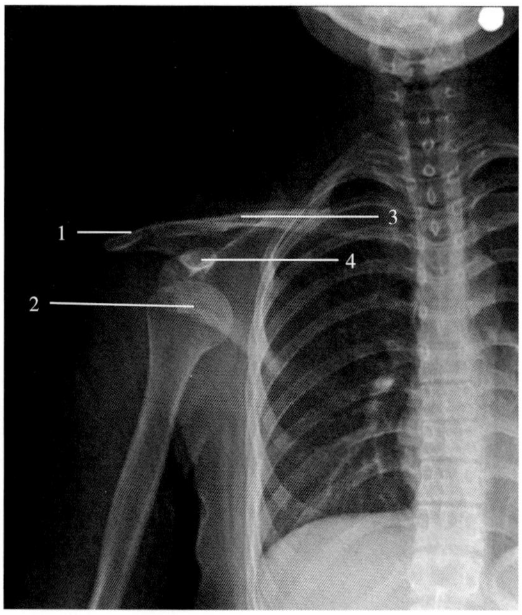

2. 肘关节（elbow joint）　是由肱骨、桡骨和尺骨共同组成的复关节：肱尺关节（humeroulnar joint），由肱骨滑车与尺骨半月切迹构成；肱桡关节（humeroradial joint），由肱骨小头与桡骨头关节凹构成；桡尺近侧关节（proximal radioulnar joint），由桡骨环状关节面与尺骨桡切迹构成。3组关节面共同包被在肘关节囊内。肘关节囊前壁附于肱骨内上髁、外上髁的前面，桡窝及冠突窝的上方，向下附于冠突和桡骨环状韧带；后壁附于肱骨小头的后面、滑车外侧缘、鹰嘴窝及内上髁的后面，向下附于鹰嘴、桡骨环状韧带和尺骨桡切迹的后面。囊的前后壁较薄而松弛，两侧壁较厚并有韧带加固。

在标本上辨认肘关节的韧带：尺侧副韧带（ulnar collateral ligament），自肱骨内上髁向下呈扇

图4-5　肩关节前脱位

注：1. 肩峰；2. 前脱位的肱骨头；3. 锁骨；4. 喙突。

形，分为前、中、后3部，附于鹰嘴和冠突内侧缘；桡侧副韧带（radial collateral ligament），是附于肱骨外上髁与桡骨环状韧带间的肥厚韧带，在肘关节囊前下方的桡骨粗隆上，可见结实的肱二头肌腱（tendon of biceps brachi）附着；桡骨环状韧带（annular ligament of radius），起自尺骨桡切迹前缘，环绕桡骨头向后，止于桡切迹的后缘，呈杯形，上口大、下口小，可防止运动时桡骨头脱出。

可将关节囊的前壁剪开，观察各组关节面的结构和运动方式。肘关节运动主要为屈、伸和旋转运动。旋转前臂时，必须有桡尺远侧关节协同作用才能完成。

3. 前臂骨间膜（interosseous membrane of forearm） 系张于桡尺骨间的坚韧纤维膜。膜的上缘为连于尺骨粗隆与桡骨粗隆间的斜索（oblique cord），向下延展成膜，附于桡骨尺切迹及相对的尺骨远端。骨间膜对维持前臂骨的稳定具有重要作用，并可传递重力，容纳、保护前臂血管和神经。

4. 桡尺远侧关节（distal radioulnar joint） 由桡骨尺切迹与尺骨头环状关节面和其间的关节盘构成。关节囊较松弛。桡尺近侧和远侧关节虽为两个独立的关节，但在运动时必须同时活动。其运动轴自桡骨头中心向下至关节盘尖部形成垂直轴，沿此轴可使前臂和手做旋转运动。当拇指向内、手掌向后时，称旋前（pronation），此时桡骨在尺骨的前方并与尺骨交叉；当拇指向外、手掌向前，桡尺骨并列时，则称旋后（supination）。

切开关节囊观察关节盘，其为三角形的纤维软骨，尖部附于尺骨茎突的外侧，底部与桡骨尺切迹下缘相连。关节盘将桡骨、尺骨紧密连结，并具有限制桡骨、尺骨运动的作用。

5. 手关节（joints of hand）（图4-6）

（1）桡腕关节（wrist joint）：由桡骨的腕关节面和关节盘的下面构成关节窝，由手舟骨、月骨和三角骨的上面组成椭圆形的关节头。该关节属椭圆关节。关节囊薄而松弛，附于关节的周围。在关节囊的前外侧部有宽阔坚韧的桡腕掌侧韧带（palmar radiocarpal ligament）连于桡骨下端前缘和茎突与手舟骨、月骨、三角骨及头状骨的掌侧面之间。在关节囊的背面，有与之相对、较薄弱的桡腕背侧韧带（dorsal radiocarpal ligament）。在腕关节囊的两侧分别附有扇形的腕尺侧副韧带（ulnar carpal collateral ligament）和腕桡侧副韧带（radial carpal collateral ligament）。这些囊外韧带对关节囊有很好的固定作用。

（2）腕骨间关节（intercarpal joint）：系腕骨间相互连结的多组关节，包括近侧列、远侧列腕骨间关节和连结两侧列的腕中关节。各腕骨间借韧带相互连结形成整体，关节腔彼此相通，属于微动关节。只能做轻微滑动和转动。

（3）腕掌关节（carpometacarpal joint）：由5块掌骨底和远侧列腕骨构成。以拇指和小指的腕掌关节更为灵活，其余各指的腕掌关节运动范围较小。

（4）拇腕掌关节（carpometacarpal joint of thumb）：由大多角骨与第1掌骨底构成，呈鞍状，关节囊厚而松弛。可做屈、伸、收、展、环转和对掌运动。因拇指向内侧旋转近90°，屈伸运动发生在冠状面上，而拇指的收展运动则发生在矢状面上。拇指尖与其他4指指尖相接触的运动为对掌运动，对掌运动可加深手掌的凹陷，有利于用手把握工具和从事精细操作，也成就了人类和

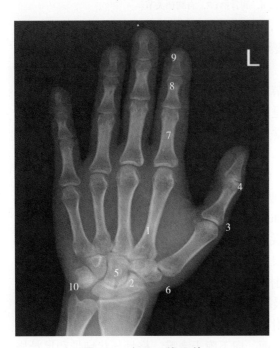

图4-6　左手X线平片

注：1. 第2掌骨；2. 手舟骨；3. 拇指掌指关节；4. 拇指指间关节；5. 小多角骨；6. 拇腕掌关节；7. 示指近节指骨；8. 示指中节指骨；9. 示指远（末）节指骨；10. 豌豆骨。

其他灵长类动物的进化和发展。

（5）掌骨间关节（intermetacarpal joint）：为第2～5相邻掌骨底之间的平面关节，其关节腔与腕掌关节腔相交通，使腕掌间的运动更加灵活。

（6）掌指关节（metacarpophalangeal joint）：由掌骨头与近节指骨底构成。关节囊薄而松弛，囊的前面、后面及两侧均有韧带附着。第1掌指关节属屈戌关节，主要做屈、伸运动。第2～5掌指关节除能屈、伸外，还能做内收和外展运动。

（7）指间关节（interphalangeal joint）：由近节指骨滑车与中节指骨底，以及中节指骨滑车与末节指骨底构成，共有9个关节。关节囊松弛薄弱，关节腔较宽阔。关节囊周围也有韧带加固。指间关节只能做屈、伸运动。

第五节　下肢骨连结

下肢骨连结包括下肢带骨连结（joint of girdle of lower limb）和自由下肢骨连结两部分。

一、下肢带骨连结

下肢骨通过骶髂关节及韧带与脊柱连结，并通过耻骨联合构成骨盆，其对维持人体直立和下肢运动具有重要作用。

（一）骶髂关节

骶髂关节（sacroiliac joint）由髋骨和骶骨的耳状面构成。关节囊致密，贴附于关节面周缘的骨面；关节腔狭窄。老年人因纤维化或骨化，关节腔部分闭锁，影响直立和行走。在关节囊的前面有骶髂前韧带（ventral sacroiliac ligament），附于骶骨盆面的侧缘和髋骨耳状面周缘的骨面之间。骶髂后韧带（dorsal sacroiliac ligament）位于关节囊的后面，起自髂粗隆、耳状面后部和髂后下棘，止于骶外侧嵴及附近骨面和第2～4骶椎的关节突。在骶髂关节上方可见肥厚坚韧的髂腰韧带（iliolumbar ligament），呈三角形，附于第5腰椎体与横突和髂窝与骶骨底之间。这些韧带共同加固关节囊，使骶髂关节牢固结实，有力地支撑下肢关节和运动。

还有两个重要韧带连结骶骨和髋骨：在骨盆后下部、强韧、呈扇形的骶结节韧带（sacrotuberous ligament），起自髂后下棘和骶尾骨背面的外侧缘，止于坐骨结节；在骶结节韧带的前方、较薄的三角形韧带，为骶棘韧带（sacrospinous ligament），起自骶尾骨外侧缘，向外与骶结节韧带交叉后，止于坐骨棘。以上两条韧带与坐骨大、小切迹之间分别围成上方的坐骨大孔（greater sciatic foramen）和下方的坐骨小孔（lesser sciatic foramen），是肌、血管、神经走行的重要通道。闭孔膜（obturator membrane），属于髋骨的固有韧带，由附于闭孔周缘的薄层纤维膜构成，膜的上方有闭膜管（obturator canal），供血管、神经穿行于盆腔内外。

（二）耻骨联合

耻骨联合（pubic symphysis）位于骨盆的前上方，由两侧髋骨的耻骨联合面经纤维软骨组成的耻骨间盘（interpubic disc）联合而成。耻骨间盘中常有一狭窄裂隙，分娩时裂隙扩展，可助婴儿娩出。在耻骨联合上方有连结两侧耻骨的耻骨上韧带（superior pubic ligament）。耻骨联合的下方有较肥厚的耻骨弓状韧带（arcuate pubic ligament），连结两侧耻骨下支，并与耻骨间盘愈合。

骨盆及两性骨盆差异见第十八章盆部局部解剖。

二、自由下肢骨连结

（一）髋关节

髋关节（hip joint）由股骨头与髋臼构成，是典型的球窝关节（图4-7、图4-8）。关节囊厚而坚韧，上方附于髋臼周缘和髋臼横韧带，向下附于股骨转子间线与转子间嵴的内侧1cm处的股骨颈。故股骨颈的前面完全包在关节囊内，而颈的后面则有部分在囊外。股骨颈骨折可发生在囊内也可在囊外，或形成囊内外混合性骨折。

髋关节周围有强韧的韧带加强。关节囊前面有呈"人"字形的髂股韧带（iliofemoral ligament），起自髂前下棘，向外下方呈扇形分开，止于转子间线。此韧带可限制大腿的外展和旋外。耻股韧带（pubofemoral ligament）起自耻骨上支及闭孔膜，斜向外下方贴附于髂股韧带深面的关节囊。此韧带可限制大腿外展和旋外。

坐股韧带（ischiofemoral ligament）较薄，位于关节囊的后面，起自坐骨体，斜向外上方融于关节囊后壁，附于大转子的根部。此韧带可限制大腿的内收和旋内。

轮匝带（orbicular zone）是由关节囊深层纤维增厚形成的环形韧带，环绕股骨颈的中部，部分与耻股韧带和坐股韧带愈合，但不直接附着在骨面上。此韧带可约束股骨头向外脱出。自髂前下棘下方向下至坐股韧带间，剪开关节囊的前壁，将股骨头向外翻，可见在髋臼周缘附着由纤维软骨构成的髋臼唇（acetabular labrum），以增加关节窝的深度。在髋臼下缘可见连于髋臼切迹处的髋臼横韧带（transverse acetabular ligament），以及连于股骨头凹和髋臼横韧带与切迹间的股骨头（圆）韧带（ligamentum teres）。

髋关节形似杵臼，可做3轴运动：屈、伸、内收、外展、旋转及环转运动。为加深对球窝关节的理解，可将肩关节与髋关节的结构和功能进行比较。

随着年龄增长，老年人因骨质疏松易发生股骨颈骨折，影响生活自理能力（图4-9）。

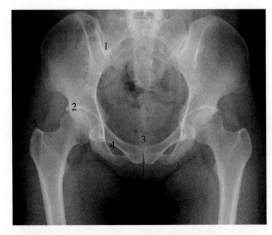

图4-7　盆部及髋关节X线平片

注：1. 骶髂关节；2. 髋关节；3. 耻骨联合；4. 闭孔；5. 大转子。

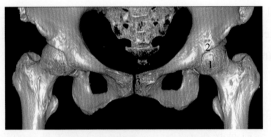

图4-8　髋关节CT三维重建

注：1. 左股骨头；2. 左髋臼；3. 耻骨联合。

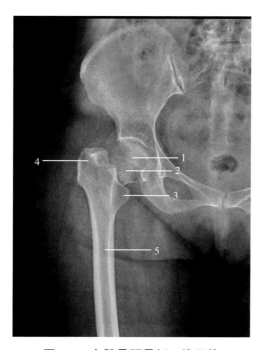

图4-9　右股骨颈骨折X线平片

注:1. 股骨头;2. 股骨颈骨折;3. 小粗隆;4. 大粗隆;5. 股骨干。

(二)膝关节

膝关节(knee joint)是人体最大、最复杂的关节,由股骨下端、胫骨上端和髌骨构成(图4-10)。膝关节囊薄而松弛,但很坚韧,上方附于股骨内侧髁、外侧髁关节面上缘和髁间窝后缘,向下附于髌骨并延伸至胫骨内侧髁、外侧髁的下缘。膝关节囊的滑膜宽阔,除关节软骨与半月板以外的关节腔内面、交叉韧带和髁间隆起均被滑膜覆盖。在股骨下端的前面由滑膜向上形成的凸起,称髌上囊(suprapatellar bursa)。突出于髌下部两侧关节腔内的滑膜皱襞,称翼状襞(alar folds)。

膝关节囊外的韧带包括如下几种:位于关节囊前面、强劲肥厚的髌韧带(patellar ligament),系股四头肌腱的延续,自髌骨向下止于胫骨粗隆;胫侧副韧带(tibial collateral ligament),扁宽而坚韧,附于股骨内上髁与胫骨内侧髁和胫骨体内侧面之间,其前部与髌内侧支持带愈合,后部与关节囊及内侧半月板愈合;腓侧副韧带(fibular collateral ligament),是圆索状坚韧的韧带,自股骨外上髁向下止于腓骨头。当屈膝及小腿旋内时,胫侧及腓侧副韧带均松弛,而伸膝和小腿旋外时则紧张,故有限制膝关节过伸和旋外的作用。

在关节囊的后面有扁宽的腘斜韧带(oblique popliteal ligament),是半膜肌腱自胫骨内侧髁后面向外上方延续,止于股骨外上髁,贴附于关节囊后面形成的韧带,可以防止膝关节过度前伸。

切开膝关节囊的两侧和上方,将囊的前壁向下翻开,观察关节腔内的结构,可见膝交叉韧带(cruciate ligament of knee),包括如下两种韧带:前交叉韧带(anterior cruciate ligament),起自胫骨髁间隆起前方的内侧,斜向后外上方,止于股骨外侧髁内侧面的上部,此韧带起点与外侧半月板的前端愈合;后交叉韧带(posterior cruciate ligament),位于前交叉韧带的后内侧,短而垂直,起自髁间隆起后方和外侧半月板的后端,斜向内上方止于股骨内侧髁的外侧面。交叉韧带可使股骨、胫骨紧密接触,防止胫骨沿股骨下端向前后方移位。前交叉韧带限制胫骨前移,后交叉韧带则可限制胫骨后移。

　　垫在股骨和胫骨内侧髁、外侧髁之间的半月形纤维软骨板，称为半月板，包括如下两种结构：内侧半月板（medial meniscus），呈"C"形，较大，前窄后宽，外缘与关节囊及胫侧副韧带紧密相连；外侧半月板（lateral meniscus），近似"O"形，较小，外缘也与关节囊相连。连接两个半月板前端的圆索状韧带为膝横韧带（transverse ligament）。

　　半月板有一定弹性，表面光滑，有润滑作用，可随关节运动而滑动，起到缓冲和保护关节面的作用。填充于关节面之间，使关节面更为合适，增加关节的稳定性，防止关节移位。膝关节的运动主要沿两个运动轴进行，以屈伸运动为主，辅以旋转运动。屈膝时伴有小腿旋内，伸膝时则相反。

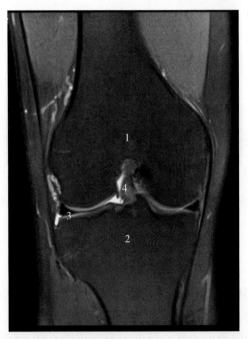

图 4-10　右膝关节质子密度加权成像（PDWI）冠状位压脂图像
注：1. 右股骨下端；2. 右胫骨上端；3. 内侧半月板；4. 后交叉韧带。

（三）胫腓关节

　　胫腓关节（tibiofibular joint）由腓骨头关节面与胫骨的腓关节面构成。关节囊附于两骨关节面的周缘，前壁较厚，后壁较薄。在关节囊的前壁有腓骨头前韧带（anterior ligament of head of fibula），在股二头肌腱深面，斜行于腓骨头前面与胫骨外侧髁前面之间。关节囊的后壁有较厚实的腓骨头后韧带（posterior ligament of head of fibula）。胫腓关节位于膝关节以外，与其连结紧密，其关节腔有时通过腘肌下隐窝与膝关节相通。

（四）小腿骨间膜

　　小腿骨间膜（crural interosseous membrane）是连结在胫腓骨骨间嵴之间的坚韧纤维膜。膜的上、下端各有一小孔，供血管穿行。骨间膜除连结胫腓骨之外，还可传递重力，减轻胫骨承载的压力。

（五）胫腓连结

胫腓连结（tibiofibular syndesmosis）由胫骨的腓切迹与腓骨下端的内侧面构成，周围有韧带加固。在胫腓连结的前面有三角形的胫腓前韧带（anterior tibiofibular ligament），后面有胫腓后韧带（posterior tibiofibular ligament）。在胫腓骨下端的连接处有骨间韧带（interosseus ligament）相连，该韧带向上续接小腿骨间膜。此外，还有一强韧的索状韧带，自胫骨后面的下缘向外，止于外踝的内侧面，称胫腓横韧带（transverse tibiofibular ligament）。此韧带可防止胫腓骨在距骨上面向前脱位，以保持踝关节的稳固性。

（六）足关节

足关节（joint of foot）包括距小腿（踝）关节、跗骨间关节、跗跖关节、跖骨间关节、跖趾关节和趾骨间关节。

1. 距小腿关节（talocrural joint）　又称踝关节（ankle joint），由胫腓骨的下端与距骨滑车构成。关节囊附于各关节面的周围，囊的前后壁薄而松弛，两侧有韧带加固。内侧（三角）韧带［medial (deltoid) ligament］呈三角形，自内踝向下呈扇形分开，止于距骨、跟骨和足舟骨。此韧带前部纤维可限制足的跖屈，其余纤维可限制足的背屈。

外侧韧带（lateral ligament）由3条韧带组成。距腓前韧带（anterior talofibular ligament）自外踝前缘向前内，止于距骨颈的外侧面，可助足背屈和外翻。距腓后韧带（posterior talofibular ligament）起自外踝后缘，止于距骨后突，有防止胫腓骨向前脱位的作用。跟腓韧带（calcaneofibular ligament）起自外踝尖前方，止于跟骨外侧面，可助足外翻，足内翻时易拉伤此韧带。

踝关节为屈戌关节，可做背屈和跖屈运动，还可做轻微旋转、内收、外展及侧方运动。当足跖屈时，踝关节松动可做侧方运动，关节稳定度下降，易发生踝关节扭伤，尤以内翻损伤多见。

2. 跗骨间关节（intertarsal joints）　位于跗骨之间，由相邻跗骨间的关节面连结而成。关节腔有独立的，也有相互连通的。关节囊也松紧不等，囊外附有多条韧带加强。跗骨间关节包括距跟关节、距跟舟关节、跟骰关节、跗横关节、楔舟关节、楔骨间关节、舟骰关节和楔骰关节。

（1）距跟关节（talocalcaneal joint）：又称距下关节（subtalar joint），由距骨与跟骨的后关节面构成。关节囊薄而松弛，附于关节面的周缘，有独立的关节腔。关节囊外有多条小韧带加强，包括距跟前韧带（anterior talocalcaneal ligament）、距跟后韧带（posterior talocalcaneal ligament）、距跟内侧韧带（medial talocalcaneal ligament）和距跟外侧韧带（lateral talocalcaneal ligament）。距跟关节的运动与距跟舟关节密切相关。

（2）距跟舟关节（talocalcaneonavicular joint）：由距骨头的舟骨关节面和足舟骨的后关节面、跟骨的前和中关节面、跟舟足底韧带的上面共同构成。关节囊附于关节软骨的周缘。囊外韧带有距跟骨间韧带（interosseous talocalcaneal ligament）、跟舟足底韧带（plantar calcaneonavicular ligament）［又称跳跃韧带（spring ligament），宽厚、强劲，参与维持足内侧纵弓］、分歧韧带（bifurcated ligament）和距舟（背侧）韧带（talonavicular ligament）。其中，分歧韧带较强韧，位于足背深面，自跟骨前关节面向前呈"Y"形分为两束，即内侧的跟舟韧带（calcaneonavicular ligament）和外侧的跟骰韧带（calcaneocuboid ligament）。

距跟关节与距跟舟关节属联合关节，可做一定范围的滑动和旋转运动，使足内翻和外翻。

（3）跟骰关节（calcaneocuboid joint）：由跟骨的骰骨关节面与骰骨的后关节面构成。关节囊附于关节软骨的周缘。囊外韧带有跟骰韧带、跟骰背侧韧带（dorsal calcaneocuboid ligament）、足底长韧带

（long plantar ligament）。足底长韧带肥厚强韧，起自跟骨下面跟结节凸起的前方，向前附于骰骨下面及第2～4跖骨底，是维持足弓的重要韧带。此外，还有跟骰足底韧带（plantar calcaneocuboid ligament）。在足内翻和外翻时，跟骰关节可做轻微的滑动与旋转。

（4）跗横关节（transverse tarsal joint）：又称肖帕尔（Chopart）关节，由跟骰关节与距跟舟关节联合构成。虽为联合，但关节腔并不相通，临床上常沿此关节线施行离断截肢手术。

（5）楔舟关节（cuneonavicular joint）：由足舟骨的前关节面与3个楔骨的后关节面构成。关节囊外附有楔舟背侧韧带（dorsal cuneonavicular ligament）和楔舟足底韧带（plantar cuneonavicular ligament）。

（6）舟骰关节（naviculocuboid joint）：位于足舟骨外侧与骰骨内侧缘之间，常以韧带连结，包括骰舟背侧韧带（dorsal cuboideonavicular ligament）、骰舟足底韧带（plantar cuboideonavicular ligament）和骰骨间韧带（intercuboid ligament）。

（7）楔骰关节（cuneocuboid joint）与楔骨间关节（intercuneiform joints）：位于楔骨与骰骨之间的跗骨远侧列联合关节，具有共同的关节囊和相通的关节腔。囊外韧带包括楔骰背侧韧带（dorsal cuneocuboid ligament）、楔间背侧韧带（dorsal intercuneiform ligament）、楔骰足底韧带（plantar cuneocuboid ligament）、楔间足底韧带（plantar intercuneiform ligament）、楔骰骨间韧带（interosseous cuneocuboid ligament）和楔骨间韧带（intercuneiform ligament）。该组联合关节及附着的韧带对维持足弓和姿势平衡具有重要作用。

3. 跗跖关节（tarsometatarsal joint） 包括3组关节：第1组关节位于内侧楔骨与第1跖骨底之间；第2组关节位于中间、外侧楔骨与第2、第3跖骨底之间；第3组关节位于骰骨与第4、第5跖骨底之间。第1组关节有独立的关节囊和关节腔，第2、第3组关节的关节囊和关节腔则与楔间及楔舟关节相连通。囊外韧带有跗跖背侧韧带（dorsal tarsometatarsal ligament）、跗跖足底韧带（plantar tarsometatarsal ligament）和楔跖骨间韧带（interosseous cuneometatarsal ligament）。跗跖关节属平面关节，可做轻微滑动及屈伸运动，并可协助完成内收和外展运动。

4. 跖骨间关节（intermetatarsal joint） 是位于第2～5跖骨底之间的3个小关节，关节囊和关节腔常与跗跖关节相通。囊外韧带有跖骨背侧韧带（dorsal metatarsal ligament）、跖骨足底韧带（plantar metatarsal ligament）和跖骨骨间韧带（interosseous metatarsal ligament）。跖骨间关节只能做轻微的滑动。

5. 跖趾关节（metatarsophalangeal joint） 由跖骨头与近节趾骨底构成。关节囊松弛，囊外韧带有侧副韧带（collateral ligament）、跖骨深横韧带（deep transverse metatarsal ligament）和足底韧带（plantar ligament）。跖趾关节属椭圆关节，可做屈伸及轻微的内收和外展运动。

6. 趾骨间关节（interphalangeal joint of foot） 共有9个，拇趾仅1个，由近节趾骨滑车与远节趾骨底构成；其余4趾各有2个，分别位于各趾的近、中节趾骨及中、远节趾骨间。关节囊外附有侧副韧带、背侧韧带和足底韧带。趾骨间关节属屈戌关节，可做屈伸运动。

（七）足弓

足弓（arches of the foot）是由跗骨、跖骨及其连结的韧带共同构成的凸向上方的弓形隆起。包括内侧纵弓、外侧纵弓和横弓。

1. 内侧纵弓（medial longitudinal arch） 位于足内侧缘，由跟骨、距骨、舟骨、楔骨和第1～3跖骨及籽骨构成。最高点在距骨上面。弓的下面有胫骨后肌、趾长屈肌、拇长屈肌、足底肌、跖腱膜及跟舟足底韧带等结构附着，形成弓弦，维持此弓。此弓的曲度较大，弹性较强，具有缓冲震荡和增加弹性的作用。

2. 外侧纵弓（lateral longitudinal arch） 位于足外侧部，由跟骨、骰骨和第4～5跖骨构成。最高点为距跟和跟骰关节。其弓弦由腓骨长肌、小趾的肌群、足底长韧带及跟骰足底韧带等结构组成。此弓曲度较小，弹性较弱，主要参与维持人体的直立姿势。

3. 横弓（transverse arch） 位于足背，由各跖骨的后部和跗骨的前部构成。连于楔骨和跖骨基底间的韧带、腓骨长肌及跨收肌的横头等结构，对维持横弓具有重要作用。

足弓使足呈三点模式与地面接触，对维持人体平衡和姿势稳定具有重要作用，足弓的弹性作用可有效缓冲运动对身体所产生的震荡。足弓还能保护足底的血管、神经避免受到压迫。先天发育不良或足部骨折等损伤均可导致足弓塌陷，形成扁平足。

第五章 骨 骼 肌

肌肉（muscle）是人体运动系统的动力器官，肌肉的收缩可以产生各种运动，也包括呼吸运动、心脏搏动、胃肠蠕动以及血管、淋巴管等的活动。

在进化过程中平滑肌出现较早，低等动物即有平滑肌，从脊索动物起才出现横纹肌。人体内的平滑肌主要构成内脏和血管壁的肌层，其收缩缓慢且持久，属不随意肌；另一类为心肌，是构成心壁的重要结构，也属不随意肌。人体分布最多的肌肉为骨骼肌，因肌纤维具有明暗相间的横纹，又称横纹肌。骨骼肌属随意肌，在躯体神经支配下可以随意运动。本章主要讨论的是骨骼肌。

第一节 概 述

一、骨骼肌的构成

骨骼肌（skeletal muscle）是附着在骨骼上的肌肉组织，在人体内分布广泛。全身肌肉的总重量约占体重的40%，四肢肌又占肌肉总量的80%。

肌主要由特殊分化的肌细胞构成，呈细长的纤维状，又称肌纤维（muscle fiber），由肌纤维组合在一起构成肌腹（muscle belly）；每条肌纤维外面包有薄层的结缔组织膜，称肌内膜（endomysium）；多条肌纤维结成长短不等的肌束，被结缔组织包裹，称肌束膜（perimysium）；由数条肌束组合在一起，表面包有一层较厚的结缔组织，称肌外膜（epimysium）；由此构成完整的肌肉。构成各膜的结缔组织相互连续，分布到肌肉的血管、神经沿此结缔组织进入肌质。有些肌纤维一端与肌腱相连，另一端终止在肌束内，也有些肌纤维的两端都终止在肌束内。肌束内的肌纤维长短互补，嵌合相接且排列紧密，形成长短不等、形态多样的各类肌肉。

二、肌腱的构成

肌腱（tendon）是由排列规则而致密的粗大纤维束构成。其主要成分为平行排列的胶原纤维，彼此扭绕成绳样，使之具有强劲的抗牵引力和适当的弹性。夹在纤维束之间的腱细胞实为变态的成纤维细胞（fibroblast）。当肌腱受损时，腱细胞增生并产生胶原纤维，促进腱的再生修复。与肌肉相似，每一腱纤维束都包有腱内膜（endotendon），数条纤维束被腱束膜（peritendon）包裹，整个腱的外面由较致密的结缔组织所包裹，称腱外膜（epitendon）。神经、血管和淋巴管均沿腱膜穿行达腱内。腱内含有丰富的感受器和感觉神经末梢。

骨骼肌依赖肌腱附着在骨骼上，肌腱主要通过胶原纤维直接与肌纤维的基膜相连。阔肌的肌腱呈薄膜状，称腱膜（aponeurosis）。就骨骼肌附着部位而言，通常将靠近躯干端称为起点（origin）或定点（fixed attachment），而远离躯干端称为止点（insertion）或动点（movable attachment）。

三、骨骼肌的神经支配

每块骨骼肌都有神经支配，含有感觉和运动纤维两种成分。肌的神经支配在胚胎发育过程中就已经形成，无论肌的位置如何变化，其神经支配始终不变。

肌的神经支配与肌的发生来源密切相关，通常起源于鳃弓的某些头、颈部肌由脑神经支配；起源于肌节的颈肌和四肢肌，由脊神经前支组合成神经丛发出的分支支配；背部、胸腹部固有肌直接由脊神经分支支配。此外，肌内的血管也受内脏神经支配，以调节肌的营养、代谢及生长发育等功能。

四、骨骼肌的血液供应

肌的血液供应很丰富，穿行于肌间隔间的血管发出分支进入邻近的肌内，每块肌都有自己的血液供应，较大的肌有多支动脉供应，在同一肌内可形成丰富的动脉吻合，但多数肌的动脉并不与其相邻肌的动脉相吻合。

肌内动脉通常都有静脉伴行，静脉内含有多个静脉瓣，以防在肌肉收缩时血液反流。肌内毛细血管丰富，供应肌的营养。

肌内的结缔组织、肌膜和肌腱内均含有丰富的淋巴组织，但在肌束内尚未见到。

五、骨骼肌的分类

1. 根据肌腱的位置、数量及肌的形状分类　分为梭形肌、扁肌、羽状肌、半羽肌和轮匝肌（orbicular muscle）等类型。

2. 根据肌的构成分类　分为二头肌、三头肌、二腹肌和多腹肌等。

3. 根据按肌的起止点、部位或肌的功能分类　分为胸锁乳突肌、肋间肌、颞肌和咬肌等。

4. 根据肌的长短、部位并结合其功能综合分类　多见于四肢肌，如拇长屈肌、桡侧腕长伸肌等。

5. 根据肌的功能分类　分为屈肌（flexor）、伸肌（extensor）、收肌（adductor）、展肌（abductor）、旋前肌（pronator）、旋后肌（supinator）、括约肌（sphincter）、开大肌（dilatator）、提肌（levator）、降肌（depressor）和张肌（tensor）等。

6. 其他分类　能使同一关节做同一运动的诸肌，称为协同肌（synergist）；使同一关节做相反运动的两组肌，则互为拮抗肌（antagonist）。

第二节　骨骼肌的辅助结构

一、筋膜

筋膜（fascia）是位于皮肤深面与骨骼肌之间的结缔组织，包括浅筋膜和深筋膜两层。

1. 浅筋膜（superficial fascia）　位于皮下，多由富含脂肪的疏松结缔组织组成，具有良好的保温性和弹性。浅筋膜在身体各处的分布厚薄不等，有些部位的浅筋膜内不含脂肪组织，如眼睑、阴茎及耳郭等部位。有些部位浅筋膜内的脂肪组织非常丰富，如臀部和腹部等部位。下腹部和会阴部的浅筋膜可分为两层，浅层含大量脂肪组织，称脂肪层；深层由膜性结缔组织构成，称膜性层。

2. 深筋膜（deep fascia） 位于浅筋膜的深面，又称固有筋膜（proper fascia）。由纤维结缔组织构成，遍布全身，连续为一整体，并包裹肌肉、肌群、腺体和血管神经束等结构，形成各种筋膜鞘（fascia sheath）。如包被肌群或肌肉的为筋膜鞘，包裹腺体的为筋膜囊，包裹血管神经束的为血管鞘。深筋膜多附着于骨突处，通常在身体伸面较厚，屈面较薄。由深筋膜发出的结缔组织连于骨膜或其他深筋膜，分隔各肌肉或肌群，形成肌间隔。包绕单块肌或肌群的结缔组织称为肌鞘，不与骨面相连的肌鞘称纤维鞘，多见于浅层肌的周围；连于骨膜的肌鞘称骨纤维鞘，多见于深层肌的周围。

深筋膜对肌肉具有保护、支持和约束等作用。既能减少肌间摩擦，又能保证每块肌或肌群都能独立进行运动，还可以约束肌腱，改变肌的牵引力方向，以调节肌的作用。血管神经束鞘具有保护作用，由于多沿筋膜间隙走行，故可帮助寻找相应的血管神经，在解剖中应予以重视，以免伤及鞘内结构。

在临床上，当炎症脓液流动时，筋膜具有限制扩散的作用。因此，可根据筋膜分布状况，探知脓液漫延的方向。此外，四肢筋膜浅层表面上的某些纹路，常可作为寻找血管神经的重要标志。

二、腱鞘

腱鞘（tendon sheath）又称腱滑液鞘（synovial sheath of tendon），是套在腱索表面的双层骨纤维鞘，具有约束肌腱和改变牵拉方向的作用。构成腱鞘的壁一半为骨面，一半为膜壁。膜壁很坚韧，由外层的纤维膜和内层的滑膜构成。滑膜衬于纤维膜的内面和骨面，并移行包裹在肌腱的表面，称为脏层；贴于纤维膜内面者，称为壁层。脏、壁两层在肌腱的止端部相互移行形成的双层皱襞，称腱系膜（mesotendon），若形成窄条状的纵皱襞则称腱纽（vincula tendinum），腱系膜和腱纽内均有血管穿行入腱。腱鞘脏、壁两层间形成的封闭腔隙为鞘膜腔，内含少许滑液，可减轻肌腱与骨面间的摩擦。

长时间从事重复性的劳动或运动，致肌腱活动频繁可导致腱鞘炎。应注意变换活动姿势，以减少炎症发生。

三、滑液囊

滑液囊（synovial bursa）为一种使滑液密闭的椭圆形小囊，壁薄，多位于腱与骨面相接处，可减少两者间的摩擦，增加润滑，使运动更加灵活。位于关节附近的滑液囊常与关节腔相通，如膝关节周围的髌上囊等；位于肌与骨之间的称肌下囊，如三角肌下囊等。

第三节 骨骼肌的发生与异常

一、肌的发生

（一）种系发生

低等动物由于没有骨和骨骼，故无骨骼肌。自脊索动物开始出现骨骼肌，躯干肌发生较早，四肢肌次之。文昌鱼开始具有节段性明显的躯干肌。鱼类的躯干肌已分化为轴上肌（epiaxial muscle）和轴下肌（hypaxial muscle），而且出现了鳃弓肌（branchial muscle）和鳍肌（fin muscle）的分化。由水生过渡到陆生的两栖类动物，分化出四肢，出现了四肢肌。爬行类以上的动物，喉肌和呼吸肌逐渐发达。直到哺乳类动物膈肌分化完成，胸、腹腔分隔完善，使各类骨骼肌功能分配更加合理。人类直立行走，使上肢解放，促进了躯干和四肢肌的分工，劳动和创造、使用工具，不仅促进了脑的发育，也使手肌分化得更加灵活，完成的功能更加精细复杂。

（二）个体发生

躯干肌和四肢肌主要起源于中胚层的肌节（myomere），头颈部肌分别由肌节和鳃弓（branchial arch）的间充质演化而来。

在第4周的人类胚胎内，有43～45对肌节分布于神经管的两侧，包括头肌节3对、枕肌节3～5对、躯干肌节37对。在发育过程中，经过分层、合并、纵裂和转移等变化，头肌节演化成眼外肌，枕肌节演化为舌肌。躯干肌节则向腹侧延伸扩展，分化成轴上和轴下部，轴上部大部分在原地分化为背深肌（背部固有肌），执行竖脊柱和旋脊柱的功能；轴下部则向腹前方扩展，包围体腔，分为3段。

1. 轴下部后段　是从轴下部的后端转移出来的肌，包括到颈部前面的颈长肌、头长肌，到胸部后方的提肋肌，到颈部和腰部的横突间肌，到腰部侧方的腰方肌，都是协助脊柱局部运动的肌。

2. 轴下部中段　分化为各种走行的斜肌，如颈部的斜角肌，胸部的肋间内肌、肋间外肌和胸横肌，腹部的腹内斜肌、腹外斜肌和腹横肌等。

3. 轴下部前段　上下融合形成直肌，在颈部形成舌骨下肌，在腹部形成腹直肌，胸部的退化消失。

轴下部的另一部分，转移到四肢生成四肢肌（转移肌），有些四肢肌又附着到躯干骨，如背浅肌和胸大肌等，故有人认为四肢肌可能是由肢芽内的间充质发生的。

肌节分化形成肌的方式不同，有的肌由相邻肌节融合而成，如腹直肌由数个肌节融合而成，其腱划是肌节合并的遗迹。也有些肌是通过肌节分裂形成的，如肋间外肌和肋间内肌，就是由1个肌节分裂为2层的结果。腹前外侧壁的3层扁肌，是由多数肌节既融合又分层演变而成的。

由鳃弓间充质演化的头颈部骨骼肌包括咀嚼肌（来自第1鳃弓），表情肌（来自第2鳃弓），咽、喉、软腭肌以及胸锁乳突肌和斜方肌（来自第3～5鳃弓）。

肌肉发生之初，即与其相应的神经节段所发出的神经连结，之后肌节经过复杂的变化生成肌肉，但肌肉与神经的连结始终保持其原始的关系。如同一肌节分裂成数个肌，这些肌都受同一神经的分支支配；如果一块肌是由数个肌节合成的，则支配该肌的神经即有数个来源。脊神经后支与肌节的轴上部分连结，前支与轴下部分连结，故轴上肌都由脊神经后支支配；而轴下肌则由脊神经前支支配。

二、肌异常

肌的异常情况很多，其发生不一定是双侧对称性的。肌异常发生的原因有不同的假说，但有部分异常可根据种系发生的理论加以解释，如耳郭肌、掌长肌的出现，可以认为是一种退化现象；而有些肌的出现，则表示进化发生，如表情肌副束和腓骨第3肌的出现。肌的形态、大小、附着位置以及肌束融合和分裂等的变异，是最为常见的肌变异。

第六章　临床结合要点和病例分析

第一节　临床结合要点

在临床上，对运动系统疾病的诊断和治疗常结合以下方法。

一、传统X线成像

传统X线成像是经过X线机产生X线，照射需要检查的人体相应部位，不同密度和厚度的组织对X线有不同程度的吸收，X线穿过组织后剩余的X线量就会出现差异，经过显像过程形成黑白不同的影像。迄今，传统X线成像仍然是最基本的影像学检查方法，最常应用的是胸部X线摄片、腹部X线摄片，也是骨骼病变最基础的影像学检查方法（图6-1）。传统X线成像的优点是简便价廉，甚至有移动X线机可供床旁检查，空间分辨率高于CT检查。缺点是有电离辐射，密度分辨率低。

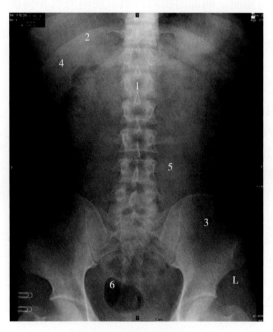

图6-1　腹部X线平片

注：1. 椎体；2. 肋骨；3. 髂骨（密度高，影像偏白）；4. 肝；5. 腰大肌（软组织密度，呈灰色）；6. 肠道内气体（密度最低，影像呈黑色）。

二、计算机断层扫描

多层螺旋CT带有旋转X线束和多排探测器，X线束对人体某一检查部位一定厚度的层面进行扫描，这个层面分成按矩阵排列的若干个小的立方体体素，不同密度的体素吸收X线量有差异，穿过体素到达探测器的剩余X线量也就会有差异，由探测器接收该层面上各个不同方向的剩余X线量，经过复杂的计算机算法数据处理，算出每个体素的相对密度值，对应相应像素的CT值，从而获得断层图像（图6-2）。目前CT层厚最小达亚毫米级。人为规定骨皮质CT值为＋1000HU，水CT值为0HU，空气为-1000HU，由此可计算出其他组织的CT值，如软组织CT值为20～100HU，脂肪CT值为-100～-40HU。根据要观察的结构不同，可选择CT值的不同窗宽和窗位，在窗宽CT值范围内按照多个灰阶来显示影像的黑白程度。临床CT检查广泛应用于神经系统、心血管系统、胸部、腹盆腔脏器及骨关节成像，目前CT血管成像（computed tomography angiography，CTA）广泛应用于临床。CT检查的优点是密度分辨率高，对急性出血、骨质异常、肺部病变很有优势，可清楚显示钙化，可进行三维重建。缺点是有电离辐射。

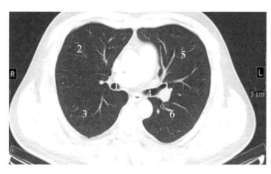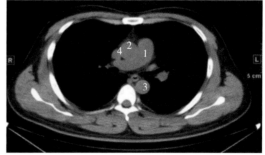

图6-2 胸部CT图像

注：左图为肺窗，窗宽1500HU，窗位-700HU，可清楚显示肺部结构：1. 右主支气管；2. 右肺上叶；3. 右肺下叶；4. 左主支气管；5. 左肺上叶；6. 左肺下叶。右图为相同层面的纵隔窗，窗宽350HU，窗位40HU，可清楚显示：1. 纵隔内主肺动脉；2. 升主动脉；3. 降主动脉；4. 上腔静脉断面，同时胸壁软组织结构也可清晰地显示。

三、磁共振成像

磁共振成像（magnetic resonance imaging，MRI）主要是氢质子成像。人体静置于静磁场时，体内的氢质子在静磁场的作用下，由杂乱无章的排列变为与静磁场平行或反平行排列，此时施加射频脉冲，当射频脉冲与强磁场垂直且其频率与自旋原子核振动频率相同时，可发生磁共振现象（magnetic resonance phenomenon）。射频脉冲停止后，该原子核发出与激励脉冲频率相同的射频信号，然后采用感应线圈采集该磁共振信号，并按一定数学方法进行后处理，从而建立一组数字图像。MRI广泛应用于神经系统、心血管系统以及骨骼肌的成像（图6-3）。

MRI的优点是无电离辐射，软组织分辨率明显高于CT，有T1WI、T2WI及PDWI等多参数成像，可行任意层面断层成像，既可提供形态学结构信息，又可提供生物化学及代谢信息。缺点是幽闭恐惧症患者、体内装有心脏起搏器或载有其他不能安全进入强磁场环境植入物的患者，均不能进行MRI检查。磁共振的成像速度比CT慢，运动伪影常见。MRI图像的空间分辨力较低，对钙化的显示远不如CT，对质子密度低的结构，如肺、皮质骨显示也不佳。

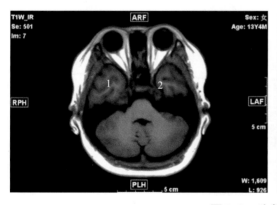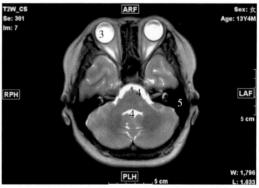

图6-3 头部MRI图像

注：左图为T1WI图像，右图为T2WI图像。具有极佳的软组织分辨率，可清晰分辨出大脑灰质（1）、大脑白质（2）、玻璃体液（3）、脑池脑室内的脑脊液（4），但对颞骨（5）等骨性结构显示不佳。

四、关节置换术

当人体的重要关节由于各种原因发生功能严重受限时，通常表现如下：①中重度疼痛，尤其活动时明显。②关节的活动范围全部或者部分受限。③各种保守治疗效果不佳。临床上比较常见的病因包括退行性骨关节炎、免疫病性骨关节病变如类风湿关节炎、创伤性骨关节炎、先天性关节病变如髋臼发育不良、晚期股骨头缺血性坏死等。此时往往考虑对这种终末关节病变行关节置换术。最常行置换术的关节为膝关节和髋关节，也有部分患者行肩关节、肘关节、踝关节和指关节的置换。

第二节　临床病例分析

一、踝关节骨折

患者，男性，24岁。因滑雪摔倒致踝关节骨折脱位，行X线摄片和CT检查（图6-4、图6-5）。外院行切开复位内固定。固定完内、外踝后发现侧位像上显示距骨向前半脱位。使用施氏针撬拨无效，拔除施氏针后仍有脱位（图6-6）。拟行翻修手术。

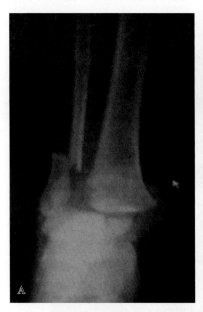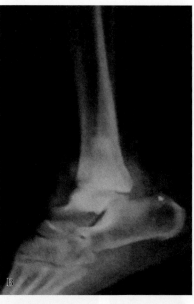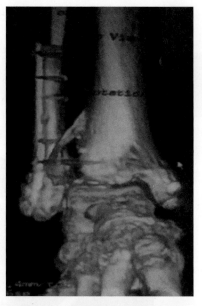

图6-4　术前踝关节X线正侧位片　　　　　　　图6-5　术前踝关节CT检查

注：A.正位片；B.侧位片。

问题分析：忽视了Tillaux骨折。Tillaux骨折即下胫腓前韧带在胫骨的起点处发生的撕脱骨折。本例患者术前X线检查显示外踝骨块处有一骨片影，CT可见Tillaux骨块。该骨块为下胫腓前韧带在胫骨的起点（图6-7），明显移位提示下胫腓联合未能复位。此时强行固定，必将导致踝关节复位不良，出现半脱位（图6-8）。

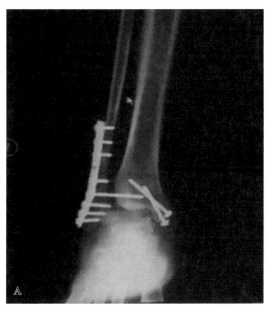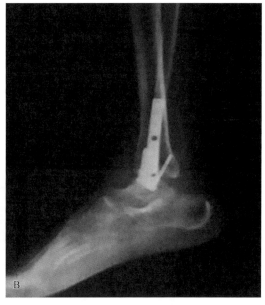

图6-6　拔除施氏针后踝关节X线片
注：A.正位片；B.侧位片。

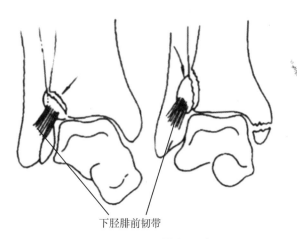

下胫腓前韧带

图6-7　Tillaux骨折示意

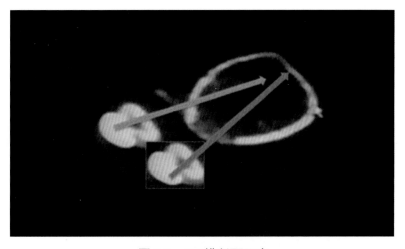

图6-8　CT横断面示意
注：绿色箭头所指为下胫腓螺钉位置及方向；黄色箭头显示Tillaux骨块未复位，造成腓骨向前移位。

行翻修手术时，充分解剖复位Tillaux骨块即可恢复下胫腓联合的正确解剖关系。

二、脊柱侧凸

患者，女性，15岁。6年前发现背部不平。于当地医院就诊，拍摄脊柱X线片，发现轻度脊柱侧凸（图6-9），当时角度不大，采用支具治疗，此后脊柱侧凸逐渐加重，近期就诊。发现脊柱侧凸度数接近或大于40°，为行手术入院。

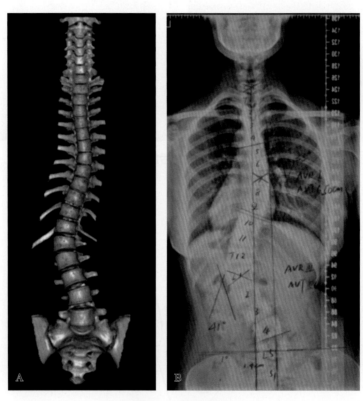

图6-9　脊柱侧凸
注：A. CT三维重建影像；B. 全脊柱正位X线片。

在排除明确病因引起的脊柱侧凸后，诊断为特发性脊柱侧凸（约占全部脊柱侧凸的80%）。在此类病历中，脊柱可能会向左或向右弯曲，胸椎向右侧或腰椎向左侧弯曲较多见。小于20°的脊柱侧凸可定期观察，每3个月或半年复查1次X线摄片，若进展较慢，则无须处理可继续观察，通常发育成熟后畸形便不再发展加重。超过20°的脊柱侧凸必须进行治疗，因为进行性脊柱侧凸如果不及时治疗，可能导致严重的脊柱畸形，造成患者的心理和功能障碍，尤其是青少年患者。超过20°小于40°的脊柱侧凸只需要支具治疗并规律随访，而超过40°的脊柱畸形则需要手术治疗。

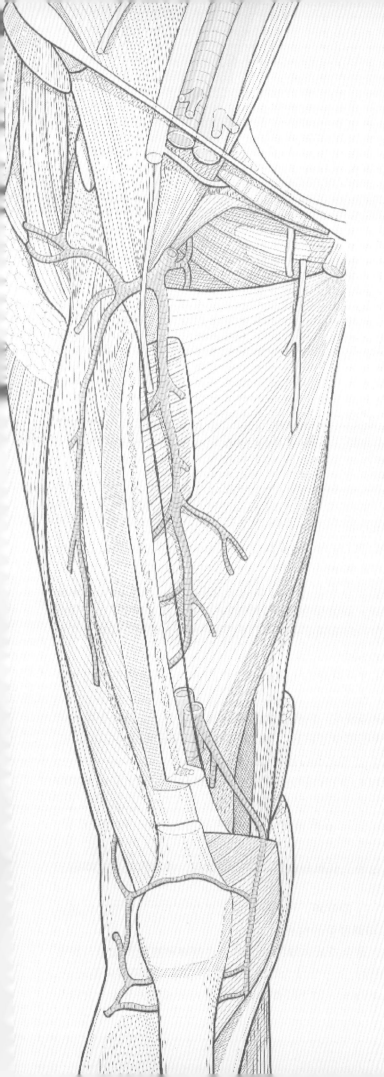

第三篇
四肢局部解剖

第七章　下　肢

第一节　概　述

一、下肢的皮肤与筋膜

（一）下肢皮肤

下肢皮肤较上肢厚且坚韧。尤其臀部和股后部皮肤，承受坐位时的重量，以及足底的皮肤，不仅要负重，还要经受行走时的摩擦，故较其他部位更显增厚。小腿前面皮肤较薄且与骨面贴近，易受损伤。

（二）下肢筋膜

1. 浅筋膜（superficial fascia）　下肢浅筋膜分布不均。

（1）臀部浅筋膜：臀区丰厚，富含汗腺脂肪和纤维组织，女性尤为明显。浅筋膜内有臀上皮神经（superior clunial nerve）、臀内侧皮神经（medial clunial nerve）和臀下皮神经（inferior clunial nerve）。

（2）股部浅筋膜：较厚，股前部近腹股沟区的浅筋膜可分为脂肪层及膜性层，由前腹壁的康帕（Camper）筋膜和斯卡帕（Scarpa）筋膜下延而成，膜性层在腹股沟韧带下方一横指处附着于阔筋膜。浅筋膜内含大隐静脉及其属支、淋巴结及皮神经（cutaneous nerve）。股后部与臀区相延续，浅筋膜富含脂肪组织，内有股后皮神经（posterior femoral cutaneus nerve）。

（3）膝部浅筋膜：薄弱，脂肪较少，移动性大。腘窝区浅筋膜松弛、较薄，含疏松结缔组织和少量脂肪，内含小隐静脉、腘静脉及淋巴结。

（4）小腿浅筋膜：前区浅筋膜疏松薄弱，脂肪较少，内侧含大隐静脉及其属支，皮神经为隐神经（saphenous nerve）和腓浅神经皮支。小腿后区浅筋膜厚于前区，内含小隐静脉（small saphenous vein）及皮神经。皮神经包括腓肠内侧皮神经、腓肠外侧皮神经和腓肠神经（sural nerve）。

（5）足部浅筋膜：足背浅筋膜疏松，缺少脂肪，内含浅静脉组成的足背静脉弓，分别汇成大隐静脉和小隐静脉。皮神经有腓浅神经的分支、腓深神经的终支以及足背外侧皮神经分布于足背和足趾。足底浅筋膜致密坚厚，与皮肤和深筋膜连接紧密结实，在致密结缔束间含有脂肪组织垫，以耐受压力，内含足底内侧、外侧神经的皮支。

2. 深筋膜　下肢深筋膜位于浅筋膜深面，包裹下肢肌和血管、神经等结构，并深入肌群之间附于骨面，形成肌间隔（intermuscular septa）。

（1）臀部深筋膜：为臀筋膜（gluteal fascia），上附髂嵴，与胸腰筋膜相延续，下方与股部的阔筋膜相续。臀筋膜厚而致密，包裹并分隔臀肌，且参与髂胫束的构成。

（2）股部深筋膜：又称阔筋膜（fascia lata），是全身最强厚的深筋膜，自髂嵴和腹股沟韧带与腹壁深筋膜延续，向内、向后与会阴筋膜和臀筋膜相续，下方延续为腘筋膜和小腿筋膜。阔筋膜内侧较薄，外侧增厚包裹阔筋膜张肌，形成髂胫束（iliotibial tract），附于胫骨外侧髁、腓骨头和膝关节囊。大腿肌通过肌间隔分成前群、后群和内侧群，分别位于股骨的前面、后面和内侧面。

（3）腘窝深筋膜：又称腘筋膜（popliteal fascia），厚而坚韧。

（4）小腿深筋膜：较致密，前部在胫侧与胫骨内侧面的骨膜融合，除包裹小腿肌还形成肌间隔和骨筋膜鞘，固定小腿肌，并将小腿肌分成前群、外侧群和后群。在踝部深筋膜增厚形成伸肌上支持带（superior extensor retinaculum）和伸肌下支持带（inferior extensor retinaculum）、屈肌支持带（flexor retinaculum）以及腓骨肌上、下支持带（superior and inferior peroneal retinaculum），以固定其内通过的肌腱。

（5）足部深筋膜：足背深筋膜为一薄层筋膜，与支持带融合、延续，覆盖足背肌和伸肌腱。足底筋膜又称跖腱膜（plantar aponeurosis），其中部增厚，前端变薄、变宽，延伸到各趾，后端附于跟骨。除覆盖足底肌外，两侧跖腱膜还向深部发出肌间隔，形成3个骨筋膜鞘，容纳深层肌（腱）、血管和神经等结构，并分别向上与足背筋膜相延续。跖腱膜还构成足纵弓的弦，以增强足弓的弹性和强度。

二、下肢肌

下肢肌由胚胎时的肌节轴下部演化而来，经转移到达下肢，包括髋肌、大腿肌、小腿肌和足肌。主要由带状长肌构成，有的跨过两个关节，多数跨越一个关节，参与承重和维持人体直立姿势，并能完成各种运动，故下肢肌比上肢肌粗壮、结实。下肢各部肌群、各肌的起止点、主要功能、神经支配、动脉供应和常见变异等内容见本章第二节至第八节。

三、下肢的动脉供应及静脉、淋巴回流

（一）下肢动脉

下肢动脉主干为髂外动脉（external iliac artery），自骶髂关节前面与髂内动脉分离后，下行至腹股沟韧带终点，经血管腔隙至股部，移行为股动脉。

1. 髂外动脉　分支如下。

（1）腹壁下动脉（inferior epigastric artery）：自腹股沟韧带后方发自髂外动脉末端，在精索或子宫圆韧带和腹股沟管深环的内侧，上行于腹横筋膜与腹膜之间，继而穿过腹横筋膜和半环线的腹侧，进入腹直肌鞘内，与腹壁上动脉吻合。分支供应提睾肌、精索、腹壁肌及腹膜等结构。

（2）旋髂深动脉（deep iliac circumflex artery）：自腹壁下动脉起点的下方发出，向外上方走行达髂前上棘附近，沿髂嵴行于腹横肌与腹内斜肌之间，分支与髂腰动脉吻合。分支供应腰大肌、髂肌、缝匠肌、阔筋膜张肌和腹壁阔肌。

2. 股动脉（femoral artery）　在腹股沟韧带终点的后方续于髂外动脉，在股三角内下行进入收肌管，穿大收肌腱裂孔至腘窝，移行为腘动脉。股动脉分支如下。

（1）腹壁浅动脉：在腹股沟韧带下方发出，越过韧带上行至脐部，分支供应腹壁浅筋膜和皮肤，并与腹壁上动脉吻合。

（2）旋髂浅动脉（superficial iliac circumflex artery）：单独或与腹壁浅动脉共干发自股动脉，向外上方走行，分支供应髂部皮肤和筋膜。

（3）阴部外动脉：1～3支，发自股动脉，向内走行达外阴部，分支供应阴阜附近皮肤，并与阴茎背动脉吻合。

（4）股深动脉（deep femoral artery）：自腹股沟韧带下方3～4cm处发自股动脉，向内下方走行达长收肌与大收肌之间。沿途发出多个分支，包括旋股内侧动脉、旋股外侧动脉和多支穿动脉。分支供应股内侧和股后肌、髋关节和股骨等。

（5）膝降动脉：在收肌管内发自股动脉，分支加入膝关节动脉网。

3. **腘动脉（popliteal artery）** 是股动脉的直接延续，在腘肌下缘附近分为2个终支至小腿。腘动脉的分支有肌支，分布于股二头肌、半膜肌和小腿三头肌；关节支，包括膝中动脉、膝上内侧动脉、膝上外侧动脉、膝下内侧动脉和膝下外侧动脉，在膝关节周围吻合成动脉网，供应膝关节。

4. **胫后动脉（posterior tibial artery）** 为腘动脉向下的直接延续，在小腿后群浅、深肌之间下行，沿途发出旋腓动脉、腓动脉、内踝动脉和跟动脉等，供应小腿后群肌、胫骨、腓骨和踝关节等结构。胫后动脉继续下行至踝管，分为足底内侧动脉和足底外侧动脉两终支，走行于足底内、外侧。足底外侧动脉较粗，与足背动脉的足底深动脉构成足底深弓。由弓的凸侧发出4支跖足底总动脉，前行至跖趾关节处，各分为2支趾足底固有动脉，分布于第1～5趾的相对缘。

5. **胫前动脉（anterior tibial artery）** 由腘动脉分出，穿小腿骨间膜上端向前下方走行，与腓深神经并行组成血管神经束，贴骨间膜前面下行。沿途发出胫前返动脉、内踝前动脉、外踝前动脉和多个肌支，供应小腿前群肌、膝部和踝关节等结构。

胫前动脉至内、外踝连线中点以下移行为足背动脉，向前下方走行达足背第1跖骨间隙处，分为足底深支和第1跖背动脉。其分支有跗内侧动脉、跗外侧动脉和弓状动脉等，供应足背肌和皮肤等结构。分支与足底动脉相吻合。

（二）下肢动脉吻合

为确保下肢的血液供应，在下肢的各部都有丰富的动脉吻合。

1. **髋关节周围的动脉吻合** 自臀部、股后至腘窝间，由髂内动脉分出以下5个重要吻合通路形成有效的侧支循环（图7-1）：①臀上、臀下动脉分支与旋股内、外侧动脉和第1穿支形成十字吻合。②髂

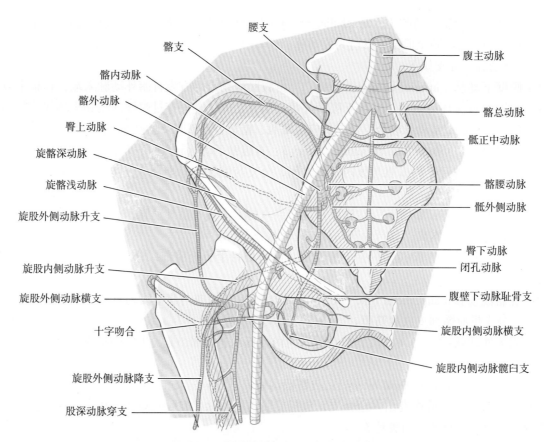

图7-1 髋关节周围的动脉吻合示意

内动脉的闭孔支和旋股内侧动脉分支间形成吻合。③髂内动脉的阴部内动脉分支和股动脉的阴部外浅、深动脉分支间形成吻合。④髂外动脉的旋髂深动脉与旋髂浅动脉和股深动脉的旋股外侧动脉分支间形成吻合。⑤臀下动脉和股深动脉穿支间形成吻合。

　　2. 膝关节动脉吻合（arterial anastomosis of knee joint）　由旋股外侧动脉降支，膝降动脉和腘动脉发出的膝上内、外侧动脉，膝中动脉，膝下内、外动脉和胫前动脉返支在膝关节周围形成相互吻合的动脉网，供应膝关节（图7-2）。当腘动脉闭塞时，该动脉网形成的侧支循环具有重要的代偿功能。

　　3. 踝部动脉吻合（arterial anastomosis of ankle part）　由内踝前、后动脉，外踝前、后动脉，跗内、外侧动脉，跟支，腓动脉穿支及足底内、外侧动脉的小支，在内、外踝周围彼此相互吻合。供应踝关节及周围结构。

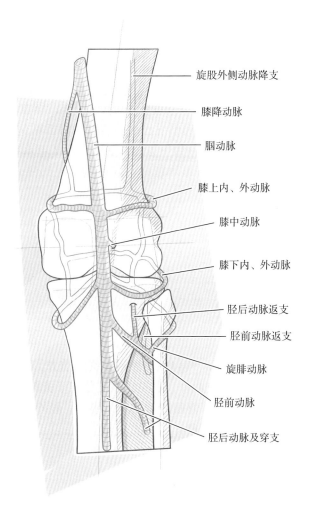

旋股外侧动脉降支

膝降动脉

腘动脉

膝上内、外动脉

膝中动脉

膝下内、外动脉

胫后动脉返支

胫前动脉返支

旋腓动脉

胫前动脉

胫后动脉及穿支

图7-2　膝关节动脉吻合示意

（三）下肢静脉和淋巴回流

　　下肢的静脉包括浅静脉和深静脉两类，收集下肢的静脉血，最终汇入下腔静脉。下肢静脉的瓣膜比上肢多，浅静脉与深静脉之间的交通丰富。

　　1. 下肢浅静脉　包括大隐静脉和小隐静脉及其属支。

（1）大隐静脉（great saphenous vein）：是全身最长的静脉，起自足背静脉弓的内侧缘，经内踝前方于小腿内侧面、膝关节内侧后方及大腿内侧面上行，至耻骨结节外下方3～4cm处，穿阔筋膜的隐静脉裂孔，注入股静脉。注入之前接受股内侧静脉、股外侧静脉、阴部外静脉、腹壁浅静脉和旋髂浅静脉等属支。大隐静脉在内踝前方的位置表浅、恒定，是静脉注射和输液的常用部位。

（2）小隐静脉（small saphenous vein）：起自足背静脉弓的外侧缘，经外踝后方上行于小腿后面，至腘窝下角处穿深筋膜，注入腘静脉。大隐静脉和小隐静脉共同收集下肢浅部的静脉血，其属支间有广泛的交通，并经穿静脉与深部静脉相交通，对下肢静脉回流具有重要作用。深静脉回流受阻或长期直立劳动，会导致下肢浅静脉曲张。

2. 下肢深静脉　行于下肢深筋膜深部，与同名动脉伴行，在足部和小腿的深静脉均为两条伴同一动脉上行。来自足背和足底的深静脉属支，分别汇集成胫前静脉和胫后静脉，在腘窝内汇合成腘静脉，上行穿收肌腱裂孔移行为股静脉（femoral vein），伴股动脉的内侧上行。股静脉收集整个下肢的浅、深静脉，经腹股沟韧带后方续于髂外静脉（external iliac vein）。

3. 下肢淋巴回流　下肢的浅淋巴管始于足部皮下，沿大隐静脉和小隐静脉属支和主干走行。注入腘淋巴结和腹股沟浅淋巴结。深淋巴管伴下肢深部血管走行，注入腘淋巴结和腹股沟深淋巴结。臀部深淋巴管伴臀部血管走行，注入髂外和髂内淋巴结。下肢外围的淋巴结较少，在胫前血管周围和骨间膜上部仅有少量淋巴，腘窝内有腘淋巴结（popliteal lymph node）沿腘血管排列，平时也很少能触及，只有当足部感染或恶变损伤时才能触及肿大的腘淋巴结。腹股沟淋巴结包括浅、深两群。浅群位于大隐静脉近端附近（垂直组）和平行于腹股沟韧带下方的深筋膜浅面（上水平组），两组呈"T"形分布。深群沿股静脉内侧排列，数量少于浅群。下肢淋巴通过腹股沟淋巴结注入髂外淋巴结和髂内淋巴结，最终注入主动脉外侧淋巴结。

四、下肢的神经支配

下肢的神经支配来自腰丛和骶丛。

（一）腰丛

腰丛（lumbar plexus）位于腰大肌深面，第1～3腰椎横突的前方。腰丛由胸$_{12}$～腰$_3$神经的前支及腰$_4$前支的部分组成，除支配髂腰肌和腰方肌外，还发出多支分布于腹股沟区、大腿前部和内侧部。腰丛的主要分支有髂腹下神经（胸$_{12}$、腰$_1$）、髂腹股沟神经（腰$_1$）、股外侧皮神经（腰$_2$、腰$_3$）、股神经（腰$_2$～腰$_4$）、闭孔神经（腰$_2$～腰$_4$）和生殖股神经（腰$_1$、腰$_2$）。

（二）骶丛

骶丛（sacral plexus）位于骨盆内，梨状肌前方、盆筋膜的外面。由腰骶干（lumbosacral trunk）和全部骶、尾神经的前支组成。腰骶干是由腰$_4$神经的部分前支和腰$_5$神经前支合成，位于腰大肌内侧。由骶丛发出的神经有臀上神经、臀下神经、股后皮神经、阴部神经和坐骨神经。

（三）下肢的交感神经分布

节前神经的胞体位于脊髓胸腰部（胸$_{10}$～腰$_2$）灰质的中间外侧核，节前纤维经白交通支（white communicating branches）进入交感干的腰、骶神经节，换元后的节后纤维经灰交通支（grey communicating branches）进入腰、骶神经丛，多数随神经丛的皮支分布于臀部、盆部和下肢的血管、汗腺和竖毛肌。

第二节　股前区、内侧区局部解剖

一、皮肤切口

自髂前上棘上方1cm处至耻骨结节上方1cm处做一斜线切口，切开皮肤。在胫骨粗隆下方做一水平切口，分别在上、下两切口的中点做一连线，垂直切开皮肤，将皮肤向两侧翻开，注意下方水平切口不宜过深，以免切断内侧走行的大隐静脉。

二、浅层结构

大腿浅筋膜富含脂肪组织，皮神经和浅静脉走行其中，为寻找皮神经可做纵形切口，钝性分离脂肪，在贴近深筋膜处寻找皮神经分支。首先在髂前上棘的下方、缝匠肌起点的外侧寻找肋下神经外侧皮支（lateral cutaneous branch of subcostal nerve）。之后，在髂前上棘的下方约5cm处寻找股外侧皮神经（lateral femoral cutaneous nerve）的分支，其前支较长可下行达膝部，后支较短向后达股外侧及臀部。在大腿前面的中部沿缝匠肌附近或表面，做纵向切口，分离寻找来自股神经的股神经前皮支（anterior cutaneous branch of femoral nerve），又称股中间皮神经（intermediate cutaneous nerve of the thigh）。在缝匠肌的下1/3处，可见股神经内侧皮支（medial cutaneous branch of femoral nerve），又称股内侧皮神经（medial cutaneous nerve of the thigh），分成2～3支，或以前、后支下行分布在股内侧下份。在大隐静脉根部的外侧，腹股沟韧带中点的下方可见生殖股神经股支（femoral branch of genitofemoral nerve）分布于大隐静脉与缝匠肌上部之间。在隐静脉裂孔的内侧可见髂腹股沟神经（ilioinguinal nerve），自腹股沟管皮下环穿出，分支布于大腿内上方皮肤。在大腿内侧中份，沿大隐静脉的内侧可找到闭孔神经皮支（cutaneous branch of obturator nerve）分布于股三角内侧的皮肤区。

寻找大隐静脉：可从膝关节内侧面的皮下最表浅处见到略向上外侧纵行的血管，其后方伴有隐神经（saphenous nerve），该血管即为大隐静脉，继续向上向前追踪可达隐静脉裂孔。追寻大隐静脉可用止血钳分段撑开血管表面的脂肪，在该血管的外侧寻找较大的属支股外侧浅静脉（superficial lateral femoral vein），有2～3支汇入该静脉的中、上段；在其内侧可见3～4支股内侧浅静脉（superficial medial femoral vein）汇入；在大隐静脉的根部可见来自外上方的旋髂浅静脉（superficial iliac circumflex vein）、来自脐部下方腹前壁的腹壁浅静脉（superficial epigastric vein）和来自外阴部的阴部外浅静脉（superficial external pudendal vein）呈三叉状汇入大隐静脉根部。后3个浅静脉属支均有由股动脉发出的同名动脉分支伴行。

须注意，在大隐静脉根部有沿其纵行排列的下组淋巴结，以及上方沿腹股沟韧带斜行排列的上组淋巴结，两组呈"T"形分布，称为腹股沟浅淋巴结（superficial inguinal lymph node），其输出管均汇入腹股沟深淋巴结（deep inguinal lymph node），深淋巴结有3～4个位于股静脉的近心端。

将大隐静脉主干及各属支解剖辨认清楚后，可在各属支的根部结扎后切断，只保留其主干。

三、深层结构

大腿深筋膜包裹于臀肌、大腿肌和深部结构的表面，较结实，又称阔筋膜，其内侧较薄弱，外侧厚而强韧形成髂胫束。深筋膜向股骨延伸附着形成内、外侧和后肌间隔（medial、lateral & posterior intermuscular septum），将大腿分成前、内侧及后骨筋膜鞘（bone fascial sheath），以容纳相应的肌群和血管、神经等。大腿前群肌以股四头肌为主，可以伸膝、屈髋。内侧群肌又称内收肌群，可以内收大腿。后群肌为前群肌的拮抗肌，通常将半腱肌、半膜肌和股二头肌合称为腘绳肌（hamstring muscles），与强劲的股四头肌相抗衡（表7-1）。

表7-1 大腿肌的分布、主要功能及神经支配

肌群	肌肉名称		起点	止点	主要功能	神经支配	动脉供应
前群	缝匠肌		髂前上棘及其下方切迹的上半	胫骨上端内侧，股薄肌和半腱肌止点的前方形成鹅足	屈膝关节、屈髋关节	股神经，腰$_2$、腰$_3$	股动脉，股深动脉，股四头肌动脉，旋股外侧动脉，膝降动脉的分支
	股四头肌	股直肌	髂前下棘，髋臼上方沟及髋关节囊	共同组成股四头肌腱越过髌骨止于胫骨粗隆	伸膝，助屈髋关节	股神经，腰$_2$～腰$_4$	股动脉，股深动脉、膝降动脉，旋股外侧动脉，股四头肌动脉
		股内侧肌	转子间线的下部、螺旋线、股骨粗线内唇、内侧髁上线的近端，长收肌和大收肌腱内侧肌间隔				
		股外侧肌	转子间线上部，大转子的前缘和下缘，臀肌粗隆外唇，股骨粗线外唇的近端半				
		骨中间肌	股骨干上2/3的前面和外侧面，外侧肌间隔下部				
内侧群	股薄肌		耻骨体下半的内侧缘，耻骨下支及相邻的坐骨支	胫骨上端内侧面	内收大腿、内旋小腿；足固定时可外旋股骨和盆部；行走时可平衡躯干	闭孔神经，腰$_2$、腰$_3$	股深动脉，股动脉，旋股内侧动脉分支
	短收肌		耻骨体和下支的外面	股骨自小转子到粗线间长收肌止点以上	内收大腿	闭孔神经，腰$_2$、腰$_3$	股深动脉，旋股内侧动脉，闭孔动脉分支
	长收肌		耻骨前面耻骨嵴和耻骨联合间	股骨中1/3的粗线	内收大腿、内旋和屈大腿	闭孔神经，腰$_2$～腰$_4$	股深动脉分支、旋股内侧动脉分支及股动脉和膝降动脉分支
	大收肌		收肌部分：耻骨、坐骨支 腘绳肌部分：坐骨结节	股骨近端后面，粗线和内侧髁上嵴近部 内侧髁之收肌结节	内收、内旋大腿	闭孔神经，坐骨神经肌支，腰$_2$～腰$_4$	股深动脉、闭孔动脉，股动脉膝降支，旋股内侧动脉，第1和第2穿支及腘动脉分支
	耻骨肌		耻骨梳髂耻弓与耻骨结节间前面的骨面	小转子到粗线间的耻骨肌线	内收、屈大腿	股神经，腰$_2$、腰$_3$，副闭孔神经，或闭孔神经分支	旋股内侧动脉，股动脉和闭孔动脉分支

续 表

肌群	肌肉名称	起点	止点	主要功能	神经支配	动脉供应
后群	半腱肌	坐骨结节	胫骨上端内面,缝匠肌和股薄肌止点后面,常与股薄肌止点融合	伸髋、屈膝微内旋下肢	坐骨神经,腰$_5$、骶$_1$、骶$_2$	旋股内侧动脉、第1穿动脉,臀下动脉分支
	半膜肌	坐骨结节	胫骨内侧髁后面的结节和胫骨内侧缘	伸髋、屈膝微内旋下肢	坐骨神经,腰$_5$、骶$_1$、骶$_2$	第1和第4穿动脉,股动脉、腘动脉和臀下动脉分支
	股二头肌	长头:坐骨结节短头:股骨粗线外唇	腓骨头	伸髋、屈膝微外旋小腿	坐骨神经,腰$_5$、骶$_1$、骶$_2$	第1和第2穿动脉,臀下动脉、旋股内侧动脉分支,膝上外动脉
腘窝肌	腘肌	膝关节囊内股骨外侧髁外侧面前部	胫骨后面比目鱼肌线上方的三角区内侧2/3骨面	内旋小腿、屈膝、"解锁"膝关节	胫神经,腰$_4$、腰$_5$、骶$_1$	膝下内、膝下外动脉,胫后动脉分支

去除脂肪组织,在大隐静脉根部辨认隐静脉裂孔(saphenous opening hiatus),位于耻骨结节外下方3~4cm处。此孔表面仍附有薄层深筋膜,称为筛状筋膜(cribriform fascia),其外侧缘增厚称为镰状缘(falciform margin)。

检查位于髂前上棘和耻骨结节间的腹股沟韧带(inguinal ligament)。须注意,此韧带与髋骨间形成较大的间隙,称腹股沟后隙(retroinguinal space)。在韧带中点的深面可见纤维结缔组织束,称为髂耻弓(iliopectineal arch),该弓向深面附着于髂耻隆起,将间隙分隔为外侧的肌腔隙(lacuna musculorum),由内向外依次有股神经(femoral nerve)、髂腰肌(iliopsoas muscle)和股外侧皮神经(lateral femoral cutaneous nerve)穿行;内侧的血管腔隙(lacuna vasorum),有股鞘(femoral sheath)和包裹于鞘内的股动脉(femoral artery)、股静脉(femoral vein)、股管(femoral canal)和生殖股神经股支(femoral branch of genitofemoral nerve)及股深淋巴结等结构。股管位于最内侧,为长约1.2cm的漏斗形盲囊,其上口为股环(femoral ring)。股环前界为腹股沟韧带,后界为耻骨梳韧带,外侧为股静脉的血管鞘,内侧为腔隙(陷窝)韧带(lacunar ligament)。

股鞘是由大血管离开腹腔进入股部时腹壁的筋膜被拉下的部分形成的。在腹股沟韧带处,腹横筋膜与髂筋膜相融合,故位于浆膜下筋膜(subserous fascia)内的血管下行到股部必须穿过一层深筋膜。所以腹横筋膜延伸形成了股鞘的前壁,而髂筋膜的延伸形成了股鞘的后壁。股环和股管常被筋膜和结缔组织填充,若腹腔内容物经此环进入股管,则形成股疝,女性发病率高于男性。

四、股三角

(一)位置和边界

股三角是位于股前内侧区上1/3的三角形区域,上界为腹股沟韧带,外下界是缝匠肌内缘,内下界为长收肌内缘(图7-3)。在股前内侧首先要确认缝匠肌(satorius muscle),其自髂前上棘向下内侧走行,止于胫骨上端内侧。此肌是人体最长肌,可同时屈髋、屈膝,受股神经支配。

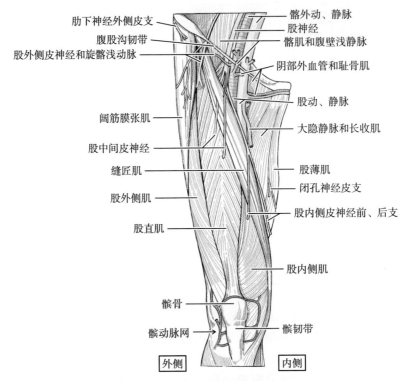

图7-3　股三角局部解剖示意

去除阔筋膜和筛状筋膜可见股三角的底，自外向内分别有髂腰肌、耻骨肌和长收肌。在三角内辨认出股神经、股动脉、股静脉和股管等结构后，将缝匠肌从中点处断开向上、下翻开显示深面结构。首先确认股四头肌（quadriceps femoris muscle）的4组肌束：股直肌（rectus femoral muscle）在最前面向下越过髌骨形成髌韧带（patellar ligament），股内侧肌（vastus medial muscle）和股外侧肌（vastus lateral muscle）分别位于股直肌内、外侧，将股直肌向内侧拨开即可见其深面的股中间肌（vastus intermedius muscle）。

（二）股动脉

作为髂外动脉的直接延续，股动脉在腹股沟韧带中点的后方经血管腔隙达股三角，由三角尖端向下进入收肌管，穿大收肌腱裂孔至腘窝，移行为腘动脉。股动脉在股三角内位置较浅，后面与髂腰肌和耻骨肌贴邻，前面有股内侧皮神经越过。

股动脉发出的分支，除与大隐静脉属支伴行的3支浅动脉发自股动脉的根部外，在腹股沟韧带下方3～5cm处可见自股动脉后壁发出的最大分支股深动脉（deep femoral artery）。该动脉向下方走行于长收肌与短收肌和大收肌之间，最后以第4穿动脉（the fourth perforating artery）终止于股外侧肌内。其上方股深动脉依次发出第1～3穿动脉，穿过大收肌向外走行。第1穿动脉经耻骨肌与短收肌之间，穿过大收肌腱至股后部，供应此二肌及股二头肌。该动脉还发出股骨滋养动脉（femoral nutrient artery），进入股骨上端。第2穿动脉在短收肌表面，穿过短收肌和大收肌腱达股后部，分为升、降2支，与第1和第3穿动脉吻合。第3穿动脉在短收肌远侧发出，发出分支营养股后肌肉，与第2穿动脉及腘动脉的肌支吻合。

在股深动脉的起始处寻找由其发出的旋股外侧动脉（lateral femoral circumflex artery），向外侧走行于缝匠肌和股直肌的深面之间，分为升支、降支和横支。升支向上走行于阔筋膜张肌的深面达臀部，其分支与臀下动脉吻合；降支向下行走于股直肌深面，沿股外侧肌的表面下行于膝部，在下行过程中与腘动脉的分支吻合具有重要临床意义；横支进入股外侧肌并绕股骨向后，与旋股内侧动脉、臀下动脉和第1穿动脉形成髋关节"动脉十字吻合（cruciate anastomosis）"。由股深动脉内侧发出的旋股内侧动脉（medial femoral circumflex artery）向后走行，于腰大肌和耻骨肌之间弯向后外侧，发出髋臼支（acetabular branch）到髋关节，营养股骨近端，与闭孔动脉分支吻合。其主干行向外侧的横支（transversal branch）直接参与十字吻合，升支则进入臀部与臀下动脉吻合。

（三）闭孔动脉

闭孔动脉（obturator artery）发自髂内动脉，穿闭膜管（obturator canal）出骨盆达股内侧区，分为前、后2支，行于短收肌的前后方，与闭孔神经伴行。前支供应内收肌群，并与旋股内侧动脉吻合。后支营养髋关节和股方肌。闭孔静脉与同名动脉伴行，汇入髂内静脉。

（四）股神经

在股鞘外侧进入股三角，股神经即分为股神经前皮支、内侧皮支及隐神经（saphenous nerve）。此神经最长，伴随股动脉下行进入收肌管，并在管的下端穿大收肌，经缝匠肌和股薄肌之间到膝关节内侧，分出髌下支（infrapatellar branch）参与髌神经丛，其本干伴随大隐静脉下行达小腿内侧和足内缘。

（五）内侧肌群

将股动、静脉向外牵拉，在股血管的深面由外向内清理，辨认浅层的耻骨肌、长收肌和股薄肌。在长收肌和股薄肌起点处的下方切断该二肌，显示深部的短收肌和大收肌。清理并检查短收肌和大收肌前、后面相关的血管、神经等结构。

（六）闭孔神经

闭孔神经（obturator nerve）发自腰丛（腰$_2$～腰$_4$），伴闭孔血管，穿闭膜管进入股部分为两支。前支位于长收肌和短收肌之间，支配长收肌、股薄肌、短收肌，偶有支配耻骨肌；后支行于短收肌和大收肌之间，主要支配闭孔外肌和大腿内收肌部分，并发出分支，支配膝关节。须注意，在解剖短收肌时应小心，并仔细检查在该肌前、后面分别走行的闭孔神经和闭孔动脉的前、后支，以免被切断。

（七）收肌管

收肌管（adductor canal）位于缝匠肌的深面，大收肌和股内侧肌之间，始于股三角的尖，向下以收肌腱裂孔（adductor tendinous opening）止，全长约15cm，翻开缝匠肌即打开管的前壁，其外侧为股内侧肌，后壁上方为长收肌，下方为大收肌。检查管内走行的结构，由前向后分别为隐神经、股动脉和股静脉。须注意，股动脉在进入收肌管裂孔的上方还发出膝降动脉（descending genicular artery）（膝最上动脉），参与形成膝关节动脉网（图7-4）。

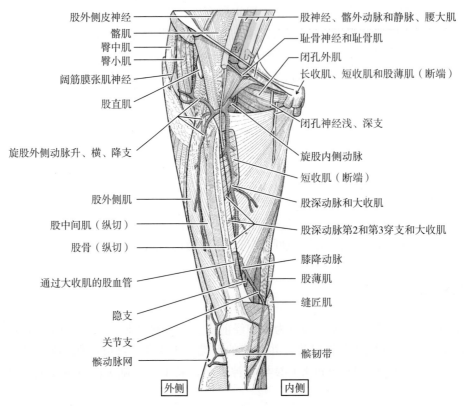

图7-4 股前内侧区局部解剖（示收肌管）

五、应仔细辨认的结构

1. 肌腔隙　内有髂腰肌、股神经和股外侧皮神经通过。
2. 血管腔隙　内有股鞘及包裹的股动脉、股静脉、股管、淋巴结和生殖股神经股支等结构。
3. 股三角　组成边界及三角内主要结构，包括股神经、股动脉、股静脉和股管。
4. 收肌管　仔细辨认其位置及构成，内有隐神经、股动脉和股静脉穿行。
5. 大隐静脉的走行及主要属支　注意，股静脉的属支与股动脉分支伴行，观察几个属支的走行即可，解剖时不必刻意保留。
6. 大腿前群及内侧群肌　仔细辨认其包括的肌肉及神经支配。

第三节　臀部局部解剖

一、皮肤切口

沿髂嵴上方1cm做水平切口，向内达后正中线，向外达臀部外缘。自水平切口内端沿后正中线向下，做垂直切口抵达肛门上缘1cm处，绕肛门做一环形切口，再由环形切口下端沿臀纹向外做一弧形切口，达股骨大转子下方约1cm处，将皮肤向外翻开。

臀部皮肤较厚，皮下脂肪丰富，切开皮肤时可带些脂肪组织，但在骶骨后面及髂嵴外上方脂肪较少处剥离时，应尽量少带脂肪组织以防损伤神经。

二、浅层结构

臀部皮神经有3组：臀上皮神经（superior cluneal nerve）由腰$_1$~腰$_3$神经后支组成，常有3支，自竖脊肌与髂嵴交点处越过髂嵴的上缘向下走行；臀中皮神经（middle cluneal nerve）又称臀内侧皮神经（medial cluneal nerve），为骶$_1$~骶$_3$神经的后支，也有3支，可在臀大肌后缘上方的脂肪内寻找，其分支范围较小；臀下皮神经（inferior cluneal nerve）是股后皮神经的臀部分支，在臀大肌下缘中点处可见此神经绕行于肌的下部表面向上走行。除上述主要皮神经外，在臀部外上方髂嵴上缘处尚可见髂腹下神经外侧皮支（lateral cutaneus branch of iliohypogastric nerve）及其下方的股外侧皮神经分支（branch of lateral femoral cutaneous nerve）。

三、深层结构

去除浅筋膜和皮神经的分支，可见深筋膜包裹臀肌向上附着于髂嵴，向下续为股后深筋膜，向内附着于骶尾骨的背面，向外移行为阔筋膜并增厚参与组成髂胫束。

（一）臀肌

去除深筋膜可见臀肌分为3层，浅层最大而厚的是臀大肌（gluteus maximus muscle），隆起于臀部表面。其外侧前方为阔筋膜张肌（tensor fascia lata muscle），附于髂前上棘。沿臀大肌中部与其肌纤维走行相垂直的方向切开该肌，断端向内上方和外下方翻开暴露中层结构。自上而下分别为臀中肌（gluteus medius muscle）、梨状肌（piriformis muscle）、上孖肌（superior gemellus muscle）、闭孔内肌（obturator internus muscle）、下孖肌（inferior gemellus muscle）和股方肌（quadratus femoris muscle）（表7-2）。

须注意，梨状肌位于臀中肌下方，呈三角形，该肌由骨盆经坐骨大孔到达臀部。在梨状肌的上缘与臀中肌之间的窄隙，称梨状肌上孔（隙）[suprapiriform foramen（space）]，有臀上动脉和静脉（superior gluteal artery & vein）通过。在肌的下缘有梨状肌下孔（infrapiriform foramen），可见粗大的坐骨神经（sciatic nerve）、股后皮神经（posterior femoral cutaneous nerve）、臀下神经（inferior gluteal nerve）、臀下动脉和静脉（inferior gluteal artery & vein）、阴部内动脉和静脉（internal pudendal artery & vein）以及阴部神经（pudendal nerve）由外向内依次排列穿出。

在髂翼的上方沿臀中肌起点处做一弧形切口将该肌向外翻开，可见其深面的臀小肌（gluteus minimus muscle）。再将梨状肌下方的上孖肌、闭孔内肌腱、下孖肌和股方肌由中间断开翻向两旁，即可见其深面的闭孔外肌（obturator externus），在该肌下缘可见旋股内侧动脉穿出，并分出向上走行的升支和向下走行的横支。

（二）神经

臀部的神经来自骶丛，包括如下。①坐骨神经：是人体最粗大的神经，发自骶丛（腰$_4$~骶$_3$），自梨状肌下孔穿出，在浅、中层臀肌间下行到达股后区。②股后皮神经：在坐骨神经内侧穿行，此神经下行到股方肌表面时，发出会阴支（perineal branch）向内绕过坐骨结节下方行向会阴部。在行经臀大肌

表7-2 臀肌的分布、主要功能及神经支配

肌群	肌肉名称	起点	止点	主要功能	神经支配	动脉供应
前群	腰大肌	腰椎横突前面和下缘，腰椎体和椎间盘	股骨小转子	屈髋	腰$_1$~腰$_3$前支	腰动脉、髂腰动脉、闭孔动脉、髂外动脉和股动脉分支的动脉网
	腰小肌	胸$_{12}$、腰$_1$椎体侧面	耻骨梳、髂耻支和髂筋膜	屈躯干	腰$_1$分支	腰动脉和腰大肌动脉网分支
	髂肌	髂窝凹面上2/3，髂嵴内唇	股骨小转子	屈髋	股神经分支，腰$_2$~腰$_3$	同腰大肌动脉网，主要来自髂腰动脉分支
后群浅层	阔筋膜张肌	髂嵴外唇前5cm，髂前上棘	髂胫束、大腿近端1/3，肌纤维行于两层筋膜之间	伸膝外旋小腿，协助外展和内旋大腿，维持直立姿势	臀上神经，腰$_4$~腰$_5$、骶$_1$	旋股外侧动脉升支，臀上动脉，旋髂浅动脉分支
	臀大肌	髂骨臀后线、髂嵴、骶尾骨背面、骶结节韧带	股骨大转子和髂胫束、臀肌粗隆	伸髋和大腿，维持直立姿势	臀下神经，腰$_5$、骶$_1$~骶$_2$	臀下动脉供肌的2/3，其余为臀上动脉及来自臀部动脉十字吻合分支
后群中层	臀中肌	髂嵴与臀后线之间的髂骨背面，臀前线	股骨大转子外侧面	外展大腿、内旋大腿，维持直立姿势	臀上神经，腰$_4$~腰$_5$、骶$_1$	臀上动脉深支
后群深层	臀小肌	髂骨外面臀前线与臀下线之间的骨面，坐骨大切迹边缘的后面	股骨大转子前外侧缘	外展大腿、内旋大腿，维持直立姿势	臀上神经，腰$_4$~腰$_5$、骶$_1$	臀上动脉主干及深支
	闭孔外肌	闭孔膜外面，耻骨、坐骨骨面	股骨转子窝	髋关节外旋	闭孔神经后支	闭孔动脉、旋股内侧动脉
后群中层	梨状肌	见第十九章盆部相关局部解剖	股骨大转子	髋关节外展	骶$_1$、骶$_2$分支	臀上动脉及臀下动脉分支
	闭孔内肌	见第十九章盆部相关局部解剖				
	上、下孖肌	见第十九章盆部相关局部解剖				
	股方肌	见第十九章盆部相关局部解剖				

下缘处发出臀下皮神经，绕过该肌下缘，在该肌的后面上行达臀部皮肤。股后皮神经主干继续下行达股后部。③臀上神经（superior gluteal nerve）：发自腰$_4$、腰$_5$和骶$_1$，伴臀上血管经梨状肌上孔出盆腔达臀部，在臀中肌和臀小肌之间分为上、下2支，分布于该二肌和阔筋膜张肌。④臀下神经：发自骶丛（腰$_5$、骶$_1$、骶$_2$），自梨状肌下孔内侧穿出盆腔，与臀下动、静脉伴行，向后上方进入臀大肌，在已翻开的臀大肌内面可见到该神经和血管的分支。⑤闭孔内肌神经：较细小，发自腰$_5$和骶$_1$、骶$_2$，与臀下神经血管相伴穿出梨状肌下孔后，与阴部内动脉相伴越过坐骨棘和骶棘韧带，经坐骨小孔到达坐骨肛门窝，其分支分别支配上孖肌和闭孔内肌。⑥股方肌支：在坐骨神经的深面还可以找到支配下孖肌和股方肌的神经，为股方肌支。⑦阴部神经：发自骶$_2$~骶$_4$，位于梨状肌下孔内侧，伴随阴部内血管走行，经坐骨小孔进入会阴部。

梨状肌上缘与坐骨大切迹骨面间的空隙为梨状肌上孔，有臀上神经和臀上动、静脉伴行穿出，该神经和动脉于臀中肌和臀小肌间外行达阔筋膜张肌，除支配此肌外还支配臀中肌和臀小肌。

（三）动脉和静脉

臀部的动脉和静脉基本相伴走行，静脉略粗些因有充血更易辨认，但仍以动脉为主进行解剖辨认。臀部动脉均来自髂内动脉的分支，臀上动脉自梨状肌上孔穿出即分为浅支（superficial branch）供应臀大肌，深支（deep branch）则行于臀中肌和臀小肌间，又分为上支和下支。上支在该二肌上方向外，达阔筋膜张肌与旋股外侧动脉的升支相吻合；下支向外达转子窝与旋股内、外侧动脉的升支吻合。臀下动脉自梨状肌下孔穿出即发出分支到达臀部肌和皮肤，并发出一小支供应坐骨神经，此支沿该神经表面走行。臀下动脉还与第1穿动脉及旋股内、外侧动脉相吻合，形成髋关节十字吻合。阴部内动脉与臀下动脉一起走行，再向内穿坐骨小孔达会阴部。旋股内侧动脉自股深动脉发出后，其横支在股方肌和大收肌上缘之间向外走行，在股方肌下方发出升支（ascending branch），随闭孔外肌腱在股方肌的深面上行与臀下动脉吻合。

臀部的局部解剖示意见图7-5。

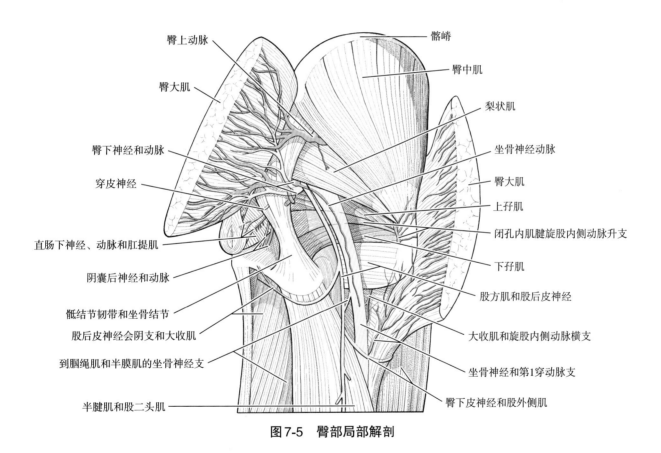

图7-5 臀部局部解剖

（左侧标注，从上到下）
臀上动脉
臀大肌
臀下神经和动脉
穿皮神经
直肠下神经、动脉和肛提肌
阴囊后神经和动脉
骶结节韧带和坐骨结节
股后皮神经会阴支和大收肌
到腘绳肌和半膜肌的坐骨神经支
半腱肌和股二头肌

（右侧标注，从上到下）
髂嵴
臀中肌
梨状肌
坐骨神经动脉
臀大肌
上孖肌
闭孔内肌腱旋股内侧动脉升支
下孖肌
股方肌和股后皮神经
大收肌和旋股内侧动脉横支
坐骨神经和第1穿动脉支
臀下皮神经和股外侧肌

四、应仔细辨认的结构

（1）臀部肌肉层次。

（2）梨状肌上孔位置及穿行结构　臀上动、静脉和臀上神经。

（3）梨状肌下孔位置及穿行结构　阴部神经，阴部内动、静脉，臀下动、静脉，臀下神经，股后皮神经及坐骨神经。

（4）骶结节韧带、骶棘韧带位置及构成的坐骨大孔、坐骨小孔。梨状肌、阴部神经及阴部内动、静脉的走行与两孔的关系。

（5）坐骨神经与梨状肌的关系。

（6）臀部动脉十字吻合。

第四节　股后部局部解剖

一、皮肤切口

自臀部下切口的中点垂直向下，达胫骨粗隆下环形切口后面的中点，切开皮肤向两侧翻开。

二、浅层结构

股后部皮下脂肪较丰富，浅筋膜内的皮神经均为短小分支，可在股后中间线的两侧寻找自上而下分布的股后皮神经各分支。在股后外侧中上部，沿髂胫束后面可见股外侧皮神经的分支（branch of lateral femoris cutaneus nerve）下行达腘窝上部外侧。在股后内侧下方可见股神经内侧皮支分布。

三、深层结构

去除浅筋膜，在股后部中间股二头肌的表面，可见自上而下走行的股后皮神经主干，向下延伸到小腿背面。检查大腿后群肌，包括股二头肌、半腱肌和半膜肌（表7-1），均起自坐骨结节，跨越髋、膝两个关节，分别止于胫骨和腓骨的上端。股二头肌长头（long head of biceps femoris muscle）起始于坐骨结节的外侧，短头起自股骨粗线，两头合并向下，止于腓骨头。起自坐骨结节内侧的为半腱肌（semitendinosus muscle），向内下止于胫骨上端内侧。半膜肌位于半腱肌的深面。在坐骨结节下方，将股二头肌长头和半腱肌一起切断，向下翻开，可见深层结构。首先清理并检查粗大的坐骨神经，自坐骨结节与大转子之间向下走行，在其内侧寻找各肌支，分别支配股二头肌长头、半腱肌、半膜肌和大收肌、腘绳肌部分。其主干在股后中下部分出腓总神经（common peroneal nerve）向外下走行，发肌支支配股二头肌短头。坐骨神经继续向下移行为胫神经（tibial nerve），垂直下行达腘窝。

在坐骨神经的外侧下方可见股二头肌短头（short head of biceps femoris muscle），起自股骨粗线，向下与长头合并终止。再向外可见股外侧肌向前下方走行。在坐骨神经内侧可见半膜肌（semimembranosus）呈凹面状贴在半腱肌的深面。在坐骨结节下方将此肌切断，可见股内侧的大收肌自内上向外下和下方斜行，分别止于股骨粗线和收肌结节。在大收肌上缘和股方肌下缘间，可以追踪到旋股内侧动脉的横支参与髋关节动脉十字吻合，并发分支在大收肌深面下行。

四、髋部周围动脉吻合

围绕在髋关节周围的动脉相互吻合成"十"字形，除前述的十字吻合外，在近髋关节的骨盆侧壁处，还有由旋髂深动脉、髂腰动脉、骶外侧动脉和骶正中动脉形成的吻合，又称盆侧吻合。两组吻合在髋关节背面和盆内侧相互吻合。

由于两组吻合沟通髂内、外动脉的流通，故在临床应用较广，当结扎一侧髂内动脉时，仍能确保盆部的血液供应。由于髋部动脉吻合的较小分支解剖起来较困难，不易完全显示，所以只要将主干走行解剖清楚即可。

第五节　腘窝及小腿后部局部解剖

一、皮肤切口

由内、外踝间向后做一连线横切口，由胫骨粗隆水平背面的横切口中点，向下到内、外踝间后切口的中点，做一垂直切口将皮肤向两侧翻开。

二、浅层结构

腘窝和小腿后面的皮肤薄而松弛，移动性较大。浅筋膜内富含皮神经和浅静脉。注意切开皮肤和清除脂肪组织要慎重以防切断神经和血管。小隐静脉起自足背静脉弓的外侧缘，在外踝的后方可找到上行的小隐静脉，其在小腿背面上行达腘窝下方，穿深筋膜汇入深层腘静脉，在汇入前的静脉周围可见腘浅淋巴结分布。在小腿中部小隐静脉的外侧，可以找到刚穿出深筋膜的腓肠内侧皮神经（medial sural cutaneus nerve），与之相伴下行3～5cm处可见腓神经交通支（peroneal communicating nerve），或腓肠外侧皮神经（lateral sural cutaneus nerve）的交通支与腓肠内侧皮神经合并成腓肠神经（sural nerve），继续伴小隐静脉外侧下行到足外缘。

沿腓神经交通支向上追踪达腘窝下部外侧，可见其穿深筋膜浅出下行。在此神经的外侧稍高处，可见腓肠外侧皮神经自深筋膜浅出，下行达小腿背面上部的外侧。注意在解剖时观察腓肠神经的组成，其多由腓肠内侧皮神经与腓神经交通支汇合而成，也可仅由腓肠内侧皮神经单独形成，有时腓神经交通支与腓肠外侧皮神经形成共干，起自腓总神经。

在腘窝上方正中的小隐静脉汇入点稍高处，可见股后皮神经的末支穿出深筋膜在小隐静脉内侧伴行，达小腿背面的中部。在腘窝内上方可见大隐静脉上行，以及股神经内侧皮支的分支下行到小腿内侧上部。在小腿内侧的中下部可见隐神经（saphenous nerve），其分支自上而下依次分布于小腿内侧部皮肤。

三、深层结构

大腿阔筋膜向下延伸形成腘筋膜（popliteal fascia），并向下延伸为包裹小腿的深筋膜。腘筋膜较厚而坚韧，剪开腘筋膜显示腘窝的结构。首先确认其菱形的边界，外上界为股二头肌腱（tendon of biceps femoris muscle），内上界为半腱肌和半膜肌，内下界和外下界分别为腓肠肌（gastrocnemius muscle）的内、外侧头起点。注意检查是否有跖肌（plantaris muscle）存在，若有则紧贴在腓肠肌外侧头的内侧共同构成腘窝的外下界。

用镊子小心去除腘窝内的结缔组织，暴露在腘窝中央纵行的重要结构，最浅的是坐骨神经，在腘窝的上部即分为腓总神经，贴在股二头肌止腱的内侧行向下外方，绕腓骨头的下方下行；胫神经直接在小腿后面下行。

在腓肠肌外侧头表面，可见腓总神经发出的腓神经交通支和其外侧的腓肠外侧皮神经，此两条神经也可以只有1支，即腓肠外侧皮神经，由其发出交通支很快穿深筋膜浅出，在小腿后面浅筋膜内下行。

胫神经在进入腓肠肌深面之前发出腓肠内侧皮神经，在深筋膜内下行达小腿背面中部穿深筋膜浅出，与腓神经交通支合并成腓肠神经。

在腓肠内侧皮神经发出处可见小隐静脉由此汇入腘静脉（popliteal vein），该静脉位于胫神经的深面，再向深面可找到腘动脉（popliteal artery），为股动脉穿过大收肌腱进入腘窝的延续，其前面紧贴膝关节囊后面（图7-6）。将腓肠肌内、外侧头分离并切断，同时将股二头肌和半膜肌、半腱肌的止腱切断，尽量暴露腘窝的底部。可见由内下向外上方斜行的腘肌（popliteus muscle），以及其下方的比目鱼肌（soleus muscle）。在比目鱼肌的表面自上而下追寻细长的跖肌腱走行，并在其上端切断。将腘静脉上、下两端结扎后剪断、去除，显示腘动脉的分支：在腘窝上端分出膝上内动脉（superior medial genicular artery）和膝上外动脉（superior lateral genicular artery），在膝上部分别沿股骨内、外侧髁上方向前绕行；在腘肌的上缘寻找膝下内动脉（inferior medial genicular artery）和膝下外动脉（inferior lateral genicular artery），其在股骨内、外侧髁的下方绕行向前；在腘动脉前方发出的膝中动脉（middle genicular artery）直接向前进入膝关节内。此5支膝关节动脉，在膝关节周围互相吻合成膝关节动脉吻合（arterial anastomosis of knee joint）。此外，尚有旋股外侧动脉的降支、膝降动脉和旋腓动脉、胫前返动脉（anterior tibial recurrent artery）也加入此动脉吻合网，以保证膝关节充足的血液供应（图7-6）。

将腓肠肌向下翻开，可见其深面的比目鱼肌及其间细长的跖肌腱，在小腿中部浅、深两肌合并成小腿三头肌（triceps surae），向下以跟腱（calcaneal tendon）止于跟骨。腘窝的血管神经从比目鱼肌上缘的腱弓（tendinous arch）处穿入该肌的深面下行。

沿比目鱼肌起点处切断该肌向下翻开，显示深层结构。小腿后群肌的深层在腘肌下方由外向内依次为拇长屈肌（flexor hallucis longus muscle）、胫骨后肌（tibialis posterior muscle）和趾长屈肌（flexor digitorum longus muscle），三肌向下均斜向内踝走行。在内踝的上方，趾长屈肌越过胫骨后肌腱的浅面行向外侧，下行达足底，在胫骨后肌和趾长屈肌的浅面，有下行的血管神经束走向内踝后方。胫神经除在腘窝下角处发出腓肠内侧皮神经外，其主干在腘窝浅面下行后穿腱弓，在后群浅、深肌之间逐渐移向胫后血管的稍外侧，分别发出肌支到达后群肌，其末支穿踝管

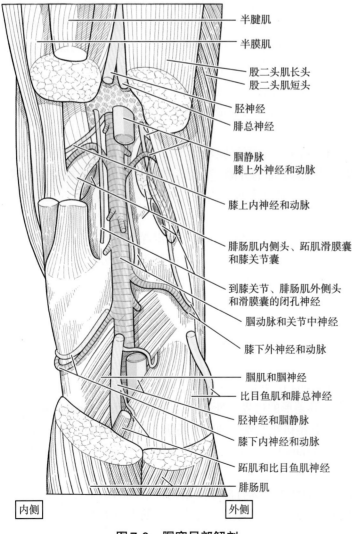

半腱肌
半膜肌
股二头肌长头
股二头肌短头
胫神经
腓总神经
腘静脉
膝上外神经和动脉
膝上内神经和动脉
腓肠肌内侧头、跖肌滑膜囊和膝关节囊
到膝关节、腓肠肌外侧头和滑膜囊的闭孔神经
腘动脉和关节中神经
膝下外神经和动脉
腘肌和腘神经
比目鱼肌和腓总神经
胫神经和腘静脉
膝下内神经和动脉
跖肌和比目鱼肌神经
腓肠肌

内侧　　　外侧

图7-6　腘窝局部解剖

入足。

　　胭动脉在胭肌后面下行，在该肌下缘发出胫前动脉（anterior tibial artery），在胫骨后肌起点处寻找由胫前动脉穿骨间膜处发出的分支胫前返动脉（anterior tibial recurrent artery），向上走行参加膝关节动脉吻合，并分支供应胭肌。旋腓动脉（fibular circumflex artery）向外绕腓骨头达小腿前面，与膝下内、外动脉吻合，有时此动脉可发自胫后动脉，以上两支均参加膝关节动脉网。胭动脉向下移行为胫后动脉（posterior tibial artery），伴胫神经内侧于𧿹长屈肌和趾长屈肌之间下行，达内踝后方进入足底。胫后动脉下行中发出多个肌支，唯一较大的分支为腓动脉（peroneal posterior），发自起始处，先沿胫骨后肌表面下行，很快走行于𧿹长屈肌与腓骨之间下行达外踝的后上方浅出，分为外踝支和跟外侧动脉（lateral calcaneal artery）两终支。胫后静脉多为两支伴同名动脉上行。胭窝及小腿的深层结构见图7-7、图7-8。

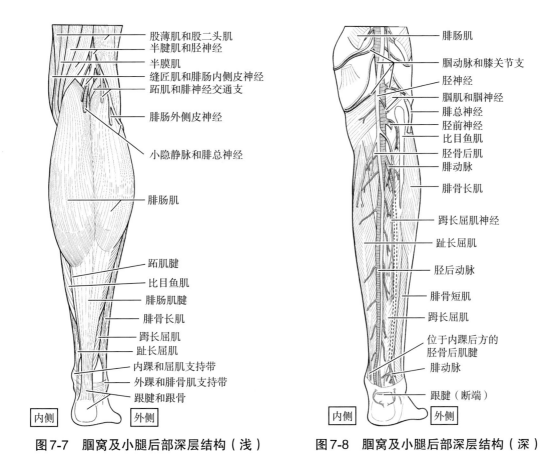

　　图7-7　胭窝及小腿后部深层结构（浅）　　　　图7-8　胭窝及小腿后部深层结构（深）

图7-7标注：
股薄肌和股二头肌
半腱肌和胫神经
半膜肌
缝匠肌和腓肠内侧皮神经
跖肌和腓神经交通支
腓肠外侧皮神经
小隐静脉和腓总神经
腓肠肌
跖肌腱
比目鱼肌
腓肠肌腱
腓骨长肌
𧿹长屈肌
趾长屈肌
内踝和屈肌支持带
外踝和腓骨肌支持带
跟腱和跟骨
内侧　外侧

图7-8标注：
腓肠肌
胭动脉和膝关节支
胫神经
胭肌和胭神经
腓总神经
胫前神经
比目鱼肌
胫骨后肌
腓动脉
腓骨长肌
𧿹长屈肌神经
趾长屈肌
胫后动脉
腓骨短肌
𧿹长屈肌
位于内踝后方的胫骨后肌腱
腓动脉
跟腱（断端）
内侧　外侧

四、应仔细辨认的结构

　　（1）观察胭窝内神经、血管走行的排列顺序，并与股三角内相应结构的顺序进行比较，了解发育过程的变化。
　　（2）掌握膝关节动脉网的构成及意义。
　　（3）掌握小腿后群肌的分布、功能及神经支配。

第六节　小腿前外侧部局部解剖

一、皮肤切口

自胫骨粗隆下方横切口的中点向下做垂直切口达内、外踝连线所做的横切口前面中点处，将皮肤向两侧翻开（或去除）。

二、浅层结构

小腿前外侧部浅筋膜内含较少脂肪组织，故切皮时不可过深以防损伤浅静脉和皮神经。

在内踝前方很容易找到起自足背静脉弓内侧的大隐静脉的起端，该静脉沿小腿前内侧上行达膝关节下方，弯向膝关节的内侧后方，再向上延续到股部。在膝关节的后内侧追踪隐神经，可见其伴大隐静脉于小腿内侧下行到足内缘。在膝部外侧可找到2～3支腓肠外侧皮神经的分支，向前下方走行，在小腿外侧的中部可找到由腓总神经发出的腓浅神经（superficial peroneal nerve），穿深筋膜浅出，其分支为足背内侧皮神经（medial dorsal cutaneus nerve of foot），下行向足内侧；足背中间皮神经（intermediate dorsal cutaneus nerve of foot），下行于足背中间。

三、深层结构

小腿深筋膜较致密、坚韧，并与胫骨前缘和内侧面的骨膜相融合。下端深筋膜增厚形成支持带。深筋膜在腓骨前和后外侧与骨膜延续，形成小腿前和小腿外侧骨筋膜鞘，再经胫腓骨间膜与后骨筋膜鞘相分隔。3个骨筋膜鞘将小腿肌分为3群：前群、外侧群和后群（表7-3）。

剪开前筋膜鞘显示前群肌，由内向外分别为胫骨前肌（tibialis anterior muscle）和趾长伸肌（extensor digitorum longus muscle），将两肌拨开可见其深面的蹈长伸肌（extensor hallucis longus muscle）下行达足背。在外侧筋膜鞘内可见腓骨长肌（peroneus longus muscle）和腓骨短肌（peroneus brevis muscle）并行向下，经外踝后方到足底。

分开或切断胫骨前肌和趾长伸肌上端，可见血管神经束在骨间膜前面下行，在膜的最上端找到穿膜而出的胫前动脉（anterior tibial artery），其穿膜后（也可在穿膜前）即发出胫前返动脉（anterior tibial recurrent artery），在胫骨前肌上端深面上行，加入膝关节动脉网。胫前动脉贴在骨间膜前面继续下行，于胫骨前肌与趾长伸肌间，在小腿下1/3处可见蹈长伸肌向内斜行越过该动脉。在踝部前方蹈长伸肌和趾长伸肌腱之间，胫前动脉移行为足背动脉（dorsalis pedis artery）。

腓总神经绕腓骨头下方达小腿外上方，分出腓浅神经，穿过腓骨长肌上部后，在腓骨长、短肌间下行，并发出肌支支配腓骨长肌和腓骨短肌，其皮支在小腿下1/3处穿深筋膜浅出达足背。腓深神经（deep peroneal nerve）是腓总神经的另一分支，该神经在小腿上方穿过腓骨长肌和趾长伸肌达小腿骨间膜前方，伴随在胫前动脉的外侧下行到达足背。其肌支支配小腿前群肌、趾短伸肌和第1、第2骨间背侧肌。小腿前外侧部深层结构见图7-9、图7-10。

表7-3　小腿肌的分布、主要功能及神经支配

肌群	肌肉名称	起点	止点	主要功能	神经支配	动脉供应
前群	胫骨前肌	胫骨外侧髁，胫骨干外侧面上2/3，相邻骨间膜前面	内侧楔骨的内侧面和下面，相邻第1跖骨底	足背屈、内翻	腓深神经，腰$_4$、腰$_5$	胫前动脉，胫前返动脉，内踝前动脉，足背动脉，跗内侧动脉，胫后动脉的内踝支和跟支
	踇长伸肌	腓骨内面中段，相邻骨间膜前面	踇趾末节趾骨底背面	伸踇趾，足背屈	腓深神经，腰$_5$	胫前动脉，腓动脉穿支，内踝前动脉，足背动脉的分支
	趾长伸肌	胫骨外侧髁下面，腓骨内侧面近端3/4及相邻骨间膜前面	第2～5趾趾背腱膜附于中节趾骨底和末节趾骨底的背面	伸2～5趾，足背屈	腓深神经，腰$_5$、骶$_1$	胫前动脉前面和外侧的分支，腓动脉穿支，膝下外动脉，胫、腓前返动脉，外踝前动脉和踝动脉网
	第3腓骨肌	腓骨内侧面远侧1/3，相邻骨间膜前面	第5跖骨底背面的内侧部	与趾长伸肌和胫骨前肌一起使足背屈，与腓骨长肌、腓骨短肌一起使足外翻，支持足外侧纵弓	腓深神经，腰$_5$、骶$_1$	与趾长伸肌血供一致，还接受弓状动脉和第4跖背动脉分支
外侧群	腓骨长肌	腓骨头和外侧面的近端2/3	第1跖骨底外侧面和内侧楔骨的外侧面	足外翻，足跖屈，支持足纵弓和横弓	腓浅神经，腰$_5$、骶$_1$	胫前动脉分支，腓动脉分支，胫后动脉旋腓支，外踝前动脉，跟外侧动脉，跗外侧动脉，弓状动脉，足底内、外侧动脉
	腓骨短肌	腓骨外侧面远侧2/3	第5跖骨底外侧的结节	足外翻，足跖屈，限制足内翻	腓浅神经，腰$_5$、骶$_1$	
后群	腓肠肌	股骨内、外侧髁	跟腱附于跟骨	足跖屈、屈膝	胫神经，骶$_1$～骶$_2$	腘动脉腓肠动脉支，胫后动脉返支
	跖肌	股骨外侧髁上嵴的下部和腘斜韧带	跟骨跟腱附着点的内侧	足跖屈、屈膝	胫神经，骶$_1$～骶$_2$	腘动脉腓肠外侧动脉，膝上外动脉
	比目鱼肌	腓骨头和干后面近端1/4，比目鱼肌线和胫骨内缘的中1/3，胫腓骨之间的比目鱼肌腱弓	跟腱附于跟骨	足跖屈、提足跟助直立和行走	胫神经，骶$_1$～骶$_2$	腘动脉，腓动脉，胫后动脉腓肠外侧动脉
	腘肌	见本章第五节				
	趾长屈肌	胫骨后面胫骨后肌内侧自比目鱼肌线下方至胫骨远端7～8cm处之间的骨面	第2～5趾末节骨底的跖面	足跖屈、屈膝	胫神经，腰$_5$，骶$_1$～骶$_2$	胫后动脉分支
	踇长屈肌	腓骨后面远侧2/3及相邻骨间膜	踇趾末节趾骨底的跖面	足跖屈、屈踇趾	胫神经，腰$_5$，骶$_1$～骶$_2$	腓动脉分支
	胫骨后肌	踇长和趾长屈肌之间，胫骨后面及肌间隔	舟骨粗隆，内侧和中间楔骨以及第2～4跖骨底	足跖屈，足内翻，上提足跟，维持足纵弓	胫神经，腰$_4$～腰$_5$	胫后动脉、腓动脉分支，内踝网动脉分支

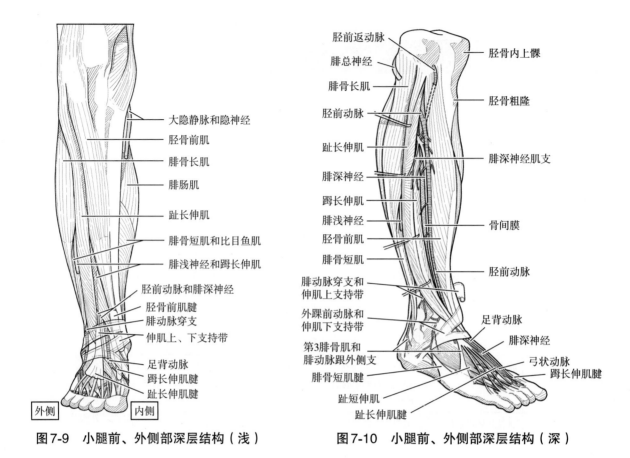

图7-9　小腿前、外侧部深层结构（浅）

图7-10　小腿前、外侧部深层结构（深）

四、应仔细辨认的结构

（1）小腿前群和外侧群肌肉的分布和功能。
（2）小腿肌神经支配及损伤可能出现的症状。
（3）小腿前外侧部血管走行。

第七节　足背局部解剖

一、皮肤切口

自内、外踝间横切口中点向下沿足背正中做纵形切口达趾根部，与沿趾根所做的横切口相交，将皮肤向足内、外侧翻开，再将各趾背中央分别做纵形切口达趾甲根部改为横切口，将各趾皮肤分别向两侧翻开即可。

二、浅层结构

足背浅筋膜脂肪组织较少，但含较多的皮神经和浅静脉，故应仔细分离。在足内缘可见大隐静脉的起端，继而向趾端可解剖出网状分布的足背静脉弓（dorsal venous arch of foot），弓的外侧汇成小隐静脉沿外踝后方上行。

足背的皮神经：足内侧缘分布有隐神经；足背内侧皮神经和足背中间皮神经均为腓浅神经终末支，分别布于足背内侧和中间；腓深神经的末支在第1、第2跖骨间穿深筋膜浅出达第1、第2趾相对缘的皮肤；足外侧缘有腓肠神经的末支分布。

三、深层结构

足部深筋膜结实，尤其在踝部增厚形成支持带，以固定各肌腱的走行和稳定各关节。伸肌上支持带（superior extensor retinaculum）始自外踝上方腓骨骨面，向内上方斜越过前群各肌腱及腱鞘，达胫骨下端前内面。伸肌下支持带（inferior extensor retinaculum）呈"Y"形，始于外踝下方跟骨的外侧面，向内越过足背各伸肌腱鞘，在足背内侧分为上、下两束，分别附于内踝及足内侧缘内侧楔骨的内面。在足外侧后方，可见自跟骨到外踝间的腓骨肌上支持带（superior peroneal retinaculum）和位于跟骨外侧的腓骨肌下支持带（inferior peroneal retinaculum）。

首先将伸肌上、下支持带切开，可见其内穿过的胫骨前肌腱、蹈长伸肌腱和趾长伸肌腱及腱鞘。在后两腱鞘间还可见自小腿下行的胫前动脉（自此向下移行为足背动脉）和伴行其外侧的腓深神经。追踪上述血管、神经到足趾各肌的走行，将此两条支持带向外侧翻开，可见其覆盖下的腓动脉穿支（perforating branch of peroneal artery），在趾长伸肌与腓骨下端间向外穿出，位于外踝和跟骨外侧，其分支与外踝动脉和跗外侧动脉相吻合。在外踝后方及腓骨长、短肌下端的后方，可见腓动脉发出的跟外侧动脉（lateral calcaneal artery），向下穿过腓骨肌上、下支持带达跟外侧。剪开腓骨肌上、下支持带，检查腓骨长、短肌在外踝后方达足外侧缘和足底的走行。

在第5跖骨底检查附着于此的第3腓骨肌（peroneus tertius muscle），此肌起自腓骨下端的前面，其纤维加入趾长伸肌走行，止于第5跖骨底，该肌有时缺如。在趾根处切断第2～5趾的趾长伸肌腱向上翻开，可见足背深层结构。自跟骨前上方和外侧面起始的蹈短伸肌（extensor hallucis brevis muscle）和趾短伸肌（extensor digitorum brevis muscle），向前分别止于蹈趾和第2～4趾的近节趾骨底。将蹈短伸肌和趾短伸肌起端处和止端处同时切断并去除，可见其深面的足背动脉和腓深神经走行。在伸肌下支持带下缘处，足背动脉发出向外的跗外侧动脉（lateral tarsal artery）走向足背外侧，并向足内侧分出两支跗内侧动脉（medial tarsal artery）向足内缘分布，继而又分出弓状动脉（arcuate artery），在跖骨表面向外横行达足外缘，在跖骨间隙中再发出3支跖背动脉（dorsal metatarsal artery），前行达足趾，各支均发穿支到足底，与足底深弓相吻合。足背动脉主干继续前行发出第1跖背动脉（first dorsal metatarsal artery），前行达蹈趾，其本干移行为足底深动脉（deep plantar artery），穿第1跖骨间隙到足底。在足背血管神经的深面各跖骨间隙内，可见到骨间背侧肌（dorsal interosseus muscle）分布其中。腓深神经在足背始终伴足背动脉外侧下行，在蹈短伸肌和趾短伸肌的深面分出外侧支，支配该二肌运动及足趾关节的感觉，腓深神经主干继续下行达第1、第2趾间，分成趾支分布在蹈趾外缘、第2趾内缘的皮肤和第1、第2骨间背侧肌。

四、应仔细辨认的结构

（1）足背静脉网及大隐静脉、小隐静脉的起端。

（2）足背动脉与胫后动脉、腓动脉的分支在足部形成的动脉吻合。

（3）足背面感觉神经支配：腓浅神经的终支、足背内侧皮神经和足背中间皮神经支配足背和足趾，但第1、第2趾相对缘间的皮肤由腓深神经支配，第5趾的外侧面由腓肠神经支配，足内缘由隐神经支配。

第八节　足底局部解剖

一、皮肤切口

自内、外踝后方的横切口中点向下纵切越过足跟，经足底与趾根跖面的横切口相交，向两侧翻开皮肤并去除。注意足跟部皮肤较厚，切割时要注意安全。

二、浅层结构

足底浅筋膜致密、增厚，脂肪组织较多，以缓冲运动时与地面间的振动，尤其在足底腱膜两侧，在浅筋膜中有足底内、外侧神经的皮支布于足底内、外侧皮肤。

三、深层结构

足底深筋膜增厚，由3部分组成：内侧部分覆盖大趾肌，外侧部分覆盖小趾肌，中间部分称为跖腱膜（plantar aponeurosis），自跟骨向前到各趾的腱纤维鞘（fibrous sheaths）相延续，其两侧缘向深处发出肌间隔，止于第1跖骨、第5跖骨，形成足底的3个骨筋膜鞘，容纳足肌及相关血管神经（表7-4）。

1. 内侧骨筋膜鞘　容纳踇展肌、踇短屈肌、踇长屈肌腱以及血管和神经。

2. 中间骨筋膜鞘　容纳趾短屈肌、足底方肌、踇收肌、趾长屈肌腱、蚓状肌、足底动脉弓及其分支、足底外侧神经及其分支等。

3. 外侧骨筋膜鞘　容纳小趾展肌、小趾短屈肌及血管和神经。

在内踝和跟骨内侧面之间的深筋膜增厚形成屈肌支持带（flexor retinaculum），其深面为踝管（malleolar canal）。由支持带向深面发出3个纤维隔，将踝管分成4个通道。切开支持带打开踝管，可见由前向后依次通过的胫骨后肌腱及腱鞘，趾长屈肌腱及腱鞘，下行的胫后动、静脉及胫神经，踇长屈肌腱及腱鞘，诸结构行向足底。

由后向前在跖腱膜周围检查进出深筋膜的血管、神经：跟部内侧有跟内侧动脉、神经；中部内侧有足底内侧神经皮支和动脉（cutaneous branch of medial plantar nerve & artery），稍前有足底内侧神经第1趾支和动脉（first digital branch of medial plantar nerve & artery）；中部外侧有足底外侧神经皮支和动脉（cutaneous branch of lateral plantar nerve & artery），稍前有足底外侧神经趾支和动脉（digital branch of lateral plantar nerve & artery）。

检查后切开跖腱膜前后端并去除。可见足底内侧由跟骨至踇趾的踇展肌（abductor hallucis muscle），在其跟骨端切断将该肌翻开，可见足底内侧神经（medial plantar nerve）和足底内侧动脉（medial plantar artery），两者分别发出趾神经（digital nerve）和趾动脉（digital artery）前行，达第1～3趾和部分第4趾。在踇展肌外侧可见踇长屈肌腱前行达踇趾。再向外可见由跟骨至第2～5趾的趾短屈肌（flexor digitorum brevis muscle）。

在足外侧可见小趾展肌（abductor digiti minimi muscle），以及沿趾短屈肌外缘前行的足底外侧神经（lateral plantar nerve）和足底外侧动脉（lateral plantar artery），前行达第4～5趾。自跟骨端分别切断小趾展肌、趾短屈肌和踇展肌，翻开可见足底内侧神经、动脉及趾长屈肌、踇长屈肌腱，前行达各

表7-4 足肌的分布、主要功能及神经支配

肌群		肌肉名称	起点	止点	主要功能	神经支配	动脉供应
足底肌	第1层（浅层）	踇展肌	屈肌支持带，跟结节内侧突，跖腱膜	踇趾近节趾骨底内面	外展踇趾	足底内侧神经，骶$_1$～骶$_2$	内踝动脉网，足底内、外侧动脉，第1跖足底动脉和足底弓穿支
		趾短屈肌	跟结节内侧突，跖腱膜	第2～5趾近节趾骨底和中节趾骨干的两侧	屈第2～5趾	足底内侧神经，骶$_1$～骶$_2$	足底内、外侧动脉，跖足底动脉和趾跖侧动脉
		小趾展肌	跟结节内、外侧突及突起间的跖面，跖腱膜	小趾近节趾骨底的外侧面，第5跖骨底和粗隆	屈和外展小趾	足底外侧神经，骶$_1$～骶$_3$	足底内、外侧动脉，跖跖侧动脉，足底深弓，跖足底动脉
	第2层（中层）	足底方肌	跟骨内侧凹面，跟结节外侧突远端，跖长韧带	趾长屈肌腱	屈趾，拉趾长屈肌腱	足底外侧神经，骶$_1$～骶$_3$	足底内、外侧动脉和足底深弓
		蚓状肌	趾长屈肌腱，除第1蚓状肌起自腱的内侧缘，其余3肌均起自相邻腱的相对缘	第2～5趾近节趾骨的趾背腱膜	屈跖趾关节，伸趾间关节	第1蚓状肌为足底内侧神经，其他为足底外侧神经深支，骶$_2$～骶$_3$	足底外侧动脉，足底深动脉，趾背动脉
	第3层	踇短屈肌	内头：舟骨、内侧楔骨、中间楔骨 外头：骰骨跖面内侧部、外侧楔骨	内头与踇展肌腱融合，外头与踇收肌腱融合，止于踇趾近节趾骨底两侧	屈踇趾近端	足底内侧神经，骶$_1$～骶$_2$	足底内侧动脉，第1跖足底动脉和足底深弓
		踇收肌	斜头：第2～4跖骨底和腓骨长肌腱鞘 横头：第3～5趾跖侧韧带	趾外侧籽骨，近节趾骨底	内收和屈踇趾近节，稳定跖骨头	足底外侧神经深支，骶$_2$～骶$_3$	足底内、外侧动脉，足底深弓和跖足底动脉
		小趾短屈肌	第5跖骨底跖面，腓骨长肌腱鞘	第5趾近节趾骨底外侧面，常与小趾展肌腱融合	屈小趾跖趾关节	足底外侧神经浅支，骶$_2$～骶$_3$	弓状动脉和跗外侧动脉，足底外侧动脉和趾支
	第4层	骨间背侧肌	4块双羽肌每块均以两头起自相邻跖骨的相对侧	近节趾骨底的趾背腱膜，第1肌止于第2趾的内侧，其余3肌止于第2～4趾的外侧	外展趾，屈外侧4趾的跖趾关节，伸趾间关节	足底外侧神经深支，骶$_2$～骶$_3$（第4骨间肌为浅支）	弓状动脉，足底内、外侧动脉，第1～4足底动脉和跖背动脉，趾背动脉
		骨间跖侧肌	3块单羽肌，起自第3～5跖骨底和内侧面	第3～5趾近节趾骨底的内侧和其趾背腱膜	内收第3～5趾，屈跖趾关节，伸趾间关节	足底外侧神经深支，骶$_3$（第3肌为浅支）	足底外侧动脉，足底深弓，第2～4跖足底动脉和外侧3趾趾背动脉
足背肌		趾短伸肌	腓骨短肌浅外侧沟前方的跟骨上外侧面远部，距跟骨间韧带和伸肌下支持带的深面	第2～4趾趾长伸肌腱的外侧	伸第2～4趾	腓深神经外侧终支，腰$_5$、骶$_1$	腓动脉前穿支，外踝前动脉，跗外侧动脉，足背动脉，弓状动脉，第1～3跖背动脉，穿动脉，第1～4趾趾背动脉
		踇短伸肌		踇趾近节趾骨底的背面	伸踇趾跖趾关节	腓深神经外侧终支，腰$_5$、骶$_1$	

趾末节趾骨。趾长屈肌和蹬长屈肌腱在足底后内侧形成腱交叉结构，对维持足底内侧纵弓有重要意义。牵拉趾长屈肌腱，可见与之附着的4块条形蚓状肌（lumbrical muscle），向前分别止于第2～5趾趾背腱膜。

在趾长屈肌腱的深面外侧，可见足底外侧神经、动脉，深面内侧可见蹬短屈肌的内、外侧头，由内侧楔骨向前止于蹬趾近节趾骨底的两侧。在外侧翻开小趾展肌，可见其内侧深面的小趾短屈肌（flexor digiti minimi brevis muscle），由第5跖骨底向前到小趾的近节趾骨底。在已切断的趾短屈肌跟骨端的深面，足底外侧神经、动脉由后内向前外伸向小趾走行。在其深面可见由跟骨到趾长屈肌腱间的足底方肌（quadratus plantae muscle）。

自跟骨端切断足底方肌、趾长屈肌腱和蹬长屈肌腱，连同浅部走行的足底内侧神经、动脉以及足底外侧神经、动脉，在发出深支前的主干一起切断、去除，可见在其深面后方为足底长韧带（跖长韧带），其前方为蹬收肌（adductor hallucis muscle），较粗大的斜头伸向前内侧，较小的横头由外向内，与斜头一起止于蹬趾近节趾骨底的外侧。斜头的内侧可见蹬短屈肌的止端呈"V"形附于蹬趾。斜头外侧与浅面的小趾短屈肌间可见足底外侧神经发出的深支及足底外侧动脉发出的深支，在蹬收肌斜头的深面向内侧走行。

将足底长韧带和蹬收肌切断去除，在外侧可见腓骨长肌腱斜向止于内侧楔骨和第1跖骨底，参与足底横弓的维持；腓骨短肌腱则止于第5跖骨粗隆。在内侧可见胫骨后肌腱呈扇形止于各跖骨。在腓骨长肌腱和跗跖关节的前方处可见足底动脉弓（plantar arterial arch），又称足底深弓（deep plantar arch），系由足底外侧动脉深支向内，与足背动脉发出的足底深支吻合而成。由足底动脉弓发出4支跖足底动脉（plantar metatarsal artery），前行布于各趾。足底外侧神经则发深、浅支与足底动脉弓伴行。在跖骨间隙中除上述血管、神经外，还可见3块骨间跖侧肌（plantar interosseus muscle）附于第3～5跖骨和趾的内缘，4条骨间背侧肌（dorsal interosseus muscle）附于4个跖骨间隙中。其中2条分别止于第2趾近节趾骨的内、外侧，另两条止于第3、第4趾的外侧，故足趾的内收、外展运动是以第2趾为中心，其他4趾向其靠近为内收，远离则为外展。足底深层结构见图7-11、图7-12。

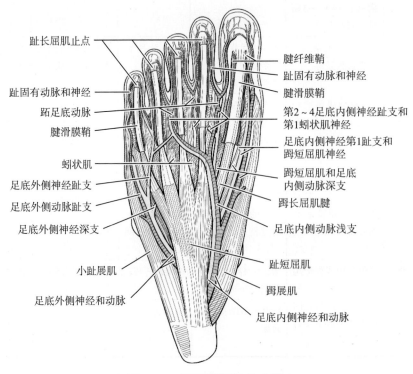

图7-11 足底深层结构（浅）

足底内侧动脉

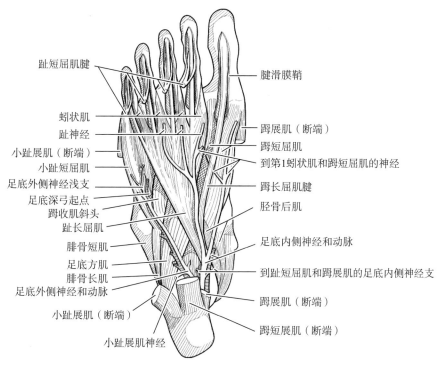

图7-12　足底深层结构（深）

左侧标注（自上而下）：
趾短屈肌腱
蚓状肌
趾神经
小趾展肌（断端）
小趾短屈肌
足底外侧神经浅支
足底深弓起点
踇收肌斜头
趾长屈肌
腓骨短肌
足底方肌
腓骨长肌
足底外侧神经和动脉
小趾展肌（断端）
小趾展肌神经

右侧标注（自上而下）：
腱滑膜鞘
踇展肌（断端）
踇短屈肌
到第1蚓状肌和踇短屈肌的神经
踇长屈肌腱
胫骨后肌
足底内侧神经和动脉
到趾短屈肌和踇展肌的足底内侧神经支
踇展肌（断端）
踇短展肌（断端）

四、应仔细辨认的结构

（1）踝管及穿行的结构。
（2）足的运动及足趾运动中相关的主要肌及神经支配。
（3）足底各层肌、腱和血管、神经的解剖层次关系。
（4）足弓的构成及意义。

第九节　临床病例分析

一、下肢静脉曲张

　　患者，女性，42岁。右下肢蚓状凸起20余年，突发红肿热痛4天。患者18岁时发现右下肢胫前内侧局部出现小凸起，站立时及活动后显著，躺下后消失，因无下肢疼痛、酸胀等不适未就诊。后因凸起逐渐加重，部分纡曲成团状，活动后出现右下肢沉胀，休息后缓解。4天前患者外出旅游，途中突发右下肢前侧皮肤发红，伴有剧烈疼痛，不可触摸，休息后缓解不佳。查体：右下肢胫前皮肤片状发红，局部水肿明显。触之疼痛显著，局部皮温升高，皮损中央可触及皮下硬结及质硬条索。站立位及卧位时，病损变化不显著。

　　彩色多普勒血管超声检查：右下肢深静脉通畅，未见血栓形成。右大隐静脉胫前段管腔内局部充满低回声影，考虑血栓形成。家族史：患者父亲右下肢大隐静脉曲张，曾行手术治疗。

　　临床病例分析：下肢静脉曲张是常见的血管疾病，以大隐静脉曲张多见。下肢静脉曲张可分为原发性和继发性。前者为隐静脉或交通支静脉瓣膜功能不全，导致浅静脉压力增高，出现静脉曲张，后者常见以下几种病因。①下肢深静脉瓣膜功能不全。②下肢深静脉血栓形成后综合征。③动静脉瘘。④静脉畸形骨肥大综合征（Klippel-Trenaunay综合征）。

患者早期以患肢酸胀和沉重感为主，晨轻暮重，久立后加重，平卧、肢体抬高或穿弹力袜后减轻。部分可出现皮肤营养障碍性病变，如色素沉着、湿疹、溃疡、淤积性皮炎等。少数患者发生曲张静脉破裂出血，或曲张静脉内血栓形成。

彩色多普勒血管超声检查可以帮助了解下肢深静脉是否通畅，静脉瓣膜是否反流，是否存在动静脉瘘。如无法确定，可行下肢静脉造影。

对于静脉曲张，均可采用保守治疗措施：适当卧床休息，抬高患肢，避免久站久坐；医用弹力袜可以促进静脉回流；药物如迈之灵、地奥司明片和羟苯磺酸钙等可改善静脉功能，缓解症状。对于较轻的静脉曲张，可以采用注射－加压疗法。

传统的手术为大隐静脉高位结扎＋分段剥脱。目前有多种微创手术方式，如射频消融、激光治疗和硬化剂治疗等。

二、静脉血栓

患者，男性，62岁。左侧股骨颈骨折，行股骨头置换术。术后第3天突发右下肢肿痛，伴胸口疼痛、憋气感。下肢深静脉彩色多普勒血管超声提示右股静脉、股浅静脉、腘静脉管腔内充满低回声，加压后管腔无法压瘪。血气分析示动脉（血氧分压PaO_2）62mmHg。给予低分子肝素规律抗凝治疗后，症状逐渐缓解。

临床病例分析：深静脉血栓形成（deep venous thrombosis，DVT）与肺血栓栓塞症（pulmonary embolism，PE）合称为静脉血栓栓塞疾病（venous thromboembolism，VTE）。Virchow静脉血栓三要素：高凝状态、血流淤滞和内皮损伤，是VTE的病理基础。导致VTE发生的病因包括制动状态、恶性肿瘤、遗传性易栓因素（凝血酶原基因突变、因子V莱顿突变、蛋白C/蛋白S/抗凝血酶缺乏症）和自身免疫性疾病（常见于抗磷脂抗体综合征、贝赫切特综合征）等。

DVT主要表现为肢体肿胀和疼痛，查体可发现腓肠肌挤压痛（Neuhof征）或足背屈时小腿后侧肌群疼痛（Homan征），PE主要表现为呼吸困难、胸痛、咯血，严重者可出现晕厥，甚至猝死。

D-二聚体（D-dimer）是纤维蛋白的降解产物，新发VTE时其水平升高。静脉加压超声（compression ultrasonography，CUS）是检查DVT的首选，增强CT及其三维重建技术可以了解下肢静脉、下腔静脉以及肺动脉的管腔情况，明确诊断VTE的部位。肺通气/灌注扫描对PE的诊断具有高度敏感性，静脉造影是诊断VTE的"金标准"。

VTE的治疗原则：预防致死性肺栓塞、防止复发性VTE及血栓形成后综合征。治疗手段包括抗凝治疗、溶栓治疗、取栓/血栓抽吸治疗和放置下腔静脉滤器等。

三、腘动脉瘤

患者，男性，51岁。左足突发凉、疼痛3天。否认心房颤动病史。查体：左足皮肤苍白，皮温低，左股动脉搏动良好，左腘动脉、足背动脉、胫后动脉搏动未触及。左腘窝处可触及一长梭形包块，约10cm×6cm，未触及搏动，活动度差，压痛（－）。右下肢皮温及颜色正常，右股动脉、腘动脉、足背动脉、胫后动脉搏动良好，右腘窝处可触及8cm×5cm的搏动性包块。双侧踝肱指数（ABI）：右侧1.02，左侧0。彩色多普勒血管超声：双侧腘动脉瘤形成，左侧腘动脉管腔内充满低回声，未见明确血流信号，左胫前动脉、腓动脉和胫后动脉仅见低平血流信号。右侧腘动脉管腔内可见附壁低回声，右胫前动脉、腓动脉、胫后动脉血流信号正常。CT血管造影（CTA）：双侧腘动脉瘤形成，左侧腘动脉瘤内充满血栓，管腔闭塞；右侧腘动脉瘤内附壁血栓形成。

临床病例分析：腘动脉瘤（popliteal aneurysm）是腘动脉扩张形成的动脉瘤，主要病因为动脉硬化和创伤，前者以真性动脉瘤为主，后者为假性动脉瘤。

部分患者可自觉腘窝处有肿块，可触及搏动，若瘤内充满血栓则搏动消失。瘤腔内的血栓可以脱落导致反复出现远端小动脉栓塞，严重者可导致足趾坏死，若腘动脉管腔完全闭塞，则可导致显著的膝下缺血症状。

彩色多普勒血管超声检查可以明确有无腘动脉瘤，以及管腔内附壁血栓和瘤腔内及远近端血流情况。数字减影血管造影可以明确血流情况，但不能完全反映动脉瘤的整体情况。CTA可明确动脉瘤大小、附壁血栓、下肢动脉情况，还可明确对侧或其他部位是否合并动脉瘤。

腘动脉瘤一经发现均须手术治疗。原则以动脉瘤切除、解除压迫和腘动脉血运重建为主。以开放手术为主，特殊情况可行介入治疗。

四、下肢血管部分闭塞

患者，男性，65岁。左下肢间歇性跛行5年。每次行走约200m出现左小腿疼痛，休息5分钟后可继续行走，否认左下肢放射性疼痛。既往史：吸烟40余年，合并高血压病。查体：双侧股动脉、右腘动脉、右胫后动脉搏动良好，左腘动脉、左胫后动脉和双侧足背动脉搏动未触及。右足皮肤颜色及皮肤温度良好，左足皮肤苍白，皮肤温度较右侧显著降低。双下肢ABI：右侧1.02，左侧0.61。行双下肢动脉CTA，结果见图7-13。

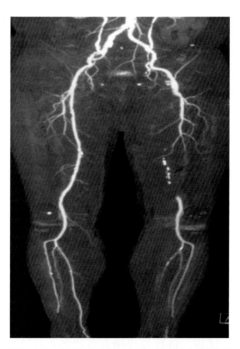

图7-13 双下肢动脉CTA检查结果示意

注：箭头示股动脉闭塞处。

临床解剖问题：患者发生显著病变的是哪部分血管？有关的重要解剖结构及临床应用。

临床病例分析：患者的症状属于左下肢缺血。一般来说，慢性下肢缺血病变平面较症状平面高1个关节平面，从该患者小腿疼痛（膝关节平面）的症状判断，其病变的位置应该在股动脉（髋关节平面）。体格检查提示左股动脉搏动良好，而腘动脉以远（含腘动脉）搏动均消失，亦可证实病变位于股动脉水平。而CTA则明确了左股动脉（自分出股深动脉以远）全程闭塞。

解剖要点：股动、静脉在股三角内，位置表浅常用于穿刺，如作为介入治疗的穿刺点、中心静脉导管的置入部位。股动脉在股三角内分出股深动脉；大隐静脉汇集了5个重要属支的静脉血，在股三角内汇入股静脉。

股动脉向远端行于缝匠肌深面进入收肌管。股神经分出隐神经，穿出收肌管后与大隐静脉伴行至皮下。

股动脉出收肌管后进入腘窝，移行为腘动脉，发出分支加入膝关节动脉网（膝上、膝中、膝下动脉）。在膝关节下方腘动脉分为胫前、胫后动脉，胫后动脉又分出腓动脉。各支动脉分别供应小腿和足部的肌肉、皮肤等结构。

五、下肢缺血

患者，男性，65岁。左下肢间歇性跛行5年。每次行走约200m即出现左小腿疼痛，休息5分钟后可继续行走，否认左下肢放射性痛。既往：吸烟40余年，合并高血压。查体：双侧股动脉、右腘动脉、右胫后动脉搏动良好，左腘动脉、左胫后动脉、双侧足背动脉搏动未及。右足皮肤颜色及皮肤温度良好，左足皮肤苍白、皮肤温度较右侧显著降低。双下肢踝肱指数（ABI）：右侧1.02，左侧0.61。行双下肢动脉CTA。

临床病例分析：因下肢动脉狭窄或闭塞引起供血不足而致下肢缺血，可能的原因如下。动脉硬化性闭塞症；心内附壁血栓脱落导致的下肢动脉栓塞；血管炎性病变导致的动脉狭窄/闭塞；易栓症导致的下肢动脉血栓形成等。随着生活水平的提高，动脉硬化性闭塞症已成为当前下肢缺血的主要原因。

慢性下肢缺血可分4期（Fontaine分期）：Ⅰ期，缺乏症状但可客观上诊断的周围动脉疾病，即轻微症状期；Ⅱ期，间歇性跛行期；Ⅲ期，静息痛期；Ⅳ期，溃疡和坏疽期。

应用ABI对下肢缺血进行评估，ABI<0.9即可诊断为下肢缺血。

彩色多普勒超声可了解血管形态、内膜斑块的位置和厚度等病变情况。磁共振血管造影（magnetic resonance angiography，MRA）和CTA可精确地显示下肢动脉病变情况。动脉造影检查仍然是诊断动脉闭塞性疾病的金标准。

下肢缺血的药物治疗：包括抗血小板、抗凝和免疫抑制等治疗方法。手术治疗：急性下肢缺血，可行取栓、血栓抽吸和溶栓术等；慢性下肢缺血，可选择内膜剥脱、血管旁路和腔内开通（球囊扩张、支架植入、斑块旋切）等。对严重下肢缺血坏疽患者，必要时须行截肢术。

六、股骨颈骨折

患者，女性，70岁。洗浴时不慎滑倒，导致股骨颈骨折。

临床病例分析：当髋关节受到暴力外伤时，尤其是旋转暴力，可以导致股骨颈骨折。对于老年人，低能量摔倒时大粗隆的直接撞击也可导致股骨颈骨折。股骨颈骨折后该侧髋关节通常因疼痛而无法负重，平卧位时，由于骨折远端受臀中肌和髂腰肌牵拉，下肢表现为外旋短缩畸形。股骨颈骨折后股骨头的血运容易受影响，继发股骨头坏死，且骨折线越靠近股骨头，这种坏死的概率越大。

七、跟腱断裂

患者，男性，30岁。患者系足球运动员，在运动中因剧烈冲撞，造成跟腱断裂。

临床病例分析：跟腱是人体最强大的肌腱，位于足踝后方。除了少数直接的撞击或者切割伤外，大部分跟腱断裂为间接暴力所致。当踝关节处于背伸状态时，跟腱本身被动拉伸，如果此时突然做剧烈的跖屈动作，小腿后方的三头肌强烈收缩牵拉跟腱，跟腱无法承受数倍于体重的拉力而断裂。患者可以表现为跛行、患侧无法单脚站立踮脚尖等。最易明确诊断的检查方法是通过挤压小腿后方肌肉的汤普森试验（Thompson test）来判断腓肠肌－比目鱼肌复合体的连续性。患者俯卧位，双足置于床沿外，手捏小腿三头肌肌腹，正常侧踝捏肌肉时立即跖屈，跟腱完全断裂时捏肌肉踝关节不动。B超和MRI可以明确跟腱断裂的程度和部位。

第八章 上　　肢

第一节　概　　述

一、皮肤和筋膜

肩部、臂和前臂背面的皮肤较厚且多毛；臂和前臂前面的皮肤较薄，毛较少，移动性较大。手掌皮肤较厚；手背皮肤较薄，移动性较大。腋窝处皮肤宽松多毛，移动性大，以确保肩关节的活动范围。肘关节、腕关节和指间关节处的皮肤均含皮纹和皮沟，是深筋膜固着的部位。上肢皮肤多含有丰富的汗腺及交感神经，对维持体温的恒定有重要作用。

肩部、臂和前臂背面的浅筋膜通常比前面厚。浅筋膜内含有丰富的皮神经和浅静脉。由颈部的椎前筋膜包裹膈神经、斜角肌、交感链、锁骨下动脉等结构，向下延续为腋鞘（axillary sheath），继续包裹臂丛及其分支、腋动脉和腋静脉等。深筋膜不仅包裹肩背部的背阔肌、三角肌，也包裹胸部的胸大肌，并与臂部深筋膜相延续。

臂和前臂的深筋膜形成套筒状结构，向深部形成肌间隔附于肱骨和桡尺骨的骨膜，并形成前臂骨间膜。这些深筋膜具有重要的分隔作用，以确保肌的协同作用。此外，在深筋膜的覆盖和包裹中，还形成不同部位的血管神经束，既能防止受压又可确保其相对的移动性。

二、上肢肌

按照肌的起点和作用的关节，上肢肌分类如下。

1. 起自中轴骨作用于肩胛骨的肌　包括斜方肌、肩胛提肌、菱形肌和前锯肌。

2. 起自中轴骨作用于肩关节的肌　包括胸大肌、胸小肌和背阔肌。

3. 在肩胛骨与肱骨近端之间的肌　可控制肩关节的活动，包括冈上肌、冈下肌、肩胛下肌、大圆肌、小圆肌和喙肱肌，三角肌和胸大肌的锁骨部也属此类。

4. 运动肘关节的肌　包括肱肌、肱二头肌、肱三头肌、肱桡肌和肘肌。

5. 控制旋前、旋后的肌　主要包括肱二头肌、旋后肌、旋前圆肌和旋前方肌。

6. 控制桡腕关节的肌　包括桡侧腕长伸肌、桡侧腕短伸肌、尺侧腕伸肌、尺侧腕屈肌、桡侧腕屈肌和掌长肌。

7. 运动拇指的肌　包括拇长屈肌、拇长展肌、拇长伸肌和拇短伸肌。

8. 运动掌指和指间关节的肌　包括指伸肌、示指伸肌、小指伸肌、指浅屈肌、指深屈肌、骨间肌和蚓状肌。

9. 控制拇指和小指的肌　包括拇收肌、拇短展肌、拇短屈肌、拇对掌肌、小指展肌、小指短屈肌和小指对掌肌。

三、上肢动脉

上肢动脉主干为锁骨下动脉，其在颈部的走行及分支可参考第九章颈部局部解剖相关内容。自第1肋外缘起，锁骨下动脉延续为腋动脉，至大圆肌下缘向下移行为肱动脉。

（一）腋动脉

腋动脉（axillary artery）行于胸小肌的深面，并被该肌分为3段。

1. 第1段（近肌段）　自第1肋外缘至胸小肌上缘间，发出胸上动脉（superior thoracic artery），至第1、第2肋间隙。

2. 第2段（肌后段）　位于胸小肌后方，发出如下动脉。①胸肩峰动脉（thoracoacromial artery），此动脉为一短干，很快即分出胸肌支、肩峰支、锁骨支和三角肌支，供应同名区域。②胸外侧动脉（lateral thoracic artery），供应前锯肌、胸大肌、胸小肌及肩胛下肌和女性乳腺。

3. 第3段（远肌段）　自胸小肌下缘至大圆肌下缘间，发出如下动脉。①肩胛下动脉（subscapular artery），为一粗大短干，很快分成旋肩胛动脉（circumflex scapular artery）和胸背动脉（thoracodorsal artery）两终支，供应肩肌、肱三头肌长头、背阔肌、大圆肌和胸壁。②旋肱前动脉（anterior circumflex humeral artery），绕肱骨外科颈前面达结节间沟。③旋肱后动脉（posterior circumflex humeral artery），较粗大，伴腋神经一起穿四边孔，绕外科颈后面向外与旋肱前动脉相吻合。分支供应肩关节、三角肌、大圆肌、小圆肌、肱三头肌长头和外侧头，该动脉与多个动脉分支相吻合。

（二）肩关节周围动脉网

肩关节周围动脉网位于肩关节和肩胛骨周围，由3条主要动脉的分支相互吻合而成。来自甲状颈干的肩胛上动脉，经肩胛上横韧带上方达冈上窝；来自肩胛下动脉的旋肩胛动脉，经三边孔至冈下窝；来自颈横动脉的肩胛背动脉，沿肩胛骨内侧缘下行。这些动脉的分支相互吻合形成肩胛动脉网，当腋动脉血流受阻时，依靠这一重要的侧支循环，可维持上肢的血液供应。许多腋动脉的分支，都有小支参与该动脉网的吻合，从而确保肩关节的血供。

（三）肱动脉

肱动脉（brachial artery）是腋动脉的直接延续，自大圆肌下缘至肘关节远端1cm处，肱动脉先在肱骨内侧走行，后至肱骨前面下行，发出如下分支。①肱深动脉（deep brachial artery），在大圆肌下缘处发自肱动脉的后内侧壁，与桡神经伴行于桡神经沟内，分出三角肌支和肱骨滋养动脉。有时该动脉与旋肱后动脉一起发自腋动脉。在肱骨中段的背面，肱深动脉分成两支。其一为中副动脉（middle collateral artery），也称后降动脉（posterior descending artery），起自肱骨后方的肱深动脉，沿外侧肌间隔后方下行至肘部。其皮支可穿深筋膜浅出至皮下，终支在肱骨外上髁后方与骨间返动脉吻合，并分支伴桡神经至肘区。另一分支为桡侧副动脉（radial collateral artery），也称前降动脉，发自肱深动脉，伴桡神经穿过外侧肌间隔，下行至肱骨外上髁前方，与桡侧返动脉吻合，供应肱肌、肱桡肌和桡神经等。②尺侧上副动脉（superior ulnar collateral artery），在臂中份发自肱动脉（也可发自肱深动脉），伴尺神经穿过内侧肌间隔，供应肱三头肌内侧头。在肱骨内上髁与尺骨鹰嘴间下行，终支与尺侧返动脉后支和尺侧下副动脉吻合。在内上髁的前方，有时会发出分支，与尺侧下副动脉及尺侧返动脉后支相吻合。③尺侧下副动脉（inferior ulnar collateral artery），也称滑车上动脉。在肘关节上方发出，行于正中神经和肱肌之间，向后穿过内侧肌间隔，在鹰嘴附近与中副动脉吻合，并发出分支下行，与尺侧返动脉前支吻合，另有分支与尺侧上副动脉及尺侧返动脉后支相吻合。除以上分支外，肱动脉有时还发出尺侧中副动脉与尺侧返动脉前支吻合，以及供应肱骨的滋养动脉。

（四）桡动脉

肱动脉在桡骨颈附近分成2个终末支，其中，桡动脉（radial artery）比尺动脉略细。桡动脉在肘关节远端发出2个分支。①桡侧返动脉（radial recurrent artery），供应肱桡肌、旋后肌、肘肌和肘关节，并与桡侧副动脉相吻合。②肌支，供应旋前圆肌、桡侧腕屈肌、指浅屈肌、拇长屈肌外侧半，桡侧腕长伸肌和桡侧腕短伸肌。在手部，桡动脉与尺动脉掌深支吻合成掌深弓（deep palmar arch）。再由掌深弓发出3支掌心动脉（palmar metacarpal artery）供应手部。

（五）尺动脉

尺动脉（ulnar artery）较粗，行于前臂指浅屈肌的深面，穿过屈肌支持带进入手部。尺动脉在肘关节远端发出3个分支。①尺侧返动脉前支（anterior ulnar recurrent artery），供应肘肌和旋前圆肌，并与尺侧下副动脉吻合。②尺侧返动脉后支（posterior ulnar recurrent artery），向背内侧上行，供应指深屈肌、指浅屈肌、尺侧腕屈肌、尺神经和肘关节，并与尺侧上副动脉和尺侧下副动脉相吻合。此动脉和尺神经行于内上髁后方，很易受损。③骨间总动脉（common interosseous artery），自桡骨粗隆远端处发自尺动脉的短干，很快分成骨间前动脉（anterior interosseous artery）和骨间后动脉（posterior interosseous artery）。骨间前动脉在骨间膜前面下行，并发出正中动脉供应正中神经，随其进入手掌，加入掌浅弓或成为第1～2指的掌指动脉。骨间后动脉穿过骨间膜近侧缘达前臂的背面，发出多个肌支后，远端与骨间前动脉及腕背弓终支吻合。骨间返动脉（interosseous recurrent artery）发自骨间总动脉或骨间后动脉，上行于肘关节背面，与中副动脉、尺侧后返动脉及尺侧副动脉相吻合。在手部，尺动脉发出掌深支与桡动脉吻合成掌深弓，尺动脉主干的末端与桡动脉的掌浅支吻合形成掌浅弓（superficial palmar arch）。由掌浅弓发出3支指掌侧总动脉（common palmar digital artery），与掌心动脉吻合后，每支再分成2支指掌侧固有动脉（proper palmar digital artery），供应手掌及手指。

四、上肢静脉及淋巴回流

（一）上肢静脉

上肢静脉包括浅静脉和深静脉两类。

1. 浅静脉　位于皮下，源于指背静脉，沿手指两侧走行，汇成3条掌背静脉（dorsal metacarpal veins），进而形成手背静脉网（dorsal venous rete）（图8-1）。拇指侧静脉网汇集成头静脉（cephalic vein），小指侧静脉网汇成贵要静脉（basilic vein），分别沿前臂桡、尺侧上行达肘窝两侧，两者经肘正中静脉（median cubital vein）相连。手掌和前臂前面的静脉汇成前臂正中静脉（median vein of forearm），注入肘正中静脉，有时则分别注入头静脉和贵要静脉。贵要静脉沿肱二头肌内侧沟上行达臂中，汇入深层的肱静脉。头静脉沿臂部外侧上行至锁骨下窝，汇入深层腋静脉或锁骨下静脉。上肢浅静脉是临床抽血和输液的常用血管，多选取肘正中静脉和手背静脉网处操作。

2. 深静脉　深静脉与同名动脉伴行，且多为两条，行于深部肌间隙内。深静脉源于掌浅静脉弓和掌深静脉弓，其属支与同名动脉伴行，并通过穿支与浅静脉网相通。来自静脉弓和静脉网的静脉分别汇成桡静脉、尺静脉，并与同名动脉伴行达肘部，汇成肱静脉并接受贵要静脉，上行延续为腋静脉（axillary vein）。腋静脉较粗大，汇集上肢的浅、深静脉血，至第1肋外缘处移行为锁骨下静脉。锁骨下静脉在胸锁关节后面与颈内静脉汇合形成头臂静脉。

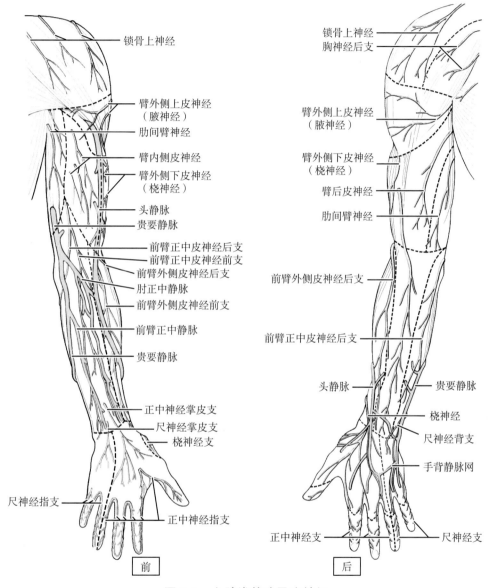

图8-1 上肢浅静脉及皮神经

（二）上肢的淋巴回流

上肢的淋巴管分浅、深两组。浅淋巴管在手部可汇集成外侧、内侧和中间3组集合淋巴管，沿上肢浅静脉上行至肘窝或腋窝，汇入肘浅淋巴结或腋淋巴结。浅淋巴管之间有广泛交通和吻合。深淋巴管汇集上肢深层结构的淋巴，沿深部血管及分支走行，注入局部淋巴结。在桡动脉两侧有桡骨淋巴结，尺动脉周围有尺骨淋巴结，肘部有肘深淋巴结。沿肱动脉分布有臂深淋巴结，也称肱淋巴结（brachial lymph node）。腋淋巴结（axillary lymph node）是上肢最大的淋巴结群，可分为5组，沿血管和神经排列，各组间的分界不清楚。①外侧群（lateral lymph node）沿腋静脉内侧和背侧排列，收集上肢大部分淋巴管，输出管注入中央群和尖群。②胸肌群（前群）（pectoral lymph node）位于胸大肌深面，沿胸外侧血管排列于第2～6肋间。收纳脐以上躯干与乳房外侧部和中央部淋巴管，输出管至中央群和尖群，乳腺癌易发生淋巴转移扩散。③肩胛下群（后群）（subscapular lymph node）沿肩胛下血管排列，收集项下部和躯干背部浅淋巴管，输出管至中央群和尖群。④中央群（central lymph node）位于腋窝底的脂肪组织内，收纳以上3个群的输出管，输出管注入尖群。乳腺癌的中央群转移率最高。⑤尖群（apical lymph node）位于胸小肌上缘，沿腋静脉内侧排列达腋尖，此群接受各群淋巴输出，以及乳腺上部与锁骨下淋巴管的注入，其输出管构成锁骨下干。

五、上肢的神经支配

上肢的躯体神经主要来自臂丛的神经。此外，有交感神经管理汗腺、竖毛肌和血管的活动。

（一）上肢的皮神经分布

与躯干相比，上肢皮神经的节段性分布明显不同，自肩部向下至手部，沿上肢的外侧半，皮神经自上而下分别来自颈$_3$（颈根和肩上部）、颈$_4$（肩）、颈$_5$（臂）、颈$_6$（前臂）和颈$_7$（手）。反之，上肢内侧半的皮神经分布顺序与外侧半相反，从手上行到腋和肩部，分别来自颈$_8$（手）、胸$_1$（前臂）和胸$_2$（臂及腋部）。如此形成上肢皮神经呈环形顺序分布的特征（图8-1）。

（二）臂丛

臂丛（brachial plexus）由颈$_5$～颈$_8$神经前支和T$_1$神经前支的大部分组成，支配上肢的肌、关节和皮肤。臂丛在形成上肢主要神经之前，神经纤维经过复杂的交织，由5个根（root）形成上、中、下3个干（trunk），每个干再分成前、后股（division），经重组后形成内、外、后3个束（cord）。由臂丛各部位发出的神经支配整个上肢。详见上肢各部局部解剖指导内容。

（三）上肢的交感神经支配

上肢的交感神经节前纤维，来自脊髓上胸段（胸$_2$～胸$_7$），灰质的中间外侧核，经白交通支进入交感干，主要在颈下神经节交换神经元。节后纤维经灰交通支加入臂丛，随上肢的神经到达上肢动脉、汗腺和竖毛肌，管理血管收缩、汗腺分泌和竖毛功能。

第二节　肩及胸壁局部解剖

一、皮肤切口

前面自胸骨上缘沿正中线向下做垂直切口达剑突，上端沿锁骨上缘向外达肩峰转而向外下方，越过肱骨头达三角肌下缘做环形切口。下端自剑突向外，沿肋弓下方做弧形切口至腋中线。背面自第7颈椎棘突向下，沿后正中线做垂直切口至肩胛下角水平，上端自第7颈椎棘突向外与胸壁上切口相交，下端沿肩胛骨下角做水平切口向内达后正中线，向外达腋中线。

二、浅层结构

胸壁和肩胛区的浅筋膜较致密，前面富含脂肪组织，背面的脂肪较少。女性胸壁浅筋膜含乳腺（mammary gland）。在胸壁上部浅筋膜内有颈阔肌（platysma），自颈部向下越过锁骨达胸前上部，随肌下行的还有内侧、中间和外侧3组锁骨上神经（supraclavicular nerve），该神经是颈丛的分支。

解剖乳腺，可选择较年轻女性尸体，先在其隆起的周缘做一环形皮肤切口，再以乳头为中心做一个1/4象限切口，去除该处皮肤，清除皮下脂肪，显示乳腺叶（lobes of mammary gland）呈放射状向乳头集中，注意腺叶间被结缔组织分隔，在腺叶近乳头端可解剖出输乳管（lactiferous duct），其向中心集合达乳晕（areola），在皮肤的深面形成膨大的输乳管窦（lactiferous sinus），开口于乳头。解剖后将整个乳腺自胸肌表面完整剥离，固定保存。

沿胸骨旁线的肋间隙内寻找肋间神经前皮支（anterior cutaneus branch of intercostal nerve）及伴行的胸廓内动脉穿支（perforating branch of internal thoracic artery），这些分支呈节段性分布，不必逐支解剖，选1～2支即可。沿腋前线，自上而下在各肋间隙内寻找肋间神经外侧皮支（lateral cutaneus branch of intercostal nerve）及伴行的肋间后动脉穿支（perforating branch of posterior intercostal artery），其支又分为前支和后支，分别沿肋间隙向前、向后走行分布于胸部皮肤。注意，第2肋间神经的外侧皮支较粗大，向腋窝皮下走行，与臂内侧皮神经交通，称为肋间臂神经（intercostobrachial nerve），分布于臂上部内侧份的皮肤。

在胸背部，沿棘突两旁3～5cm处，寻找脊神经后支（dorsal branch of spinal nerve），向外侧分布的为外侧支（lateral branch），向内侧走行的为内侧支（medial branch）。须注意，上背部脊神经后支的外侧支仅支配肌肉，内侧支则先支配肌肉再支配皮肤感觉；下背部的内、外侧支分布刚好相反。因此，上背部的皮神经属于内侧支，而下背部的皮神经则属于外侧支。

三、深层结构

胸部深筋膜紧包在胸肌表面并延伸到腋窝和臂部，向下移行为腹壁深筋膜。背部向下延续为胸腰筋膜。

（一）胸部肌肉

胸部肌肉包括与上肢相连的胸上肢肌和构成胸壁的胸固有肌两类。

1. 胸上肢肌　包括胸大肌、胸小肌以及位于胸背的斜方肌、肩胛提肌、菱形肌和前锯肌（表8-1）。

表8-1　胸上肢肌

肌群	肌肉名称	起点	止点	主要功能	神经支配	动脉供应	常见变异
肩胛悬吊肌	斜方肌	上项线内1/3，枕外隆凸、项韧带及颈$_7$～胸$_{12}$棘上韧带和棘突尖	锁骨外1/3后缘、肩胛冈、肩峰	使肩胛骨向脊柱靠拢，上部肌束可上提肩胛骨，下部肌束可下降肩胛骨，若肩胛骨固定，一侧肌收缩可使颈向同侧屈面向对侧，两侧同时作用使头后仰	副神经，颈$_3$和颈$_4$脊神经前支的感觉支（本体感觉）	上部：枕动脉肌支中部：颈浅动脉或颈横动脉浅支下部：肩胛背动脉的肌支	偶有止点达锁骨中间，与胸锁乳突肌相融，有时脊柱起点止于第8胸椎棘突，或缺少枕部起点，有时颈部和背部的肌束分开，甚至下部肌束发育不全或缺失
	胸小肌	第3～5肋的上缘和外面，近肋软骨处	喙突的内缘和上面	助前锯肌拉肩胛骨向前下方，旋肩胛骨，助吸气	胸内侧神经	胸肩峰动脉的胸肌支和肩支，胸上动脉和胸外侧动脉的分支	有时肌束分裂或数量不同，有时会出现第1肋到喙突的胸最小肌。肋部起点可以是第2～5肋、第3～5肋、第2～4肋或第3～4肋。有时此肌可缺失（Poland综合征）
	锁骨下肌	第1肋和其肋骨接合处	锁骨中1/3下面，也可达喙突或肩胛骨上缘	固定、稳定锁骨和胸锁关节	臂丛的锁骨下肌神经	胸肩峰动脉锁骨下支及肩胛上动脉的分支	无变异
肩胛运动肌	肩胛提肌	寰椎、枢椎横突，第3、第4颈椎横突后结节	肩胛骨上角与肩胛冈内端之间的肩胛骨内侧缘	上提肩胛骨上角和外旋肩胛骨，屈颈椎	第3、第4颈神经的分支及第5颈神经肩胛背神经的分支	颈横动脉和颈升动脉，可能还有椎动脉的分支	肌束出现分裂，起点可达乳突、枕骨
	小菱形肌	第7颈椎和第1胸椎棘突，项韧带下部	肩胛冈内端三角面	拉肩胛骨内侧缘向上向内，使肩部回收	肩胛背神经，第4、第5颈神经的分支	肩胛背动脉或颈横动脉的分支和上5～6个肋间后动脉的背侧穿支	有时此肌上缘的肌束可达枕骨，称为菱枕肌
	大菱形肌	第2～5胸椎棘突和棘上韧带	肩胛冈根部和下角之间的内侧缘				
	前锯肌	上8～10个肋的外面和上缘，肋间筋膜	肩胛骨内侧缘、下角	旋肩胛（拉肩胛骨向前）下部肌束使肩胛骨下角旋外助臂上举，肩胛骨固定时，可上提肋骨助深吸气	由第5～7颈神经组成的胸长神经	胸最上动脉和胸外侧动脉，胸肩峰动脉的分支	有时缺少第1和第8肌齿，可以与肩胛提肌或腹外斜肌部分融合
胸臂运动肌	胸大肌	锁骨胸骨半的前面，胸骨自上而下至第7肋软骨间的一半宽度，第6肋的胸骨端和腹外斜肌腱膜	肱骨大结节嵴及肩关节囊韧带	整肌可内收、内旋肱骨，上臂向上固定可引体向上，助深吸气	胸内侧神经和胸外侧神经	胸肩峰动脉的胸肌支为主，此外还有来自三角肌支和锁骨支的分支及胸廓内动脉穿支、胸上和胸外侧动脉的分支	来自腹外斜肌腱膜的肌束有时缺如，两侧肌可交叉越过胸骨，部分肌束可与胸锁乳突肌融合或附于胸骨上部，称为胸骨肌，也称胸直肌

续　表

肌群	肌肉名称	起点	止点	主要功能	神经支配	动脉供应	常见变异
胸臂运动肌	三角肌	锁骨外1/3的前缘和上面，肩峰的外侧缘和上面，以及肩胛冈的下缘	肱骨中段外侧面的三角肌粗隆	前部纤维助胸大肌拉臂部向前和旋内；后部纤维使臂部旋外；臂后伸、外展、上举	腋神经，第5和第6颈神经	胸肩峰动脉的肩峰支和三角肌支，旋肱前动脉、旋肱后动脉，肩胛下动脉和肱深动脉的三角肌支	三角肌可和胸大肌融合，也可以接受斜方肌的附加纤维
	喙肱肌	喙突尖的深面和肱二头肌短头腱的深面	肱骨干内缘一个3～5cm长的压迹	与三角肌作用相拮抗，尤其当臂处于外展和伸的状态，可以前屈臂和内收臂	肌皮神经，第5～7颈神经	腋动脉的多个分支，旋肱前动脉分支，胸肩峰动脉的分支	无变异
	背阔肌	下6个胸椎棘突，胸腰筋膜后层，髂嵴后部、下3～4肋	向外上斜行，集中于肱骨小结节嵴	内收、伸和内旋臂部，与胸大肌、大圆肌一起可引体向上	胸背神经，第6～8颈神经	胸背动脉为主，第9～11肋间后动脉的背侧穿支和第1～3腰动脉	常接受来自肩胛骨的附加肌纤维，可以加入胸大肌肌腱内
肩关节运动肌	冈上肌	冈上窝内侧2/3和冈上肌筋膜	肱骨大结节最高的骨面和肩关节囊	外展肩关节，稳定肩关节	肩胛上神经，第5和第6颈神经	肩胛上动脉，肩胛背动脉	无变异
	冈下肌	冈下窝内侧2/3和冈下肌筋膜	肱骨大结节中份，有些腱与冈上肌腱相交叉终止	外旋肱骨	肩胛上神经，第5和第6颈神经	肩胛上动脉，旋肩胛动脉	无变异
	小圆肌	肩胛骨背面邻近外侧缘的上2/3，冈下肌和大圆肌腱板的分开处	肱骨大结节下份	肱骨外旋和微内收，与冈上肌、冈下肌、肩胛下肌和大圆肌一起稳定肩关节运动	腋神经分支，第5和第6颈神经	旋肩胛动脉和旋肱后动脉	有时与冈下肌融合
	肩胛下肌	肩胛下窝	肱骨小结节和肩关节囊的前部	肱骨内旋，稳定肩关节运动	肩胛下神经上支，第5和第6颈神经	肩胛上动脉、腋动脉和肩胛下动脉的分支	无变异
	大圆肌	肩胛骨下角背面	肱骨小结节嵴	后伸、内旋肱骨	肩胛下神经下支，第5和第6颈神经	肩胛下动脉的胸背支，旋肱后动脉	可与背阔肌的肩胛部融合，也可发出肌束加入肱三头肌长头

　　胸大肌（pectoralis major muscle）位于胸前方，其外上方与三角肌之间有三角肌胸大肌间沟（deltopectoral groove），沟内有头静脉走行，穿深筋膜汇入腋静脉或锁骨下静脉。在胸大肌的下方，可见腹外斜肌和前锯肌（serratus anterior muscle）起点的肌齿相互交错。将胸大肌沿起点弧形切断，向外侧翻开，可见其深面的胸小肌（pectoralis minor muscle）及筋膜。胸内侧神经（medial pectoral nerve）发自臂丛内侧束，穿胸小肌进入胸大肌。胸小肌上缘与锁胸筋膜（clavipectoral fascia）相连，此筋膜由喙突、锁骨下肌和胸小肌之间的深筋膜构成。胸外侧神经（lateral pectoral nerve）发自臂丛外侧束，其与胸肩峰动脉一同穿出锁胸筋膜，头静脉则穿入此筋膜汇入腋静脉。去除锁胸筋膜，可见附着在锁骨下面的锁骨下肌（subclavius muscle），腋动脉、腋静脉和部分臂丛的神经干在此通过。沿胸小肌下缘寻找，可见在前锯肌表面下行的胸外侧动脉（lateral thoracic artery）和胸长神经（long thoracic nerve），两者相伴而行，支配前锯肌。

2. 胸固有肌　包括肋间外肌、肋间内肌、肋间最内肌、肋下肌、胸横肌、提肋肌、膈肌、上后锯肌、下后锯肌（表8-2）。

表8-2　胸固有肌

肌肉名称	起点	止点	主要功能	神经支配	动脉供应
肋间外肌	上肋下缘	下一肋的上缘	呼吸肌，提肋助吸气	肋间神经	胸廓内动脉或经肌膈动脉、肋间后动脉、胸主动脉、肋下动脉和胸上动脉的分支，还有供应相邻上肢肌的动脉，如肩胛上动脉、颈浅动脉、胸肩峰动脉、胸外侧动脉和肩胛下动脉的分支
肋间内肌	下肋上缘	上一肋下缘	呼吸肌，降肋助呼气	肋间神经	
肋间最内肌	下肋上缘	上一肋下缘	协助肋间内肌	肋间神经	
肋下肌	近肋角处的肋骨内面	下2～3个肋的内面的肋间内肌	降肋	相邻的肋间神经	
胸横肌	胸骨后面下1/3、剑突、下3～4个真肋近胸骨端的肋软骨	第2～6肋的内面和下缘	拉肋软骨向下	相邻的肋间神经	
提肋肌	第7颈椎和第1～11胸椎的横突尖	第1～12肋上缘和外面肋结节和肋角之间。下4肌每个都分为两束，一束与上面止点相同，另一束越过相近肋止于以下第2个肋，为长提肋肌	上提肋	胸神经后支的外侧支	
上后锯肌	项韧带下部、第7颈椎和上2～3个胸椎棘突，棘上韧带	第2～5肋角外侧的上缘和外面	上提肋	第2～5肋间神经	
下后锯肌	下2个胸椎、上2～3个腰椎棘突和棘上韧带	下4个肋的下缘和外面、肋角外侧	拉下部肋向下、向后	第9～12胸神经前支	
膈	胸骨部：剑突后面 肋部：下6个肋软骨及相邻肋的内面，与腹横肌交错 腰部：内、外侧弓状韧带和膈脚，起自上2～3个腰椎及第12肋	中心腱	呼吸肌，与腹肌同时收缩可增加腹压，助排便、咳嗽、呕吐、喷嚏及分娩	膈神经（运动）、下6～7肋间神经（感觉）	下5个肋间后动脉、肋下动脉、膈上动脉、膈下动脉、心包膈动脉和肌膈动脉

选取一肋间隙，逐层解剖肋间诸肌：外层为肋间外肌（external intercostal muscle），肌纤维由后上向前下走行，注意检查其前部形成的肋间外膜（external intercostal membrane），附于胸骨；中层的肋间内肌（internal intercostal muscle），肌纤维走行与肋间外肌相反，肌的后部至肋角处形成肋间内膜（internal intercostal membrane），向内连于脊柱；内层为肋间最内肌（intermost intercostal muscle），位于肋间内、外膜之间的区域，其纤维走行和功能与肋间内肌一致。在解剖过程中检查、追踪肋间后静脉、肋间后动脉和肋间神经，自上而下走行于肋角以后的相应肋沟内，在肋角处血管和神经各分为上、下2支，分别沿肋沟和下位肋的上缘前行。在肋间隙进行胸膜穿刺时，应注意肋间血管、神经的走行，以免损伤。

（二）肩背部肌肉

肩背部上方可见三角形的斜方肌（trapezius muscle），其纤维由头、颈和胸椎棘突向肩胛冈集中。背部下方为宽大的背阔肌（latissimus dorsi muscle），该肌起点广泛，肌纤维向外上方走行，集中止于肱骨小结节嵴。沿斜方肌内侧端将其切断并向外翻开，可见其深面上方的肩胛提肌（levator scapulae muscle）和下方的菱形肌（rhomboideus），二肌均斜向外下方，分别附着于肩胛骨上角和内侧缘。在翻开的斜方肌内面，寻找自上而下走行的脊副神经和颈横动脉浅支（superficial branch of transverse cervical artery），下行于斜方肌与肩胛提肌、菱形肌之间。

在肩部上方辨认三角肌的轮廓后，在其起点处切断该肌，向下翻开。在冈上窝可见冈上肌（supraspinatus muscle）及筋膜，切断该肌的起端向外翻，可见在肌的深面走行的肩胛上动脉（suprascapular artery）和肩胛上神经（suprascapular nerve），越过（或穿过）肩胛上横韧带经冈上窝行向冈下窝。

在冈下窝内，自上而下，冈下肌（infraspinatus muscle）和小圆肌（teres minor muscle）并行向外，分别止于肱骨大结节中、下份。在肩胛骨下角的背面可见大圆肌（teres major muscle），由背面向前外方走行，止于小结节嵴，其外端与小圆肌间有肱三头肌长头（long head of triceps brachii muscle），上行插入其间。

检查由肱三头肌长头外侧与肱骨、小圆肌（肩胛下肌）下缘及大圆肌上缘形成的四边孔（quadrilateral space），内有腋神经（axillary nerve）和旋肱后动脉穿行。肱三头肌长头内侧与大圆肌、小圆肌（肩胛下肌）形成的肌间隙称为三边孔（trilateral space），内有旋肩胛动脉穿行。在肩胛骨内缘处有颈横动脉深支（deep branch of transverse cervical artery）及伴行的肩胛背神经（dorsal scapular nerve）下行于肩胛提肌和菱形肌的深面。自肩胛骨上缘或大圆肌下缘，用手指向前、内均可触摸到肩胛下肌（subscapularis muscle），其紧贴肩胛下窝达小结节。

四、应仔细辨认的结构

1. 三边孔和四边孔　位置、构成及穿行的结构。

2. 肌腱袖（myotendinous cuff）　由冈上肌、冈下肌、小圆肌和肩胛下肌的腱在肩关节周围与关节囊愈着，形成加厚的腱板以加强肩关节的稳定作用。

3. 肩胛动脉网（scapular arterial network）　由锁骨下动脉和腋动脉分支形成的围绕肩胛骨周围的动脉吻合。参与吻合的主要动脉有肩胛上动脉、肩胛背动脉（颈横动脉深支）及肩胛下动脉的分支旋肩胛动脉。

4. 锁胸筋膜　位置、构成及穿行结构。

第三节　腋窝、臂部局部解剖

一、皮肤切口

自腋中线做一垂直切口向下达肩胛下角水平与胸壁、肩胛区的横切口相交。在臂部前面自三角肌下缘向下做一纵切口与肱骨内、外上髁连线下方3～5cm处的横切口相交。

二、浅层结构

腋窝的浅筋膜疏松、富含脂肪及结缔组织，臂部浅筋膜内有丰富的皮神经与浅静脉。

在臂外侧可见头静脉自肘部外侧上达三角肌前缘进入三角肌胸大肌间沟内。在臂内侧可见贵要静脉，上达臂中份穿深筋膜汇入肱静脉（brachial vein）。在肘窝还可见连接在头静脉与贵要静脉间的肘正中静脉。

在臂前面自上而下辨认寻找皮神经：在三角肌表面可见来自颈丛的锁骨上神经；在三角肌外侧分布的臂外侧上皮神经（superior lateral brachial cutaneus nerve）来自腋神经；沿臂内侧上部有肋间臂神经分布；臂部前内侧有臂内侧皮神经（medial brachial cutaneus nerve），来自臂丛内侧束；在臂部前内侧下1/3处，有前臂内侧皮神经（medial antebrachial cutaneus nerve）的前、后支下达前臂。臂部背面除来自腋神经的臂外侧上皮神经，还有来自桡神经的臂外侧下皮神经（inferior lateral brachial cutaneus nerve）和臂后皮神经（posterior brachial cutaneus nerve）。在臂后部中份可见前臂后皮神经（posterior antebrachial cutaneus nerve），穿深筋膜浅出下行到前臂。

三、腋窝的深层结构

腋窝（axilla）位于肩关节下方、臂部上段和胸上部之间，是胸部与上肢的连接、过渡区。腋窝由顶、底和四壁构成，内含锥体形的腋腔（axillary cavity）。

腋窝底由皮肤、浅筋膜和腋筋膜构成。此处皮肤较薄，成人生有腋毛，皮内富含皮脂腺和汗腺。皮肤借纤维隔与腋筋膜相连，筋膜内含大量脂肪，并有血管神经穿行，故又称筛状筋膜。

腋窝顶即腋腔上口，由锁骨中段、第1肋和肩胛骨上缘围成，向内上方通达颈根部，是颈部与上肢及胸部间重要血管神经联系的通道。

腋窝有前侧、后侧、内侧和外侧4个壁。

1. 前壁　由胸大肌、胸小肌、锁骨下肌与锁胸筋膜及胸小肌下方的腋悬韧带构成。

2. 后壁　由背阔肌、大圆肌、肩胛下肌和肩胛骨构成。后壁有肱三头肌长头和肩肌围成的三边孔与四边孔及其穿行的血管神经。

3. 内侧壁　由前锯肌、上4根肋骨、肋间肌及肋间隙软组织构成。

4. 外侧壁　由喙肱肌、肱二头肌和结节间沟构成。

确认腋窝的边界后翻开胸大肌，并在起端处切断胸小肌，打开腋窝前壁，清理疏松结缔组织，可将上肢外展显示腋鞘（axillary sheath），并在腋窝底部的脂肪中寻找中央群淋巴结（central lymph node）。

用示指沿腋鞘向上，经锁骨及第1肋之间可通向颈根部。用镊子小心分开此筋膜鞘，仔细检查鞘内结构，可见腋动脉居中，腋静脉在其内侧伴行，臂丛包围在腋动脉周围（图8-2）。

在胸小肌上缘寻找腋动脉第1段的分支：胸上动脉达第1～2肋间隙；胸肩峰动脉（thoracoacromial artery）穿出锁胸筋膜很快分出肩峰支、三角肌支、胸肌支和锁骨支，分布于同名区域。在胸小肌深面，腋动脉的第2段仅发出胸外侧动脉，伴胸长神经达前锯肌。位于胸小肌下缘的第3段发出：肩胛下动脉（subscapular artery），在肩胛下肌和大圆肌表面下行，分为胸背动脉（thoracodorsal artery）和旋肩胛动脉（circumflex scapular artery），前者伴胸背神经（thoracodorsal nerve）达背阔肌，后者穿三边孔向后走行，经小圆肌起点下方进入冈下窝，分布于肩带肌，并与肩胛上动脉和肩胛背动脉吻合组成肩胛动脉网。在腋动脉发出肩胛下动脉的下方外侧，发出旋肱前动脉和旋肱后动脉。旋肱后动脉伴腋神经穿四边孔，绕肱骨外科颈与旋肱前动脉相吻合。为观察方便可将腋静脉两端结扎后切除。

检查臂丛各束发出的神经：外侧束发出肌皮神经（musculocutaneus nerve），穿喙肱肌达臂前群肌；胸外侧神经穿锁胸筋膜达胸大肌。

由外侧束和内侧束的两根合成的正中神经（median nerve）伴肱动脉的外侧、前方和内侧走行，经肘关节的前方达前臂。内侧束向远端直接延伸为尺神经（ulnar nerve），伴肱动脉内侧达前臂。内侧束在较高处还发出胸内侧神经，自胸小肌深面进入该肌，并有小支与胸外侧神经结合，支配胸大肌。在其下方发出臂内侧皮神经（medial brachial cutaneus nerve），由腋静脉后方和内侧达臂内侧皮肤。常有来自第2肋间神经的肋间臂神经（intercostobrachial nerve）与之吻合；稍下方发出前臂内侧皮神经（medial antebrachial cutaneus nerve），经腋动脉表面向下、沿肱动脉内侧达前臂内侧皮肤。后束位于腋动脉的后方。在肩胛下

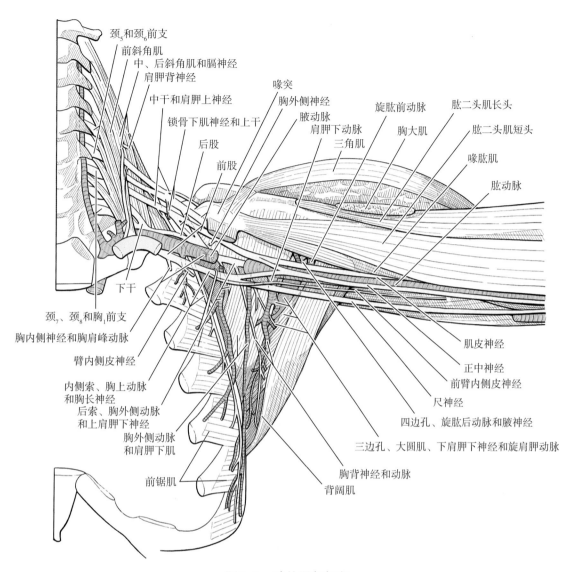

图8-2 臂丛局部解剖

肌前面上方，走行有肩胛下神经（subscapular nerve）的上支，也称上肩胛下神经，分布于肩胛下肌的上部。肩胛下神经的下支也称下肩胛下神经，经肩胛下动脉后侧至大圆肌，分布于肩胛下肌和大圆肌，两支均发自后束。两支中间还发出胸背神经（thoracodorsal nerve），伴同名动脉达背阔肌。在乳腺癌根治手术中易损伤胸背神经，造成上肢后伸无力。腋神经是后束的终末支之一，在腋动脉后方发出，向外伴旋肱后血管走行，穿四边孔达肩部三角肌和小圆肌，末支穿出成为臂外侧上皮神经（superior lateral brachial cutaneus nerve）。后束最大终末支为桡神经（radial nerve），在腋动脉后方肩胛下肌前面下行达臂后部。

　　除上述臂丛各束的分支外，尚有一发自第5～7颈神经的胸长神经，自臂丛及腋动脉、腋静脉后方下行入腋窝，伴胸外侧动脉走行，达前锯肌表面，支配该肌。胸长神经损伤可致前锯肌麻痹，患侧肩胛骨内缘向背侧突起呈"翼状肩胛"，且上肢不能高举过头。

四、腋窝解剖中应仔细辨认的结构

　　（1）臂丛的组成（根、干、股、束、支）及各部发出的主要神经。
　　（2）腋窝的淋巴结群较多，因其多被结缔组织或脂肪包裹，在实际解剖操作中很难找齐和保留，在清理腋窝血管时，应仔细检查血管周围结缔组织内的淋巴结，以免遗漏。

（3）腋窝内血管丰富，静脉常伴随同名动脉走行，为清楚显示动脉走行及分支分布，可以将伴行静脉结扎、去除，以利解剖观察。

（4）腋动脉走行及主要分支。

五、臂部深层结构

臂部的深筋膜称为臂筋膜，上连三角肌筋膜、胸肌筋膜和腋筋膜，向下续于肘部和前臂的深筋膜。臂筋膜向深部延伸，形成内、外侧肌间隔，附于肱骨，将臂部分隔为前、后骨筋膜鞘，分别包裹臂肌的前、后群。前群肌包括肱二头肌、喙肱肌和肱肌。后群肌为肱三头肌（表8-3）。

表8-3　臂肌

肌群	肌肉名称	起点	止点	主要功能	神经支配	动脉供应	常见变异
臂肌前群	肱二头肌	短头：喙突尖 长头：肩胛骨盂上结节	桡骨粗隆	屈肘、前臂旋后	肌皮神经，第5、第6颈神经	肱动脉分支，旋肱前动脉，胸肩峰动脉分支。也有起自尺侧上副动脉和下副动脉、肩胛下动脉、腋动脉、尺动脉和桡动脉	偶有第3头起自肱肌的上内侧，附于二头肌腱膜和其止腱的内侧
	肱肌	肱骨干前面下半	尺骨粗隆和冠突前面	屈肘、旋前、旋后	肌皮神经，桡神经，第5～7颈神经	肱动脉分支到肌的上1/3、尺侧上副动脉或肱动脉，也可有尺侧下副动脉、肱深动脉的分支	可与肱桡肌、旋前圆肌或肱二头肌融合，有时也发一肌束到桡骨或到二头肌腱膜
	喙肱肌	肩胛骨喙突	肱骨中份内侧面	屈和内收肩关节			
臂肌后群	肱三头肌	长头：肩胛骨盂下结节 外侧头：肱骨干后面斜线 内侧头：肱骨干后面，桡神经沟以下和肱骨内缘	尺骨鹰嘴和前臂筋膜	伸肘关节	桡神经分支，第6～8颈神经	肱深动脉、尺侧上副动脉、旋肱后动脉分支	无变异

翻开或去除三角肌，在臂前面可见肱二头肌（biceps brachii muscle），内侧为短头、外侧为长头，分别起自肩胛骨喙突和盂上结节，二腹合并向下，止于桡骨粗隆。将肱二头肌中段切断翻开（注意勿损伤肌皮神经），显示深面结构。其内上方有喙肱肌（coracobrachialis muscle），起自肩胛骨喙突，止于肱骨中份。下方深面为宽大的肱肌（brachialis muscle），起自肱骨下半的前面，止于尺骨粗隆。发自臂丛外侧束的肌皮神经，自上内侧向下外侧斜穿过喙肱肌向下，行于肱二头肌与肱肌之间，向外达肘部浅出。肱动脉自大圆肌的下缘续接腋动脉，沿肱二头肌内侧沟下行至肘窝，分为桡动脉和尺动脉，行向前臂。肱静脉有两条，伴行于肱动脉的两侧，贵要静脉在臂中份穿过臂筋膜，注入内侧的肱静脉，也有的继续上行，与肱静脉汇合形成腋静脉。在臂部上方检查，可见由臂丛内、外侧束发出的内侧根与外侧根，其合并组成正中神经，伴肱动脉、肱静脉行于肱二头肌内侧沟内，上部位于肱动脉的外侧，中部斜过动脉的前方，下部则转至动脉的内侧，下行至肘窝。

伴肱动脉、肱静脉内侧下行的还有尺神经，在臂中份肱二头肌内缘，伴随肱动脉的分支尺侧上副动脉（superior ulnar collateral artery），向后内侧方下行，经肘部内侧后方的尺神经沟到达前臂。

肱动脉在肱三头肌长头及内侧头的前面，喙肱肌的内侧，下行于肱肌前面。在肱二头肌的后内侧，以臂中部肱动脉为中心，其前面伴行的神经为正中神经，在其外侧走行有肌皮神经，内侧走行的是尺神经，背面则有桡神经隔肱骨下行。在肱肌的起点处上方，寻找发自肱动脉后内侧壁的重要分支肱深动脉

（profunda brachii artery）及伴行的桡神经，向外下方进入肱骨肌管（见臂后部）。肱动脉在肘窝上方内侧，肱骨内上髁上方约5cm处，发出尺侧下副动脉（inferior ulnar collateral artery），经肱肌前面行向内下方，至肘关节附近分出前、后两支，参与肘关节动脉网。肱动脉本干在肘窝肱二头肌腱的内侧，平桡骨颈水平分成桡动脉（radial artery）和尺动脉（ulnar artery）两终末干，桡动脉在肘窝前外侧发出桡侧返动脉（radial recurrent artery）向上与肱深动脉分支桡侧副动脉相吻合（图8-3）。

臂后部可见肱三头肌（triceps brachii muscle），位于肱骨上段背面，沿肱三头肌外侧头起点处切断，向外翻开，可见其下内侧方的内侧头附于肱骨背面，肱三头肌与肱骨桡神经沟围成肱骨肌管（humeromuscular tunnel）。检查管内走行的桡神经和肱深动脉、肱深静脉，可见桡神经的肌支支配肱三头肌。穿出肱骨肌管的桡神经，于肱骨外上髁前面分为深、浅两支，在肱桡肌深面下行。肱深动脉在肱骨肌管内分出较大的桡侧副动脉（radial collateral artery），伴桡神经达前臂，与桡侧返动脉吻合。较小的为中副动脉（middle collateral artery），行于臂后，与骨间返动脉吻合，参与肘关节动脉网。

六、臂部解剖中应仔细辨认的结构

（1）肱骨肌管的位置、构成及穿行结构。

（2）臂前区血管神经束（肱动静脉、正中神经、肌皮神经和尺神经）的位置关系。

（3）臂前群肌与后群肌分布、功能及神经支配。

（4）肱动脉走行及主要分支。

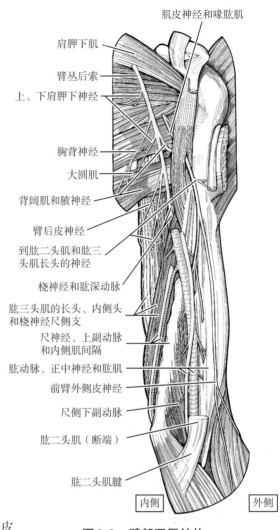

图8-3 臂部深层结构

肌皮神经和喙肱肌
肩胛下肌
臂丛后索
上、下肩胛下神经
胸背神经
大圆肌
背阔肌和腋神经
臂后皮神经
到肱二头肌和肱三头肌长头的神经
桡神经和肱深动脉
肱三头肌的长头、内侧头和桡神经尺侧支
尺神经、上副动脉和内侧肌间隔
肱动脉、正中神经和肱肌
前臂外侧皮神经
尺侧下副动脉
肱二头肌（断端）
肱二头肌腱
内侧　　外侧

第四节　肘及前臂局部解剖

一、皮肤切口

自肘下横切口前正中做纵形切口，向下与腕横纹处的横切口相交；背面在前臂背面正中做纵形切口，达腕横切口背面中点，分别将皮肤向两侧翻开或去除。

二、浅层结构

前臂浅筋膜内有丰富的皮神经和浅静脉。前臂前面内侧有贵要静脉，外侧有头静脉，在肘窝中有肘正中静脉将两侧浅静脉相连。注意检查不同类型的浅静脉走行，有时可在前臂中间见到前臂正中静脉的1～2支，向上连于肘正中静脉。

在前臂前面头静脉的外侧，有自肘窝外侧浅出的前臂外侧皮神经前支（anterior branch of lateral antebrachial cutaneus nerve），沿肱桡肌前面行向腕部，同时分出的后支达肱桡肌背面，此神经为肌皮神经的终末支。自臂部内侧下行的前臂内侧皮神经（medial antebrachial cutaneus nerve），在肘窝上方分为前支和后支，分别在贵要静脉的外侧和内侧下行。

肘浅淋巴结（superficial cubital lymph node）常位于内上髁的上方，贵要静脉周围分布有1～2个。

在前臂背面正中有来自臂背面下行的前臂后皮神经（posterior antebrachial cutaneus nerve）行向腕背区。此神经的两侧分别有前臂外侧皮神经后支（在外侧）和前臂内侧皮神经后支（在内侧）分布，并下行到腕背。前臂背面的浅静脉下端较密集，分别汇入贵要静脉和头静脉上行。

三、深层结构

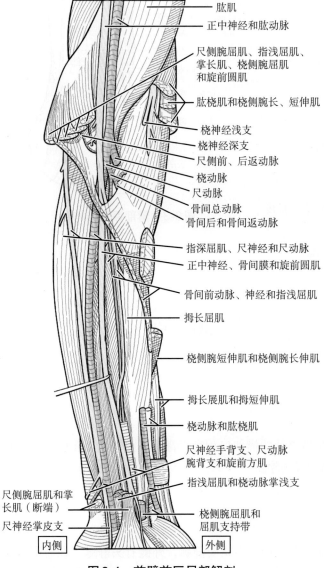

图中标注（从上到下）：
肱肌
正中神经和肱动脉
尺侧腕屈肌、指浅屈肌、掌长肌、桡侧腕屈肌和旋前圆肌
肱桡肌和桡侧腕长、短伸肌
桡神经浅支
桡神经深支
尺侧前、后返动脉
桡动脉
尺动脉
骨间总动脉
骨间后和骨间返动脉
指深屈肌、尺神经和尺动脉
正中神经、骨间膜和旋前圆肌
骨间前动脉、神经和指浅屈肌
拇长屈肌
桡侧腕短伸肌和桡侧腕长伸肌
拇长展肌和拇短伸肌
桡动脉和肱桡肌
尺神经手背支、桡动脉腕背支和旋前方肌
指浅屈肌和桡动脉掌浅支
尺侧腕屈肌和掌长肌（断端）
尺神经掌皮支
桡侧腕屈肌和屈肌支持带
内侧　外侧

图 8-4　前臂前区局部解剖

（一）前臂前区

去除浅筋膜及浅静脉，检查各皮神经的末梢分布范围后在远端切断，保留近端主干以便复习使用。检查可见前臂深筋膜完全包裹前臂肌及血管、神经，该筋膜向上与臂筋膜、向下与手部的深筋膜相延续，在腕部形成增厚的屈肌支持带（flexor reticulum）（前面）和伸肌支持带（extensor reticulum）（后面）。

去除深筋膜，首先辨认肘窝（cubital fossa）的边界，其上界为肱骨内、外上髁的连线，下外侧界为肱桡肌，下内侧界为旋前圆肌，底为肱肌、旋后肌和肘关节囊。内容从外向内包括：肱二头肌腱、肱动脉、正中神经和肘深淋巴结（图8-4）。

检查前臂前群肌浅层，由外向内分别为肱桡肌（brachioradialis muscle）、旋前圆肌（pronator teres muscle）、桡侧腕屈肌（flexor carpi radialis muscle）、掌长肌（palmaris longus muscle）和尺侧腕屈肌（flexor carpi ulnaris muscle）。理清各肌走行后，由外向内分别在起端处错位切断肱桡肌、旋前圆肌、桡侧腕屈肌和掌长肌，向下翻开，显示中层结构：宽阔的指浅屈肌（flexor digitorum superficialis muscle）位于中间；正中神经穿过旋前圆肌两头间下行于指浅屈肌深面；肱动脉在肘窝正中下行，在指浅屈肌上缘上方处分成桡动脉和尺动脉。桡动脉在肱桡肌和桡侧腕屈肌间，贴于指浅屈肌表面下行达腕部。桡动脉外侧有桡神经浅支（superficial branch of radial nerve），贴在旋后肌和桡侧腕长伸肌前面，沿指浅屈肌外缘伴桡动脉下行达前臂下1/3处，绕过桡侧腕长、短伸肌的前外侧行向腕背面，深支穿旋后肌到前臂背面。

自尺动脉上端内侧发出尺侧返动脉前、后支，分别在内上踝的前、后面上行，与尺侧下副动脉和尺侧上副动脉吻合。尺动脉上端的外侧则发出短干，称骨间总动脉（common interosseus artery），斜向外下方，很快又分出骨间前动脉（anterior interosseus artery），恰与正中神经的同名分支骨间前神经（anterior interosseus nerve）一起穿入指浅屈肌的深面，下行于前臂骨间膜（interosseous membrane of forearm）的前面；骨间后动脉（posteriorinterosseus artery）穿过骨间膜下行，穿膜后即发出上行的骨间返动脉（interosseus recurrent artery），在肘后方与中副动脉（middle collateral artery）相吻合。

沿指浅屈肌起点自内上踝下方斜向外下方达前臂中份外缘，做一斜行切口切断该肌，向内下翻开，可见前臂前群的深层肌，包括指深屈肌（flexor digitorum profundus muscle）、拇长屈肌（flexor pollicis longus muscle）和位于最深面的旋前方肌（pronator quadratus muscle）。正中神经于指深屈肌前面的中间下行入腕，其内侧有尺动脉和尺神经，贴在指深屈肌前面的内侧相伴而行。其桡侧深面有骨间前神经及动、静脉伴行，外侧为拇长屈肌。向下追踪骨间前血管、神经可见其在前臂远端穿入旋前方肌的深面入腕。在腕前区，可以分辨出指浅、指深屈肌各有4根肌腱下行，穿过腕管进入手部，错位切断指浅、指深屈肌和其浅层的掌长肌，向上、下方翻开，检查相关的血管、神经。注意一定不能切断正中神经（表8-4）。

表8-4　前臂肌

肌群	肌肉名称	起点	止点	主要功能	神经支配	动脉供应
前群浅层	旋前圆肌	肱骨头：内上踝及踝上嵴　尺骨头：尺骨冠突内侧	桡骨干外侧面中段	前臂旋前，微屈肘	正中神经，第6、第7颈神经	尺侧下副动脉、尺侧返动脉前支、骨间总动脉、尺动脉、桡动脉
	桡侧腕屈肌	肱骨内上踝，相邻的肌间隔	第2掌骨基底部，部分肌束达第3掌骨	屈腕	正中神经，第6、第7颈神经	尺侧前返动脉或尺侧后返动脉及桡动脉的分支
	指浅屈肌	肱骨内上踝，桡骨粗隆和旋前圆肌止点间的桡骨斜线	第2～5指中节指骨的前面	屈腕、屈掌指和近端指间关节	正中神经，第8颈神经和第1胸神经	尺侧前返动脉、尺动脉、桡动脉的分支
	掌长肌	肱骨内上踝，相邻的肌间隔和深筋膜	掌腱膜	弱屈腕	正中神经，第7、第8颈神经	尺侧前返动脉分支
	尺侧腕屈肌	肱骨内上踝，鹰嘴内缘、尺骨后缘近端2/3、肌间隔	豌豆骨，钩骨和第5掌骨	屈腕、内收腕	尺神经，第7、第8颈神经和第1胸神经	尺侧后返动脉、尺动脉及尺侧下副动脉的分支
前群深层	指深屈肌	尺骨前、内侧面近端3/4，冠突内侧，骨间膜	第2～5指末节指骨掌面	屈指间关节、屈掌指关节、屈腕关节	尺神经，正中神经的骨间前神经，第8颈神经、第1胸神经	尺侧下副动脉、尺侧返动脉、尺动脉，骨间总动脉，骨间前动脉的分支
	拇长屈肌	桡骨前面、骨间膜，肱骨内上踝	拇指末节指骨底掌面	屈拇指的指间关节、屈掌指关节、屈腕关节	正中神经的骨间前神经，第7、第8颈神经	骨间前动脉、桡动脉分支
	旋前方肌	尺骨前面的斜缘	桡骨干前缘远端1/4，桡骨尺切迹上方的三角区	前臂旋前，固定桡、尺骨远端	正中神经，第7、第8颈神经	骨间前动脉

续　表

肌群	肌肉名称	起点	止点	主要功能	神经支配	动脉供应
后群浅层	肱桡肌	肱骨外上髁，外侧肌间隔的前面	桡骨远端靠近茎突处的外侧面	屈肘	桡神经，第5、第6颈神经	桡侧返动脉、桡侧副动脉和桡动脉的分支
	桡侧腕长伸肌	肱骨外侧髁上嵴的远端1/3和外侧肌间隔的前面	第2掌骨底背面的桡侧	伸和外展腕关节	桡神经，第6、第7颈神经	桡侧返动脉、桡侧副动脉和桡动脉的分支
	桡侧腕短伸肌	肱骨外上髁	第3掌骨底背面	伸腕	桡神经分支或骨间后神经，第7、第8颈神经	桡侧返动脉和桡动脉的分支，还有来自桡侧副动脉的分支
	指伸肌	肱骨外上髁	第2～5指中、远节指骨底背面，在手背处经腱间连合与相邻腱相连，其末端形成指背腱膜	伸腕、伸第2～5指	骨间后神经，第7、第8颈神经	桡侧返动脉，骨间后动脉的分支及骨间前的穿支
	小指伸肌	肱骨外上髁	小指指背腱膜	伸腕、伸小指	骨间后神经，第7、第8颈神经	桡侧返动脉，骨间后动脉的分支及骨间前动脉的终支
	尺侧腕伸肌	肱骨外上髁，尺骨后缘及筋膜	第5掌骨底内侧的结节	伸和内收腕关节	骨间后神经，第7、第8颈神经	桡侧返动脉，骨间后动脉的分支
	肘肌	肱骨外上髁后面	鹰嘴外侧面和尺骨干后面近端1/4处	伸肘，在旋前时可控制尺骨外展	桡神经，第6～8颈神经	骨间后返动脉分支
后群深层	拇长展肌	尺骨干后面、肘肌止点的远部和相邻骨间膜	第1掌骨底桡侧和大多角骨	外展拇指和腕	骨间后神经，第7、第8颈神经	骨间后动脉外侧支，骨间前动脉穿支
	拇长伸肌	尺骨干后面中1/3的外侧部和相邻骨间膜	拇指远节指骨底背面	伸拇指远节指骨	骨间后神经，第7、第8颈神经	骨间后动脉和骨间前动脉穿支
	拇短伸肌	拇长展肌远端的桡骨后面和相邻骨间膜	拇指近节指骨底背面	伸拇指近节指骨和掌骨	骨间后神经，第7、第8颈神经	骨间后动脉和骨间前动脉穿支
	示指伸肌	拇长伸肌远端的尺骨后面和相邻骨间膜	示指指背腱膜	伸示指、弱伸腕	骨间后神经，第7、第8颈神经	骨间后动脉和骨间前动脉穿支
	旋后肌	肱骨外上髁、桡侧副韧带、环状韧带、尺骨上端旋后肌嵴	桡骨近端1/3的外侧面	前臂旋后、伸肘	骨间后神经，第6、第7颈神经	桡侧返动脉、骨间后动脉和骨间后返动脉的分支

（二）前臂后区

前臂后群肌浅层有5块肌，以一个共同的伸肌总腱（common extensor tendon）起自肱骨外上髁及附近的深筋膜，由外向内分别为桡侧腕长伸肌（extensor carpi radialis longus muscle）、桡侧腕短伸肌（extensor carpi radialis brevis muscle）、指伸肌（extensor digitorum muscle）、小指伸肌（extensor digiti minimi muscle）、尺侧腕伸肌（extensor carpi ulnaris muscle）。紧贴在肘关节后面的是肘肌（anconeus muscle）。在外上髁的下方将指伸肌、小指伸肌和尺侧腕伸肌切断，向下翻开可见其深层结构，在桡骨背面自上而下依次为旋后肌（supinator muscle）、拇长展肌（abductor pollicis longus muscle）、拇短伸

肌（extensor pollicis brevis muscle）、拇长伸肌（extensor pollicis longus muscle）及示指伸肌（extensor indicis muscle）。

在肱骨外上髁的前方，桡神经分为两支终末支，桡神经浅支（superficial branch of radial nerve）在桡动脉的外侧下行，逐渐转向背侧。可在前臂背面外侧缘下端寻找到桡神经浅支，绕行于伸肌支持带的背面下行到腕背。桡神经深支（deep branch of radial nerve）较粗大，穿过旋后肌，在拇长展肌表面斜行向下，继而穿入拇长伸肌的起端达该肌深面的骨间膜背面，改称为骨间后神经（posterior interosseous nerve），伴随骨间后动、静脉下行于浅肌层与深肌层之间，发肌支支配前臂后群肌。

来自尺动脉发出的骨间总动脉的分支，穿过骨间膜上端的骨间后动脉进入前臂背面，在旋后肌下缘发出骨间返动脉，向上参与肘关节动脉网。其本干下行于后群浅、深肌之间，越过拇长展肌、穿过拇长伸肌达骨间膜，与骨间后神经伴行达腕背（图8-5）。

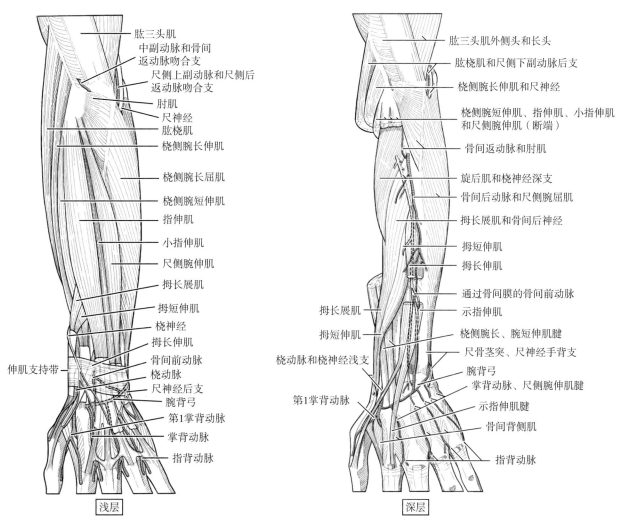

图8-5　前臂后区局部解剖

（三）检查参与组成肘关节动脉网的各动脉

尺侧下副动脉前支与尺侧返动脉前支吻合；尺侧上副动脉与尺侧返动脉后支吻合；由肱深动脉发

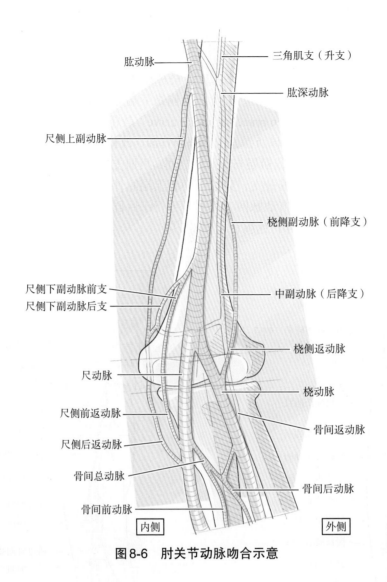

肱动脉 —— 三角肌支（升支）

—— 肱深动脉

尺侧上副动脉 ——

—— 桡侧副动脉（前降支）

尺侧下副动脉前支 ——
尺侧下副动脉后支 ——

—— 中副动脉（后降支）

—— 桡侧返动脉

尺动脉 ——

—— 桡动脉

尺侧前返动脉 ——

—— 骨间返动脉

尺侧后返动脉 ——

骨间总动脉 ——

—— 骨间后动脉

骨间前动脉 ——

内侧   外侧

图8-6　肘关节动脉吻合示意

出的桡侧副动脉与桡动脉发出的桡侧返动脉吻合；肱深动脉发出的中副动脉与骨间总动脉或骨间后动脉发出的骨间返动脉相吻合（图8-6）。

四、应仔细辨认的结构

（1）前臂前群肌依其功能可归纳为"1233"，即1个屈肘（肱桡肌），2个旋前（旋前圆肌、旋前方肌），3个屈腕（桡侧腕屈肌、尺侧腕屈肌、掌长肌），3个屈指（指浅屈肌、指深屈肌、拇长屈肌），共9块。

（2）前臂后群肌可归纳为"1333"，即1个旋后（旋后肌），3个伸腕（桡侧腕长伸肌、桡侧腕短伸肌、尺侧腕伸肌），3个伸指（指伸肌、示指伸肌、小指伸肌），3个伸、展拇指（拇长展肌、拇短伸肌、拇长伸肌），共10块。

（3）肘关节动脉网。

（4）正中神经、尺神经、桡神经在前臂的走行及支配，各神经的易损部位（尺神经沟、前臂前骨间膜鞘、前臂中远1/3交界处）。

第五节 手部局部解剖

一、皮肤切口

自腕部横切口中点向手掌和手背各做一正中垂直切口，再沿手外侧和内侧缘各做一垂直切口向下与指蹼处横切口相交，自各指根部掌、背面各做一垂直切口达指端，逐一将皮肤翻开或剥离。

二、浅层结构

手部浅筋膜较薄，在手掌部较致密，含许多纤维隔将皮肤与掌腱膜紧密相连。在腕掌侧韧带的近端有尺神经掌皮支（palmar cutaneus branch of ulnar nerve）浅出分布于小鱼际，在掌中部有正中神经掌皮支（palmar cutaneus branch of median nerve）分布，在拇指的外侧及手背虎口处分布有桡神经浅支（superficial branch of radial nerve），尺神经手背支（dorsal branch of ulnar nerve）分布于手背尺侧半和尺侧2个半手指的皮肤。手背的浅静脉很丰富，形成手背静脉网（dorsal venous rete of hand），桡侧汇集成头静脉，尺侧汇成贵要静脉上行。

三、深层结构

（一）腕前及手掌筋膜

腕前区深筋膜增厚形成环形的韧带和支持带，在手掌面腕横纹的皮下有形似护腕样的腕掌侧韧带（palmar carpal ligament），掌长肌腱贴于该韧带表面行向手掌。腕掌侧韧带的两侧，向腕背延伸为伸肌支持带。

在腕掌侧韧带的远端深面有宽约2cm的屈肌支持带（flexor retinaculum），也称腕横韧带（transverse carpal ligament）。在腕掌侧韧带与屈肌支持带的尺侧部间形成的间隙为腕尺侧管（ulnar carpal canal），内有尺神经与尺动、静脉通过。

在屈肌支持带与腕骨沟之间围成的通道，称为腕管（carpal canal），内有指浅、深屈肌腱及屈肌总腱鞘（common flexor sheath）、拇长屈肌腱及其腱鞘与正中神经通过。

屈肌支持带的桡侧端分为2层附于手舟骨和大多角骨，其间形成的间隙为腕桡侧管（radial carpal canal），内有桡侧腕屈肌腱及其腱鞘通过。在屈肌支持带的浅面有掌长肌腱下行入手掌，呈扇形分开为掌腱膜（palmar aponeurosis），其远端可达第2～5指的指纤维鞘和掌指关节侧副韧带，附着于近节指骨底的两侧，掌腱膜远端的横行纤维与指根部的掌浅横韧带（superficial transverse metacarpal ligament）间形成3个指蹼间隙（fingerweb space），该间隙恰为手掌到手指的血管、神经分支处，也是和手背血管交通的部位。

除掌腱膜以外，在鱼际表面还覆有鱼际筋膜（thenar fascia），在小鱼际表面覆有小鱼际筋膜（hypothenar fascia）。上述筋膜除相互连接还向手掌深层深入，形成掌内侧肌间隔（medial intermuscular septum of palm）、掌中隔（palmar intermediate septum）和掌外侧肌间隔（lateral intermuscular septum of palm），将手部诸肌和血管、神经等结构，分别包在由肌间隔分隔形成的内侧、外侧和中间鞘内。手部诸肌虽较短小，但其数量较多且附着点精细，故赋予手指灵巧协调的运动功能（表8-5）。

表8-5　手固有肌

肌群	肌肉名称	起点	止点	主要功能	神经支配	动脉供应
鱼际肌（外侧群）	拇短屈肌	浅头：屈肌支持带远缘，大多角骨结节的远部　深头：小多角骨、头状骨及远列腕骨的掌侧韧带	拇指近节指骨底桡侧	屈拇指腕掌关节、屈掌指关节	正中神经返支（运动），尺神经深支	桡动脉掌浅支，拇主要动脉分支，示指桡侧动脉
	拇短展肌	屈肌支持带，少量纤维起自手舟骨与大多角骨结节，以及拇长展肌腱	拇指近节指骨桡侧和拇指指背腱膜	外展拇指	正中神经返支（运动），尺神经深支	桡动脉掌浅支，桡动脉支
	拇对掌肌	大多角骨结节和屈肌支持带	第1掌骨外侧缘和相邻的掌侧面外侧半	拇指对掌、屈第1掌骨	正中神经外侧终支，也有尺神经的深支	桡动脉掌浅支第1掌心动脉，拇主要动脉，示指桡侧动脉和掌深弓
	拇收肌	斜头：头状骨，第2、第3掌骨底，腕掌侧韧带和桡侧腕屈肌腱鞘　横头：第3掌骨掌面远端2/3骨面	拇指近节指骨底	拇指内收，屈拇指近节指骨，握拳时屈和旋转拇指对向其他各指	尺神经深支	拇主要动脉和示指桡侧动脉，掌深弓分支
小鱼际肌（内侧群）	小指展肌	豌豆骨、尺侧腕屈肌腱和豌豆钩骨韧带	小指近节指骨底的尺侧和小指伸肌指背腱膜的尺侧缘	外展小指	尺神经深支	掌深弓，指掌侧动脉
	小指短屈肌	钩骨钩凸面和屈肌支持带的掌面	小指近节指骨底的尺侧	屈小指掌指关节	尺神经深支	掌深弓，指掌侧动脉
	小指对掌肌	钩骨钩凸面和相邻的屈肌支持带	第5掌骨尺侧缘全长和相邻的掌面	小指对掌、屈第5掌骨	尺神经深支	掌深弓分支
	掌短肌	位于手掌尺侧皮下，起自屈肌支持带和掌腱膜中心部的内侧缘	手尺侧缘皮肤	皱手掌尺侧皮肤	尺神经浅支	掌浅弓尺侧端分支
中间群	骨间掌侧肌	第2掌骨尺侧，第4掌骨桡侧，第5掌骨桡侧	示指指背腱膜，第4指近节指骨底桡侧，第5指近节指骨底桡侧	第2、第4、第5指向中指并拢（内收）	尺神经深支	掌深弓分支，拇主要动脉，示指桡侧动脉，掌心动脉穿动脉，指掌侧总动脉和固有动脉
	骨间背侧肌	以羽状肌起自相邻掌骨的相对缘	第2、第3、第4指指背腱膜	外展手指，使第2、第4指远离中指	尺神经深支	掌背动脉，掌心动脉，桡动脉，拇主要动脉，掌深弓穿支指背动脉
	蚓状肌	第1、第2蚓状肌起自指深屈肌腱的桡侧，第3蚓状肌起自第3、第4指深屈肌腱的相对侧，第4蚓状肌起自第4、第5指深屈肌腱的相对侧	经第2～5指掌指关节的桡侧附于指伸肌的指背腱膜的外侧缘	伸第2～5指指间关节，屈掌指关节	第1、第2蚓状肌由正中神经支配，第3、第4蚓状肌由尺神经深支，支配，第3蚓状肌有时接受正中神经支配	第1、第2掌背，指背动脉，第2、第3指掌侧总动脉，第4指背动脉及交通支

（二）腕掌部深层结构

将已切断的掌长肌向远端分离，须注意，在该肌尺侧与其伴行的尺神经掌皮支和在其桡侧伴行到掌浅部的正中神经掌皮支，均位于腕横韧带的浅面下行至掌部。观察或分离后再翻开掌腱膜。去除鱼际筋膜，可见桡侧浅层的拇短展肌（abductor pollicis brevis muscle）及其外缘分布的由桡神经浅支分出的外侧皮支（lateral cutaneus branch），沿拇指桡侧前行。在该肌的内侧有拇短屈肌（flexor pollicis brevis muscle）并行，在此二肌近端将其切断、翻开，可见桡侧的拇对掌肌（opponens pollicis muscle）和在该肌尺侧深部走行的拇长屈肌腱达拇指末节，拇长屈肌腱的尺侧为扇形的拇收肌（adductor pollicis muscle）。

在腕尺侧可见尺神经伴尺动脉在腕横韧带尺侧的浅面下行，于豌豆骨与钩骨间分出深支（尺动脉掌深支、尺神经深支）穿入小鱼际。尺动脉终支下行于掌中部，与桡动脉发出的掌浅支（superficial palmar branch of radial artery）相吻合，形成掌浅弓（superficial palmar arch）。检查自掌浅弓发出的小指尺掌侧动脉和3支指掌侧总动脉（common palmar digital artery），前者行向小指尺侧，后者行至各指蹼间隙处，再分为两支指掌侧固有动脉（proper palmar digital artery），达相邻手指的相对缘。

尺神经浅支除发小支到掌短肌外，发出1支指掌侧固有神经（proper palmar digital nerve），分布于小指尺侧，还发出1支指掌侧总神经（common palmar digital branch of ulnar nerve），继而，在指蹼间隙处分出2支指掌侧固有神经，达第4、第5指相对缘。

正中神经在指浅屈肌腱的浅面下行，穿过腕管即分出3支正中神经指掌侧总神经（common palmar digital branch of median nerve），下行于掌浅弓深面，每支又分成2支指掌侧固有神经，与同名动脉伴行达桡侧3个半指掌面。

检查小鱼际肌（hypothenar muscle），其近端的表面可见横行肌纤维组成的掌短肌（palmaris brevis muscle）（有的人此肌不明显），其深面可见两纵形肌束，尺侧为小指展肌（abductor digiti minimi muscle），桡侧并行的为小指短屈肌（flexor digiti minimi brevis muscle），将两肌近端切断翻开，可见其深面的小指对掌肌（opponens digiti minimi muscle）。

在腕横韧带近远端间做纵形切口，打开腕管，检查腕管内走行的正中神经、拇长屈肌腱、4条指浅屈肌腱及深面的4条指深屈肌腱，向下分别达拇指和第2～5指。在每条指深屈肌腱的桡侧各附有一小肌束，称为蚓状肌（lumbrical muscle），共4块，达第2～5指的指背腱膜（aponeurosis dorsalis digiti），蚓状肌可屈掌指关节，同时伸指间关节，其神经支配为尺神经和正中神经，分别支配尺侧和桡侧各两块蚓状肌（图8-7）。

追踪桡动脉越过桡骨远端后，自第1掌骨间隙穿过拇收肌两头之间，弓形向内，与穿行于小指对掌肌深面的尺动脉掌深支吻合形成掌深弓（deep palmar arch），与此弓相伴行的是尺神经的深支。将拇收肌的两头在起点处小心切断，注意不要将其间穿行的掌深弓和深面走行的桡动脉及其发出的拇主要动脉（princeps pollicis artery）、示指桡侧动脉（radialis indicis artery）切断。翻开拇收肌，可见完整的掌深弓及其发出的3支掌心动脉（palmar metacarpal arteries），沿尺侧3个掌骨间隙和骨间肌的前面下行，在掌指关节处分别与相应的指掌侧总动脉吻合。由掌深弓的凹侧发出2支掌深弓返支（recurrent branch of deep palmar arch），贴骨面向上直行参与腕掌动脉网的组成。掌心动脉常发出2～3支穿支，穿过骨间肌与掌背动脉吻合。

在掌骨间隙的掌侧面有3块骨间掌侧肌（palmar interossei），分别位于第2指的尺侧和第4、第5指的桡侧，可以内收第2、第4、第5指，有时在拇指的尺侧也可见此肌，常将其归入拇短屈肌的内侧（或深）部。

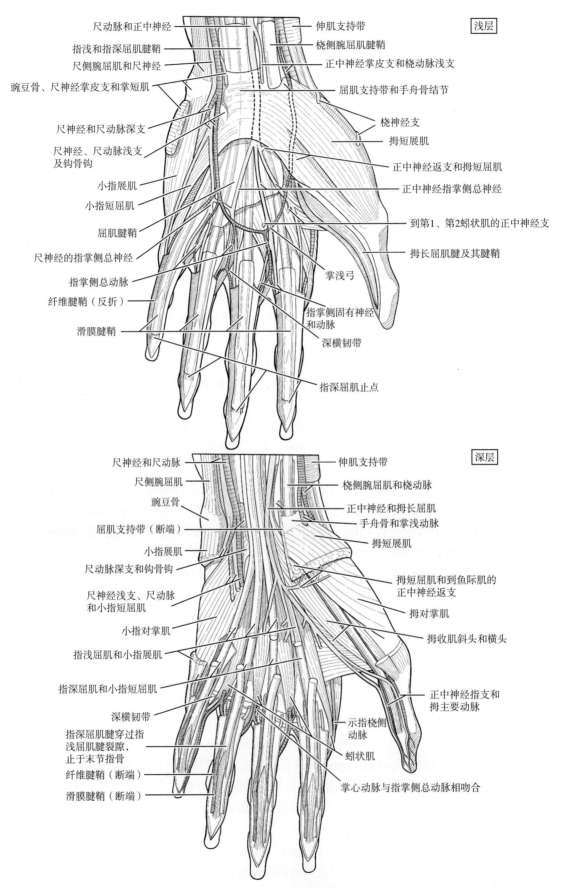

浅层

尺动脉和正中神经
指浅和指深屈肌腱鞘
尺侧腕屈肌和尺神经
豌豆骨、尺神经掌皮支和掌短肌
尺神经和尺动脉深支
尺神经、尺动脉浅支及钩骨钩
小指展肌
小指短屈肌
屈肌腱鞘
尺神经的指掌侧总神经
指掌侧总动脉
纤维腱鞘（反折）
滑膜腱鞘

伸肌支持带
桡侧腕屈肌腱鞘
正中神经掌皮支和桡动脉浅支
屈肌支持带和手舟骨结节
桡神经支
拇短展肌
正中神经返支和拇短屈肌
正中神经指掌侧总神经
到第1、第2蚓状肌的正中神经支
拇长屈肌腱及其腱鞘
掌浅弓
指掌侧固有神经和动脉
深横韧带
指深屈肌止点

深层

尺神经和尺动脉
尺侧腕屈肌
豌豆骨
屈肌支持带（断端）
小指展肌
尺动脉深支和钩骨钩
尺神经浅支、尺动脉和小指短屈肌
小指对掌肌
指浅屈肌和小指展肌
指深屈肌和小指短屈肌
深横韧带
指深屈肌腱穿过指浅屈肌腱裂隙，止于末节指骨
纤维腱鞘（断端）
滑膜腱鞘（断端）

伸肌支持带
桡侧腕屈肌和桡动脉
正中神经和拇长屈肌
手舟骨和掌浅动脉
拇短展肌
拇短屈肌和到鱼际肌的正中神经返支
拇对掌肌
拇收肌斜头和横头
正中神经指支和拇主要动脉
示指桡侧动脉
蚓状肌
掌心动脉与指掌侧总动脉相吻合

图8-7　手部局部解剖

（三）腕背及手背部深层结构

腕背部深筋膜增厚形成伸肌支持带（extensor retinaculum），此支持带虽不如屈肌支持带致密，但比较长，自桡骨远端外侧缘至尺骨茎突及三角骨之间，其向深方发出5个纤维隔附于尺、桡骨背面形成6个筋膜间隔（fascial compartments），前臂后群除旋后肌外的9条肌腱及腱鞘均通过这些间隔达手背和指背。

检查各腱穿行的位置，并在桡侧辨认解剖鼻烟壶（anatomical snuffbox）的构成，其尺侧界为拇长伸肌腱，桡侧界为拇长展肌和拇短伸肌腱，近侧界为桡骨茎突，窝底为手舟骨和大多角骨，在此窝内有桡动脉通过。

在手背有多条肌腱通过，止于各指，拇指自近向远端分别附有拇长展肌、拇短伸肌和拇长伸肌各腱；指伸肌腱分别达第2～5指，在近掌指关节处各腱之间由3条斜行的腱间结合（intertendinous connections）相连，各腱在近节指骨底开始向远端延伸、扩展形成指背腱膜，再分出2束止于中节和末节指骨底。在指伸肌腱的尺侧有与之伴行的小指伸肌腱到小指；更尺侧则有尺侧腕伸肌腱止于第5掌骨底。在深面有示指伸肌腱止于第2指；桡侧腕长、短伸肌腱分别止于第2和第3掌骨底。

切开各筋膜间隔将管内通过的各腱向下翻开，可见在4个掌骨间隙内附着的4块骨间背侧肌（dorsal interossei muscle），分别附于示指桡侧、环指尺侧及中指两侧的近节指骨基底部，可以外展第2、第4指和使中指向内、外运动。向下翻开拇长伸肌和示指伸肌腱，可见在伸肌支持带下缘的深面，有横行于腕骨背面的腕背弓（dorsal carpal arch），此弓由桡动脉的腕背支和尺动脉的腕背支吻合而成，上方有骨间后动脉末支加入，该弓向远端发出2～4条掌背动脉（dorsal metacarpal artery），分别沿骨间背侧肌表面下行达掌骨头处，各分为2条细小的指背动脉（dorsal digital artery），达相邻各指的相对缘。第1掌背动脉多由桡动脉腕背段穿第1骨间背侧肌前发出，分支达拇指和示指相对缘。

手背的神经来自桡神经和尺神经。桡神经的深支穿过旋后肌到达前臂后面，发出多个肌支支配前臂后肌群，其本干贴骨间膜背面移行为骨间后神经，下行达腕背，支配腕关节及腕骨间关节的感觉。浅支在前臂主要于前群肱桡肌与后群桡侧腕长伸肌之间下行，到达前臂远端向后走行，越过桡侧腕长伸肌腱、拇长展肌腱和拇短伸肌腱，穿出深筋膜，在浅筋膜内走行，越过伸肌支持带的桡侧分成几个终末支，须注意，此时刚好越过解剖鼻烟壶的表面走行，解剖时应予小心防止被切断。桡神经浅支主要分布在手背桡侧半皮肤，包括鱼际的桡侧、拇指、示指和中指桡侧半近节与中节指骨背面的皮肤。拇指、示指、中指远端背面和环指远端桡侧半指背的皮肤则由正中神经的皮支绕到背侧支配。

尺神经在前臂远端发出尺神经手背支（dorsal branch of ulnar nerve），伴随尺动脉的腕背支，在尺侧腕屈肌腱深面向后绕行，达伸肌支持带的尺侧浅面下行，分布于手背尺侧半皮肤和尺侧2个半指近节指骨背面皮肤。

四、应仔细辨认的结构

（1）腕管位置、构成及穿行的结构。
（2）掌浅弓、掌深弓的构成及其分支。
（3）解剖鼻烟壶的位置、边界及内容。
（4）手的运动及皮肤神经支配。
（5）手肌的分群、各肌名称、功能和神经支配。

第六节　临床结合要点及病例分析

一、临床结合要点

（一）肩关节脱位

肩关节是人体活动度最大的关节，但关节稳定性相对较差。维持肩关节稳定的结构包括：①肱骨头和关节盂。②关节盂唇结构和关节腔的负压机制。③肩关节囊和周边韧带，尤其是盂肱韧带。④肩关节周围的肌肉。尽管有多重结构保护，但肩关节的前下方仍是最薄弱的部位。当肩关节受到外力作用而极度外展外旋后伸时，肱骨头可突破前下方结构，导致最常见的肩关节前下脱位。临床上的典型体征为Dugas征，即患侧的手无法摸到对侧的肩。肩关节脱位时不仅是前下方的关节囊和韧带结构损伤，还可造成盂唇、肱骨头和关节盂骨质损伤，如果处理不当可导致复发性肩关节脱位和嵌顿，甚至需要手术治疗。

（二）肩袖疾病

肩袖是围绕着肱骨头止点在大小结节的一组肌肉肌腱的总称，具体包括止点在大结节的冈上肌、冈下肌、小圆肌和止点在小结节的肩胛下肌，共同构成了帽状结构覆盖在肱骨头表面。当肩关节上举超过90°时，除了三角肌收缩外，必须要有肩袖尤其是冈上肌的收缩协同运动，而肩胛下肌则与冈下肌及小圆肌构成了力偶，用于平衡肩关节的内、外旋。肩袖止点或者肌腱的退变损伤可导致肩关节功能受限，典型表现为外展上举不能超过90°，抗阻无力，但关节的被动活动不受影响。

（三）四边孔综合征

四边孔综合征是四边孔处受压后引起的一系列临床综合征，最主要的表现为腋神经支配的肩臂部外侧的感觉障碍和三角肌功能受限。

（四）翼状肩

正常人的肩胛骨紧贴胸壁，这主要是靠前锯肌和斜方肌的协同收缩来完成的。此时一个力向脊柱方向牵拉肩胛骨，而另一个力向胸壁牵拉肩胛骨的脊柱缘，此二力的合力指向胸壁，从而使肩胛骨紧紧地贴靠胸壁。各种损伤胸长神经和副神经的因素可导致前锯肌和斜方肌麻痹。当上臂运动使肩胛骨旋转时，由于脊柱缘失去牵拉而翘起，形成翼状肩畸形。

（五）臂部桡神经损伤

桡神经在臂部肱骨中下1/3处易受损伤，桡神经在此处紧贴肱骨干，当发生骨折时易损伤到桡神经。此时由于神经损伤部位较高，各伸肌广泛瘫痪，表现为腕下垂、拇指及各手指下垂，不能伸掌指关节，前臂旋前畸形，拇指内收畸形。感觉上则表现为手背桡侧半、桡侧2个半手指以及臂与前臂后部的感觉障碍。

二、临床病例分析

骨筋膜隔室综合征

患者，男性，51岁。2天前因上腹剧痛，不排除急腹症及可疑腹主动脉夹层破裂入院。既往：2006年因腹主动脉夹层动脉瘤行支架植入；2010年行主动脉瓣膜置换。入院后因做增强CT推注造影剂时外渗，致右手及前臂肿痛不能活动，8小时请骨科会诊。查体：右手背水疱，前臂肿胀、质硬，桡动脉可及，甲床充盈可，主动牵拉手指产生剧痛（图8-8）。暂时予对症处理，但数小时后体征加重，右肘关节以远肢体感觉减退。考虑为前臂骨筋膜隔室综合征，遂急诊手术切开减压。

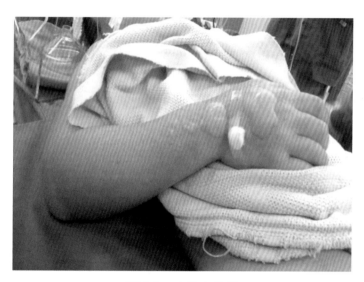

图8-8 患肢大体像

骨筋膜隔室综合征（osteofascial compartment syndrome）是急性缺血、缺氧导致的，由于骨、骨间膜、肌间隔和深筋膜形成的骨筋膜隔室内的肌肉和神经急性严重缺血、缺氧引起的一系列症状和体征。临床常表现为典型的"5P"征，即疼痛（pain）、苍白（pallor）、无脉（pulselessness）、麻痹（paresis）和感觉异常（paresthesia）。疼痛和感觉异常是最先出现的症状，而苍白和无脉等体征的出现，则标志病变已过早期阶段。

前臂骨筋膜隔室综合征的解剖基础：前臂前区的深筋膜薄而坚韧，近肘部有肱二头肌腱膜加强；远侧部在腕前形成厚而坚韧的屈肌支持带。前臂肌间隔介于屈、伸肌之间，附于尺、桡骨，并与前臂骨间膜共同围成前臂前骨筋膜隔室，且相对封闭。当受到创伤骨折的血肿和组织水肿等因素影响，或因外包扎过紧、局部压迫，可使骨筋膜隔室容积缩小、压力增高，导致供应肌肉的小动脉关闭，形成缺血—水肿—缺血的恶性循环，引发骨筋膜隔室综合征。

骨筋膜隔室综合征一经确诊，即应切开筋膜减压。早期彻底切开筋膜减压是防止肌肉和神经发生缺血性坏死的唯一有效方法（图8-9，图8-10）。切不可"5P"征出现后才行切开减压术，以免导致不可逆的缺血性肌挛缩。

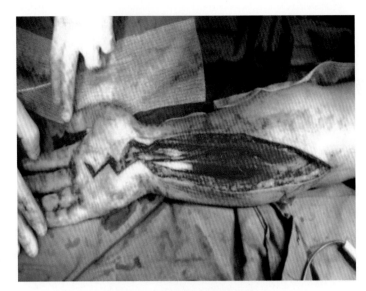

图8-9　前臂掌侧减张切口

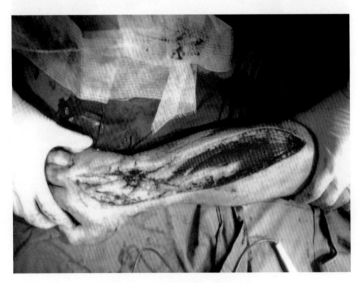

图8-10　前臂背侧减张切口

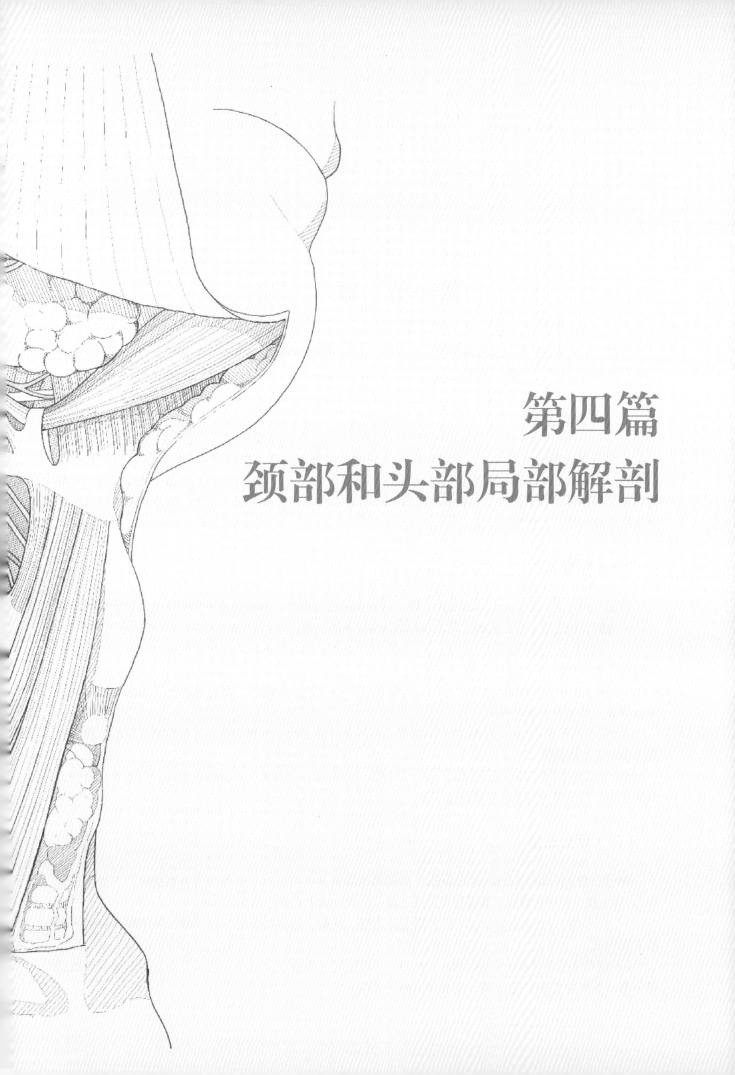

第四篇
颈部和头部局部解剖

第九章 颈 部

第一节 概 述

颈部（neck part）作为头颅和躯干的连接部，上自下颌骨下缘和颅底，下至胸廓上口，内含许多重要器官和血管、神经。颈椎与颈肌支撑和运动头颅，确保脑和视、听感觉的正常功能活动。

一、颈部分区

以斜方肌颈部的前缘为界，可将颈部划分为前外侧部和后部（也称项部）两部分。颈前外侧部（anteriolateral part of neck）呈四边形，胸锁乳突肌自前下向后上方斜行于该区的中部，该肌覆盖的深部称胸锁乳突肌区。颈部正中线和胸锁乳突肌前缘间的区域为颈前（内侧）三角。斜方肌前缘与胸锁乳突肌后缘间为颈后（外侧）三角。

（一）颈前三角

颈前三角（anterior cervical triangle）除上述的前、后界以外，其底边为下颌骨下缘及乳突根部的连线，尖为胸骨柄上缘。该三角的上部又可分成4个较小的三角。

1. 二腹肌三角（digastric triangle） 上界为下颌骨下缘，前下界为二腹肌前腹，后下界为二腹肌后腹和茎突舌骨肌。

2. 颏下三角（submental triangle） 为两侧合一的三角，由两侧二腹肌前腹与下颌骨（颏部）的下缘围成，其尖朝下达舌骨体。

3. 颈动脉三角（carotid triangle） 前界为肩胛舌骨肌上腹，上界为茎突舌骨肌和二腹肌后腹，后界为胸锁乳突肌前缘。

4. 肌三角（muscular triangle） 位于颈动脉三角的前方，前界为颈部前正中线，后上界为肩胛舌骨肌上腹，后下界为胸锁乳突肌前缘下部。

（二）颈后三角

颈后三角（posterior cervical triangle）的前界为胸锁乳突肌后缘，后界为斜方肌前缘，下界为锁骨中1/3的上缘。肩胛舌骨肌下腹斜行穿过该三角，将其分成上大下小的2个三角。

1. 枕三角（occipital triangle） 占据上方大部，其前、后界与颈后三角一致，唯下界为肩胛舌骨肌下腹构成。

2. 锁骨上三角（supraclavicular triangle） 位于枕三角前下方的小三角区，前界为胸锁乳突肌后缘下部，下界为锁骨中1/3上缘，上界为肩胛舌骨肌下腹。

二、颈筋膜

颈筋膜（cervical fascia）由浅筋膜和深筋膜构成。

（一）浅筋膜

浅筋膜是位于颈部皮下的疏松结缔组织，内含颈阔肌和脂肪组织。

（二）深筋膜

颈部深筋膜很发达，可以分为3层。

1. 颈深筋膜浅层 又称封套筋膜（investing layer），像围巾一样包裹在颈肌和颈部器官的外面，其下部附于肩峰、锁骨和胸骨柄，在胸骨柄的上方该筋膜分为浅、深两层，向下分别附于胸骨柄的前、后面，两层间的空隙形成胸骨上隙（suprasternal space），向上与枕骨和下颌骨骨膜融合，在下颌角下方和后方增厚并包裹颌下腺和腮腺附于颧弓和茎突。该筋膜分别包裹胸锁乳突肌和斜方肌，两侧融合于前、后正中线。

2. 颈深筋膜中层 又称颈内筋膜，结构较复杂，包裹在舌骨下肌群表面的为肌层，包裹颈部器官的为脏层（内脏筋膜），脏层又包括颊咽筋膜（buccopharyngeal fascia）和气管前筋膜（pretracheal fascia）两部分。前方自颅底和舌骨、两侧沿甲状软骨向下延伸，形成筋膜鞘包裹甲状腺、喉、咽、气管和食管。其下方沿颈部血管延伸可达上纵隔，与纤维心包融合。两侧与封套筋膜一起融于颈动脉鞘。

3. 颈深筋膜深层 通常被称为椎前筋膜（prevertebral fascia），因其覆盖在椎前肌和颈椎前方，其两侧向外后方延伸，包裹项部诸肌止于颈椎棘突。椎前筋膜自颅底向下延伸，在颈深肌的前面下降进入上纵隔。两侧延伸为斜角肌筋膜，在斜角肌间隙处随锁骨下动脉和臂丛向外，形成腋鞘（axillary sheath）。在椎前筋膜的前方还有一薄薄的翼状筋膜（alar fascia），隔以疏松结缔组织，两侧附于颈椎横突与椎前筋膜融合，其下方约在第7颈椎水平，与颈筋膜中层的内脏筋膜融合。

4. 颈动脉鞘（carotid sheath） 在气管食管沟两旁，由内脏筋膜或颈深筋膜包裹颈总动脉、颈内动脉、颈内静脉和迷走神经形成的筋膜鞘。该鞘与颈深筋膜各层间借疏松结缔组织相连，尽管其与内脏筋膜联系紧密，但目前还不能确定该筋膜由哪层筋膜构成。

三、颈筋膜间隙

颈筋膜间含有大量疏松结缔组织，形成潜在性的颈筋膜间隙（cervical fascial spaces），使相邻器官、组织间既相互联系又相互适应，确保各结构的正常生理功能。但在病理状态下这些间隙也会成为感染扩散的重要途径。

（一）内脏前间隙

内脏前间隙（anterior visceral space）在临床上常被称为气管前间隙（pretracheal space），其上自舌骨、甲状软骨，向下可达上纵隔前部。此间隙内包含气管、甲状腺、甲状旁腺、喉、食管颈部和喉返神经等。在喉的两侧、咽的尾部和食管的上部，该间隙与内脏后间隙（posterior visceral space）交通，但在下部因与甲状腺下动脉相联系的结缔组织的阻隔，又将内脏前、后间隙分隔开。该间隙内的感染、出血或气肿可蔓延至上纵隔，前纵隔的气肿也可经此间隙进入颈部，此间隙是气管切开术的必经之路。

（二）内脏后间隙

内脏后间隙又称咽后间隙（retropharyngeal space），位于咽和食管颈部的后方与椎前筋膜之间，上自颅底，向下延伸至上纵隔和后纵隔。该间隙两侧为颈动脉鞘，与之相延伸的间隙为咽旁间隙（parapharyngeal space）。

（三）椎前间隙

椎前间隙（prevertebral space）是位于椎前筋膜和脊柱之间的潜在性间隙，上自颅底向下延伸可达尾骨。在颈部该间隙内含头长肌、颈长肌和颈交感干等结构。几乎所有椎骨和椎间盘的感染性病变，均可沿此间隙扩散，脊柱结核可突破此间隙形成咽后脓肿进而造成更广泛的扩散。

（四）危险间隙

危险间隙（danger space）位于翼状筋膜和椎前筋膜之间，上自颅底向下延伸至后纵隔，在此翼状筋膜、内脏筋膜和椎前筋膜相融合。该间隙内的蜂窝状疏松结缔组织为感染向下快速蔓延提供了潜在的捷径，可使咽后、咽旁间隙和椎前间隙的感染直接扩散到后纵隔，故被称为危险间隙。

（五）颈动脉间隙

颈动脉间隙（carotid space）系指颈深筋膜的3层在颈动脉鞘周围相交融的疏松结缔组织潜在性间隙，是上颈部感染向下颈部扩散的通路，该间隙与咽旁间隙相连通。

（六）其他间隙

除上述间隙外，在胸骨柄的上方尚有胸骨上间隙，在锁骨上方有锁骨上间隙（supraclavicular space）（图9-1）。

四、颈肌

颈部以斜方肌前缘为界分为前方的颈部和后方的项部。颈肌可分为颈浅肌与颈外侧肌、颈前肌（中层）及颈深肌3群（表9-1）。

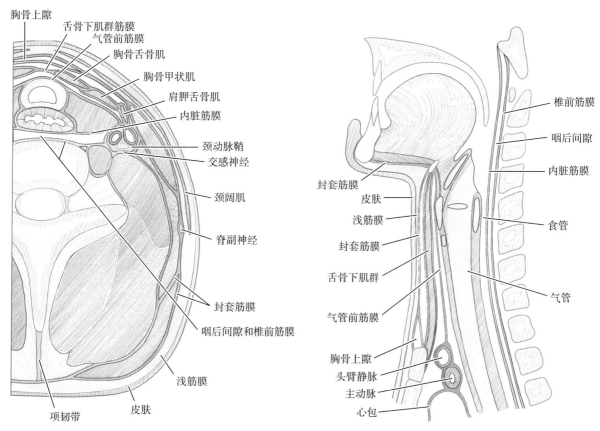

图9-1 颈筋膜及筋膜间隙

表9-1 颈肌

分层	肌肉名称	起点	止点	主要功能	神经支配	动脉供应
浅层	颈阔肌	胸大肌和三角肌上部的筋膜	下颌骨下缘或到下唇或到面下部的皮下，前部纤维越过中线与对侧交错	紧张颈部皮肤，助下拉下颌、下唇和口角，表达惊恐表情	面神经颈支	面动脉下颌支和甲状颈干的肩胛上动脉分支
	胸锁乳突肌	内头：胸骨柄前面的上部 外头：锁骨内侧1/3的上面	乳突和上项线外侧半	一侧收缩头向对侧转动，两侧同时收缩头向后仰	副神经，颈$_2$～颈$_4$神经前支（本体感觉、运动）	枕动脉、耳后动脉的分支（上部）；甲状腺上动脉分支（中部）；肩胛上动脉分支（下部）
中层	二腹肌	颞骨乳突切迹	下颌骨二腹肌窝	降下颌、提舌骨	前腹：下颌神经分支下颌舌骨肌支 后腹：面神经	耳后动脉和枕动脉供应后腹，面动脉的颏下支供应前腹
	茎突舌骨肌	茎突后面近基部	舌骨体与舌骨大角交界处	上提舌骨，后拉舌骨，延伸口底	面神经的茎突舌骨肌支	面动脉，耳后动脉和枕动脉的分支
	下颌舌骨肌	下颌骨的下颌舌骨肌线	舌骨体的前面	上提口底，上提舌骨或下拉下颌骨	下颌神经分支下颌舌骨肌支	舌动脉的舌下支，上颌动脉经下齿槽动脉的下颌舌骨肌支，面动脉的颏下支

续　表

分层	肌肉名称	起点	止点	主要功能	神经支配	动脉供应
中层	颏舌骨肌	下颌棘（颏结节）	舌骨体的前面	上提舌骨、拉舌骨向前、降下颌	经舌下神经走行的第1颈神经	舌动脉的舌下支
	胸骨舌骨肌	锁骨内端的后面、锁胸韧带和胸骨柄的上后面	舌骨体的下缘	下降舌骨	颈袢（颈$_1$～颈$_3$）的分支	甲状腺上动脉的分支
	肩胛舌骨肌	肩胛骨上缘近肩胛切迹处	舌骨体的下缘、胸骨舌骨肌止点的外侧	下降舌骨，紧张颈筋膜下部，延长吸气	颈袢的分支	甲状腺上动脉和舌动脉的分支
	胸骨甲状肌	胸骨柄的后面	甲状软骨板斜线上方	在吞咽和发声时下拉喉	颈袢的分支	甲状腺上动脉和舌动脉的分支
	甲状舌骨肌	甲状软骨板的斜线	舌骨大角下缘和相邻舌骨体	下拉舌骨，歌唱时上提喉	经舌下神经走行的第1颈神经	甲状腺上动脉和舌动脉的分支
深层	前斜角肌	第3～6颈椎横突前结节	第1肋内缘的斜角肌结节和锁骨下动脉沟前方的肋上缘	颈部向前和侧屈，颈部侧旋，上提第1肋	第4～6颈神经前支的分支	甲状腺下动脉的颈升支
	中斜角肌	枢椎横突，下5个颈椎横突后结节的前面	肋结节和锁骨下动脉沟之间的第1肋上面	使颈部向同侧弯屈，上提第1肋助吸气	第3～8颈神经前支的分支	甲状腺下动脉的颈升支
	后斜角肌	第4～6颈椎横突后结节	第2肋外面	使颈部向同侧弯屈，上提第2肋	下3个颈神经前支的分支	甲状腺下动脉的颈升支及颈浅动脉
	头前直肌	寰椎侧块的前面和横突根	枕骨基底部的下面	屈头（寰枕关节）	第1、第2颈神经前支环的分支	椎动脉和咽升动脉的分支
	头侧直肌	寰椎横突的上面	枕骨颈静脉突的下面	向同侧屈头	第1、第2颈神经前支环的分支	椎动脉、枕动脉和咽升动脉的分支
	头长肌	第3～6颈椎横突前结节	枕骨基底部下面	屈头	第1～3颈神经前支环的分支	咽升动脉和甲状腺下动脉的颈升支及椎动脉
	颈长肌：下斜部上斜部中间部（垂直部）	上3个胸椎椎体前面第3～5颈椎横突前结节第5颈椎到第3胸椎体的前面	第5、第6颈椎横突前结节寰椎前弓结节的前外侧面第2～4颈椎体的前方	前屈颈部，侧屈及使头向对侧转动	第2～6颈神经前支的分支	椎动脉、甲状腺下动脉和咽升动脉的分支

五、颈部动脉、静脉及淋巴回流

（一）颈部动脉

颈总动脉（common carotid artery）自胸锁关节后方上行于颈动脉鞘内，至甲状软骨上缘水平（颈$_3$～颈$_4$），分成颈外动脉和颈内动脉。在下颈部，颈总动脉位置较表浅，可在颈根部气管两旁扪及其搏动，也可将其压向第6颈椎横突结节进行止血。

1. 颈外动脉（external carotid artery）　是头颈部血供的主要来源。自颈总动脉分出后便穿出颈动脉鞘上行，先向前、再向外后方上行，达下颌角与乳突间，隐于下颌颈后方的腮腺深面，分成 2 个终末支，即上颌动脉和颞浅动脉，达头面部。颈外动脉在颈部发出的分支有 6 个。

（1）甲状腺上动脉（superior thyroid artery）：在舌骨大角下方发自颈外动脉前面，向前下方走行达甲状腺上极，分出前、后和外侧支供应甲状腺，并与对侧分支和甲状腺下动脉分支相吻合。该动脉还发出舌骨下动脉（infrahyoid artery）、喉上动脉（superior laryngeal artery）、胸锁乳突肌动脉（sternocleidomastoid artery）和环甲动脉（cricothyroid artery），这些分支供应喉及相应肌。

（2）咽升动脉（ascending pharyngeal artery）：发自颈外动脉深面的细长小动脉，在颈内动脉和咽之间上行达颅底。其分支有咽动脉（pharyngeal artery）（3～4 支）、鼓室下动脉（inferior tympanic artery）和脑膜支［脑膜后动脉（posterior meningeal artery）］，供应颈深肌、交感干，以及第Ⅸ、Ⅹ、Ⅻ对脑神经，并与面动脉、椎动脉的分支吻合。

（3）舌动脉（lingual artery）：在舌骨大角尖的对侧发自颈外动脉，有时发自面动脉，供应舌和口底。其分支有舌深动脉（deep lingual artery）、舌背动脉（dorsal lingual artery）和舌下动脉（sublingual artery）。

（4）面动脉（facial artery）：在颈动脉三角内起自颈外动脉的前壁，在舌动脉的上方行于二腹肌和茎突舌骨肌的深面，向前上方越过下颌下腺达下颌骨下缘，在咬肌前缘处纡曲进入面部。可在咬肌前缘处扪及该动脉的搏动，并将其压向下颌骨以阻止面部出血。面动脉在面部越过口角和鼻翼达内眦续为内眦动脉。面动脉的主要分支：腭升动脉（ascending palatine artery）在面动脉起始处发出，沿咽侧壁上行可达颅底，其支可与腭大动脉及咽升动脉吻合；扁桃体动脉（tonsillar artery）；颏下动脉（submental artery）和下颌下腺支。

（5）枕动脉（occipital artery）：发自颈外动脉后壁，勾绕舌下神经的深面向后上方走行，最后与枕大神经伴行达枕部。

（6）耳后动脉（posterior auricular artery）：在茎突舌骨肌上方发自颈外动脉后壁，于腮腺和茎突间上行达耳后。其终支为耳郭支和枕支。在颈部的分支可营养二腹肌、茎突舌骨肌、胸锁乳突肌和腮腺，另分出茎乳动脉进入茎乳孔营养面神经、鼓室及半规管。

2. 颈内动脉（internal carotid artery）　起自颈动脉杈，于上 3 颈椎横突的前面上行达颈动脉管下口，经颞骨岩部颈动脉管上口进入颅内。其在颈部行于颈动脉鞘内，在入颅前没有分支发出。入颅后发出分支供应脑和眶部结构。

与颈动脉相关的还有两个重要的感受器：①颈动脉窦（carotid sinus），位于颈内动脉起端的膨大处，是压力感受器。②颈动脉体（carotid body），又称颈动脉球（carotid glomus）为颈动脉杈后方或分叉处的棕红色椭圆形小体，是化学感受器。舌咽神经的颈动脉窦支分布在这两个感受器内，另有交感和迷走神经发出的小支分布，两个感受器分别感受血压和血中化学成分的变化，反射性调节血压。

3. 锁骨下动脉（subclavian artery）　在颈根部经斜角肌间隙穿行达腋窝，移行为腋动脉。其在颈部可分为 3 段：第 1 段由起点到前斜角肌内缘；第 2 段位于前斜角肌后面；第 3 段自前斜角肌外缘至第 1 肋外缘。锁骨下动脉发出的分支如下。

（1）椎动脉（vertebral artery）：发自第 1 段的上后壁，穿上 6 颈椎横突孔上行达寰椎侧块后方，向内经枕骨大孔入颅。其分支供应脊髓、枕下肌和脑。

（2）胸廓内动脉（internal thoracic artery）：发自第 1 段的下壁，于胸骨两旁的内面下行达胸腹壁（详见第五篇胸部局部解剖）。

（3）甲状颈干（thyrocervical trunk）：发自第 1 段前壁，很快分成 3 个分支。①甲状腺下动脉（inferior thyroid artery），自第 6 颈椎横突下方向内达甲状腺下极，发出肌支到舌骨下肌群、颈长肌、前斜角肌和咽下缩肌。发出颈升动脉（ascending cervical artery）上行于前斜角肌和颈长肌之间，发支达相邻肌和进入椎管。另发出喉下动脉（inferior laryngeal artery）与喉返神经伴行达喉肌、喉和喉咽部。②肩胛上动脉（suprascapular artery），在前斜角肌外侧下行于胸锁乳突肌的深面达肩胛骨上缘。③颈浅动脉（superficial cervical artery），又称颈横动脉浅支，越过膈神经和臂丛的前方，向外达肩胛提肌前缘进入斜方肌深面，其深支为肩胛背动脉（dorsal scapular artery），向外下方走行达肩胛骨上角，供应肩肌（详见第八章中肩部局部解剖）。

（4）肋颈干（costocervical trunk）：发自第1段或第2段的后壁。在第1肋颈处分为颈深动脉（deep cervical artery），上行达颈深肌；另一支为肋间最上动脉（supreme intercostal artery），达颈根部。

（二）颈部静脉

颈部静脉包括浅静脉和深静脉两类，走行变化较大。

1. 浅静脉　位于深筋膜表面，接受局部浅组织的静脉回流，汇入深静脉。颈部浅静脉包括颈前静脉（anterior jugular vein）、颈外静脉（external jugular vein）和颈外后静脉（posterior external jugular vein）。这些静脉收集头部与颈部的静脉血和各属支，汇入颈内静脉或锁骨下静脉。

2. 深静脉　位于深筋膜的深面，多注入颈内静脉，也有的注入锁骨下静脉。颈部深静脉管径较粗，距心脏较近，临床上常用来静脉穿刺和插管，如颈内静脉插管和锁骨下静脉插管等。

（1）颈内静脉（internal jugular vein）：收集颅内、颅外和颈部的静脉主干。起自颅底颈静脉孔处的乙状窦末段，下行于颈动脉鞘内。在胸锁关节的后方颈内静脉与锁骨下静脉汇合，形成头臂静脉。颈内静脉在颅外的属支包括面静脉（facial vein）、舌静脉（lingual vein）、咽静脉（pharyngeal vein）、甲状腺上静脉（superior thyroid vein）和甲状腺中静脉（middle thyroid vein）等。深静脉多与同名动脉伴行。

（2）锁骨下静脉（subclavian vein）：自第1肋的外缘处续于腋静脉，向内走行与颈内静脉汇合。其主要属支有椎静脉（vertebral vein）、甲状腺下静脉（inferior thyroid vein）和胸廓内静脉（internal thoracic vein）等。

（三）颈部淋巴回流

1. 颈部淋巴结　可分为浅、深两大群。颈浅淋巴结（superficial cervical lymph node）多沿颈外静脉分布，其输出管汇入颈深淋巴结。颈深淋巴结（deep cervical lymph node）沿颈内静脉分布，包括如下4组。

（1）颈深上淋巴结（superior deep cervical lymph node）：位于颈内静脉的上部、胸锁乳突肌的深面，其输出管达颈深下淋巴结或直入颈干。

（2）颈深下淋巴结（inferior deep cervical lymph node）：位于颈内静脉下部、胸锁乳突肌的深面，其输出管汇入颈干。

（3）咽后淋巴结（retropharyngeal lymph node）：位于咽与椎前筋膜之间，其输出管汇入颈深上、下淋巴结。

（4）气管旁淋巴结（paratracheal lymph node）：位于气管、食管沟及周围，输出管汇入颈深淋巴结。

须注意，颈部淋巴结的分布和肿大有重要的临床意义，炎症和肿瘤细胞转移均可导致局部淋巴结肿大，故检查颈部淋巴结的位置和肿大，对排除肿瘤或手术切除均具有重要指导意义。

2. 颈淋巴回流　颈部两侧的淋巴回流不同。左侧3个淋巴干（左颈干、左锁骨下干和左支气管纵隔干）在左颈内静脉和左锁骨下静脉汇合形成的静脉角附近，汇入胸导管的末端，而后汇入静脉角。右侧的3个淋巴干则分别或集合汇入右静脉角。

六、颈部神经支配

颈部的神经主要来自舌咽神经、迷走神经、副神经、舌下神经以及颈神经与交感干的分支。

（一）颈丛

颈丛（cervical plexus）由颈$_1$～颈$_4$脊神经的前支（anterior branch of spinal nerve）组成，位于颈内静脉、深筋膜和胸锁乳突肌中点的深面，该丛神经支配部分颈肌、膈、头颈部和胸部的皮肤。颈丛的浅支穿出深筋膜分布至皮肤，深支以肌支为主，可分为内侧组和外侧组两部分。内侧组的交通支可与迷走神经、舌下神经和交感干相联系，并形成颈袢（ansa cervicalis），发支支配颈肌，另有一些肌支支配颈深肌。由颈神经前支合成的神经包括膈神经（phrenic nerve）（颈$_3$～颈$_5$）和副膈神经（accessory phrenic nerve）（颈$_5$）。外侧组主要发出交通支与副神经联系，肌支分布于胸锁乳突肌、斜方肌、肩胛提肌和中斜角肌等。

（二）臂丛

臂丛由颈$_5$～胸$_1$脊神经的前支形成，穿斜角肌间隙向胸壁和上肢走行。臂丛的根和干位于颈根部，所发分支包括肩胛背神经、胸长神经、肩胛上神经和锁骨下肌神经，其余各部及分支均于腋窝和上肢走行。

（三）颈部脑神经

1. 舌咽神经（glossopharyngeal nerve） 自颈静脉孔出颅后向前经颈内动、静脉间走行于茎突及诸肌的深面下行，在茎突咽肌后缘向前弯曲，穿咽上、中缩肌间发出茎突咽肌支（stylopharyngeal branch）支配茎突咽肌。交通支与交感干、迷走神经和面神经相联系。其感觉分支包括：鼓室神经（tympanic nerve），经鼓室小管入鼓室丛。颈动脉窦支（或称颈动脉窦减压神经），较细，自颈静脉孔下方发出，沿颈内动脉下行达颈动脉窦和颈动脉体。咽支，加入咽丛分布于咽黏膜。此外，发出扁桃体支、舌支等。

2. 迷走神经（vagus nerve） 由颈静脉孔出颅下行于颈动脉鞘内，其上端有2个神经节。上神经节（superior ganglion）主要为躯体感觉神经节，下神经节（inferior ganglion）为内脏感觉神经节。迷走神经在颈部的分支包括脑膜支、耳支、咽支、颈动脉体支、心上支（superior cardiac branch）、喉上神经（superior laryngeal nerve）及喉返神经（recurrent laryngeal nerve）。

3. 副神经（accessory nerve） 自颈静脉孔出颅后，行向后外方，经枕动脉深面达胸锁乳突肌的上部，并进入肌的深面，在此可与上部颈神经（颈$_1$～颈$_3$）相交通。而后，在胸锁乳突肌后缘中点的深面浅出，于颈外侧三角上部、封套筋膜的深面下行，在距锁骨上方3～5cm处进入斜方肌前缘深部，分支支配上述二肌。

4. 舌下神经（hypoglossal nerve） 自舌下神经管出颅后，于颈内动、静脉和舌咽神经、迷走神经、副神经的内侧下行达下颌角水平，在二腹肌后腹下方颈内动、静脉间前行至舌肌。舌下神经与交感干、舌神经、舌咽神经、迷走神经和咽丛均有交通。舌下神经与颈$_1$～颈$_3$脊神经的前支交通形成颈袢，沿颈动脉鞘下行，由颈袢发出的分支支配舌骨下肌群。舌下神经还发出脑膜支、甲状舌骨肌支和颏舌骨肌支。

（四）颈交感干

颈交感干（cervical sympathetic trunk）位于颈动脉鞘后面的椎前筋膜深面，沿颈椎横突的前面下行。在颈部有3个神经节，接受来自胸$_1$～胸$_5$脊髓中间外侧核发出的节前纤维。由神经节发出的节后纤维，经灰交通支或与颈神经和部分脑神经交通，或直接发出各内脏支、血管支，支配头颈部血管、汗腺、立毛肌及咽喉、心等脏器和腺体的活动。

1. 颈上神经节（superior cervical ganglion） 最大，呈梭形，长2～4cm，位于第2、第3颈椎横突的前方，向上发出颈内动脉神经缠绕颈内动脉一起入颅。

2. 颈中神经节（middle cervical ganglion） 较小，位于第6颈椎横突前方，不恒定，有时缺如。

3. 颈下神经节（inferior cervical ganglion） 位于第7颈椎横突或第1肋的肋颈前方，常与第1胸神经节融合成颈胸神经节（cervicothoracic ganglion），又称星状神经节（stellate ganglion）。

第二节 颈后三角、胸锁乳突肌区及肌三角局部解剖

一、颈后三角局部解剖

颈后三角位于胸锁乳突肌后缘、斜方肌前缘和锁骨之间的区域。颈外静脉自上而下走行于该三角浅层，其下端穿过封套筋膜，向前下方隐于胸锁乳突肌深面汇入锁骨下静脉，汇入前还收集面横静脉（图9-2）。

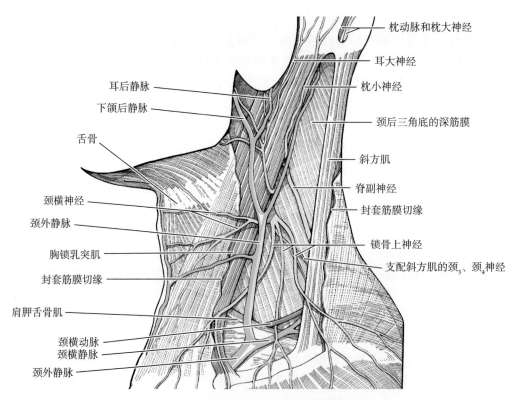

图9-2 颈后三角、颈丛及颈浅静脉

去除封套筋膜显示胸锁乳突肌，在其后缘自上而下寻找颈丛各皮神经干后清除结缔组织，在胸锁乳突肌后缘上1/3处寻找脊副神经，该神经向后下方走行，在斜方肌前缘的下1/3处隐入该肌深面。位于上述两肌间的副神经被包于封套筋膜两层之间，使之得到保护免受损伤。

辨认构成颈后三角底的椎前筋膜及其覆盖的颈深部各肌，自后上向前下依次为头夹肌（splenius capitis muscle）、肩胛提肌（levator scapulae muscle）、小部分后斜角肌（scalenus posterior muscle）、中斜角肌（scalenus medius muscle）和前斜角肌（scalenus anterior muscle）（图9-3）。

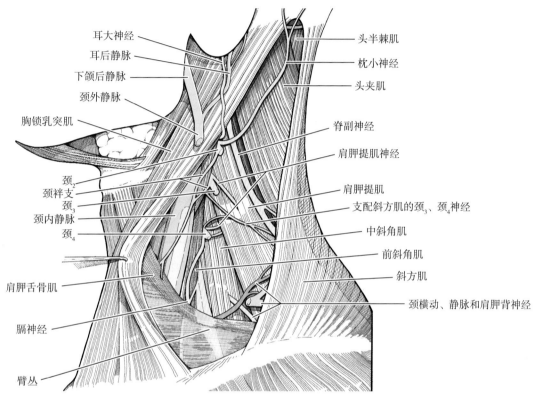

图9-3　颈后三角，去除深筋膜，显示颈深部肌肉、神经

在三角下方可见肩胛舌骨肌（omohyoid），该肌上腹朝向前上方，于胸锁乳突肌下端的深面向上止于舌骨。在紧靠斜方肌前缘处将肩胛舌骨肌下腹切断，可见颈横动脉（transverse cervical artery）由内向外走行，越过斜角肌和肩胛提肌的表面达斜方肌深面。将胸锁乳突肌在起端切断，连同深面的肩胛舌骨肌一起翻开，可见在前斜角肌的前面、颈横动脉的深面，有发自颈丛的分支膈神经，贴在前斜角肌的表面下行进入胸腔。在前、中斜角肌之间的斜角肌间隙（scalene space）内，可见粗大的臂丛神经干和锁骨下动脉通过，进入腋窝。在颈横动脉的下方有肩胛上动脉与之平行向外走行。在颈横动脉越过中斜角肌处的上方，寻找穿出该肌的肩胛背神经，约有2支向外下行于肩胛提肌的深面，达菱形肌（图9-4）。

二、胸锁乳突肌区局部解剖

胸锁乳突肌区包括胸锁乳突肌及所覆盖的深层结构。将胸锁乳突肌由上向下翻开，或将起、止端切断去除该肌，可见颈中群各肌，由内（正中线）向外分别为胸骨舌骨肌（sternohyoid muscle）和肩胛舌骨肌的上腹，将此二肌自上端切断向下翻开，可见其深面的胸骨甲状肌（sternothyroid muscle）和其上方较短的甲状舌骨肌（thyrohyoid muscle）（图9-5），以上4肌均属舌骨下肌群。沿肌的外缘深面可见颈动脉鞘（carotid sheath），自颅底至颈根部纵行。

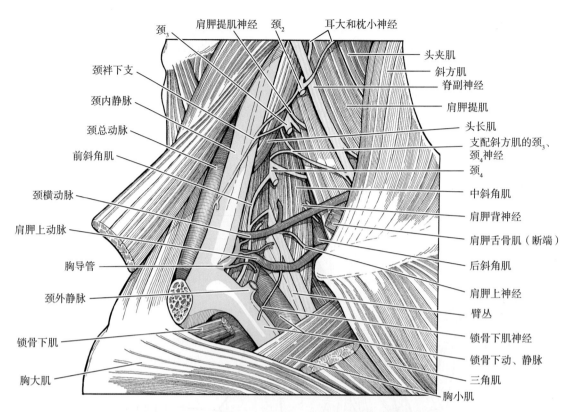

颈₃　肩胛提肌神经　颈₂　耳大和枕小神经

颈袢下支
颈内静脉
颈总动脉
前斜角肌
颈横动脉
肩胛上动脉
胸导管
颈外静脉
锁骨下肌
胸大肌

头夹肌
斜方肌
脊副神经
肩胛提肌
头长肌
支配斜方肌的颈₃、颈₄神经
颈₄
中斜角肌
肩胛背神经
肩胛舌骨肌（断端）
后斜角肌
肩胛上神经
臂丛
锁骨下肌神经
锁骨下动、静脉
三角肌
胸小肌

图9-4　颈后三角，去除锁骨，显示锁骨下血管及臂丛

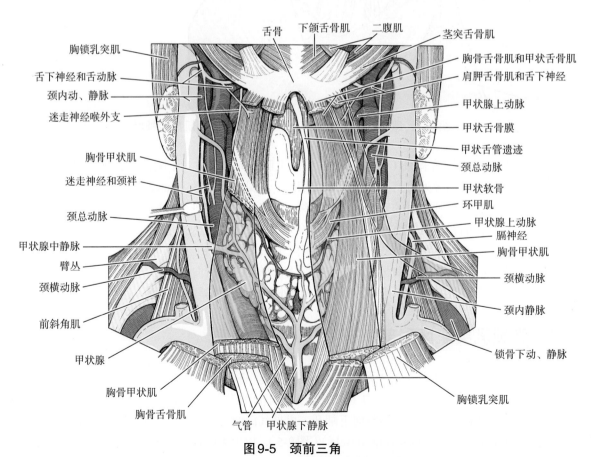

舌骨　下颌舌骨肌　二腹肌　茎突舌骨肌

胸锁乳突肌
舌下神经和舌动脉
颈内动、静脉
迷走神经喉外支
胸骨甲状肌
迷走神经和颈袢
颈总动脉
甲状腺中静脉
臂丛
颈横动脉
前斜角肌
甲状腺
胸骨甲状肌
胸骨舌骨肌

胸骨舌骨肌和甲状舌骨肌
肩胛舌骨肌和舌下神经
甲状腺上动脉
甲状舌骨膜
甲状舌管遗迹
颈总动脉
甲状软骨
环甲肌
甲状腺上动脉
膈神经
胸骨甲状肌
颈横动脉
颈内静脉
锁骨下动、静脉
胸锁乳突肌

气管　甲状腺下静脉

图9-5　颈前三角

注：左侧去除胸骨舌骨肌和肩胛舌骨肌；右侧去除胸骨甲状肌。

仔细寻找支配胸骨舌骨肌、肩胛舌骨肌和胸骨甲状肌的神经，并向上追踪这些肌支，均来自颈袢（ansa cervicalis）。该神经袢贴于肩胛舌骨肌上方颈动脉鞘的前壁，颈袢的上根由颈$_1$脊神经前支连于舌下神经，下根由颈$_2$、颈$_3$脊神经的前支合成，上根随舌下神经一起沿颈内静脉的表面（也可以在深面）下行，在肩胛舌骨肌中间腱的上方，与上行的颈袢下根相连，形成环形的颈袢（图9-6）。注意检查颈袢位置，通常在颈动脉鞘浅面，也可能在鞘内合成袢。

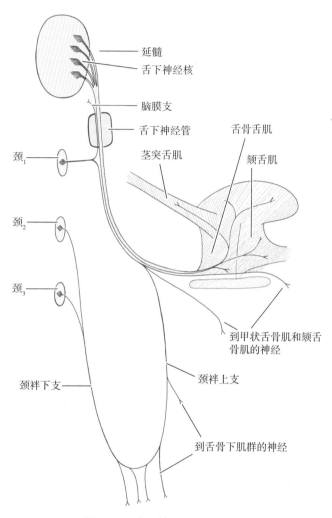

图9-6　舌下神经及颈袢示意

检查由颈袢发出的各肌支支配的舌骨下肌群。观察后可将肌支剪断，保留颈袢向上翻开，暴露颈动脉鞘及深层结构。

颈动脉鞘在两侧的气管食管沟内走行。将颈动脉鞘前壁剪开检查鞘内结构，可见外侧的颈内静脉、内侧的颈总动脉及两者后方的迷走神经。沿颈内静脉向下，在胸锁乳突肌下端的深面，可见锁骨下静脉与之汇合形成头臂静脉（brachiocephalic vein），其交汇处的夹角称为静脉角（venous angle），左侧的胸导管（thoracic duct）与右侧的右淋巴导管（right lymphatic duct）分别汇入。将颈内静脉下端结扎后切断，向外翻开，检查迷走神经、在其内侧上行的颈升动脉、前斜角肌和其表面下行的膈神经。锁骨下动脉和臂丛神经干由前、中斜角肌间形成的斜角肌间隙内通过。在前斜角肌下端的内侧缘，寻找发自锁骨下动脉的甲状颈干，追踪其向内上方走行的分支甲状腺下动脉及向外发出的颈横动脉与肩胛上动脉，经膈神经和前斜角肌前面外行。在甲状颈干发出的下方相对处，有胸廓内动脉自锁骨下动脉发出，下行进入胸腔。在更内侧可见椎动脉发出，直接向上穿行进入第6颈椎横突孔。

检查于颈总动脉后方、迷走神经主干内侧上行的喉返神经，注意两侧走行不同，右喉返神经勾绕右锁骨下动脉，左喉返神经发出位置较低，勾绕主动脉弓返回颈部，两侧喉返神经均向内上方走行于甲状腺的背面达喉。若将颈总动脉向外牵开，可见其深面被椎前筋膜覆盖着的颈交感神经干，自颅底下行于椎前肌的表面。颈交感干包含颈上神经节、颈中神经节和颈下神经节（图9-7），此3个神经节均发出1心支下行，参与心丛的组成。此外，3个神经节之间通过节间支相连构成的颈交感干，向下移行连于胸交感干。由于所发心支均较细，位置靠内，解剖时应仔细寻找。

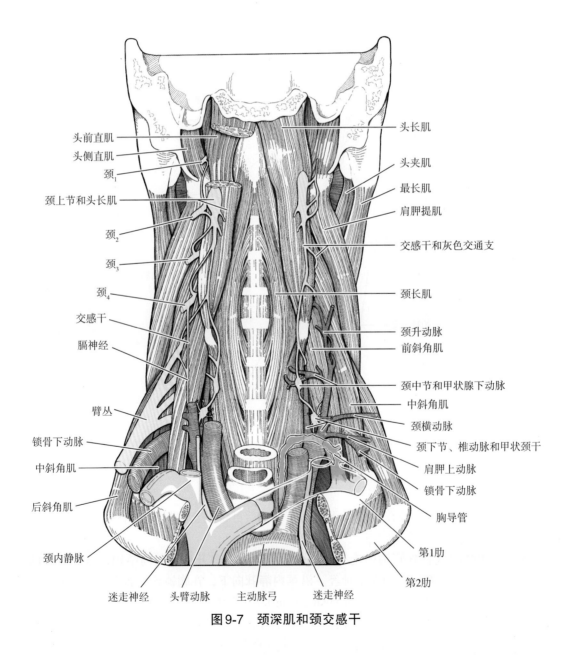

图9-7　颈深肌和颈交感干

三、肌三角局部解剖

颈前区位于胸锁乳突肌前缘与颈前正中线之间，上至下颌骨下缘、下达胸骨上缘，以肩胛舌骨肌、舌骨和二腹肌为界，可将此区分为4个三角：舌骨以上，二腹肌前、后腹和下颌骨下缘间为颌下三角（submandibular triangle）；舌骨以上，二腹肌前腹与颈前正中线之间为颏下三角（submental triangle）；二腹肌后腹、胸锁乳突肌上部前缘和肩胛舌骨肌上腹间为颈动脉三角（carotid triangle）（图9-8）；舌骨以下，胸锁乳突肌下部前缘与肩胛舌骨肌上腹和颈前正中线之间为肌三角（muscular triangle）。肌三角内的重要器官包括甲状腺、喉和气管等，临床上此区被作为甲状腺手术的必经通路，故也称甲状腺入路。此区表面的皮肤较松弛，皮纹横行，适于做手术切口。

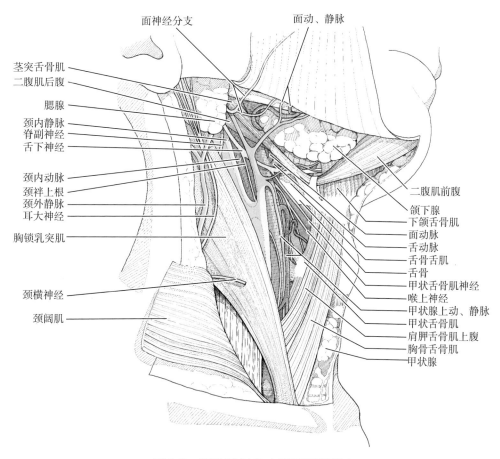

图9-8 颈动脉三角（翻开颈阔肌）

此前解剖时已显示过浅层结构，包括颈阔肌、颈前静脉、交通支、颈静脉弓和相关的颈丛皮神经。去除深层结构及封套筋膜后，可见其深面的舌骨下肌群及其筋膜，此筋膜自舌骨向下隐于两侧胸锁乳突肌的深面。将胸骨舌骨肌、肩胛舌骨肌及深面的胸骨甲状肌切断、去除，可见覆盖喉和气管表面的气管前筋膜。沿中线切开此筋膜便可分离出甲状腺下静脉，自甲状腺下缘向下，两侧合一汇入头臂静脉。沿甲状腺下静脉起点处的深面及两侧，检查环状软骨、环甲肌、第1气管软骨环、甲状腺叶和气管（trachea）等结构。在静脉的上方可见连于舌骨和甲状软骨间的甲状舌骨膜（thyrohyoid membrane）。

检查甲状腺（thyroid gland）的位置、分叶，可见两侧叶位于喉下部和气管上部的前外侧，上极可达甲状软骨中点水平，下极至第6气管软骨，峡部位于第2～4气管软骨的前方，有时还从峡部或侧叶伸出向上的锥状叶（pyramidal lobe）。

在甲状腺侧叶上端的前面寻找发自颈外动脉的甲状腺上动脉。与其伴行的甲状腺上静脉则汇入颈内静脉，在侧叶的中部可见甲状腺中静脉，向外汇入颈内静脉。在舌骨大角的后上方，寻找由迷走神经发出的喉上神经，其在大角处分成内、外两支。内支伴随甲状腺上动脉的分支喉上动脉，穿甲状舌骨膜入喉，分布于声门裂以上的喉黏膜。外支伴甲状腺上动脉行向前下方，在距甲状腺上极约1cm处，与动脉分开，弯向内侧分支达环甲肌和咽下缩肌。甲状腺手术结扎上动脉时应紧贴甲状腺上极结扎，以免损伤喉上神经外支。

将甲状腺上、中静脉分别结扎后切断，将侧叶由后向前翻开，检查可见在侧叶背面上、下部各有一黄豆大小的内分泌腺，或略突出或埋于甲状腺内，即甲状旁腺（parathyroid gland）。注意当侧叶翻开时，其内侧和峡部后面的假被膜（气管前筋膜）增厚，与甲状软骨、环状软骨及气管软骨的软骨膜相愈着，形成甲状腺悬韧带（suspensory ligament of thyroid gland）。

在甲状腺下极的后方，可见甲状腺下动脉与喉返神经相交叉走行。甲状腺下动脉由甲状颈干发出，在颈动脉鞘后方向内上方走行达甲状腺侧叶的下极，再弯向上内方分成上、下支，分布于甲状腺和甲状旁腺等，并与甲状腺上动脉的分支相吻合。

两侧喉返神经的走行不同，左喉返神经因勾绕主动脉弓，行程长、位置深，多在甲状腺下动脉的后方上行；右喉返神经勾绕锁骨下动脉，行程短、位置浅，多经由甲状腺下动脉的前方上行，在咽下缩肌的下缘、环甲关节后方进入喉内，称喉下神经（inferior laryngeal nerve）。其运动支支配除环甲肌以外的所有喉肌，感觉支分布于声门裂以下的喉黏膜。

甲状腺手术结扎下动脉时，应远离甲状腺下极结扎，以免伤及喉返神经。少数人还会出现甲状腺最下动脉，其来源可以是头臂干、主动脉弓、右颈总动脉或胸廓内动脉等，在气管前方上行或与甲状腺下静脉伴行，在行低位气管切开术时应予注意。

检查气管颈部（cervical part of trachea），自第6颈椎下缘，气管与环状软骨下缘通过膜性的环状软骨气管韧带（cricotracheal ligament）相连，向下达胸骨上缘颈静脉切迹处接胸部。

气管前方由浅至深为皮肤、浅筋膜、封套筋膜、胸骨上间隙及颈静脉弓、舌骨下肌群及其筋膜、气管前筋膜。气管颈部共有6～8个气管软骨环，均呈马蹄形，后方被平滑肌和黏膜襞封堵，第2～4气管软骨前方有甲状腺峡，峡下方有甲状腺下静脉、甲状腺奇静脉丛和甲状腺最下动脉。气管后方为食管，两侧的气管食管沟内有喉返神经上行，旁沟的后外侧有颈动脉鞘和颈交感干等。

将尸体仰卧垫高，头颈部扶正，做气管切开和气管插管手术操作练习，高位切开的切口位于第1、第2气管软骨环的前面，可将甲状腺峡部向下牵拉暴露峡上方的气管软骨，纵行切开气管前壁，插入气管套管即可。低位切开术的切口位于第5、第6气管软骨环，此切口正常情况恰位于甲状腺峡的下方，临床操作时应避开甲状腺下静脉和头臂静脉以免造成出血。为减少因损伤大血管而导致大出血的危险，目前临床上多采取中位切口，将甲状腺峡切断、结扎后，向两侧牵拉暴露出第2～5气管软骨环，选择第3、第4气管软骨环做正中垂直切口，插入气管套管。

将气管颈部的下端第6气管软骨环处切断，向上外侧翻开，显示后方的食管颈部（cervical part of esophagus），此段长约5cm，其上端前面平环状软骨，后面平第6颈椎下缘与咽相接。食管的起始处为食管第一狭窄，向下至颈静脉切迹水平移行为食管胸部。食管为肌性管道，前有气管，后有颈长肌和脊柱，两侧有喉返神经和颈动脉鞘相邻，其颈部动脉供应来自甲状腺下动脉分支，静脉汇入甲状腺下静脉。

第三节　颌下三角、颈动脉三角及颈根部局部解剖

一、颌下三角局部解剖

　　首先确认相关的舌骨上肌群，在甲状软骨上方找到舌骨（hyoid bone），以此为中心向前可见二腹肌前腹（digastric muscle anterior belly）呈束状附于下颌骨前缘后面，在前腹的深面有下颌舌骨肌（mylohyoid）构成口腔底。由舌骨向后，有附于乳突的二腹肌后腹（digastric muscle posterior belly）和位于其前上方的茎突舌骨肌（stylohyoid muscle），注意检查二腹肌腱恰穿过茎突舌骨肌在舌骨的附着处之间。在下颌舌骨肌的深面近中线两旁还有颏舌骨肌（geniohyoid muscle）。将颈内静脉断端向上翻开，在舌骨大角水平的后方可见面静脉汇入颈内静脉，沿面静脉向后上方追踪，可见在下颌支后方下行的下颌后静脉（retromandibular vein），在下颌角的下方分出前支并入面静脉，其本干（后支）则下行连于颈外静脉（图9-9）。将面静脉、下颌后静脉，自下颌骨后方和下缘处结扎、切断后去除。暴露出位于面静脉深面的颌下腺（submandibular gland），此腺体位于二腹肌前、后腹与下颌骨下缘之间的凹窝内。检查后可将此腺切除，以显示在该腺深面的下颌舌骨肌，张于下颌骨与舌骨之间，在肌的上部表面有下颌舌骨肌神经（mylohyoid nerve）与下颌舌骨肌动脉（mylohyoid artery）由后外向前内走行，供应该

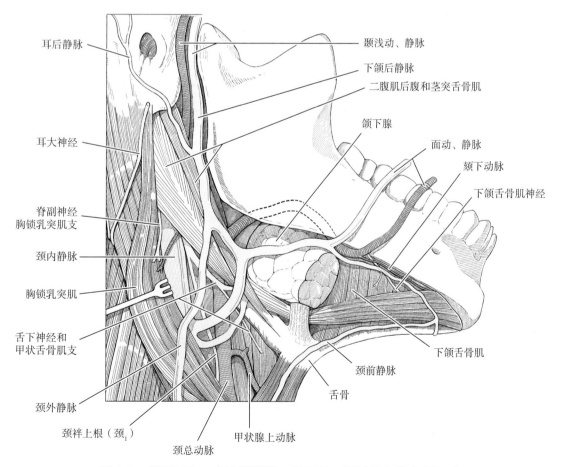

图9-9　颌下三角，去除颈阔肌、淋巴结、面神经和部分颌下腺

肌。须注意，动脉较细小，发自下牙槽动脉。将下颌舌骨肌沿舌骨端切断，清理、显露位于该肌深面的舌骨舌肌（hyoglossus muscle），其由舌骨向舌根走行。紧贴该肌表面，自上而下检查舌神经（lingual nerve）及下方相连的下颌下神经节（submandibular ganglion）、下颌下腺管（submandibular duct）、舌下神经及其伴随的静脉，此外，有发自舌动脉的分支舌骨上动脉（suprahyoid artery），沿舌骨上缘及舌骨舌肌表面前行（图9-10）。检查这些由后向前走行于下颌舌骨肌与舌骨舌肌之间的结构。

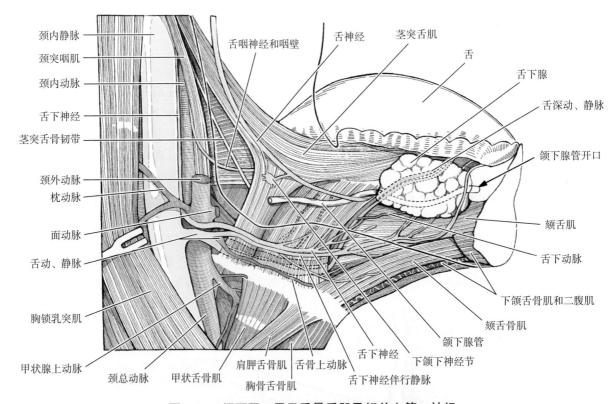

图9-10　颌下区，显示舌骨舌肌及相关血管、神经

二、颈动脉三角局部解剖

颈总动脉在甲状软骨上缘水平，分成颈内动脉和颈外动脉。颈内动脉在颈部没有分支，直行向上至颅底，检查在其发出处和其与颈外动脉分叉处的感受器部位：颈动脉窦和颈动脉小球。自起、止端切断茎突舌骨肌和二腹肌前、后腹，翻开可见颈外动脉起始处发出甲状腺上动脉，向前下方走行进入甲状腺。在其上方发出舌动脉，经舌骨大角外侧向前上方，经舌骨舌肌的深面走行至舌。在舌动脉发出的同一水平，颈外动脉还向后发出枕动脉，越过颈内静脉表面向枕部走行。在枕动脉的根部可寻找到沿颈内动、静脉间下行的舌下神经，由后外向前内侧走行，勾绕枕动脉根部、越过颈外动脉的前面呈弓状前行，穿过茎突舌骨肌和舌骨舌肌之间，继而在舌骨舌肌和下颌舌骨肌之间前行。

来自第1颈神经（C_1）前支的部分纤维随舌下神经走行，至颈动脉三角内离开该神经下行，称为舌下神经降支，也称颈袢上根，沿颈内静脉前面（或深面）下行。由第2、第3颈神经前支部分纤维组成的颈袢下根，沿颈内静脉浅或深面下行。颈袢上根与颈袢下根在颈动脉鞘表面呈环形连接，形成颈袢，位于肩胛舌骨肌中间腱的上方附近，平环状软骨弓水平。

颈外动脉在舌骨大角处还发出甲状舌骨肌支，向前下方走行达甲状舌骨肌。继续追踪在颈外动脉的上方发出的面动脉，向前上方走行达下颌角，再绕行到咬肌的前缘行向面部。在下颌角的后方，颈外动脉还发出耳后动脉，向后上方走行达耳后部。颈外动脉主干在耳前部移行为颞浅动脉（superficial temporal artery），直上颞部。

仔细检查位于二腹肌后腹浅面的耳大神经、下颌后静脉和面神经颈支。其深面纵行的结构包括颈内静脉、颈内动脉、颈外动脉及向后走行的副神经、向下走行的舌下神经、迷走神经和深部的颈交感干（图9-11）。

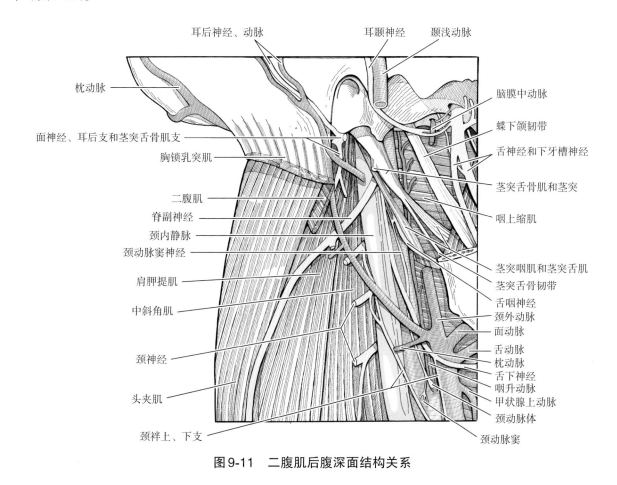

图9-11　二腹肌后腹深面结构关系

将二腹肌前腹和下颌舌骨肌去除，可见在中线两旁的颏舌骨肌及位于后外侧的舌骨舌肌，还有在其表面走行的颌下腺导管及舌下神经等。舌下腺（sublingual gland）位于舌骨舌肌前方的舌底处（详见第十章头面部）。

三、颈根部局部解剖

颈根部为颈部和胸部接合处，解剖至此，浅层的颈阔肌、胸锁乳突肌均已去除，舌骨下肌群也已切断，故在最前面可见锁骨下静脉与颈内静脉根部汇合成的头臂静脉，可观察到左侧长、右侧短。将锁骨锯断或自其胸骨端离断翻开，可见膈神经贴在前斜角肌表面下行进入胸腔。在气管、食管的两旁有颈动脉鞘，剪开此鞘检查，颈总动脉在颈内静脉的内侧上行，两者后方为迷走神经干。检查右侧迷走神经，其在颈根部前斜角肌下端的内侧分出右喉返神经，勾绕锁骨下动脉向内上方走行，还可见一较细分支，在锁骨下动脉前方下行进入胸腔，称为迷走神经心支（cardiac branch of vagus nerve）。在前斜角肌内缘处有锁骨下动脉发出的甲状颈干，其分支甲状腺下动脉向内行向甲状腺，向外发出的分支为颈横动脉和肩胛上动脉，越过膈神经和前斜角肌前面向外走行，其上行的分支为颈升动脉，与迷走神经伴行向上。检查斜角肌间隙，可见锁骨下动脉发出的主要分支及臂丛的主干通过。在胸骨柄的后方，由前向后的解剖结构依次为甲状腺下静脉、气管、食管、椎前肌和第1胸椎。在椎前肌外缘、头长肌的前面及斜角肌内侧，可见颈交感干下行于臂丛的后方。

检查锁骨下动脉发出的第1分支，即椎动脉，在前斜角肌内缘垂直上行穿入第6颈椎横突孔，继续向上穿过第1颈椎横突孔，向内经枕骨大孔入颅（图9-12）。在椎动脉发出处，用镊子分离椎动脉，可见攀附于动脉管壁外面的椎动脉丛（vertebral plexus），其由交感神经颈下节发出的节后纤维组成，包绕锁骨下动脉及其分支走行，到达头颈部的腺体、皮肤汗腺、竖毛肌、血管、瞳孔开大肌和上睑板Müller肌。在胸膜顶的前方，正对椎动脉发出部的下方，发出的第2分支为胸廓内动脉，经锁骨下静脉后方下行进入胸腔。紧靠椎动脉外侧发出的较大的第3分支为甲状颈干，此干很快再发出甲状腺下动脉、颈横动脉、肩胛上动脉和颈升动脉等分支，分别走行达其供应器官。在甲状颈干发出点的后方可寻找到较小的第4分支肋颈干，其自锁骨下动脉发出后向上弧形越过胸膜顶（dome of pleura）向后，分成颈深动脉（deep cervical artery）上行到达颈后和枕下肌，最上肋间动脉到达第1、第2肋间隙。在气管、食管的外侧与斜角肌间，可用手指触摸向上膨出于第1肋上方的胸膜顶和肺尖。在左侧胸膜顶的内侧，椎前肌和食管之间的沟内还可解剖出胸导管，向外上追踪2～3cm，经颈动脉鞘的后方走行，在此还汇集了左锁骨下干（left infraclavicular trunk）和左颈干（left jugular trunk），一起汇入左静脉角。右侧的右淋巴导管（right lymphatic duct）可有几支，也可以合在一起再汇入右静脉角。由于尸体静脉可能受到挤压，致使胸导管或右淋巴导管内会积有静脉血，易与静脉属支混淆，应予仔细辨认。

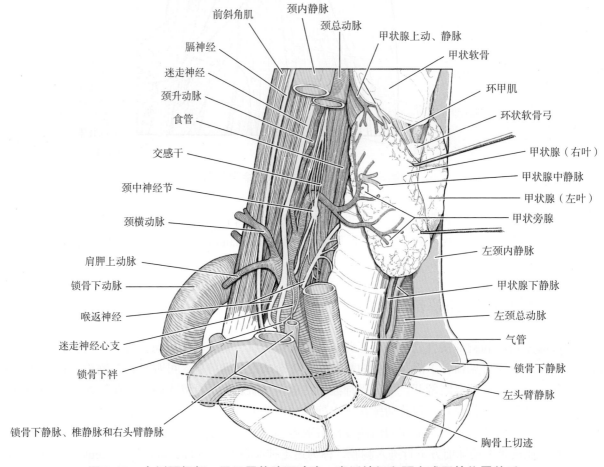

图9-12　右侧颈根部，显示甲状腺下动脉、喉返神经和颈交感干的位置关系

在颈根部气管和食管的两旁，各有一尖朝上的三角区，称为椎动脉三角（triangle of vertebral artery）。此三角的外侧为前斜角肌内缘，内界为颈长肌，下界为锁骨下动脉的第1段，尖为第6颈椎横突前结节。该三角的后方有胸膜顶、第7颈椎横突、第8颈神经前支和第1肋颈，其前方有颈动脉鞘、膈神经、甲状腺下动脉、胸导管等。椎动脉三角内的主要结构包括椎动脉、椎静脉、甲状腺下动脉、喉返神经、颈交感干和颈胸神经节等。椎动脉三角及周围区域内几乎包含了颈根部大部分重要结构，解剖时应仔细操作，逐层辨认相关结构关系（图9-13）。

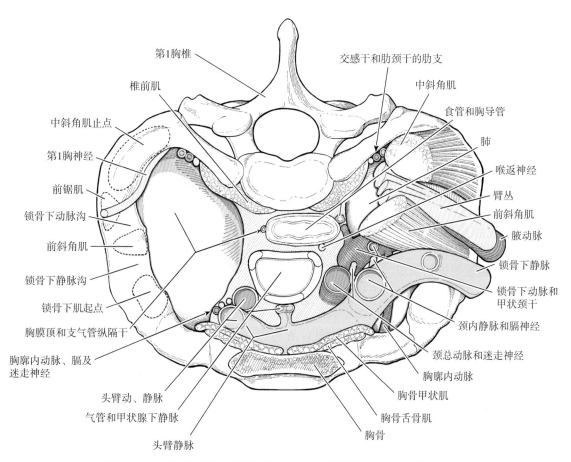

图9-13　颈根部及胸上部平面，显示各脏器和血管、神经的关系

第四节　临床结合要点及病例分析

一、临床结合要点

（一）颈筋膜间隙感染的扩散

颈筋膜致密包裹在颈部所有器官和结构的外面，各层筋膜间及器官间含有丰富的结缔组织形成的潜在性间隙。从临床方面考虑，这些间隙可能成为局部感染向外扩散的途径。如气管前间隙内的感染、出血或气肿可向下蔓延至上纵隔和心包的前面。前纵隔内的气肿也可经此间隙进入颈部。咽后脓肿可

向前穿破咽后壁和气管壁，也可经咽后间隙向下扩散至后纵隔，向两侧循腋鞘向腋窝扩散。颈椎结核可经椎前间隙向下蔓延至后纵隔。

（二）中心静脉导管

临床上常选择上下肢的静脉插入导管，用于患者补液、给药和取血检查。采用锁骨下静脉和颈内静脉"盲穿（blind puncture）"技术可以置入中心静脉导管（central venous catheter）。由于是盲穿，有可能刺破胸膜顶引起气胸，或损伤动脉引起血气胸，局部出血和感染等并发症也时有发生。

使用超声引导进行大血管的穿刺，在直视下置入中心静脉导管，则可避免上述意外和并发症的发生。此操作对于需要在中心静脉放置较粗导管的临床情况尤为重要，如透析、肠外营养或易引起静脉炎药物给药等。

（三）颈静脉搏动

颈静脉搏动（jugular venous pulse）作为一个重要的临床指标，可使医生随时了解患者的静脉压和波幅，从而准确评估其右心的功能状态。

（四）甲状腺组织异位

甲状腺源于舌底附近的组织，此组织作为甲舌管由舌盲孔下降，越过相邻结构和舌骨的前面，甲状腺组织继续向下迁移，最终到达颈根部气管的前方。在甲状腺组织迁移的过程中，沿途的任何部位都有可能滞留一些腺组织，成为异位的甲状腺组织。最常见的是由甲舌管引起的囊性改变，形成位于颈部正中的囊肿。通过超声检查很容易确定其位置和实质。手术治疗时切除整个导管及舌骨前面的部分，以防复发。

（五）甲状腺切除术

甲状腺切除术（thyroidectomy）为常见的外科手术，绝大多数病例为部分或大部分切除，通常为良性病变如多发性甲状腺结节和甲状腺肿物，也有甲状腺癌的病例。甲状腺切除术必须精准定位、局限于甲状腺，否则有可能损伤其他结构，例如，甲状旁腺和喉返神经。手术前、后对声带功能的检查评估很重要，因喉返神经紧靠将甲状腺固定于喉的韧带附近走行，术中易伤及此神经造成患者发声困难。此外，对甲状腺动脉的结扎处理应牢固稳妥，以免造成术后大出血。

（六）甲状腺病变

甲状腺的病变可以从两方面评估：一是多种病因引起的甲状腺弥散性或聚集性的肿大；二是甲状腺激素分泌不足或过量。

甲状腺常见的异常为多发性甲状腺结节（multinodular goiter），也称结节性甲状腺肿，甲状腺呈弥散的不规则性肿大，含有甲状腺肥大和胶质囊肿形成的结节区。多数患者甲状腺功能正常（血清甲状腺素水平正常），典型的临床表现为颈部有弥散性肿块，通常在可控范围内，不至影响患者生活，如肿大已造成患者呼吸困难则应手术切除。对于发生在甲状腺内孤立的肿物，依其细胞学分析及不分泌甲状腺素的特性，通常以手术切除为主。

免疫性疾病可以影响甲状腺的功能，刺激甲状腺分泌过量的甲状腺素，并伴有眼球突出及指甲变形等表现。有些疾病也可以引起甲状腺萎缩，导致甲状腺素分泌减少，临床称之为黏液性水肿（myxedema）。另外，有些病毒感染可引起甲状腺炎。

（七）异位甲状旁腺

甲状旁腺源于第3、第4咽弓，经迁移到达甲状腺的背面。有时该腺位于颈上部，也有的位于胸腔内，只要离开甲状腺位置存在的甲状旁腺，均为异位甲状旁腺（ectopic parathyroid gland）。而任何异位甲状旁腺都可能发生肿瘤，这也是临床上关注的要点之一。

（八）喉返神经麻痹

任何一侧喉返神经受到损伤，都会先引起声音嘶哑，最后导致无法说话。喉返神经走行中的任何部位受到损伤都可导致喉返神经麻痹（recurrent laryngeal nerve palsy），即使是在喉返神经发出前的迷走神经内受到损伤，也会引起发音障碍。

临床上常见的右肺尖的肿瘤，可以压迫右喉返神经。若肿瘤侵入到肺动脉与主动脉之间的狭小区域，即临床上称之为"主动脉肺动脉之窗（aortopulmonary window）"的位置，则可侵蚀压迫左喉返神经。此外，甲状腺手术的疏漏也会造成喉返神经受损。

（九）颈部淋巴结肿大

颈部淋巴结肿大是头颈部疾患最常见的临床表现，也是全身性疾病扩散、转移常见的标志性症状，包括淋巴瘤、结节病以及病毒性感染，如传染性单核白细胞增多症（腺热病）和HIV感染等。

对于引发颈部淋巴结肿大的原发疾病的确诊和病因学分析而言，准确评估颈部淋巴结是极为重要的。临床评估包括整体健康状况，尤其是与头颈部症状有关的淋巴结的检查，常可为疾病的诊断提供重要的病因学线索。质地柔软且红肿的淋巴结，提示急性炎症过程，很可能有感染发生。质地坚实、多结节性、有一定弹性的较大淋巴结肿物常提示淋巴肿瘤。进一步的检查还应包括对锁骨上窝、腋窝、腹膜后及腹股沟淋巴结的检查。另外，需结合消化道内镜检查以及胸部X线、CT扫描等检查。

多数颈淋巴结很容易触及，也很适合活检，在超声引导下可以获得完整的活检标本，对原发疾病的确诊起到重要的作用。

（十）气管切开术

气管切开术（tracheostomy）是在气管上做一切口置入导管使患者保持通气。当有紧急情况需要时，可在触摸到环甲韧带后，将一枚粗号针头穿入气管进行通气，即环甲软骨穿刺术。

气管切开可在颈前下部1/3处进行，切开皮肤将气管前方的带状肌束向两侧分开，暴露出气管，常在第2、第3气管软骨环间做切口，如选择更高处做切口，则要分离甲状腺峡部后切开，置入气管插管。

（十一）喉镜检查术

喉镜检查术（laryngoscopy）是指对于有吞咽困难、发音减弱或讲话困难、呼吸障碍以及疑有喉内肿物的患者，进行的喉腔内检查。通常有两种检查方法。间接喉镜检查法，使用一面专门的小镜子，置入口咽部，间接观察喉腔结构。直接喉镜检查法，使用一弯曲的金属尖设备将舌和会厌向前拉出，直接检查喉腔结构，此检查仅在患者无意识或呕吐（咽）反射消失状态下才能进行。此外，还可经口腔或鼻腔通过纤维内镜对喉腔进行检查。

（十二）颈动脉内膜切除术

颈动脉内膜切除术（carotid endarterectomy，CEA）又称颈动脉内膜剥脱术，是针对颅外段颈动脉狭窄性病变的开放性手术治疗方式。CEA处理的病变多数为颈内动脉开口处的狭窄病变，手术将血管内增生的内膜和动脉斑块联合切除，恢复颈动脉的正常管腔，以降低颅外段颈动脉狭窄所导致的急、慢性脑缺血疾病。根据病变程度和正常动脉管腔大小，可以选择以下3种方式：标准式（sCEA）、补片式（pCEA）和外翻式（eCEA）（图9-14）。

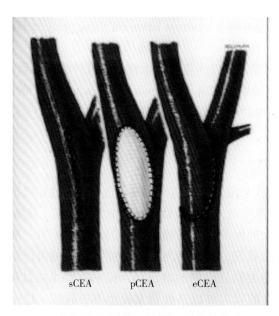

图9-14　颈动脉内膜切除术方式

二、临床病例分析

（一）喉返神经损伤

患者，女性，43岁。发现右侧甲状腺肿物4年，肿物逐渐长大，2年前手术切除右侧腺叶，病理报告为乳头状癌，术后即出现声音嘶哑；1年半前声音嘶哑及饮水呛咳症状好转。后发现左侧甲状腺逐渐长大，3天前出现明显喉鸣及吸气性呼吸困难，急诊入院。

临床解剖问题：第一次手术后出现声音嘶哑的解剖学基础是什么？患者3天前出现呼吸困难的解剖学原因是什么？

解析：喉上神经和喉返神经支配喉部感觉和运动。喉返神经在颈部沿气管食管沟上行，经甲状腺背面进入喉内，支配除环甲肌外的喉肌，感觉纤维分布于声门下、气管、食管及部分下咽部黏膜。一侧喉返神经损伤，可造成同侧声带麻痹，使声门关闭不全，出现声音嘶哑。因喉返神经上行于甲状腺后部，甲状腺手术时可能会损伤。

（二）咽部肿瘤

患者，女性，63岁。主诉持续左侧咽部疼痛并放射至耳部1年，加重3个月。检查发现左侧扁桃体下极近舌根处可见新生物，病理诊断证实为腺样囊性癌。手术后出现鼻咽反流。

临床解剖问题：请分析引起耳痛及鼻咽反流的原因。

解析：咽部主要由舌咽与迷走神经的咽支以及交感神经咽支构成的咽丛支配。鼻咽上部、软腭及扁桃体上端的感觉由上颌神经支配，扁桃体下部、舌根及咽峡的感觉由舌咽神经支配。咽肌按功能可分为3组。

1. 咽缩肌　包括咽上、咽中和咽下缩肌，呈叠瓦状环形排列，收缩时使咽腔缩小。
2. 提咽肌　以茎突咽肌、腭咽肌和咽鼓管咽肌为主，茎突舌骨肌和茎突舌肌为辅，纵向走行，收缩时上提咽喉部协助吞咽。
3. 腭肌　包括腭帆张肌、腭帆提肌、腭舌肌和腭垂肌。腭舌肌具有提咽、降腭使两侧腭咽弓靠拢以缩小咽峡的功能，其余三肌的作用是紧张并上提软腭，调节鼻咽和口咽，防止反流。

该患者疼痛放射至耳部，因舌咽神经的分支还分布于外耳道及中耳，故咽部病变、炎症等刺激常致耳部疼痛症状的发生。当手术损伤了部分咽肌，尤其是发生腭帆肌的损伤，可致软腭关闭功能受损，从而导致鼻咽反流。

（三）扁桃体切除术

患者，男性，27岁。因慢性扁桃体炎反复急性发作，＞5次/年，行双侧扁桃体切除术，术后2小时出现口咽部咯大量鲜血约200ml，急诊探查止血发现，左侧扁桃体窝下极近舌根处可见活动性出血，予以电凝后，出血停止。

临床解剖问题：扁桃体的动脉有哪些？

解析：腭扁桃体俗称扁桃体，左右各一，位于腭舌弓和腭咽弓之间的扁桃体窝内，外侧为咽上缩肌。腭扁桃体血供丰富，包括腭降动脉、腭升动脉、面动脉扁桃体支、咽升动脉和舌背动脉扁桃体支等。

扁桃体手术常见的并发症是术后出血，可分为：原发性出血（术后24小时以内），因术中止血不彻底所致；继发性出血（术后5～10天），主要因术后假膜脱落所致。

本例患者术后2小时大量出血，为术中止血不彻底所致，其出血点位于扁桃体窝下部近舌根处，应为舌背动脉的扁桃体支。由于腭扁桃体外侧界为咽上缩肌，两者之间为扁桃体周围间隙，手术时应尽量在咽上缩肌内侧进行操作，以减少主要血管损伤的机会，降低术后出血率。

（四）鼻咽癌和咽部淋巴组织

患者，男性，48岁。发现右侧上颈部淋巴结肿大伴听力下降1个月。

临床解剖问题：此时该患者最需要检查什么？

解析：结合患者年龄及体征，最重要的是检查鼻咽部。

咽部的淋巴组织丰富，形成内、外两个咽淋巴环。

1. 内淋巴环　环绕在呼吸道及消化道的入口处，包括咽扁桃体、咽鼓管扁桃体、腭扁桃体、舌扁桃体、咽侧索、咽后淋巴滤泡以及咽部黏膜内散在的淋巴组织。

2. 外淋巴环　由咽后淋巴结、下颌角淋巴结、下颌下淋巴结及颏下淋巴结等组成。

内外淋巴环之间的淋巴组织互相通联。外环的淋巴结可向颈外侧深淋巴结引流。

鼻咽癌的淋巴转移通常循淋巴引流路径进行，先是鼻咽部的淋巴组织受侵犯，通过内外淋巴环的交通进入咽后淋巴结，继而转移到颈深淋巴结。有时转移可以是跳跃性的，即可能越过某些淋巴结而转移至锁骨上淋巴结。

（五）颈部异物损伤及颈椎前路解剖分析

2017年1月某天下午，某市城管执法人员与一名卖糖葫芦的摊贩交涉时，突遭摊贩袭击，一根连着糖葫芦的竹签插入了一名执法人员的喉部（图9-15）。

临床解剖问题：应用所学到的颈部解剖知识，试分析竹签穿入的路径和涉及的结构。

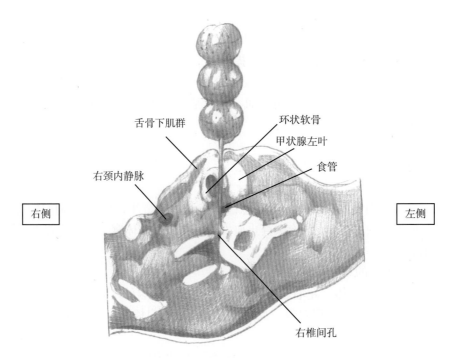

图9-15　患者颈部CT影像示意

解析：竹签从左侧插入颈前皮肤，经封套筋膜、颈前肌和气管前筋膜，深入到环状软骨与气管的左侧间隙到达气管的后方，再经右侧气管食管沟和食管的右侧（注意食管管腔的位置），向后穿过颈长肌，最终竹签尖端抵达紧邻椎间孔的椎间关节处。

竹签先后穿过了颈部的数层筋膜：颈阔肌、颈浅筋膜、封套筋膜、气管前筋膜、颊咽筋膜、翼状筋膜和椎前筋膜。可能损伤的重要器官包括甲状腺、气管和食管等。可能损伤的重要血管神经包括颈前静脉、甲状腺动静脉、椎动脉、椎静脉、脊神经根和喉返神经等。同时，由于竹签是由左上向右下方向穿刺，如果角度再大一些还可能穿破胸膜顶，造成气胸。

（注：影像资料来源于网络，对患者的具体病情评估可能有不尽之处。）

颈前外侧入路是临床上颈椎手术的常见入路，与上述竹签插入路径稍有不同，是通过胸锁乳突肌和深部的颈长肌之间的间隙。主要用于针对中水平节段（颈₃～颈₆）的颈椎手术。解剖操作步骤：常选用右侧切口，从中线沿颈纹延伸至胸锁乳突肌后缘；切开皮肤、浅筋膜及颈阔肌；紧贴胸锁乳突肌前缘切开封套筋膜，将胸锁乳突肌向外侧牵开，离断肩胛舌骨肌，并将胸骨甲状肌及胸骨舌骨肌连同气管一起向内侧牵开。注意保护颈外动脉、颈内静脉，迷走神经，喉返神经，甲状腺上、下动脉与甲状腺上、下静脉，交感神经干等结构。在中线处纵行剖开颈长肌，剥离肌肉及前纵韧带，即可显露后方的椎体。

第十章 头面部

第一节 概　　述

一、头皮

头皮（scalp）自前额发际向后达上项线，两侧向下达颧弓和外耳门。头部皮肤富含毛发和皮脂腺。皮下组织致密、血供丰富，皮神经分布密集。其深面的枕额肌及帽状腱膜与之紧密相连。由于头皮的表面3层（皮肤、浅筋膜及帽状腱膜）结构连接紧密，其深面第4层的腱膜下结缔组织较疏松，使头皮具有滑动感。头皮的第5层为颅骨的外骨膜，对颅骨骨折的修复至关重要。由于头皮富含血管、神经，故头皮的撕裂损伤易造成大量出血。

二、面部

伴随着五官的形成，面部（facial part）凹凸不平，其皮肤张力的方向也有很大局部差异。因为面部皮肤松弛形成的皱纹和张力线多相互重叠，故可作为选择皮肤切口的依据。

（一）浅筋膜

面部浅筋膜包括皮下纤维、脂肪组织和浅表肌腱膜系统（superficial musculoaponeurotic system，SMAS）。其脂肪成分在面部分布不同，如颊部和颧骨下方较多，而鼻部、鼻唇沟和唇的纤维成分较多，不同年龄其面部的皮下纤维、脂肪组织含量和比例也有较大差异。浅表肌腱膜系统由肌纤维和纤维性组织或腱膜组织形成，包括眼轮匝肌、额肌和颧肌等表情肌，向下则与颈阔肌相延续。

（二）深筋膜

面部深筋膜在许多部位与浅筋膜成分相互交融很难区分，只在某些结构和肌间有较明确分布，例如腮腺咬肌筋膜（parotid-masseteric fascia）与腮腺筋膜（囊）（parotid fascia capsule），其深层与颈深筋膜相延续，浅层则与颈阔肌筋膜相延续，归属于浅筋膜结构。面侧部的颞筋膜（temporal fascia）较致密，分浅深两层，中间有结缔组织及颞中动静脉走行，两层覆盖颞肌表面，上附于颞线的骨膜，向下分别附于颧弓的内、外面。颊咽筋膜是颊肌表面的薄层筋膜，也覆盖咽上缩肌，是颈深筋膜延续的部分。

三、颅面肌

颅面肌（craniofacial muscle）通常也称为表情肌（mimetic muscle），起源于第2鳃弓的间充质，故由面神经支配（表10-1，图10-1）。

表 10-1　表情肌

肌肉名称	起点		止点	主要功能	神经支配	动脉供应	常见变异
枕额肌	枕腹 上项线 额腹：降眉间肌、皱眉肌、眼轮匝肌		帽状腱膜 眉部皮肤	后牵头皮，提眉、下牵皮肤	面神经耳后支、颞支	颞浅动脉、眼动脉、耳后动脉、枕动脉	项横肌 有时可见起自枕外隆凸或上项线，在斜方肌的浅或深面，止于耳后，常与胸锁乳突肌后缘融合
眼轮匝肌	眶部：额骨鼻部，上颌骨额突，睑内侧韧带		与枕额肌额腹、皱眉肌融合，上睑皮下；下内方与提上睑鼻翼肌、帽状腱膜融合	闭眼，参与面部表情和各种动眼反射，扩张泪囊	面神经颞支和颧支	面动脉、颞浅动脉、上颌动脉和眼动脉的分支	—
	睑部：睑内侧韧带及附近骨面		睑外侧韧带				
	泪囊部：泪嵴上部，泪骨外侧面		睑板				
皱眉肌	眉弓内端		眶上缘中部上方的皮肤	皱眉、闭眼	面神经颞支	来自颞浅动脉和眼动脉的分支	—
降眉间肌	附于鼻骨下部的面腱膜		眉间额部下方的皮肤	降眉	面神经颞支和颧支	面动脉分支	—
鼻肌	缩鼻孔肌（横部）	上颌骨切牙窝的外侧、鼻翼外侧	鼻背腱膜、皮肤	压缩鼻腔	面神经颞支、颧支	面动脉分支及上颌动脉眶下支	有时可附于上颌骨额突
	鼻翼部（后部/扩鼻孔肌）	上颌骨切牙、尖牙窝外侧	与横部融合，鼻翼部软骨、皮肤	扩鼻翼、鼻孔			
降鼻中隔肌	中切、侧切牙上方，鼻前棘上方及口轮匝肌		鼻中隔和鼻软骨	降鼻中隔、鼻尖	面神经颊支，有时有颧支	面动脉上唇支	有人此肌缺失或退化
提上唇鼻翼肌	上颌骨额突上部		鼻翼软骨及皮肤，上唇外侧上部	提上唇和鼻翼、扩鼻孔	面神经颧支和上颊支	面动脉和上颌动脉的眶下支	—
提上唇肌	上颌骨、颧骨眶下孔以上骨面		提上唇鼻翼肌和颧小肌间的上唇	提上唇和上翻上唇	面神经颧支和颊支	面动脉和上颌动脉的眶下支	—
颧大肌	颧颞缝前方的颧骨骨面		融于提口角肌、口轮匝肌肌束	上提口角，完成大笑动作	面神经颧支和颊支	面动脉的上唇支	—
颧小肌	颧上颌缝后方的颧骨		提上唇肌外侧的上唇，融于口轮匝肌	提上唇，露上颌牙，微笑动作	面神经颧支和颊支	面动脉的上唇支	—
提口角肌	眶下孔下方的上颌骨切牙窝		口角处与颧大肌、降口角肌、口轮匝肌的纤维相融合	上提口角，微笑；维持鼻唇沟形态	面神经颧支和颊支	面动脉的上唇支和上颌动脉眶下支	—
颏肌	下颌切牙窝		下颌皮肤	上举下唇，皱下唇皮肤，突下唇，饮水和做出怀疑和蔑视的表情	面神经下颌支	面动脉的下唇支和上颌动脉颏支	—

续　表

肌肉名称	起点	止点	主要功能	神经支配	动脉供应	常见变异
降下唇肌	颏联合与颏孔之间的下颌骨斜线	下唇皮肤及黏膜与对侧该肌的口轮匝肌融合，下外方与颈阔肌相延续	降下唇、助外翻下唇	面神经下颌支	面动脉下唇支和上颌动脉颏支	—
降口角肌	下颌骨颏结节、斜线及降下唇肌的下外侧	在口角处与口轮匝肌、笑肌融合，并与颈阔肌和颈筋膜延续	提口角向下、向外，做出悲哀表情	面神经颊支和下颌缘支	面动脉下唇支和上颌动脉颏支	—
颊肌	上、下束分别起自上、下颌磨牙的牙槽突，后缘附于翼颌缝的前缘	上、下束交叉前行，分别止于下唇和上唇	咀嚼时压颊部靠近牙和牙龈，当鼓腮时可控制气流排出，如表演吹奏乐器时，故又称吹鼓手肌	面神经颊支	面动脉分支和上颌动脉颊支	—
口轮匝肌	沿口裂周围呈环形肌束		闭嘴，口型和唇形变化运动	面神经颊支和下颌缘支	面动脉的上、下唇支和上颌动脉的颏支、眶下支，颞浅动脉的面横支	—
笑肌	颧弓、腮筋膜、咬肌筋膜、颈阔肌筋膜和乳突筋膜	口角	提口角向外，完成露齿和大笑等多种面部活动	面神经颊支	面动脉上唇支	—

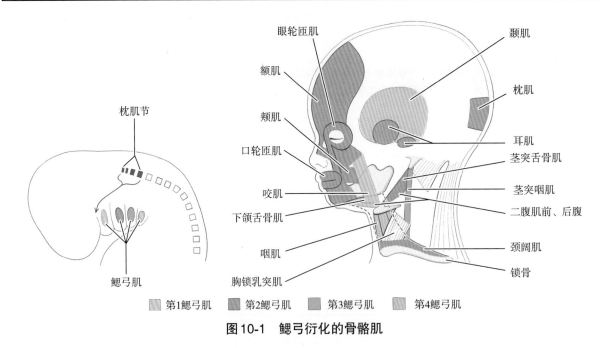

■ 第1鳃弓肌　■ 第2鳃弓肌　■ 第3鳃弓肌　■ 第4鳃弓肌

图10-1　鳃弓衍化的骨骼肌

四、咀嚼肌

咀嚼肌（masticatory muscle）起源于第1鳃弓的间充质，故由三叉神经第3支下颌神经支配，主要运动颞下颌关节以完成咀嚼功能（表10-2，图10-1）。

表10-2 咀嚼肌

肌肉名称	起点	止点	主要功能	神经支配	动脉供应
咬肌	浅层：颧骨的上颌突和颧弓下缘的前2/3	下颌角和下颌支外面后方	上提下颌，咬合牙齿，完成咀嚼运动	下颌神经前干咬肌支	上颌动脉咬肌支，面动脉和颞浅动脉面横支
	中层：颧弓前2/3内面及后1/3下缘	下颌支中央部			
	深层：颧弓深面	下颌支上部、冠突			
颞肌	下颞线以下，颞窝及颞筋膜深面	下颌骨冠突和下颌支前缘	上提下颌、闭口、下颌侧向滑动	下颌神经前干和颞深前、中、后支	上颌动脉颞深支，颞浅动脉的颞深支及颞中动脉
翼外肌	上头：蝶骨大翼颞下面和颞下棘	下颌颈前面（翼窝），部分上头纤维止于下颌关节囊和关节盘前、内缘	两侧收缩拉下颌向前（张口），单侧收缩拉下颌向对侧	下颌神经前干分支	上颌动脉翼支和面动脉腭升支
	下头：翼突外板的外面				
翼内肌	深头：蝶骨翼突外板内面	下颌支和下颌角内面的后下部，达下颌孔高度	上提下颌（闭口），使下颌向前，向对侧运动	下颌神经翼内肌支	上颌动脉翼支
	浅头：上颌结节和腭骨锥状突				

五、面部和头皮的血液供应与淋巴回流

（一）动脉

面部的动脉主要来自颈外动脉的分支，包括面动脉、上颌动脉和颞浅动脉，还有来自颈内动脉分支眼动脉的分支。头皮后部由颈外动脉的分支，耳后动脉和枕动脉供应。这些动脉分支间有很多吻合。

1. 面动脉　发自颈外动脉，经咬肌前缘上行越过下颌骨达面部，其分支供应面肌和皮肤。主要分支包括下唇动脉（inferior labial artery）、上唇动脉（superior labial artery）、鼻外侧动脉（lateral nasal artery）和内眦动脉（angular artery）。两侧面动脉分支间多相互吻合。

2. 颞浅动脉　系颈外动脉的终支，自下颌颈后方续于颈外动脉，在耳前上行达顶、颞部，与同名静脉和耳颞神经伴行。主要分支如下。

（1）面横动脉（transverse facial artery）：在腮腺上端的深面发出，向前行于腮腺管与颧弓间达颊部和面肌。供应腮腺及其导管、咬肌、面肌和邻近皮肤，并与面动脉、咬肌动脉、颊动脉、泪腺动脉和眶下动脉分支相吻合。

（2）耳动脉（auricular artery）：在耳前发出分支，供应外耳。

（3）颧眶动脉（zygomaticoorbital artery）：沿颧弓上缘前行达眶部，供应眼轮匝肌，并与眼动脉分支吻合。

（4）颞中动脉（middle temporal artery）：供应颞肌，并与颞深动脉吻合。

颞浅动脉的终支：额支（frontal branch），向前上方走行供应额部，并与对侧支及眶上、滑车上动脉的分支吻合；顶支（parietal branch），上行达顶部，并与对侧支及耳后动脉、枕动脉的分支吻合。

3. 上颌动脉（maxillary artery）　为颈外动脉的另一终支，自下颌颈深面后方与颞浅动脉分开，经下颌颈深面向前进入颞下窝和翼腭窝，发出大量分支供应咀嚼肌、牙和面深部结构。其在面部还发出颏动脉（mental artery）、颊动脉（buccal artery）和眶下动脉（infraorbital artery），分别供应颏部、颊部和眶下部。

4. **枕动脉** 发自颈外动脉，行向枕部与枕大神经伴行，供应枕额肌枕腹及颅顶部皮肤与骨膜，并与对侧支及颞浅动脉、耳后动脉分支吻合。

5. **耳后动脉** 发自颈外动脉，在耳后和乳突间上行，其支供应耳郭及周围的颅部皮肤。

6. **眼动脉的面部分支** 眼动脉发自颈内动脉，其在面部发出的分支包括滑车上动脉（supratrochlear artery）、眶上动脉（supraorbital artery）、泪腺动脉（lacrimal artery）（有一终支为睑外侧动脉）、睑内侧动脉（medial palpebral artery）和鼻背动脉（dorsal nasal artery），供应眼眶周围至鼻部的面部结构。其分支与颈外动脉在面部的分支间形成吻合。

（二）静脉

1. **面静脉（facial vein）** 伴行于面动脉的后方，越过下颌骨体至颈部，汇入颈内静脉。其起源静脉为滑车上静脉和眶上静脉，通过眼上静脉与颅内海绵窦交通。在面部的属支包括鼻外侧静脉、下睑静脉、上唇和下唇静脉、颊静脉、腮腺静脉、咬肌静脉等，并经面深静脉与翼静脉丛相连。

2. **颞浅静脉（superficial temporal vein）** 在同名动脉后方下行于耳的前方。其属支与滑车上静脉、眶上静脉、耳后静脉和枕静脉的属支在头皮形成广泛的交通。越过颧弓后进入腮腺与上颌静脉汇合成下颌后静脉。颞浅静脉的属支包括腮腺静脉、下颌关节支、耳前静脉、面横静脉和颞中静脉等。下颌后静脉在下颌骨下缘处分成2支：前支与面静脉汇合后汇入颈内静脉；后支则与耳后静脉汇合，形成颈外静脉。

3. **上颌静脉（maxillary vein）** 与同名动脉的第1段伴行，其前方由翼静脉丛汇合而成，向后进入腮腺与颞浅静脉汇合成下颌后静脉。

4. **翼静脉丛（pterygoid venous plexus）** 位于面深部翼内、外肌之间。汇集了蝶腭静脉、颞深静脉、翼静脉、咬肌静脉、颊静脉、牙槽静脉、腭大静脉、脑膜中静脉及眼下静脉各属支形成的粗大静脉丛。向前可经面深静脉（deep facial vein）与面静脉交通，向内通过蝶导血管孔（vesalius foramen）、卵圆孔、破裂孔的静脉与海绵窦相交通，还可通过眼下静脉与眶内静脉交通，颞深静脉属支常与前板障静脉（anterior diploic vein）和脑膜中静脉属支相交通。翼静脉丛向后汇成短粗的干，即上颌静脉。

（三）头面部和头皮的淋巴回流

1. **头面部的淋巴结** 包括位于耳前方腮腺浅、深面的腮腺淋巴结（parotid lymph node）；位于耳后的耳后淋巴结（posterior auricular lymph node）；位于枕部的枕淋巴结（occipital lymph node）；沿下颌骨下缘分布的下颌下淋巴结（submandibular lymph node）和颏下淋巴结（submental lymph node）等。

2. **淋巴回流** 颅部淋巴多汇入腮腺淋巴结、耳后淋巴结和枕淋巴结，而后再汇入颈浅和颈深淋巴结。面部淋巴结多汇入下颌下淋巴结和颏下淋巴结，而后再汇入颈淋巴结。面深部的淋巴汇入颈深上淋巴结。

六、头面部神经分布

（一）颈丛和颈神经的皮支

颈丛和颈神经的皮支包括耳大神经和枕小神经，分布于覆盖腮腺、咬肌下部、耳郭及乳突部的皮肤，还有来自第2颈神经后支的枕大神经，分布于枕部皮肤。以上3支皮神经的分支间均有关联，并与面神经的耳后支相交通。

（二）三叉神经

三叉神经（trigeminal nerve）是支配头面部，包括眶、鼻腔、口腔的感觉及咀嚼肌运动的脑神经。感觉纤维发自颞骨岩部的半月神经节，运动纤维发自脑干内的三叉神经运动核。三叉神经在颅内即分成3个大分支，眼神经、上颌神经和下颌神经，分别经眶上裂、圆孔和卵圆孔出颅。

1. 眼神经　入眶后即分出额神经、泪腺神经和鼻睫神经，支配眼裂以上的额面部和鼻背至鼻尖的皮肤感觉、鼻腔的黏膜感觉及泪腺（详见第十一章眼眶和第十三章鼻腔局部解剖的相关内容）。

2. 上颌神经　在颅内即发出脑膜支，随脑膜中动脉分布于颅中窝的硬脑膜和小脑幕等处。出颅后则发出颧神经、蝶腭神经、上齿槽神经等分支，其末支为眶下神经，经眶下孔达面部，支配眼裂和口裂间、鼻侧和颧部间的面部皮肤感觉，以及鼻腔、口腔黏膜与上颌牙等处的感觉。

3. 下颌神经　除含有感觉神经外，还含有运动神经。运动神经包括颞深前、后神经，咬肌神经，翼内肌神经和翼外肌神经，分别支配4块咀嚼肌运动。此外，发出支配二腹肌前腹和下颌舌骨肌运动的肌支，腭帆张肌和鼓膜张肌神经。感觉神经包括颊神经、舌神经（含副交感和味觉纤维）、下牙槽神经和耳颞神经（含副交感纤维），支配下颌、颊部和颞部的皮肤，口腔、舌的黏膜和下颌牙、下颌关节等处的感觉。

（三）面神经

面神经不仅是支配面部表情肌和颈阔肌的运动神经，还含有到翼腭神经节和下颌下神经节的副交感节前纤维，以及管理舌前2/3味觉的纤维。面神经在膝状神经节之后发出以下分支。

1. 岩大神经　含一般和特殊内脏感觉及副交感纤维，管理腭与鼻后黏膜感觉以及泪腺的分泌。

2. 镫骨肌神经　支配镫骨肌。

3. 鼓索神经　含副交感纤维和内脏感觉纤维，经舌神经分别至下颌下神经节和舌前2/3，管理舌下腺、颌下腺的分泌和舌前2/3的味觉。

4. 耳后神经　面神经出茎乳孔后发出的分支，支配耳肌和枕肌。

5. 二腹肌支　支配二腹肌后腹。

6. 茎突舌骨肌支　支配同名肌。

7. 面神经穿过腮腺时发出5组终末支　分别为颞支、颧支、颊支、下颌缘支和颈支，支配面部的表情肌。

第二节　面部局部解剖

一、皮肤切口

尸体仰卧头部居中或将肩部垫高头后仰。自下颌中点向上做正中矢状切口达颅顶中点，注意鼻孔周围可保留少量皮肤，上、下唇保留不剥离。自耳尖向上的切口直达颅顶中点，下方自耳垂向下与下颌缘切口相交即可，注意保留上、下睑缘处的皮肤，各留2～3mm宽即可。头面部皮肤较薄，切口要浅。剥离皮肤的过程就是对浅层结构的解剖，须认真操作。

二、浅层结构

面部浅筋膜厚薄和致密度不均，与皮肤相连的紧密程度也不一致，鼻部连接紧密而睑部则较疏松，颊部（cheek part）的脂肪组织较多，聚成球状颊脂体（buccal pad of fat）。面部的皮肌称为表情肌（mimetic muscle），位置较表浅，解剖时应仔细分离皮肤，以防损伤皮肌和血管、神经。

（一）解剖面肌

自眉弓上缘处向上剥开皮肤达前额部，可见垂直走行的肌束，称为枕额肌额腹（frontal belly of frontooccipital muscle）或称额肌（frontalis muscle）。靠近正中的部分额肌纤维向下延伸，覆盖在鼻梁的表面形成降眉间肌（procerus），可协助皱眉。在眼内眦处寻找睑内侧韧带（medial palpebral ligament），向上、向下仔细剥离薄薄的眼睑皮肤，可见眼轮匝肌（orbicularis oculi muscle）。眼轮匝肌由3个部分组成，盖在眼睑外周较厚些的呈完全椭圆环形的是眶部（orbital portion），被其包围的贴在上、下睑表面的为睑部（palpebral portion），附于泪骨与睑板内端、包在泪囊后方的是泪部（lacrimal portion），此部较薄弱不易显示。在鼻背外侧可见鼻肌（nasalis muscle），横贴在鼻背两侧，稍外可见自内眦向下到鼻翼和上唇的提上唇鼻翼肌（levator labii superioris alaeque nasi muscle），注意在此肌上方表面有面静脉的属支内眦静脉（angular vein）走行，而滑车下神经由内眦下方穿出。围绕口唇周围的环形肌为口轮匝肌（orbicularis oris muscle），其上方分别为颧小肌（zygomaticus minor muscle）和颧大肌（zygomaticus major muscle），分别自上唇和口角向颧骨斜行。该二肌内侧深面有提上唇肌（levator labii superioris muscle），此肌恰起自眶下孔上方骨面，下行止于上唇。自口角向外有笑肌（risorius muscle），呈扇形向后分开盖在颊脂体表面。寻找由口角向下直行的降口角肌（depressor anguli oris muscle），附于下颌骨，在其内侧有降下唇肌（depressor labii inferioris muscle）和颏肌（mentalis muscle）。将颧大肌、颧小肌和提上唇肌切断，可见其深面的提口角肌（levator anguli oris muscle），此肌起自眶下孔（infraorbital foramen）下缘的上颌骨骨面，下行至口角（图10-1）。

（二）解剖面静脉与浅血管及皮神经

自内眦处寻找面静脉的属支，包括起自眶内的内眦静脉和来自额部的属支眶上静脉（supraorbital vein），两者汇合成面静脉，向下外方走行于鼻翼和口角外侧，经咬肌前缘达下颌骨下方，与下颌后静脉的前支汇合，注入颈内静脉。

在眉弓中点处寻找眶上动、静脉和眶上神经（supraorbital nerve），均由眶上孔（切迹）向上达额部。在眶上血管、神经的内侧还可见与之平行走行的滑车上动、静脉（supratrochlear artery & vein）及滑车上神经（supratrochlear nerve）。在内眦的上方有滑车下神经穿出，其支布于内眦和鼻背皮肤，此神经发自三叉神经第1支——眼神经，穿眶隔后达内眦上方走行。在外眦的稍上方，眼轮匝肌眶部内寻找泪腺神经睑支（palpebral branch of lacrimal nerve），分布于上睑。在已暴露出的眶下孔，追踪由孔穿出的眶下血管和眶下神经，其分支广布于下睑、鼻部和上唇皮肤。在耳前寻找向上走行的颞浅动、静脉及与之伴行的耳颞神经，上行于耳肌的表面达颞部。

在颧骨表面寻找颧颞神经（zygomaticotemporal nerve），常有1～2支，穿颧颞孔进入颞窝，穿颞筋膜浅出达颞前部皮肤。在该神经的下方可见颧面神经（zygomaticofacial nerve），穿颧面孔、眼轮匝肌达颊部皮肤。此二神经均为颧神经（zygomatic nerve）的分支。此外，有上牙槽神经和眶下神经，同为上颌神经的分支，常伴有同名的血管走行。在颧大肌和笑肌间，咬肌前缘处仔细寻找由下颌神经发出的颊神经（buccal nerve）的分支，沿颊肌的外侧面走行分布于颊部皮肤，另有小支穿过颊肌分布于颊黏膜和牙龈等。在颏部降下唇肌内有颏神经（mental nerve），也是下颌神经的皮支，自颏孔穿出，分布于下颌皮肤。耳颞神经、颊神经和颏神经均为下颌神经的分支。

三、深层结构

（一）解剖腮腺

在耳前辨认腮腺（parotid gland）的边界，腮腺是人体最大的唾液腺（salivary gland），表面包有结实的筋膜系封套筋膜的延续。在腮腺的前缘上方寻找由颞浅动脉发出前行的面横动脉，在其下方寻找与之平行的腮腺导管（parotid duct），长约5cm，自腮腺前缘发出，贴咬肌表面向前达咬肌前缘处弯向深面，斜穿颊肌，开口于上列第2磨牙相对的颊黏膜。

（二）解剖面神经分支

沿腮腺的上方、前缘及下方寻找穿腮腺而出的面神经发出的5组分支。
1. 颞支（temporal branch） 向前上方达额肌和眼轮匝肌。
2. 颧支（zygomatic branch） 向前上方达外眦部，支配眼轮匝肌和颧肌。
3. 颊支（buccal branch） 前行达眶下侧及口裂周围，支配口周围肌、鼻肌、颊肌和笑肌。
4. 下颌缘支（marginal mandibular branch） 沿下颌前行支配下颌诸肌和颏肌。
5. 颈支（cervical branch） 向前下方达颈阔肌。

此5组神经分支分别含有1～3支不等，在面部相互连接成网状支配全部表情肌。解剖完腮腺表层后可见面神经的分支夹在腺质内走行，在耳垂的前方可追踪到面神经主干，由下向上进入腮腺。

（三）解剖腮腺床

小心切断面神经各支和腮腺导管，连同腮腺向后翻开，可见腮腺的浅部向前伸向咬肌后部的浅面，其后缘达颞骨乳突和胸锁乳突肌上端的前缘处；其深部位于下颌支深面的下颌后窝内。与腮腺内面相贴邻的诸结构共同形成腮腺床（parotid bed），包括茎突及附着茎突诸肌，还有在这些肌深面走行的颈内动脉、颈内静脉、舌咽神经、迷走神经、副神经及舌下神经等结构。颞浅动、静脉实际上穿过腮腺的深面走行。

（四）解剖面动脉

检查粗大的咬肌（masseter muscle），其附于颧弓和下颌角间，在该肌前缘面静脉的前方寻找面动脉（又称颌外动脉），此动脉发自颈外动脉在颈部已解剖过，在越过下颌骨下缘之前还发出一小支颏下动脉（submental artery），前行达颏部。面动脉主干迂回弯曲，行至口角处分出下唇动脉、上唇动脉分别达下唇和上唇，继续向上走行，分出鼻外侧动脉达外鼻，最终达内眦处成为终支内眦动脉，与眼动脉的分支鼻背动脉吻合。

（五）解剖咀嚼肌

将咬肌自颧弓下缘切断向外翻并从下颌角处剥离去除，再将颧弓前、后端锯断，可见在颧弓上方的颞窝内充满了呈扇形的颞肌（temporalis），其腱向下止于下颌骨冠突，在下颌切迹处可见咬肌神经和血管由深部发出向外达咬肌。在下颌支的前方可见贴于颊部的颊肌（buccinator）及其表面前行的颊神经与颊动脉（buccal nerve & artery）。面动脉和面静脉由外下向内上斜行越过颊肌的表面走行。肌的后方还可寻找到腮腺导管的断端穿过该肌，开口于颊黏膜。在下颌支的后方检查纵行的下颌后静脉、颈外动脉（上部为颞浅动脉）及其发出的枕动脉和耳后动脉分支的根部，在外耳门的下方有面神经的主干穿入腮腺后部，在下颌颈的深面可见上颌动、静脉前行。在颞浅动、静脉的后方深面还有耳颞神经伴行向上。在颧弓上方 2～3cm 处将颞肌起点呈半环形切断，在下颌支的下 1/3 处横断下颌支（最好选在下颌孔上方平面），注意不要切断其深面走行的血管、神经。将切断的颞肌和下颌支去除，打开颞下窝可见上方有前后走行的翼外肌（lateral pterygoid），由上、下两头合成。在其下方有向下后方斜行的翼内肌（medial pterygoid muscle）止于下颌角的内面。

（六）解剖上颌动脉

在翼外肌表面解剖上颌动脉的分支，由后向前有如下几支。

1. 耳深动脉（deep auricular artery）和鼓室前动脉（anterior tympanic artery）　在翼外肌深面上行达下颌关节、外耳道和中耳。

2. 脑膜中动脉（middle meningeal artery）　上行穿棘孔入颅，达硬脑膜，须注意，此动脉常穿过耳颞神经形成的环上行。

3. 下牙槽动脉（inferior alveolar artery）　在翼内肌表面下行，与同名神经一起穿下颌孔进入下颌骨，分支达下颌牙及牙龈。入孔前还分出下颌舌骨肌动脉（mylohyoid artery），在下颌角深面下行达该肌。下牙槽动脉自颏孔浅出，称为颏动脉。

4. 颞深前、后动脉　上颌动脉继续在翼外肌表面前行，发出颞深后动脉（posterior deep temporal artery）和颞深前动脉，上行达颞肌深面。

5. 翼肌动脉（pterygoid artery）　为上颌动脉向前下方发出的肌支，支配翼内肌。

6. 颊动脉（buccal artery）　为较大的分支，伴颊神经向前下走行，达颊肌和颊黏膜。

7. 上牙槽后动脉（posterior superior alveolar artery）　上颌动脉进入翼腭窝即发出此支，向前进入上颌骨后面的牙槽孔分布于上颌窦、上颌牙和牙龈。

（七）面侧区的重要间隙

1. 咬肌间隙（masseter space）　位于咬肌深部与下颌支上部之间的间隙，到咬肌的血管和神经即通过下颌切迹穿入此间隙进入咬肌。此间隙的前方紧邻下颌第 3 磨牙，牙源性感染如牙周炎、牙槽脓肿和下颌骨骨髓炎等均可能扩散至此间隙。

2. 翼下颌间隙（pterygomandibular space）　位于翼内肌与下颌支之间，与咬肌间隙仅有下颌支相隔，并经下颌切迹相沟通。此间隙上界为翼外肌下缘，下界为翼内肌的附着处，前界为颞肌、颊肌，后界为腮腺和下颌支后缘。间隙内有下牙槽动、静脉以及下牙槽神经、下颌舌骨肌神经、舌神经通过，还有大量疏松结缔组织填充其间，是下牙槽神经阻滞麻醉常用的注射部位。此间隙向前可与颊肌和咬肌之间的颊间隙相通，向后隔颈深筋膜浅层与咽外侧间隙相邻，向上与颞下间隙相通，故也可成为下颌磨牙炎症感染扩散的通路。

四、应仔细辨认的结构

（1）面部感觉神经主要来自三叉神经，应寻找各支的主要神经穿出点及分布范围：眼神经——眶上神经、滑车上神经、滑车下神经、睑神经和外鼻神经；上颌神经——眶下神经、颧颞神经和颧面神经；下颌神经——耳颞神经、颊神经和颏神经。

（2）面神经穿腮腺后发出5组分支：颞支、颧支、颊支、下颌缘支和颈支。

（3）腮腺位置及腮腺床的构成。

（4）面静脉与下颌后静脉走行及回流。

（5）上颌动脉各段的分支。

第三节 颞下窝、翼腭窝局部解剖

一、解剖颞下窝

小心切断并清除翼外肌（如能保留上颌动脉主干更好）解剖下颌神经。在蝶骨翼突后方的卵圆孔外口可见下颌神经穿出卵圆孔进入颞下窝，仔细辨认其主干发出的4支神经。

（1）脑膜支（meningeal branch）：紧贴颅底分出，立即进入棘孔，伴脑膜中动脉返回颅内，分布于硬脑膜。

（2）翼内肌支（medial pterygoid branch）：很短，发出后即穿过耳神经节，向前下方进入翼内肌。

（3）鼓膜张肌支（tensor tympani muscle branch）：很细，穿过耳神经节向内达鼓膜张肌。

（4）腭帆张肌支（tensor veli palatini muscle branch）：与其他神经共干进入耳神经节，穿出后向内达腭帆张肌。

下颌神经发出4个分支后，即分为前、后干。

1. 前干 较小，其分支如下。

（1）咬肌神经（masseteric nerve）：经下颌切迹向外达咬肌，支配该肌运动。

（2）颞深前神经（anterior deep temporal nerve）和颞深后神经（posterior deep temporal nerve）：上行支配颞肌。

（3）翼外肌神经（lateral pterygoid nerve）：支配翼外肌。

（4）颊神经：穿行于翼外肌两头间达颊肌表面前行，此神经为感觉神经，司颊黏膜与颊部和口角皮肤感觉。

须注意，除咬肌神经和颊神经外，其余两支神经均较细小，且发出位置较深，不易解剖。

2. 后干 较粗大，其分支如下。

（1）耳颞神经（auriculotemporal nerve）：此神经有2个根向后合成耳颞神经，脑膜中动脉正好穿过两根之间的环形空间，向上穿过棘孔入颅，此特征恰成为这两结构的辨认标志。耳颞神经向后行于下颌颈与蝶下颌韧带之间，在下颌关节和腮腺的后方上行。其末梢分支如下。关节支，分布于下颌关节囊；外耳道支，分布外耳道和鼓膜；腮腺支，有多个小支分布于腮腺，司腺体分泌、感觉和血管运动；

耳前支，分布于耳屏和耳郭上部皮肤；颞浅支，分布于颞区皮肤。

（2）舌神经（lingual nerve）：较粗大，在翼外肌深面下行，后在翼内肌的表面与下颌骨内面之间前行至舌底，在颌下腺的上方发出2个小支连于下颌下神经节，而后继续前行达舌。须注意，在舌神经的上端（被翼外肌覆盖）的后方，有一较细的含有味觉和副交感成分的鼓索神经（chorda tympanic nerve）从面神经发出，经中耳鼓室前下方的岩鼓裂（petrotympanic fissure）穿出，呈锐角并入舌神经，此神经位置较深不易解剖，应予仔细操作。舌神经的终末支如下。咽峡支，分布于腭扁桃体及口腔后部黏膜；舌底神经，分布于舌下腺及附近的黏膜；舌支，分布于舌前2/3的舌乳头及黏膜，司一般感觉和味觉。

（3）下牙槽神经（inferior alveolar nerve）：在翼外肌的深面发出，行于舌神经的后方，经翼内肌表面、下颌支的深面，与同名动脉伴行穿下颌孔，进入下颌骨，其分支到下颌各牙。在入下颌孔前还分出一小支下颌舌骨肌神经，在翼内肌与下颌骨之间前行，支配下颌舌骨肌和二腹肌前腹。

耳神经节（otic ganglion）为一扁星形的神经节，位于卵圆孔的下方，紧靠下颌神经出孔处的内面，神经节的后侧为脑膜中动脉。耳神经节属于副交感神经节，其节前纤维来自舌咽神经，与来自舌咽神经下神经节的内脏感觉纤维共同组成鼓室神经，返向前上方走行，穿岩小窝内的鼓室小管下口进入鼓室，在中耳鼓室岬的表面，与来自颈内动脉丛的交感节后纤维共同形成鼓室丛（tympanic plexus）。该丛神经离开鼓室经鼓室小管上口（即岩小神经管裂孔），入颅成为岩小神经（lesser petrosal nerve），前行与面神经分支交通后，再穿卵圆孔或无名小孔出颅进入耳神经节，其节后纤维加入耳颞神经走行达腮腺，司其分泌。耳神经节较难解剖，可将下颌神经干在卵圆孔下方1.5cm处切断，向外翻开寻找此神经节。

颞下窝的层次解剖：①皮肤。②腮腺及其导管、面横动脉和面神经分支。③咬肌。④下颌支和颞肌（颞下窝的外侧界）。⑤上颌动脉及其分支。⑥翼外肌。⑦下颌神经及其分支。⑧上方为翼突外板、下方为翼内肌（⑤~⑧为颞下窝的内容）。⑨进一步解剖达咽壁（颞下窝的内壁）。

二、解剖翼腭窝

沿翼腭缝向上用咬骨钳去除蝶骨大翼的前外侧部，打开翼腭窝的后壁，小心咬开翼管，可见其内走行的翼管神经（nerve of pterygoid canal），沿此神经向后追踪，可见来自面神经膝的岩大神经（greater petrosal nerve）和来自颈内动脉丛的交感神经节后纤维，在翼管内共同组成岩深神经（deep petrosal nerve）。循此向前便可寻找到翼腭神经节（pterygopalatine ganglion），该神经节恰位于翼腭窝的上部，向上发出2根短小的翼腭神经（pterygopalatine nerve）连于上颌神经（maxillary nerve）。继续向前追踪上颌神经，可见其发出的颧神经、上牙槽后神经及延续的眶下神经。上牙槽神经常为两支，在上颌结节处穿入上颌骨内达上颌后部牙。颧神经经眶下裂入眶，眶下神经也经眶下裂入眶，再经眶下沟和眶下孔穿出，达眼口之间的皮肤。由翼腭神经节向下发出的腭大神经（greater palatine nerve）和腭小神经（lesser palatine nerve），伴随上颌动脉发出的腭降动脉（descending palatine artery）一起，经腭大管及腭小管下行达硬腭及软腭。由翼腭神经节发出的咽支，向后内走行，经腭鞘管（palatovaginal canal）至鼻咽。

因此部结构位置较深，如从外侧寻找有困难，也可在正中矢状面标本的内侧面解剖寻找。上颌动脉第3段进入翼腭窝的分支与上颌神经的分支走行一致，在解剖神经时注意伴行的血管即可。

三、应仔细辨认的结构

1. 颞下窝（infratemporal fossa） 由浅入深的结构：皮肤；腮腺及导管、面横动、静脉和面神经分支；咬肌；下颌支和颞肌；上颌动脉及分支；翼外肌；下颌神经及其分支；翼内肌及上方的翼突外侧板。

2. **副交感神经节** 翼腭神经节、耳神经节，下颌下神经节的位置、节前纤维的来源和节后纤维的走行及支配。

3. **翼腭窝** 结合颅骨标本，辨认翼腭窝的位置及向各方交通。向内经蝶腭孔通鼻腔；向外经翼上颌裂与颞下窝相通；向前经眶下裂达眼眶；向后内侧经翼突根部的咽鼓管（pharyngotympanic tube）通向咽部；向后也可经翼管通破裂孔；向后上方还可经圆孔与颅中窝相通；向下经翼腭管（腭大管）通向口腔。

4. **上颌神经、下颌神经** 检查、辨认上颌神经与下颌神经的走行及所发出的主要分支。

第四节 颅及颅腔局部解剖、取脑

一、皮肤切口

自颅顶中点向后做正中矢状切口下至后发际下缘，自双耳上方向上达颅顶中央做垂直切口（如前面解剖已切开前额部皮肤，可继续将剩余头皮剥离）自上而下将头皮分成4片翻开。注意头皮较厚且多毛发，不可伤及深面结构。两侧沿耳郭根部周缘做环形切口，保留耳郭原位。

二、颅顶层次解剖

皮下结缔组织中含有较致密的纤维束和脂肪，并有丰富的神经、血管走行其中。额部上行的结构分别有眶上神经、滑车上神经，并伴有同名动、静脉上行达顶部；两侧自前向后依次为颧颞神经、耳颞神经和枕小神经（lesser occipital nerve），向上达颅顶两侧，有颞浅动脉和耳后动脉分布。枕部有枕大神经（greater occipital nerve）和枕下方的第3枕神经（third occipital nerve）分布。枕动脉分布于枕部。静脉分布与同名动脉一致，无论动脉还是静脉其分支间均吻合成网状。这些神经和血管紧贴于皮下致密结缔组织的深面，故头皮外伤出血较多。操作时不必将各支神经、血管完全解剖，只要将其主干找到即可。

在神经血管的深面衬有一层坚韧的腱膜，称为帽状腱膜（epicranial aponeurosis），其前部为额肌，后部为枕肌，合称枕额肌（frontooccipital muscle），腱膜两侧可达颞弓。皮肤、皮下结缔组织与帽状腱膜这3层紧密相连构成头皮。第4层为腱膜下疏松结缔组织，结构较疏松、移动性大。第5层为颅骨外骨膜，由致密结缔组织构成，贴于颅骨外面。为便于记忆将头部覆盖的各层以"SCALP"表示，每个字母代表一层结构：S——皮肤（skin）；C——结缔组织（connective tissue）；A——帽状腱膜（aponeurosis）；L——疏松结缔组织（loose connective tissue）；P——颅骨外骨膜（pericranium）。

三、开颅取脑

尸体仰卧，将头部垫高并移出解剖台面以便于操作。将头皮各层向下翻开，暴露颅骨，前方自眉弓上缘、后方达枕外隆凸上缘间用彩笔画一环线作为标志，用钢弓锯沿环线分段锯开颅骨，注意在额、枕部骨质较厚，而颞部较薄不可锯深。当环形锯缝连通后，可用宽刃骨凿沿锯缝凿通并撬开锯缝，确认环线锯缝均已锯开后，用铁钩或羊角锤的羊角端伸进前额部锯缝，用力将颅盖部分向外拉开，去除颅盖暴露出脑膜覆盖的大脑半球（cerebral hemisphere）。

检查硬脑膜（dura mater）和硬脑膜窦（sinus of dura mater），首先检查沿正中矢状缝走行的上矢状窦（superior sagittal sinus）。沿上矢状窦两侧旁开0.5cm，由前向后分别剪开硬脑膜，将上矢状窦前端自鸡冠处切断，向上后方提拉出上矢状窦及大脑镰（falx cerebri）。将剩余的硬脑膜自顶部中点向两侧垂直向下剪开，向外翻开硬脑膜，呈4片分开的花瓣状，暴露深面的蛛网膜（arachnoid mater）及软脑膜（pia mater），这两层较薄而透明的膜紧贴在大脑表面，可以用手轻轻左右摇动脑使其易于分离。

移除垫枕使头部下垂，由前向后切断各脑神经，首先在筛板处用刀柄将嗅球完整剥离开，使之贴在大脑眶面，在蝶鞍前方将视神经切断，在其外侧切断颈内动脉，在鞍背的两侧切断动眼神经，再向外切断滑车神经，注意此神经在小脑幕（tentorium cerebelli）游离缘的前端遮盖处，须将两者一起切断。将尸体头部转向右侧轻翻左侧脑，切断进入横窦（transverse sinus）的大脑下静脉各支，沿颞骨岩部的上缘用刀尖自幕切迹的前端游离缘向后划断，再沿小脑幕与骨面附着的边缘呈弧形向后切开达窦汇两旁，注意不可切得过深以免伤及小脑。用同样方法将头转向左侧处理右侧脑及小脑幕。

将尸体头仰面朝上，用手托住脑，边掀开边切断正中的漏斗和两侧的三叉神经根、展神经根和面神经、前庭蜗神经根，在脑干下端两侧贴骨面切断舌咽、迷走和副神经根，以及前下方的舌下神经根与椎动脉。最后用长把解剖刀插入延髓腹侧面与枕骨大孔前缘之间，尽量往深处切断延髓与颈髓交界部，完整取出全部脑。

将取出的脑用清水冲洗去除血迹后，辨认大脑、小脑和脑干等重要脑区，仔细检查脑的动脉，包括颈内动脉、椎动脉、基底动脉（basilar artery）及其分支组成的大脑动脉环（cerebral arterial circle）（又称威利斯环）。检查各脑神经根的位置。观察后将脑置于固定液内保存，待学习神经解剖时供解剖使用。

四、检查辨认各静脉窦及神经根出入颅的位置

在大脑镰的上、下缘分别有上、下矢状窦，纵形剪开上矢状窦可见窦内两旁除有多支静脉汇入，还有很多突起，称蛛网膜粒（arachnoid granulationes），为脑脊液最后回流的部位。下矢状窦（inferior sagittal sinus）较细小，其后方与大脑大静脉（great cerebral vein）一起汇入直窦（straight sinus），直窦的后方和上矢状窦后端形成窦汇（confluens of sinuses），通常在窦汇区，直窦后端直接向左连于左横窦，而上矢状窦后端则连于右横窦。横窦的前方接乙状窦（sigmoid sinus），经乙状弯曲向下达颈静脉孔，向下接颈内静脉。在蝶鞍部两侧有海绵窦（cavernous sinus），其前方相连的是位于蝶骨小翼下面的蝶顶窦（sphenoparietal sinus），后方相连的是岩上窦（superior petrosal sinus）和岩下窦（inferior petrosal sinus）。注意在颅顶中缝两旁、枕骨髁、乳突及蝶骨等骨中均有一些小孔贯穿颅内外，其内穿行穿静脉（emissary vein）将颅内及颅外静脉相连通，作为辅助回流通路。

检查神经根时应注意，不少神经都穿行于硬脑膜的外面贴骨面走行后再穿出颅外。如岩大神经和岩小神经均位于颞骨岩部前面，仔细翻开覆盖在表面的硬脑膜才能见到，岩大神经靠内侧由面神经管裂孔穿出，向前内走行经三叉神经节的后方达破裂孔，与岩深神经会合形成翼管神经，穿过翼管前行到翼腭神经节。岩小神经与岩大神经近乎平行，位于外侧，向下内走行，经卵圆孔旁的小孔出颅入耳神经节。

五、解剖海绵窦

海绵窦位于蝶鞍部的两侧，前方有视交叉（optic chiasma）和视神经（optic nerve），后方为枕骨斜坡。在蝶骨小翼的后缘切开硬脑膜，将蝶顶窦打开，沿此窦向内向后追踪可达海绵窦。在颞骨岩部上缘切开岩上窦，沿此窦向前内可达海绵窦后部，在蝶鞍部两侧前、后床突间轻划开硬脑膜，仔细向外翻开可见其内的海绵窦充满血块，冲洗干净检查辨认贴于窦外壁内面的动眼神经、滑车神经、眼神经和上颌神经，这些神经自上而下依次排列前行，在这些神经内侧有颈内动脉及其下方的展神经走行。注意检查颈内动脉自颈动脉管入颅，恰在破裂孔的上方进入海绵窦，继而向前，向上走行达前床突的内侧（海绵窦部），再向上穿出海绵窦，移行为前床突上部。此两部形成的"U"形弯曲，临床上称为虹吸部，是动脉硬化的好发部位。检查蝶鞍部中央，可见漏斗（infundibulum）的断端，其下方经垂体柄连于脑垂体（hypophysis），环绕在漏斗周围并覆盖在垂体上方的硬脑膜形成鞍膈（diaphragma sellae）。将鞍膈及蝶鞍表面的硬脑膜翻开，可见在垂体柄的前、后均有细小的海绵间窦（intercavernous sinus）连于两侧海绵窦之间。后海绵间窦向后还与位于枕骨斜坡的基底窦（basilar sinus）相连，此窦向下可延伸入椎管连于椎静脉丛（vertebral venous plexus）。在蝶鞍中央的垂体柄深面穿过鞍膈与垂体相连，其浅面为漏斗，连于下丘脑（图10-2）。

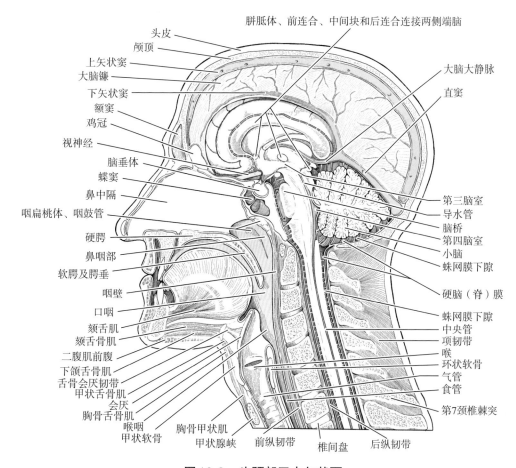

图10-2 头颈部正中矢状面

颅骨在受到冲击时，如车祸、外伤等情况下，易发生骨折（图10-3）。损伤部位和严重程度不同，治疗和预后结果也不尽相同。

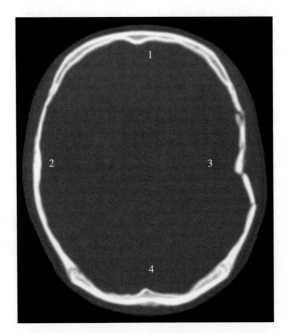

图10-3　颅骨骨折
注：1. 额骨；2. 右侧顶骨；3. 左侧顶骨多发骨折；4. 枕骨。

六、应仔细辨认的结构

（一）脑膜及腔隙

由外向内依次为硬脑膜、蛛网膜和软脑膜。硬脑膜与蛛网膜间的薄层间隙为硬膜下隙（subdural space）；蛛网膜与软脑膜之间的腔隙为蛛网膜下隙（subarachnoid space），内含脑脊液（cerebrospinal fluid）和脑血管。软脑膜覆盖于脑的表面并随沟、裂深入脑内。在脑室部位，软脑膜裹挟脑血管与其室管膜上皮共同构成脉络组织（choroidal tissue），突入脑室形成脉络丛，可以产生脑脊液。

（二）熟悉头皮"SCALP"各字母代表的含义

详见本节"颅顶层次解剖"相关内容。

（三）颅内各静脉窦的名称、位置及回流交通联系

颅内静脉窦埋藏于硬脑膜内，是静脉血流通的管道。来自脑、眶、迷路及颅骨的静脉血都由这些窦输出。因窦内仅含内膜及散在平滑肌，所以不具弹性。窦内容量恒定，仅在输入血量增加时使血流加速，管腔不会随之扩大，因此不会对脑表面造成挤压。各静脉窦粗细不等、相互连结，最后汇入颈内静脉。颅内静脉窦还可经导血管与颅外静脉直接沟通，经基底静脉丛与椎静脉丛相通（图10-4）。

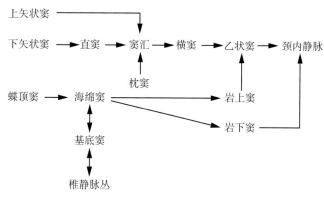

图 10-4　颅内静脉窦

（四）检查、辨认颅底结构与脑神经根进出关系

1. 颅前窝　筛孔——嗅神经（olfactory nerve）。

2. 颅中窝　各结构及进出组织如下。

（1）视神经管：视神经（optic nerve）、眼动脉（ophthalmic nerve）。

（2）眶上裂：动眼神经（oculomotor nerve）、滑车神经（trochlear nerve）、展神经（abducent nerve）、眼神经（ophthalmic nerve）和眼静脉（ophthalmic nerve）。

（3）圆孔：上颌神经（maxillary nerve）。

（4）卵圆孔：下颌神经（mandibular nerve）。

（5）破裂孔及颈动脉管：颈内动脉（internal carotid artery）。

（6）棘孔：脑膜中动脉（middle meningeal artery）。

3. 颅后窝　各结构及进出组织如下。

（1）内耳门：面神经（facial nerve）、前庭蜗神经（vestibulocochlear nerve）。

（2）颈静脉孔：舌咽神经（glossopharyngeal nerve）、迷走神经（vagus nerve）、副神经（accessory nerve）和颈内静脉（internal jugular vein）。

（3）舌下神经管：舌下神经（hypoglossal nerve）。

（4）枕骨大孔：位于延髓、脊髓交界处，有椎动脉（vertebral artery）和副神经脊髓根（spinal root of accessory nerve）通过。

（五）大脑动脉环的构成及主要分支的分布

大脑动脉环由颈内动脉的分支大脑前动脉（anterior cerebral artery），经前交通支相连；基底动脉的分支大脑后动脉（posterior cerebral artery），经后交通支与颈内动脉相连，构成的密闭形动脉环。

大脑前动脉供应大脑内侧面；颈内动脉直接延续为大脑中动脉（middle cerebral artery），供应大脑外侧面；大脑后动脉供应大脑枕叶和颞叶下面。由大脑动脉环发出的多组细小分支称中央支动脉，发出后垂直进入脑内，供应间脑、内囊和基底节等重要的深部脑结构。

（六）颈内动脉分布

1. 颈部　自颈总动脉分出后上行至颈动脉管外口。

2. 岩部　自颈动脉管外口向上进入颞骨岩部的颈动脉管，前行达破裂孔（颈动脉管内口）。由此部发出颈鼓动脉，穿颈动脉管壁向后达中耳鼓室。另发出翼管动脉向前走行，穿过翼管与腭降动脉吻合。

3. 海绵窦部　自破裂孔向前上方进入海绵窦内面，前行至蝶骨前床突内侧。

4. 前床突上部（脑部）　自前床突内侧穿出海绵窦，分支进入脑。海绵窦部和前床突上部常形成"U"形弯曲，合称为虹吸部，是动脉硬化的好发部位。

第五节　临床结合要点及病例分析

一、临床结合要点

（一）面神经与腮腺区

面神经穿行于腮腺组织内，按其经过的平面，将腮腺分为位于面神经表面的浅叶和在其深面的深叶。

在大唾液腺中，腮腺肿瘤的发生率最高，约占80%。临床上治疗以手术为主。腮腺肿瘤多为良性，包膜常不完整，若采取单纯沿包膜剥离的方法，常有复发。故手术原则多从包膜外正常组织进行，同时切除部分或整个腺体。位于腮腺浅叶的良性肿瘤，可行腮腺浅叶切除或部分腮腺切除。位于腮腺深叶的肿瘤，常须同时切除腮腺深叶。腮腺恶性肿瘤，如果肿瘤与面神经无粘连，应尽可能保留神经，并尽量减少机械性损伤。如果肿瘤与面神经有粘连，须视情况切除或保留面神经，术后加用放射治疗。如果术前已有面瘫，或手术中发现面神经穿过瘤体，或证实为高度恶性肿瘤，应牺牲面神经，并争取同期进行面神经移植及修复。

（二）腮腺肿瘤切除术

面神经与腮腺关系密切，行腮腺肿瘤切除术时，既要切除肿物又要尽量保护好面神经，称为面神经解剖腮腺肿瘤切除术。根据肿瘤所在部位及活动度，为寻找面神经，可选择由面神经总干追寻其分支的顺行解剖法或从面神经分支逆向寻找总干的逆行解剖法。

1. 顺行法　在距乳突尖平面上方约1cm、距皮肤表面2～3cm处，将腮腺向前推即可找到面神经主干，沿主干在腮腺深浅两叶间前行至颈外动脉外侧，于下颌支后方分为颞面干和颈面干两大分支。颞面干行向上前方，约在髁突颈部分为颞支、颧支和上颊支；颈面干行向前下分出下颊支、下颌缘支及颈支。

2. 逆行法　以下颌缘支为例，可以面动脉、面静脉、下颌角及下颌后静脉为标志。先在下颌下缘处显露面静脉及面动脉，在其浅面（或深面）找出面神经下颌缘支或于下颌角处找出下颌缘支；也可先循颈外静脉及下颌后静脉向上找出下颌缘支，再向上追寻面神经主干。面神经解剖术中，常用于寻找面神经主干及各分支的体表标志如下（表10-3）。

表10-3 面神经主干及各分支的体表标志

面神经	标志点
总干	乳突前缘、鼓乳裂、外耳道软骨、茎突及二腹肌后腹
颞支	耳屏或颞浅动脉
颧支	耳屏、耳垂及眼外眦
颊支	腮腺导管上下约1cm处
下颌缘支	面动脉、面静脉、下颌角及下颌后静脉
颈支	腮腺浅叶下端

（三）临床颈部淋巴结分区

对于可能有淋巴结转移的恶性肿瘤（如口腔癌、口咽癌、喉癌及高度恶性的唾液腺肿瘤等）常须行颈淋巴结清扫术。为便于手术，临床上常将颈部淋巴结分为6个区，与解剖学的颈部淋巴结分组大同小异，两者对应关系如下（表10-4）。

表10-4 颈淋巴结分区比较

分区	淋巴结群	所在部位
I	颏下组、颌下组	颏下三角、下颌下
II	颈深上组	颈内静脉链从颅底至颈动脉分叉水平（平舌骨）
III	颈深中组	颈内静脉链从颈动脉分叉水平至肩胛舌骨肌跨越颈内静脉处（约平环状软骨）
IV	颈深下组	颈内静脉链肩胛舌骨肌下部（环状软骨水平以下）
V	颈后三角组	颈后三角区、锁骨上区
VI	颈前间隙组	甲状腺周围与甲状腺有关的内脏旁淋巴结

（四）颈淋巴结清扫术

临床上口腔颌面及头颈部恶性肿瘤手术中，会根据肿瘤原发部位的不同，选择不同的清扫术式及术区，常见的颈淋巴结清扫术如下。

1. 肩胛舌骨上淋巴结清扫术 清扫I～III区淋巴结，适用于临床上无明确区域性淋巴结转移的病例。

2. 改良根治性颈淋巴结清扫术 清扫I～V区全部淋巴结，同时至少保留副神经、颈内静脉和胸锁乳突肌三者之一，常用于临床有淋巴结转移的病例。

3. 根治性颈淋巴结清扫术 清扫I～V区全部淋巴结及副神经、颈内静脉和胸锁乳突肌，适用于有明确区域性淋巴结转移，并与周围组织粘连的病例。

（五）颈内、颈外动脉解剖的临床应用

颈总动脉约在甲状软骨上缘水平分为颈内和颈外动脉。颈总动脉及颈外动脉体表投影，自下颌角与乳突尖连线的中点起，向下内方，至胸锁关节间的连线。该线通过甲状软骨上缘水平线分为上、下

两段，上段为颈外动脉、下段为颈总动脉的投影。

1. **颈内、颈外动脉区分** 临床上因头面部、颈部大出血或肿瘤侵犯，常须进行颈外动脉结扎或切除术。如误将颈内动脉当作颈外动脉进行结扎，可能出现偏瘫等严重并发症。因此，区分颈内、颈外动脉非常重要，鉴别方法如下。

（1）颈内动脉起始时位于颈外动脉的后外方，继而转至其后内侧。

（2）颈内动脉入颅前无分支，而颈外动脉有数个分支，分支可以作为鉴别颈内和颈外动脉的重要标志。

（3）暂时阻断颈外动脉，如颞浅动脉和面动脉无搏动，则证明所阻断动脉为颈外动脉。

2. **头面部、颈部出血的止血方法及部位**

（1）头顶、额颞部出血，可通过压迫颞浅动脉止血，在耳屏前下颌关节处，扪及动脉搏动处，向下压迫至骨面止血。面部出血可压迫面动脉止血，在下颌骨下缘、咬肌前缘，扪及面动脉搏动处，向下压迫至下颌骨体表面止血。头面部严重出血时，可以间断性压迫颈总动脉至第6颈椎横突上止血。

（2）颈外动脉结扎术：临床上面部及颈部大出血，常须进行颈外动脉结扎，常在甲状腺上动脉和舌动脉之间进行。口腔颌面头颈部肿瘤手术时估计术中出血较多者，可行同侧颈外动脉阻断或结扎术，以减少手术中出血量。颈外动脉结扎术时，患者取仰卧位，头后仰，颏部转向对侧，沿胸锁乳突肌前缘，在颈总动脉分叉处（相当于舌骨大角水平中点），做一条长5～6cm的切口，逐层分离各层组织，在颈总动脉分叉处相当于舌骨水平，寻找颈动脉鞘进行钝性分离，暴露颈外动脉及其甲状腺上动脉与舌动脉两分支，于两分支间将颈外动脉结扎。

（六）颈外动脉分支及临床应用

颈外动脉在颈部有8个分支，分别为甲状腺上动脉、舌动脉、面动脉、上颌动脉、咽升动脉、枕动脉、耳后动脉和颞浅动脉。各分支为不同区域组织提供血供，也可作为面颈部带蒂组织瓣的血管蒂。

1. **甲状腺上动脉** 沿途发出的胸锁乳突肌支、舌骨下肌支、环甲肌支，布于舌骨下肌群及其表面的皮肤，可利用这些血供来源设计舌骨下肌皮瓣，用于修复口咽部缺损。

2. **面动脉** 其分支颏下动脉作为血供来源，可用来设计颏下岛状瓣，用于修复面颈及口腔、口咽部缺损；另一分支内眦动脉可作为血供来源设计鼻唇沟皮瓣，修复唇部及口腔内的缺损。

3. **上颌动脉** 为供应口腔颌面部的主要动脉之一，分支较多，位置较深，且彼此相互吻合，血供丰富，临床可利用这些特点设计各种轴型皮瓣，如腭大动脉为蒂的一侧腭瓣或全腭瓣，修复牙槽突与腭部缺损。

4. **枕动脉及其分支** 作为血供来源，可用来设计肌蒂位于上方的胸锁乳突肌瓣，修复口底、咽及面颊部缺损。

5. **耳后动脉** 作为血供来源，可用来设计耳后轴型皮瓣，修复耳郭周围或者腮腺区面部皮肤的缺损。

（七）三叉神经痛

三叉神经痛（trigeminial neuralgia，TN）又称痛性痉挛，是指在三叉神经分布区域内出现阵发性、针刺样剧烈疼痛，历时数秒至数分钟，疼痛呈周期性发作，间歇期无症状。刺激口腔颌面部的任何"扳机点"均可引起疼痛。多发生于中老年，女性多见，多数为单侧。三叉神经痛分为原发性和继发性。

1. **原发性三叉神经痛** 指无神经系统体征，且未发现明显器质性病变者。

2. **继发性三叉神经痛** 指由其他病变累及的三叉神经。除疼痛症状明显外还有神经系统症状，应对因治疗。

对于原发性三叉神经痛患者，除药物治疗外，还可选择三叉神经周围支切断撕脱术，将三叉神经周围支干的末端切断并撕脱一部分，使该神经分布区失去感觉以达减痛目的。此种手术属颅外手术，操作简单、容易掌握，并发症少。近期效果肯定，但手术后有一定复发率。主要适用于下牙槽神经痛和眶下神经痛。下牙槽神经撕脱术可选口内入路，在翼下颌间隙处寻找对应神经。伴有舌神经痛者，可在此同时找到舌神经进行切断撕脱。仅有颏神经痛者，可在颏孔处切断撕脱颏神经。对于眶下神经痛者，可选择口内尖牙凹部位，于口腔黏膜转折处做横行或弧形切口寻找。

二、临床病例分析

（一）面神经与腮腺区临床解剖

患者，女性，38岁。发现右耳垂后下肿物3年余，起初肿物生长缓慢，近来生长加快。查体：触诊可及直径约3cm类圆形质硬肿物，活动，与皮肤及深部组织无明显粘连，表面结节感。结合MRI（图10-5）表现，初步诊断为右腮腺肿物。

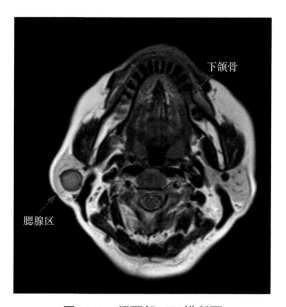

图10-5 颌面部MRI横断面

临床解剖问题：①患者行腮腺肿瘤切除术时需要重点保护哪一重要解剖结构？②根据肿瘤所在部位及活动度，常采用哪些方法来寻找该重要结构？③临床上可分别利用哪些标志点帮助寻找该结构主干及各分支？

解析：

（1）该患者初步诊断为右腮腺肿物，面神经穿行于腮腺组织内，临床上应尽可能保留面神经，并尽量减少对其的机械性损伤。

（2）根据肿瘤所在部位及活动度，常采用以下两种方法来寻找解剖面神经：①先找面神经总干，然后再循总干解剖分离诸分支；②先找面神经分支（颊支或者下颌缘支等分支），再沿分支逆向解剖寻找总干（表10-5）。

表10-5　面神经及其分支的标志点

面神经	标志点
总干	乳突前缘、鼓乳裂、外耳道软骨、茎突及二腹肌后腹
颞支	耳屏或颞浅动脉
颧支	耳屏、耳垂及外眦
颊支	腮腺导管上下约1cm处
下颌缘支	面动脉、面静脉、下颌角及下颌后静脉
颈支	腮腺浅叶下端

（二）牙拔除术

患者，女性，22岁。左下后智齿阻生，拟拔除。

临床解剖问题：请问该患者应如何麻醉？

解析：在拔除下颌第3磨牙（智齿）时需共同行阻滞麻醉和浸润麻醉，颊侧需麻醉下牙槽神经及颊神经，舌侧需麻醉舌神经。阻滞麻醉在翼下颌皱襞外侧进针，相当于上颌第3磨牙殆面下0.5cm处；若上颌无牙，则相当于第3磨牙牙槽嵴下1.5cm处；浸润麻醉可在各牙相对应颊侧前庭沟及舌侧黏膜进针。

（三）下颌骨骨折

患者，男性，30岁。2日前不慎跌倒，致下颌骨骨折，现咬合关系紊乱、闭口不能。

临床解剖问题：①请问该患者可能发生哪几处部位骨折？②下颌骨骨折常出现哪些临床表现？

解析：

（1）下颌骨最常见骨折部位为正中联合部、颏孔区、下颌角及下颌颈部。

（2）由于受骨块上肌肉牵引力和撞击力方向的综合影响，骨折块发生移位，常导致咬合错乱、下唇麻木、张口受限、牙龈撕裂、骨折区肿胀和疼痛、下颌运动受限，临床检查时压痛明显、可扪及骨折台阶、骨折段异常动度等表现。

（四）颈内外动脉解剖的临床应用

患者，男性，20岁。因车祸致头面部刮擦、碰撞外伤引起多处出血被送至急诊。

临床解剖问题：发生以下部位出血时，应分别采取哪些动脉的紧急压迫止血，具体方法如何？

（1）头顶、额颞部出血。

（2）面部出血。

（3）头面部严重出血。

解析：

（1）头顶、额颞部出血时，可通过压迫颞浅动脉止血。具体方法：在耳屏前、下颌关节处，扪及动脉搏动后，向下压迫至骨面止血。

（2）面部出血时，可通过压迫面动脉止血。具体方法：在下颌骨下缘、咬肌前缘处扪及面动脉搏动，向下压迫至下颌骨体表面止血。

（3）头面部严重出血时，可以间断性压迫颈总动脉止血。具体方法：在颈部环状软骨的两侧扪及颈总动脉搏动，向深部将颈总动脉压至第6颈椎横突前结节上止血。

（五）头皮裂伤

患者，男性，30岁。因与人互殴致头部被砍伤，送急诊就医。查体见头顶部头皮割裂伤，伤口长8cm，部分头皮外翻。

临床解剖问题：①头皮裂伤为何出血严重？②伤口处理原则有哪些？

解析：

（1）头皮层次由外向内分别为：皮肤（长有头发）、浅筋膜、帽状腱膜、腱膜下疏松结缔组织和颅骨外骨膜。在皮肤和浅筋膜内均含有丰富的血管，尤其是浅筋膜内的动脉来自颈内和颈外动脉系统，且形成广泛的吻合，创伤血管断端不易自行收缩闭合，故出血严重。

（2）伤口经清创处理后，较小伤口可行头皮全层缝合，以利止血和头皮再生。较大、较深伤口，尤其伤及帽状腱膜伤口外翻明显，则需头皮分层缝合，特别是帽状腱膜一定要缝合好，以免造成术后出血。

第十一章　眼　眶

第一节　概　述

人类视器（visual organ）由眼球、视神经及眼的附属器组成。

眼球（eyeball）位于眶内，后端经视神经连于脑，是重要的视觉器官。除眶以外，与眼相关的器官还包括眼睑、结膜、泪器、眼外肌及眶内的平滑肌、眼球筋膜、眶脂体等。此外，眶内分布有大量的血管、神经等结构。

一、眼球形态

眼球呈球状，前后径约24mm，水平径约23.5mm，垂直径约23mm。连接眼球前极和后极间的直线，称为眼轴（axis of eyeball）。视物时经眼球屈光系统的光学中心点（optical center）与黄斑中央凹间的连线称视轴（optic axis）。成人的两眼视轴几近平行。眼球包括眼球壁和眼球内容物两部分。

（一）眼球壁

眼球壁由外膜、中膜和内膜构成。

1. 眼球外膜（outer tunic of eyeball）　质地坚韧、致密。其前1/6为无色透明的角膜（cornea），角膜无血管、呈前凸状，角膜中央部直径为4mm的球形，屈光度规则，称光学区。角膜的上皮层由5～6层细胞组成，厚50～100μm，具有很强的再生和抗感染能力，分布有丰富的三叉神经感觉末梢。外膜的后5/6为巩膜（sclera），由致密纤维组织构成，呈乳白色。巩膜前部与角膜嵌合处的外面有浅沟，称外巩膜沟（external scleral sulcus）。内面形成内巩膜沟。在内巩膜沟的后缘形成的隆起称为巩膜突（scleral spur），附有睫状肌。环行的巩膜静脉窦（sinus venous sclerae）即位于巩膜最前端的实质内，是房水流出的通道。巩膜的后部最厚，在视神经穿出处形成许多小孔，同时伴有视网膜中央动、静脉进出眼球，形成筛状的巩膜筛板（cribriform plate of sclera）。筛板的周边有睫状血管和神经穿行。巩膜由此向前逐渐变薄，但在有眼外肌附着处均增厚。巩膜有三叉神经眼支发出的睫状长神经和睫状短神经分布。

2. 眼球中膜（meddle tunic of eyeball）　由富含血管、神经和色素的黑紫色膜构成。由前向后由3个部分组成。

（1）虹膜（iris）：位于最前方，呈冠状位。虹膜中央有圆形的瞳孔（pupil），可随光线的强弱改变大小，以调节进入眼内的光线。虹膜的基质内含有两种平滑肌，围绕在瞳孔周缘的环形平滑肌为瞳孔括约肌（sphincter pupillae），可缩小瞳孔，受动眼神经（副交感）支配；在瞳孔周围呈放射状排列的平滑肌，称瞳孔开大肌（dilator pupillae），可开大瞳孔，受交感神经支配。在虹膜的后上皮层内含有大量色素细胞，色素的含量决定虹膜的颜色，具有种族差异，有色人种因色素多，虹膜呈棕褐色或棕色，而白种人因色素相对缺乏，虹膜呈浅黄色或淡蓝色。角膜与晶状体之间的空隙称为眼房（aqueous chamber）。虹膜位于两者间，将眼房分隔成较大的前房和较小的后房，两房借瞳孔相交通。在眼前房的周边，虹膜与角膜后缘的交界处形成环形的窄区，称虹膜角膜角（iridocorneal angle）（前房角）。

（2）睫状体（ciliary body）：续于虹膜的后方，是中膜最肥厚的部分。其后部平坦呈黑色，宽4mm，称睫状环（ciliary ring）。前部有70～80个向内突出并呈放射状排列的突起，称睫状突（ciliary process）。突内含有丰富的血管和平滑肌，即睫状肌（ciliary muscle），表面覆有睫状上皮。睫状突的前端游离突向前内，环绕在晶状体周缘外，借睫状小带与晶状体相连。睫状肌和睫状小带可以调节晶状体的曲度，以调整屈光度。睫状上皮可以分泌房水。

（3）脉络膜（chorioid）：占眼球中膜的后2/3，为一层柔软、富含血管和色素且具有一定弹性的薄膜。脉络膜的外层与巩膜连结疏松，形成脉络膜周隙（perichoroidal space），可经视神经鞘间隙通向蛛网膜下隙。脉络膜间隙内有血管和神经通过。

3. 眼球内膜（internal tunic of eyeball） 也称视网膜（retina）。此膜分内、外两层：外层为色素层，由色素上皮构成；内层为神经层，由神经细胞组成。内、外层间有潜在的间隙，当眼球受损时易造成视网膜脱离，即内层神经上皮和外层色素上皮的分离。

视网膜由前向后分为3个部分，即视网膜虹膜部、睫状体部和脉络膜部。前两部贴于虹膜和睫状体的内面，无感光作用，故称为视网膜盲部。脉络膜部大而厚，附于脉络膜的内面，可以接受视觉刺激并转变为神经冲动，故称为视网膜视部。视部的后部增厚，在眼球后极内侧约3mm处的视网膜上，有一直径1.5mm的白色圆盘区，称为视神经盘（optic disc），是视神经穿出的部位。视神经盘中央凹陷、周缘隆起，盘内有视神经和视网膜中央动、静脉穿行，无感光细胞，称生理性盲点。在视神经盘的颞侧稍下方约3.5mm处，有一淡黄色小区，与视神经盘大小相当，称为黄斑（macula lutea），其中心部微凹称中央凹（fovea centralis），因含有密集的视锥细胞，是视力最敏锐之处，但无血管分布。用眼底镜检查可见黄斑呈砖红色。

视网膜视部的神经层主要由3层神经细胞组成：外层为感光细胞层，由视杆细胞和视锥细胞组成；中层为双极细胞；内层为节细胞层，其轴突汇于视神经盘，穿出眼球壁构成视神经。

（二）眼球的内容物

1. 眼房和房水 位于角膜、巩膜、晶状体、睫状小带和睫状体之间的空隙，称为眼房。眼房被虹膜分成前房和后房，两房经瞳孔相交通。

房水（aqueous humor）是充满在眼房内无色透明的液体，总量为1.2～1.3ml。由睫状体产生的房水首先进入后房，经瞳孔流入前房，在虹膜角膜角处渗入巩膜静脉窦，经睫前静脉汇入眼上、下静脉。房水可以为角膜和晶状体提供营养并维持正常的眼内压。房水循环障碍将导致眼内压增高，继发青光眼。

2. 晶状体（lens） 形如双凸镜，无色、透明具有弹性，直径约10mm，中心厚4mm，其内不含血管和神经。晶状体位于虹膜与玻璃体之间，经瞳孔可见其中心部位。晶状体由平行排列的晶状体纤维（lens fibers）构成，该纤维在一生中不断生长，新生的纤维较软、弹性好，位于外围称晶状体皮质（cortex of lens），较老的纤维不断被挤向中心部位，称晶状体核（lens nucleus），老年人的晶状体核变硬而弹性差。晶状体外面包有透明的具有高度弹性的薄膜称晶状体囊（lens capsule），并可抵抗化学性和病理性伤害。睫状小带（ciliary zonule）又称晶状体悬韧带（suspensory ligament），是位于睫状体与晶状体囊周缘间的透明、坚硬而无弹性的纤维小带，可将晶状体固定于瞳孔后的中央部位，伴随着睫状肌的收缩与松弛，小带放松或拉紧，从而调节晶状体的曲度和屈光度，使视物清晰。年轻人睫状小带多而坚实，调节能力强。随年龄的增长，晶状体核变大、变硬且弹性减退，睫状肌逐渐萎缩，晶状体曲度和调节能力减弱，会出现视物不清等老视表现。若眼轴较长或屈光装置的屈光率过强，使物象落在视网膜之前，则为近视。反之，眼轴较短，或屈光率较弱，物象落在视网膜之后，则为远视。

3. 玻璃体（vitreous body） 由无色透明的胶状物质构成，表面包有透明的玻璃体膜（vitreous

membrane），充满于晶状体、睫状体与视网膜内面的腔隙中。其前面有一凹窝，容纳晶状体，称玻璃体窝（hyaloid fossa），其余部分与睫状体和视网膜相邻。玻璃体中央有一前后贯穿的微细透明的玻璃体管（vitreous canal），胚胎时的玻璃体动脉行于其内，当视网膜血管形成后，此动脉即萎缩退化。玻璃体对视网膜的支撑作用，使视网膜神经上皮与色素上皮紧密相贴，眼球外伤易致视网膜脱离而影响视力。

二、眼副器

眼副器（accessory organs of eye）包括眶、眼睑、结膜、泪器、眼外肌、眶脂体和眼球筋膜等，对眼球运动、保护和支持具有重要作用。

（一）眶

眶（orbit）为四面锥体形的空腔，尖朝后、底向前开放。上壁为额骨眶部与颅前窝相隔，眶尖处有蝶骨小翼参与。内侧壁主要由筛骨眶板、泪骨、上颌骨及蝶骨构成。下壁（眶底）由上颌骨、颧骨及腭骨构成。外侧壁由蝶骨和颧骨构成。

1. 眶的裂和孔

（1）视神经管（optic canal）：在眶尖上方由蝶骨小翼和蝶骨体间围成。内含视神经及鞘突和眼动脉。

（2）眶上裂（superior orbital fissure）：为蝶骨大、小翼间的裂隙。内有动眼神经、滑车神经、展神经、眼神经及眼静脉通过。

（3）眶下裂（inferior orbital fissure）：为蝶骨大翼、上颌骨、腭骨及颧骨间的空隙。内有上颌神经的颧支与眶下支及其伴随的血管、翼腭神经节的眶支和眼下静脉与翼丛的交通支通过。

（4）总腱环（common tendinous ring）：为围绕视神经管和眶上裂顶部的纤维环，是4条眼外肌的起点。

2. 眶骨膜（periorbita） 为被覆于眶壁内面的薄而坚韧的结缔组织膜。后方在视神经管和眶上裂处与硬脑膜相接，向下经眶下裂与颞下窝及翼腭窝的骨膜相连续。眶缘的骨膜与眶筋膜（orbital fascia）、睑板紧密结合，共同构成眶隔（orbital septum）。

（二）眼睑

眼睑（eyelids）由皮肤、肌层、结缔组织和睑结膜4层组成。

1. 皮肤 仅1mm厚，富有弹性，易移动和伸展。皮下仅含少量脂肪组织，以疏松结缔组织与肌层相连，外伤或疾病时易出现睑部血肿或水肿。睑缘处生有睫毛，但无立毛肌。睑缘处含有皮脂腺，称Zeis腺，其特殊汗腺称Moll腺，开口于毛囊内，若这些腺管阻塞可致睑腺炎。在睑后缘还有睑板腺（tarsal glands）的开口。

2. 肌层 为眼轮匝肌睑部，受面神经支配。在肌层内还有薄片状的平滑肌，称Müller肌，起自上睑提肌深部肌纤维之间，向下止于睑板上缘，受交感神经支配。

3. 睑板（tarsus） 由致密结缔组织构成的弯曲薄板，借2条坚固的、水平方向的睑内侧韧带与睑外侧韧带附着于内、外眦处的眶缘上。睑板内含有睑板腺，开口于睑缘的后部。其分泌物富含脂肪、脂肪酸及胆固醇，可润滑睑缘，在睡眠时可封闭眼裂，防止泪液外溢，以免角膜干燥。

4. 睑结膜（tarsal conjunctiva） 衬于睑内面的透明薄膜，与睑板紧贴不易分离，在睑缘处与皮肤相连。

（三）结膜

结膜（conjunctiva）是薄而透明、富含血管的膜，其衬于眼睑内面的部分称为睑结膜，覆在眼球前部与角膜边缘相连的部分称为球结膜（bulbar conjunctiva）。两部分转折处形成的凹陷分别称为结膜上穹（superior conjunctival fornix）、结膜下穹（inferior conjunctival fornix）和结膜外穹（lateral conjunctival fornix）。穹隆部位的结膜较厚，且更为松弛。当眼睑闭合时，由结膜和角膜形成的囊状腔隙称结膜囊（conjunctival sac），此囊经睑裂与外界相通。球结膜前方移行为角膜，除在角膜缘处与巩膜结合紧密外，其余部分连结疏松且易移动。

（四）泪器

泪器（lacrimal apparatus）由分泌泪液的泪腺和导流泪液的泪道两部分组成。

1. 泪腺（lacrimal gland） 按其位置可分为泪腺眶部和睑部。眶部似杏核，长约20mm，宽10mm，居于眶外上方的泪腺窝内，借结缔组织连于眶骨膜与眶隔间。睑部较小，位于上睑深部，睑板上缘靠近结膜上穹处。在上穹的外侧有10～20个泪腺排泄管，开口于结膜囊内。泪腺分泌的泪液为透明液体，含少量蛋白质、无机盐和溶菌酶，具有杀菌作用。泪液对角膜有润滑和保护作用。

2. 泪道 泪液借眨眼运动布满眼球表面，多余泪液流向内眦处的泪湖（lacrimal lacus），此结构为一圆微凹陷的空隙，其底部有蔷薇色的隆起，称为泪阜（lacrimal caruncle）。在近内眦处的上下睑缘各有一小隆起，称为泪乳头（lacrimal papilla），其尖端的小孔称为泪点（lacrimal punctum），泪液由泪点排入泪小管（lacrimal ductile）。上、下泪小管呈直角弯向内侧水平走行，在睑内侧韧带覆盖下合成一总管，开口于泪囊。泪囊（lacrimal sac）是位于泪囊窝内的膜性囊，长约12mm，直径4～7mm，上端为盲端，下端接鼻泪管（nasolacrimal duct）。鼻泪管位于骨性鼻泪管中，向下开口于下鼻道，全长17～18mm。鼻泪管的下部穿过黏膜，致使黏膜隆起为鼻泪管襞（fold of nasolacrimal duct）。下口即开于该皱襞外侧的缝隙中。感冒时，因鼻黏膜充血、肿胀，致开口阻塞，使泪液引流不畅，故多有流泪症状。

（五）眼外肌

眼外肌（extraocular muscles）为附着于眼球外壁的条状肌，共有7块，可使眼球灵活运动（表11-1）。

表11-1 眼外肌

肌肉名称	起点	止点	主要功能	神经支配	动脉供应
提上睑肌	视神经前上方的蝶骨小翼下	上睑板	提上睑	动眼神经交感神经	眼动脉分支
上直肌	总腱环上部，视神经鞘	巩膜上部	眼球向内上方运动	动眼神经	眼动脉及其分支
下直肌	总腱环下部	巩膜下部	眼球向内下方运动	动眼神经	眼动脉、上颌动脉分支
内直肌	总腱环内侧及视神经鞘	巩膜内侧部	眼球向内侧运动（内收）	动眼神经	眼动脉分支
外直肌	总腱环外侧部	巩膜外侧部	眼球向外运动（外展）	展神经	眼动脉及泪腺动脉分支
上斜肌	视神经和上直肌起点内上方的蝶骨体	眼球赤道后方外象限内的巩膜	眼球向外下方运动	滑车神经	眼动脉及其分支
下斜肌	上颌骨眶面，鼻泪沟外侧	眼球赤道后方外下象限的巩膜	眼球向外上方运动	动眼神经	眼动脉、上颌动脉的分支

（六）眶脂体

眶脂体（adipose body of orbit）为充填于眶内、眼球与眼外肌间的脂肪组织，在眼球后部含量较多，可减少外力震动对眼球的影响，对眶内血管、神经等结构有很好的保护作用。

（七）眼球筋膜

眼球筋膜（fascia of eyeball）也称眼球鞘（sheath of eyeball）（Tenon囊），是一层与眼肌筋膜鞘相连的薄层纤维膜，在球结膜下，起自角膜缘向后包绕眼球，止于视神经周围。前部最薄，与角膜缘后方的巩膜相融合；后部坚厚，与巩膜分开，与囊外的眶脂体紧密相贴。支配眼球的血管、神经在视神经周围穿过此囊，经该腔进入眼球。眼球手术时可将麻药注入此腔。

三、眶内的血管和淋巴回流

（一）眶内的动脉

眶内的动脉主要发自颈内动脉的分支眼动脉，还有颈外动脉的终支、上颌动脉发出的眶下动脉和脑膜中动脉的分支。

1. **眼动脉（ophthalmic artery）** 与视神经一起穿视神经管入眶即发出多个分支。

（1）视网膜中央动脉（central retinal artery）：细小，自眼动脉发出后经视神经下方，很快穿入视神经鞘和视神经内，前行达视神经盘，分为上、下2支，进而分成视网膜鼻侧上、下支和视网膜颞侧上、下支营养视网膜。

（2）肌支：多随动眼神经分支走行，供应眼外肌。

（3）睫状动脉（ciliary artery）：有3组。①睫后长动脉常有2支，在视神经内、外侧前行穿过巩膜，参与组成虹膜大动脉环。②睫后短动脉有7支，在视神经周围穿巩膜，供应脉络膜。③睫前动脉由眼动脉的肌支发出，在眼直肌腱处达眼球，形成角膜周围结膜下血管区，并在角膜缘处穿巩膜，加入虹膜大动脉环。

（4）泪腺动脉（lacrimal artery）：于视神经管处发自眼动脉，沿外直肌上缘前行达泪腺，并发出睑外侧动脉达眼睑和结膜。另发出颧支达颞下窝与颞深动脉吻合，达面部与面横动脉和颧眶动脉吻合。还发出细小的脑膜支与脑膜中动脉吻合。

（5）眶上动脉：与眶上神经伴行于骨膜外，前行穿过眶上孔（切迹）达眉弓上方额部，供应上直肌和上睑提肌。

（6）筛后动脉（posterior ethmoidal artery）：穿筛后孔入筛窦，并分支入颅到硬脑膜，鼻支达鼻腔与蝶腭动脉分支相吻合。

（7）筛前动脉（anterior ethmoidal artery）：与同名神经伴行穿入筛前孔，分布于筛窦和蝶窦，并分支供应硬脑膜，还发鼻支伴筛前神经达鼻腔。

（8）脑膜支：细小的脑膜支穿眶上裂达颅中窝，并与脑膜中动脉分支吻合。

（9）睑内侧动脉（medial palpebral artery）：眼动脉的终末分支，布于上、下睑，并与泪腺动脉的末支睑外侧动脉在睑部吻合。

（10）滑车上动脉：为眼动脉的终支，与同名神经伴行达前额，并与眶上动脉吻合。

（11）鼻背动脉：为眼动脉的另一终支，自眼眶滑车和睑内侧韧带之间出眶达鼻背，并与面动脉分支吻合。

2. 颈外动脉的终支、上颌动脉发出的眶下动脉　伴同名神经走行。在眶下沟内发出分支供应下直肌、下斜肌和鼻泪管等，偶尔也有分支到泪腺。

（二）眶内的静脉及淋巴回流

眶内的静脉由眼上、眼下及眶下静脉收集引流。眼球的静脉主要引流到涡静脉，视网膜静脉经视网膜中央静脉汇入眼下静脉和海绵窦。

1. 眼上和眼下静脉（superior and inferior ophthalmic vein）　收集眶内和眼球的各支静脉，汇入海绵窦，同时经内眦静脉（angular vein）或面静脉属支直接与眶外的面静脉相通。因眶内静脉无静脉瓣，面前三角的感染因挤压易扩散至颅内，故称危险三角区。此外，眼下静脉可经多个属支与翼静脉丛交通。

2. 眶下静脉　收集眶底结构的静脉血，与眼下静脉有交通，与同名动脉和神经经眶下孔出眶与面静脉相交通，向后穿过眶下裂可汇入翼静脉丛。

3. 淋巴回流　结膜的淋巴流入耳前淋巴结和颌下淋巴结。其余的眶内淋巴管及回流尚未确认。

四、眶内的神经支配

眶内分布有躯体运动、躯体感觉神经及内脏神经。

（一）动眼神经

动眼神经发自中脑，沿海绵窦壁前行，在滑车神经和眼神经的下方分为上、下干，穿眶上裂入眶，上干在视神经的外上方分出肌支支配上直肌和上睑提肌。下干分支支配内直肌、下直肌和下斜肌，并分支连于睫状神经节，其副交感纤维在节内换元，节后纤维经睫短神经进入眼球，支配瞳孔括约肌和睫状肌，司缩瞳和调节晶体曲度。

（二）展神经

展神经发自脑干腹侧面桥延沟中点的两侧，前行进入海绵窦，在颈内动脉下方向前外侧穿出海绵窦，经眶上裂穿过总腱环入眶，沿外直肌后部内侧面进入该肌，可使眼球向外转动。该神经损伤可致眼球向内斜视。

（三）滑车神经

滑车神经发自中脑背面，经海绵窦外侧壁，在动眼神经的上方穿眶上裂入眶，在上睑提肌的上方向内走行，进入上斜肌，支配该肌运动。

（四）视神经

视神经为特殊躯体感觉神经。视网膜节细胞的轴突在眼球后部汇集，形成视神经盘，穿出眼球后形成视神经，其外面包有由3层脑膜形成的视神经鞘。视神经居于4个直肌的中央，向后达眶上裂内侧的视神经管，与眼动脉一起穿视神经管进入颅腔，在间脑底部形成视交叉，交叉后形成的视束进入丘脑外侧膝状体。视神经司视觉。

（五）眼神经

眼神经（ophthalmic nerve）为三叉神经的第1支，胞体为三叉神经半月神经节，其周围突纤维汇集成眼神经，穿过海绵窦外侧壁进入眶上裂，发出3支神经。

1. 泪腺神经　沿外直肌上缘和眶外侧壁前行，进入泪腺，司其分泌和感觉。发出眶隔支达上睑结膜和皮肤。泪腺神经通过与上颌神经的颧支相交通，使来自翼腭神经节的副交感节后纤维到达泪腺。

2. 额神经（frontal nerve）　在上睑提肌的上方前行，分成眶上神经和滑车上神经，分别经眶上切迹和额切迹出眶，分布于额窦、额部皮肤、上睑结膜和皮肤等。

3. 鼻睫神经（nasociliary nerve）　在额神经与泪腺神经之间行向眶深部，在上直肌和上斜肌的下方，斜行到达眶内侧壁，相继发出：筛前神经，经筛前孔入颅，于硬脑膜深面入鼻腔，分支分布于鼻腔和外鼻；筛后神经，经筛后孔出眶，分布于筛窦和蝶窦；滑车下神经，经滑车下方出眶，分布于眼睑皮肤、结膜、泪囊、泪阜及内眦以上的鼻侧；睫长神经（long ciliary nerve），有2～3条，自鼻睫神经发出后，伴睫短神经前行进入眼球后部，管理睫状体、虹膜和角膜感觉，来自颈上神经节的交感节后纤维随此神经进入眼球，支配瞳孔开大肌。

（六）上颌神经

上颌神经是三叉神经的第2支，在翼腭窝内发出的颧神经和眶下神经，通过眶下裂进入眶。颧神经在眶内分出颧颞神经和颧面神经2支，穿颧骨达面部，另发出交通支与泪腺神经相连，将副交感节后纤维带到泪腺。眶下神经经眶下孔穿出达面部，支配下睑的皮肤和结膜。

（七）睫状神经节

睫状神经节（ciliary ganglion）为副交感神经节，主要支配眼内（平滑）肌的运动。该神经节位于视神经和外直肌之间的疏松脂肪组织内。进入睫状神经节的纤维有3种。

1. 副交感节前纤维　由动眼神经支配下斜肌支分出的睫状神经节短根，在该神经节内换元，节后纤维加入睫短神经，进入眼球后支配瞳孔括约肌和睫状肌。

2. 交感节后纤维　由颈上神经节发出，经颈内动脉丛入眶，一部分纤维进入并穿过该神经节，经睫短神经进入眼球。另有部分纤维进入睫长神经，直接进入眼球。

3. 感觉纤维　来自鼻睫神经，其支穿过该神经节，随睫短神经进入眼球传导眼球的一般感觉。

第二节　眼眶局部解剖

为方便操作，首先将头部沿正中矢状面锯开下达第1颈椎。将尸体翻身呈俯卧位，用枕木垫在下颌下方，使眶上壁刚好朝上。

咬开颅前窝的底即眶上壁，用骨凿和咬骨钳将额骨眶板凿开，再用咬骨钳向四周咬开骨板，内侧达筛板外缘，前端紧贴额骨向上转角处，外侧达眶外壁上方，后端距视神经孔0.5cm。须注意，除前端骨壁较厚，其余均较薄，不要用力太猛，以免伤及眶内结构。

去除眶上壁后，可见最表浅（上面）的眶骨膜（periorbita）覆盖在眶内结构表面，该膜后端与视神经外的硬脑膜相连，前端则续于眶缘处的额骨骨膜。透过眶骨膜可见三叉神经眼支分出的额神经，清晰可见由后向前走行。

一、解剖眼神经

用剪刀仔细剪除眶骨膜，显示其覆盖的眶内结构，仔细用镊子去除脂肪和结缔组织，追踪额神经向前的分支眶上神经，其与同名动脉一起前行，经眶上切迹（孔）出眶达前额部。在其内侧分出滑车上神经与同名动脉伴行，自眶内侧上方出眶达前额内侧。向后追踪额神经，循其后端将眶上裂后端骨质咬开，可见三叉神经眼支穿眶上裂入眶，还分出另一分支泪腺神经，向前外侧上方走行达泪腺，并发出皮神经穿眶隔达上睑皮肤。

二、辨认眼外肌

位于眶中间最上面的是上睑提肌（levator palpebrae superior muscle），后端起自视神经管上方的眶顶部，向前形成宽带状腱膜穿过眶隔附于上睑板的前面，有些纤维还穿过眼轮匝肌止于上睑皮肤。此腱膜的外侧部附着于眶骨面，以限制过度地提睑。须注意，在此腱膜的深面还附有薄束平滑肌止于睑板的上缘，以协助眼睑上提和睁眼。额神经及分支紧贴在该肌上面走行。位于眶内侧的是上斜肌（superior oblique muscle），其起点位于上睑提肌起点内侧的眶顶蝶骨体及视神经管内上方，向前走行，其腱穿过位于眶内侧前上方的滑车，转向后外方附于眼球后外侧部，此肌可使眼球向外下方转动。在眶上裂上缘后端骨质被咬开处，紧贴眼神经的内侧寻找较细的滑车神经，入眶后向内前行达上斜肌的上面进入该肌。自眶后端切断滑车神经、额神经及上睑提肌的后端向前翻开，可见其深面的上直肌（superior rectus muscle），由总腱环上方向前止于眼球前部上方。在眶后端将上直肌和上斜肌的后端切断，仔细向上翻开，在眼球内侧和外侧分别附有内直肌（medial rectus muscle）和外直肌（lateral rectus muscle），也起自总腱环，分别向前附于眼球前部内侧面和外侧面。在外直肌的内面寻找由后向前走行进入该肌的展神经。

三、解剖动眼神经及眼动脉

动眼神经在离开海绵窦的前端即分为上、下2个干，同时穿眶上裂入眶。上干（superior division）越过视神经的外侧上方，分支支配上直肌和上睑提肌。下干（inferior division）则位于视神经的外下方，向前下方走行终于下斜肌，在途中发出分支支配内直肌和下直肌（inferior rectus muscle）。在眼球后部和视神经管之间可见粗大的视神经，在其外侧仔细寻找睫状神经节，在神经节后方有来自动眼神经下干的运动支（含副交感节前纤维）和来自眼动脉周围的交感根（含交感节后纤维）进入此神经节。由睫状神经节发出的睫短神经伴视神经前行，穿眼球后部进入眼球，副交感纤维支配睫状肌和瞳孔括约肌，交感纤维支配血管和瞳孔散大肌。作为眼神经的另一重要分支，鼻睫神经在穿眶上裂时已经分出，入眶后在动眼神经上干与下干之间向内、向前走行于上直肌与视神经之间，发出睫长神经伴同名动脉沿上直肌前行，进入眼球后部。鼻睫神经主干与眼动脉一起向内、向前走行，在内直肌的上方由后向前分别分出筛后神经、动脉；筛前神经、动脉以及滑车下神经，分别到达鼻腔、鼻窦和眼睑等结构。在鼻睫神经的后部还发出细小的感觉支（根）进入睫状神经节（此根很细小不易找寻）。

眼动脉系颈内动脉离开海绵窦的分支，在视神经的外下方随神经一起经视神经管入眶，即发出2～3支睫后长动脉随同名神经走行，向外上方发出泪腺动脉，伴同名神经一起达泪腺。还发出视网膜中央动脉穿入视神经内达视网膜。此外，发出十几支睫后短动脉，与睫后长动脉一起围绕在视神经周围，前行进入眼球后部。在内直肌的上方除发出眶上动脉，还发出筛后、筛前动脉进入鼻腔，其末支为鼻背动脉、睑内侧动脉、睑外侧动脉（泪腺动脉的终支）和滑车上动脉。

四、解剖下斜肌和睫状神经节

在眼球后部切断视神经向上翻开，寻找动眼神经下干发出的分支，其向内、向下分别进入内直肌、下直肌和下斜肌。内直肌位于眶内侧，下直肌（inferior rectus muscle）位于视神经下面。下斜肌（inferior oblique muscle）起自鼻泪沟外侧的上颌骨眶面，贴眼球下面向外止于眼球后外侧面，此肌可使眼球向外上方转动。

检查由睫状神经节发出的3～5支睫短神经，前行进入眼球后部，内含交感、副交感的节后纤维及感觉纤维。

须注意，眼眶内的静脉很丰富，其属支与同名动脉伴行，在眼球后部有4条涡静脉（vorticose vein）穿出，与其他属支分别合成眼上静脉（superior ophthalmic vein）和眼下静脉（inferior ophthalmic vein），向后经眶上裂入颅汇入海绵窦。由于眶内动、静脉分支和属支均较细，很难全部保留，在解剖时可以将静脉切除，以寻找动脉为主（图11-1）。

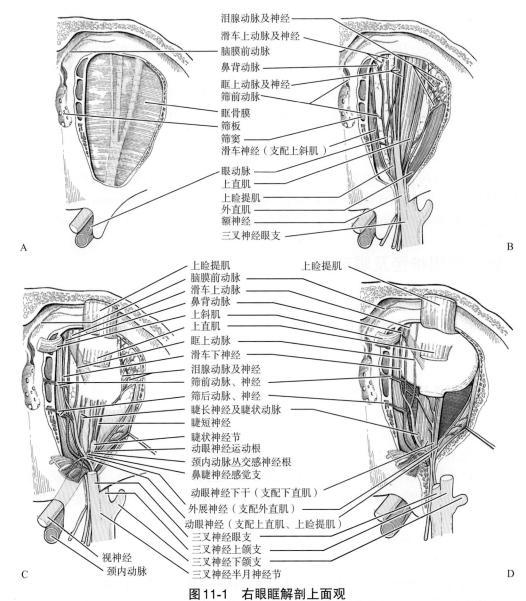

图11-1　右眼眶解剖上面观

注：A. 去除眶板；B. 去除眶骨膜后眶内结构原位；C. 翻开上睑提肌、上直肌和上斜肌显示眶内结构；D. 视神经切断后的眶内结构。

五、解剖眼附属结构

在内眦处检查自睑板内端向内连到上颌骨眶突的睑内侧韧带（medial palpebral ligament），辨认后切断。在其深面可见泪囊（lacrimal sac），竖在泪窝内，其上端为盲端，下端续接鼻泪管（nasolacrimal duct）向下开口于鼻腔。将4条眼外肌连同其支配的神经、血管一起切断，在眼球后部切断视神经，将眼球自眶内取出，检查眼球外面附着的各肌及表面切断的球结膜（conjunctiva）断痕。如有兴趣，可将眼球呈矢状切开，辨识所学的组织学结构。仔细检查摘除眼球后的眶后部结构，可见包在眼球后部及外面，由结缔组织和脂肪构成的眼球筋膜鞘（sheath of eyeball）（Tenon囊），像关节窝样包容眼球自由转动。用镊子小心去除结缔组织和脂肪，可见视神经位于中央，其周围有球形的腱环（tendinous ring），附有除下斜肌外的其余6块眼外肌的起始端，视神经的外侧有眼动脉一起穿行于视神经管。在此管的外侧可见斜行的眶上裂和进出眶的脑神经，仔细辨认泪腺神经、额神经、滑车神经、动眼神经上干、展神经、动眼神经下干和鼻睫神经各断端。

第三节　应仔细辨认的结构

一、自颅前窝底（眶上壁）进入眼眶的层次解剖关系

眶上壁、眶骨膜、额神经、滑车上神经、眶上神经及伴随的同名动脉、泪腺神经及动脉、滑车神经、提上睑肌、上斜肌、上直肌、内直肌、外直肌、展神经、鼻睫神经、动眼神经上干、眼动脉及其分支、视神经、睫状神经节、动眼神经下干、下斜肌和下直肌。

二、眶上裂和视神经管穿行结构

1. 眶上裂穿行结构　所有支配眼外肌运动功能的神经（动眼神经上干、动眼神经下干、滑车神经和展神经）、三叉神经眼支、交感神经、眼上静脉以及脑膜中动脉眶支。

2. 视神经管穿行结构　视神经和眼动脉。

临床上，因面中部骨折、炎症或肿瘤累及眶上裂内的神经血管，可引起相对应的临床表现：累及眼球运动神经引起眼球运动麻痹、眼球固定，上睑下垂和瞳孔散大（副交感节前神经根来自动眼神经）；三叉神经眼支受累可引起眶部疼痛、面部感觉障碍和角膜反射迟钝或消失；眼上静脉累及可引起视网膜静脉纡曲扩张。上述病因累及视神经管可引起视力丧失，称为眶尖综合征。颅前窝骨折常引起单纯的视神经管损伤，表现为视力丧失、直接光反射消失而间接光反射存在。

三、眶内神经的来源、成分及功能

眼眶内主要有以下神经（节）及其分支。

1. 视神经　视神经是大脑的延伸，内含从视网膜到大脑视觉中枢的传入神经纤维，外包由蛛网膜下隙和脑膜构成的视神经管，在视神经管内有与之伴行的眼动脉。

临床上，颅内压升高导致蛛网膜下隙压力升高，一方面传导至视神经管压迫视神经，另一方面导

致视网膜静脉血液回流减少，造成视神经盘水肿，在眼底镜下表现为视神经盘水肿。

2. 动眼神经　动眼神经从中脑和脑桥之间的脑干前表面发出，向前经过海绵窦侧壁，在进入眼球眶之前分为上、下2干，这些分支从眶上裂进入眼眶后穿于总腱环内，细小的上干继续上行到达视神经外侧，负责支配上直肌和提上睑肌。下干继续分为3支。

（1）第1支从视神经下方穿行到达眼眶内侧，支配内直肌。

（2）第2支下行支配下直肌。

（3）第3支下行到眶底后沿眶底前行支配下斜肌。下行过程中发出副交感节前神经纤维加入睫状神经节，在节内换元后变成节后神经纤维，经睫状短神经分布于眼球，支配瞳孔括约肌和睫状肌。

3. 滑车神经　滑车神经从中脑后表面发出，绕向前进入小脑幕边缘，穿行于硬膜内到达海绵窦外侧壁，位于动眼神经下方，然后上行跨越动眼神经从眶上裂总腱环上方进入眼眶，在眶内继续向内上方行走，从上睑提肌上方跨过到达上斜肌下缘，支配上斜肌的运动。

4. 展神经　展神经从脑桥延髓之间的脑干发出，进入斜坡上的硬脑膜，沿硬脑膜隧道到达海绵窦，走行于颈内动脉外侧，经由眶上裂和总腱环进入眼眶，从外直肌内侧面进入并支配此肌。

5. 交感节后纤维　交感神经节前纤维从上胸髓（主要是胸$_1$）发出，经白交通支进入交感链，上行达颈上神经节换元。节后神经纤维沿颈内动脉及其分支表面分布，经眼动脉进入眶内，最后通过以下2个途径达到眼球：①穿过睫状神经节，随睫状短神经到达眼球。②加入睫状长神经与之一起到达眼球。

6. 眼神经　是三叉神经第1支，为一般躯体感觉神经，进入眼眶后立刻分为如下几支。

（1）鼻睫神经：自总腱环处前行，在动眼神经上、下干之间向前内侧走行，发出如下分支。①睫状神经节交通支，主要成分为感觉神经纤维。②睫状长神经，支配眼球感觉，有时含交感纤维。③筛后神经，支配后筛窦和蝶窦。④滑车下神经，支配上下眼睑鼻侧部分皮肤、泪囊和鼻上半部皮肤感觉。⑤筛前神经，支配颅前窝、鼻腔、鼻上半部皮肤感觉。

（2）泪腺神经：自眼神经发出后，沿眶外侧壁上方前行达泪腺，支配泪腺感觉；另有来自颧颞神经交通支的交感和副交感纤维支配泪腺分泌功能。

（3）额神经：分为眶上神经和滑车上神经，支配额部感觉。

7. 睫状神经节　是动眼神经的副交感神经节，副交感节前纤维在此换元后发出睫状短神经进入眼球，支配瞳孔括约肌和睫状肌，司缩瞳和调节功能。此外，有来自鼻睫神经的感觉纤维（感觉根）和来自总腱环的交感节后神经纤维（交感根）穿过睫状神经节，经睫状短神经进入眼内。

第四节　临床结合要点和病例分析

一、临床结合要点

（一）眼科检查项目、检查方法和意义

眼科的常用检查包括屈光状态、视觉功能、眼压、眼球结构及功能、眼外肌及其功能、系统性疾病或其他部位病变引起的改变。

1. 屈光状态　通过各种主觉验光和/或他觉验光方法检测整体屈光状态（近视、远视、散光和屈光参差等），通过角膜地形图检测角膜表面的屈光状态等。

2. 常用的视觉功能检查 最佳矫正视力；视野，粗测视野、视野计检查等；色觉，色盲检查图等。

3. 各眼球解剖部位的常用检查方法 眼表（角膜、结膜）使用裂隙灯生物显微镜（简称裂隙灯）等检查；眼前节（前房、晶状体、虹膜和前房角）使用裂隙灯、房角镜、超声生物显微镜（UBM）、前节光学相干断层成像（OCT）等检查；眼后节（玻璃体、视网膜、脉络膜和视神经）使用裂隙灯、眼底镜检查、眼底照相、B超和OCT等检查。上述检查方法中，裂隙灯可呈现角膜、前房、晶状体及前部玻璃体的光剖面图像，也可直接观察上述结构；前节OCT、UBM可提供眼前节结构的剖面图像；眼底镜可观察玻璃体及眼底结构；B超可提供眼后段基于声学的剖面图像；OCT可提供视网膜、脉络膜的剖面图像。

4. 眼压 可通过各种眼压计得到眼内压力的估计值。

5. 眼外肌的评估 主要是检查双眼眼位、复视情况与眼球运动，双眼视和立体视等，各眼外肌的主要作用方向和麻痹所导致的眼位异常。

（二）眼底镜检查

眼球有一个透明的屈光系统来保证外界物体光线能到达眼底，同时眼科医生可经由此光路途径，透过瞳孔和晶状体直接窥视眼底的情况。眼底检查使用的工具主要是眼底镜（包括直接和间接眼底镜），若瞳孔过小不利于观察需使用散瞳药物散瞳后进行检查。

眼底镜下可以清晰地分辨出视神经（视神经盘）、视网膜中央动脉的4条分支和黄斑中心凹等结构，因此，可以发现视神经、视网膜血管和视网膜其他部位的病变。

（三）霍纳综合征

霍纳综合征（Horner syndrome）（颈交感神经综合征）是由任何原因引起的头部交感神经功能丧失的一组临床综合征，表现为以下特征性的三联征。①瞳孔缩小（瞳孔开大肌麻痹）。②上睑下垂（上睑板肌麻痹）。③患侧面颈部无汗（患侧汗腺失去交感支配）。继发表现包括患侧面部潮红（患侧皮下血管扩张）和眼球内陷（眼轮匝肌麻痹）。

下丘脑、中枢性交感神经纤维、颈部交感链、颈上神经节及其节后纤维损伤均可导致霍纳综合征，最常见的原因是肿瘤（多为肺尖部肿瘤）侵犯颈胸段交感干；外科手术（如甲状腺手术）时误伤交感干也可导致霍纳综合征的发生。

（四）白内障

晶状体是眼球屈光系统的重要组成部分，透明性是其发挥作用的基础条件。人体的衰老和疾病过程直接影响到晶状体的蛋白质，导致透明度降低，形成白内障（cataract）。按解剖位置或形态分为：皮质性白内障；核性白内障；后囊下白内障；混合性白内障；其他类型白内障（如绕核性、点状、板层、极性和冠状等）。按病因分类：年龄相关性白内障；发育性白内障；外伤性白内障；代谢性白内障；并发性白内障；药物及中毒性白内障；放射性白内障；后发性白内障等。

（五）动眼神经麻痹

动眼神经麻痹的临床表现与其所支配结构的功能相关。

1. 眼球运动障碍、斜视或复视 动眼神经支配上直肌、下直肌、内直肌和下斜肌，动眼神经麻痹可导致其中一条或数条眼外肌的功能丧失，表现为眼球运动障碍，继而引起眼位异常及复视。

2. **上睑下垂** 动眼神经支配上睑提肌，动眼神经麻痹可致该肌功能丧失，表现为完全性和不完全性上睑下垂。先天性动眼神经麻痹导致的上睑下垂可能引起患眼弱视。

3. **瞳孔散大** 动眼神经内的副交感神经纤维支配瞳孔括约肌，其麻痹导致患侧瞳孔散大，直接及间接对光反射消失。

（六）高颅压引起视神经盘水肿

视神经由视网膜到大脑的传入神经纤维组成，因其为大脑延伸而成，故视神经外包有由蛛网膜下隙和脑膜构成的视神经鞘，视神经盘为视神经在眼球内的起始端，位于黄斑区鼻侧约3mm，直径约1.5mm，边界清楚，呈白色、圆盘状，因此又称视盘。

视神经盘水肿可由各种原因引起，可由颅内占位病变、颅内出血、炎症和感染等各种病因引起的颅内压升高所致，也可由视神经疾病和某些视网膜疾病、葡萄膜炎等所致。高颅压可引起视神经盘被动性水肿，因颅内压升高导致蛛网膜下隙压力升高，视神经管为骨性结构无法向外扩张，故只能向内压迫视神经，损害了正常视神经纤维的轴浆流所致。组织学上以筛板前的视神经纤维肿胀为主，合并视神经盘旁视网膜的充血性改变。

（七）光学相干断层成像

光学相干断层成像（optical coherence tomography，OCT）是一种高分辨率、非接触性生物组织成像技术。集半导体激光技术、光学技术和计算机图像处理等为一体，对人体进行非接触、非损伤性的活体形态学检测，获得生物组织内部微结构的横断面图像。在眼部，OCT可用于视网膜、脉络膜、视神经盘和眼前段等结构的成像。OCT用于黄斑病变的检测、分析，具有其他技术无法比拟的极大的临床应用价值。

眼底OCT图像可清晰地显示视网膜横断面的10层结构，从外（贴脉络膜处）向内的层次如下。①视网膜色素上皮层。②杆锥细胞内外层。③外界膜。④外核层。⑤外丛状层。⑥内核层。⑦内丛状层。⑧节细胞层。⑨神经纤维层。⑩内界膜。而眼前段OCT则可用于观察角膜、房角、虹膜和晶状体等眼前段结构的形态。

（八）孔源性视网膜脱离

视网膜脱离并不是指视网膜与脉络膜分离，而是指视网膜的视神经纤维层和色素上皮层之间的分离。孔源性视网膜脱离指的是液体经由视网膜裂孔积聚于视网膜神经纤维层和色素上皮层之间，导致两层分开，是常见的视网膜脱离类型。孔源性视网膜脱离的关键因素有两个，一是"孔"，二是"水"，就是液化的玻璃体腔内液体通过视网膜裂孔进入视网膜下造成的。

常见的临床表现：闪光感、眼前黑影、视物变形、视力下降、视野缺损和低眼压等。

眼底镜检查可见视网膜向玻璃体腔方向隆起，形态多样，随眼球运动可有波动感。可发现一个或多个视网膜裂孔，呈暗红色，呈马蹄形、新月形、圆形、梭形或不规则形状。

（九）眶上裂综合征和眶尖综合征

1. **眶上裂综合征** 眼眶内外病变累及眶上裂及其内部穿行结构时即导致眶上裂综合征，常见原因有肿瘤、出血、炎症及眼眶外伤。

经过眶上裂的结构有动眼神经、滑车神经、展神经、三叉神经眼支的泪腺分支、额支、鼻睫支和眼上静脉。故该综合征的临床表现与这些神经血管功能有关。

（1）全眼肌麻痹、眼球固定、复视：动眼神经、滑车神经和展神经受累。

（2）上睑下垂、瞳孔散大、对光反射消失：动眼神经受累。

（3）同侧眼或额部疼痛、麻木，角膜反射减弱或消失：三叉神经眼支受累。

（4）球后水肿、球后疼痛、眼球突出、视神经盘充血、视网膜静脉充血：眼上静脉受累。

（5）出现同侧的霍纳征，如瞳孔缩小、上睑下垂、眼球内陷、面部少汗：与三叉神经眼支一同经眶上裂的眼交感神经受累。

2. 眶尖综合征 又称眶上裂视神经孔综合征，由于肿瘤、出血、炎症及眼眶外伤等原因，导致眶上裂和视神经孔内穿行结构同时受累，与眶上裂综合征相比增加了视神经和眼动脉受累的表现。①视神经萎缩、视神经盘水肿、中心暗点或视野缺损：视神经损害。②视力下降甚至视力丧失：眼动脉受累。

（十）青光眼

青光眼（glaucoma）是一类病理生理机制、临床表现和治疗方法具有异质性的眼病，其共同终点是进行性和特征性的视神经盘凹陷、萎缩和视野缺损，常常与眼压水平有关。按病因可分为原发性和继发性两类，原发性青光眼包括开角型、闭角型和先天性青光眼。

正常的房水引流途径：睫状体上皮分泌房水→后房→瞳孔→前房→房角小梁网→巩膜静脉窦（Schlemm管）→睫状前静脉→眼静脉。

在房水引流通路中，任何部位受阻均可致眼压升高。眼压升高可引起视神经病变。①视网膜受压。②视网膜动静脉受压，血供减少或静脉回流受阻，造成缺血。③压迫视神经。

1. 原发性闭角型青光眼 为目前尚未阐明原因的闭角型青光眼，眼前房结构异常（浅前房、窄而拥挤的房角）是其发病的解剖基础。原发性闭角型青光眼患者的眼部解剖有以下特点：眼轴较短，前房浅，角膜曲率半径小，晶状体曲率半径小，晶状体厚，晶状体相对位置靠前。

2. 原发性开角型青光眼 因病理性高眼压引起视神经盘损害和视野缺损，眼压升高时房角开放。造成房水循环受阻的确切部位和机制尚不完全清楚，目前认为是前房角房水流出通道的病理改变造成的，包括小梁网变性、内皮细胞异常、异常沉积，巩膜静脉窦塌陷、闭合、狭窄，内皮细胞吞饮大泡减少，集合管变性、狭窄等。

（十一）屈光不正

眼的屈光状态分为静态屈光和动态屈光。前者指调节作用静止状态下眼球的屈光作用，后者为调节在发挥作用时人眼的屈光作用。正视眼和屈光不正是在静态屈光下，远处物体呈现的像与视网膜的不同关系。正视眼是指远离5m外物体其发出的或反射的平行光，经眼屈光系统折射后，在视网膜上聚焦形成清晰物象。屈光不正眼是指调节静止时，平行光线不能聚焦在视网膜上。按照远处物体的像与视网膜的关系，可分为远视、近视及散光。眼在调节松弛状态下，平行光线经屈光后，在视网膜之前形成焦点为近视，是屈光力大于眼轴长的一种屈光不正；平行光线经屈光后，在视网膜之后形成焦点为远视；屈光系统各子午线屈光力不同，光线进入眼内不能在视网膜上形成焦点，而是在不同距离形成焦线，称为散光眼。

二、临床病例分析

（一）霍纳综合征

患者，男性，50岁。主因"左眼上睑下垂2个月、声嘶1周"门诊就诊，近2个月体重下降8kg，无咳嗽、咯血、呼吸困难。既往吸烟史：1包/天×30年，未戒烟。查体：左侧面部无汗，皮温稍高，甲状腺未触及，颈部淋巴结未及明显肿大，左上肢肌力Ⅳ级，右上肢肌力Ⅴ级。眼部检查：左眼上睑下垂遮挡1/2瞳孔，瞳孔圆，直径约2mm，对光反射存在。

临床解剖问题：患者最可能的诊断是什么？如何解释患者的临床表现？

解析：该患者的诊断是左肺尖占位，肺癌可能性大，Pancoast综合征。

患者为中老年男性，有长期吸烟史，近期体重下降明显，结合胸部CT左肺尖占位，考虑肿瘤可能性大（图11-2）。肺尖部占位如肺尖癌、肺上沟癌、乳腺癌和甲状腺癌等可压迫颈部交感干、臂丛、喉返神经和上腔静脉等邻近结构，可导致一系列症状，如霍纳综合征、同侧上肢麻木和肌力下降、声嘶、同侧颈静脉充盈、头面部肿胀和血管扩张等，称为Pancoast综合征。该患者左肺尖占位压迫左侧颈交感干，导致左侧眼睑下垂、瞳孔缩小、无汗等霍纳综合征表现。另外，患者声嘶可为肿瘤压迫喉返神经所致，左上肢肌力下降可为肿瘤压迫臂丛所致。

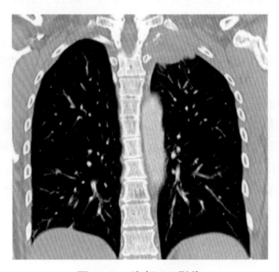

图11-2　胸部CT影像
注：箭头示肿瘤压迫部位。

（二）甲状腺肿瘤术后霍纳综合征

患者，女性，53岁。因"甲状腺切除术后出现右侧上睑下垂1个月"就诊。患者1个月前因右侧甲状腺癌行甲状腺切除术，术后出现右侧上睑下垂、右侧面部无汗的表现。眼科检查：双眼最佳矫正视力1.0；眼位正常；眼球运动双眼各向充分；双眼球未见明显内陷；右眼上睑轻度下垂，下睑轻度上抬，左眼上、下睑位置正常（图11-3）；瞳孔：右眼直径约2mm，左眼直径约4mm（图11-4）。双眼前节及眼底检查未见明显异常。

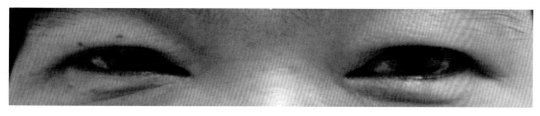

图 11-3 患者右眼轻度上睑下垂

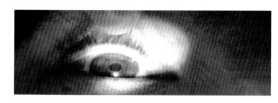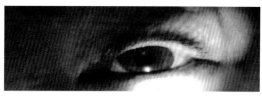

图 11-4 双眼瞳孔直径对比

临床解剖问题：患者最可能的诊断是什么？产生上述临床表现的原因是什么？

解析：该患者最可能的诊断是甲状腺切除术后霍纳综合征。

患者甲状腺肿瘤手术后出现典型霍纳综合征表现（同侧面部无汗、上睑下垂、瞳孔缩小）。其可能的机制包括：术后血肿压迫颈交感链；术中结扎甲状腺下动脉引起颈交感神经纤维缺血；术中牵引钩牵拉颈交感链；术中鉴别喉返神经时损伤颈交感链与喉返神经的交通支。

（三）白内障

患者，女性，35岁。因"双眼视力渐降半年"就诊，强光下更为明显，暗光情况下视力尚可，无眼红、眼痛、流泪、视物变形等症状。既往史：患者因系统性红斑狼疮（systemic lupus erythematosus，SLE）口服糖皮质激素2年。

临床解剖问题：患者最可能的诊断是什么？试述该症状的解剖学基础。

解析：该患者最可能的诊断是糖皮质激素引起的药物性白内障。

患者双眼视力逐渐下降，强光下尤为显著，暗光下视力较好，是后囊膜下白内障的特征性临床表现。患者年轻，有SLE病史，长期服用糖皮质激素可导致晶状体后囊膜下混浊，通常在后极部及周围最为显著，周边则相对较轻。强光下瞳孔反射性缩小，由于后极部的后囊膜下晶体混浊可引起严重视力下降。而在暗光中瞳孔相对较大，光线可通过晶状体周边部相对透明区域聚焦到眼底，在视网膜形成相对清晰的物像，因此患者的视力相对较好。

（四）动眼神经麻痹

患者，男性，65岁。因"晨起时视物重影"就诊，无明显头痛等症状，查体发现右眼外斜，眼球向上、下和内向转动均受限，瞳孔直径6mm，光反射及调节反射减弱。既往史：患2型糖尿病20年，血糖控制不佳。

临床解剖问题：患者最可能的诊断是什么？如何解释患者的临床表现？

解析：该患者的诊断是不完全性右侧动眼神经麻痹，因糖尿病引起的缺血性神经病变可能性大。

临床上根据动眼神经累及的程度分为完全性和不完全性动眼神经麻痹。前者表现为复视、上睑完全下垂、动眼神经支配的眼外肌完全麻痹、瞳孔散大、直接或间接对光反射消失；后者表现为不完全上睑下垂或部分性上视、内视、下视不能，或不完全性瞳孔散大及对光反射减弱。动眼神经麻痹的病因包括动脉瘤或肿瘤压迫、外伤、缺血等。患者2型糖尿病20年且血糖控制不佳。糖尿病引起的微血管病变可引起动眼神经缺血，但一般表现为不完全性动眼神经麻痹。

（五）高颅压引起视神经盘水肿

患者，男性，36岁。因"剧烈头痛，伴恶心、喷射样呕吐、意识模糊半小时"就诊。查体：右颞部可见皮下淤血，定向力差，对答不切题。追问家属得知患者6小时前被车跌倒，头部撞击地面，约有5分钟的昏迷，清醒后，自觉轻度头痛，未及时就诊。眼科急会诊：双眼瞳孔轻度散大，对光反射略迟钝。眼底检查可见视神经盘水肿。

临床解剖问题：患者视神经盘水肿的原因是什么？

解析：该患者最可能是高颅压引起的视神经盘水肿。

患者的临床症状及查体发现双侧瞳孔中度散大和视神经盘水肿，符合高颅压的表现。结合其外伤史及伤后出现进行性高颅压及脑疝表现，考虑为外伤性硬膜外血肿可能性大。颅内压升高可通过蛛网膜下隙传导至视神经鞘膜，继而使视神经筛板后压力升高，导致轴浆流受阻引起视神经盘水肿。

（六）黄斑水肿的光学相干断层成像

患者，女性，65岁。因"双眼视力下降、视物变形2个月"就诊。既往史：患糖尿病20余年，血糖控制不佳，未在眼科规律随诊。查体：双眼视力0.2；眼压，右眼15mmHg、左眼13mmHg；双眼晶状体轻度浑浊；眼底检查，双眼视神经盘界清色可，视网膜动脉细，反光强；视网膜散在出血点，可见棉絮斑；双眼黄斑区可见硬性渗出，中心凹反光消失。

临床解剖问题：患者视物变形的原因是什么，如何评价其严重程度？

解析：该患者最可能的诊断是双眼糖尿病视网膜病变，双眼黄斑水肿（图11-5、图11-6）。

患者有糖尿病病史，且双眼可见散在出血点、棉絮斑、黄斑区硬性渗出等，均符合糖尿病视网膜病变。患者视物变形的原因是糖尿病黄斑水肿，目前最好的解剖学评价方法是光学相干断层成像（OCT），既可以判断其水肿类型（弥漫性还是囊样水肿），又可以动态随诊其水肿的程度。

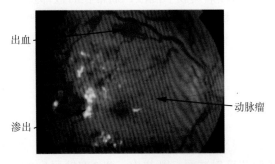

图11-5　DR眼底彩照

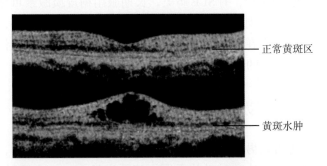

图11-6　DR黄斑水肿OCT图像

（七）孔源性视网膜脱离

患者，男性，25岁。因"左眼黑点漂浮伴亮光2周，下方黑影遮挡并逐渐扩大1周"就诊。既往史：双眼高度近视约-10.0D，无高血压、糖尿病等全身疾病。查体：右眼视力1.0，左眼视力0.8；眼压，右眼18mmHg、左眼9mmHg；双眼无明显充血，前节无明显炎症，晶状体透明；左眼玻璃体腔可见色素性漂浮颗粒。眼底尚未检查。

临床解剖问题：患者最可能的诊断是什么？最可能的眼底表现是什么？

解析：该患者最可能的诊断是左眼孔源性视网膜脱离。

患者有高度近视病史，左眼前黑点漂浮伴闪光感1周后出现下方视野缺损并逐渐扩大，符合左眼孔源性视网膜脱离的表现。患者的视野缺损主要位于下方，因此，推测其视网膜裂孔和视网膜脱离位于上方视网膜。

（八）眶上裂综合征

患者，男性，19岁。因"车祸后视物重影1周"就诊。患者1周前车祸致头部撞击后出现短暂昏迷，醒后觉左眼睑不能抬起，眼球不能运动，视物模糊，有复视。入院查体：右眼视力1.0，左眼0.6；右侧瞳孔直径3mm，直、间接对光反射灵敏；左侧眼睑下垂，瞳孔直径4.5mm，眼球固定，直、间接对光反射消失。

临床解剖问题：患者最可能的诊断是什么？其临床表现的解剖学基础是什么？

解析：该患者最可能的诊断是左侧外伤性眶上裂骨折、眶上裂综合征。

外伤性眶上裂综合征多由眶颅联合创伤所致。由于眶上裂穿行的动眼神经、滑车神经、三叉神经眼支和展神经等脑神经受累出现眼球固定、上睑下垂、对光反射消失及霍纳综合征等表现。如同时累及视神经管可因视神经、眼动脉受累而致盲。

（九）急性闭角型青光眼

患者，女性，69岁。因"右眼视物模糊、虹视、头痛2小时"来急诊就诊。患者于晚8点出现右眼视物模糊，看灯光时出现多彩光晕，伴右侧头痛、恶心，呕吐1次，呕吐物为胃内容物。眼科检查：右眼视力0.1，左眼0.8；眼压，右眼53mmHg、左眼12mmHg；右眼角膜水肿；中央前房偏浅，周边前房成裂隙状；瞳孔直径约6mm，对光反射迟钝。左眼角膜透明；中央前房偏浅，周边前房约1/4角膜厚度；瞳孔直径约4mm，对光反射灵敏。双眼眼底大致正常。

临床解剖问题：患者最可能的诊断是什么？其临床表现的解剖学基础是什么？

解析：该患者最可能的诊断是右眼急性闭角型青光眼。

原发性闭角型青光眼是由于周边虹膜堵塞小梁网，或与小梁网产生粘连而使房水流出受阻所致。患者一般眼轴较短、前房较浅，因此，周边虹膜容易与小梁网接触。原发性闭角型青光眼根据房角关闭的机制可分为瞳孔阻滞型、非瞳孔阻滞型和多种机制共存型；根据病程的缓急原发性闭角型青光眼又分为急性闭角型青光眼和慢性闭角型青光眼。浅前房患者在情绪激动、暗光或药物引起瞳孔散大时可导致房水从后房流至前房阻力增大，从而推动周边虹膜堵塞房角，诱发闭角型青光眼（瞳孔阻滞型）发作。

（十）屈光不正

患儿，男，10岁。近期上课时看黑板板书欠清晰，喜欢眯眼，阅读时喜靠近书本，无明显眼部不适。

临床解剖问题：该患儿最可能的诊断是什么？上述表现的光学基础是什么？

解析：该患儿很可能是屈光不正中最为常见的近视眼，主要表现为视远不清，但近视力较好。其光学基础是调节静止状态下远处物象成像在视网膜前，但近处物象可在视网膜上清晰成像，因此，视远不清但视近清晰。由于眯眼可缩小实际光瞳，可减小因屈光不正造成的物象在视网膜上的弥散斑而增加清晰度，因此屈光不正的患者喜欢眯眼看物体。

（十一）眶下侧壁骨折

患者，男性，41岁。因"右眶部拳击伤后视物重影1个月"就诊。患者1个月前右眶部拳击伤后出现视物重影，上视时较重，下视时较轻。查体：双眼矫正视力1.0，右眼下斜约5°，上转明显受限（图11-7）；左眼各向转动无明显受限。双眼瞳孔直径4mm，直、间接对光反射灵敏，前后节检查未见明显异常。眼眶CT冠状位重建显示右侧眶下壁骨折，但下直肌并未嵌顿（图11-8）。

临床解剖问题：患者最可能的诊断是什么？其临床表现的解剖学基础是什么？还需做何检查？

解析：该患者最可能的诊断是右侧外伤性眶下侧壁骨折、限制性下斜视。

外伤性眶下壁骨折可因下直肌嵌顿或粘连导致眼球上转受限，可导致复视，且上视时复视加重。查体可见伤侧眼球上转受限。考虑为外伤性下直肌粘连所致。

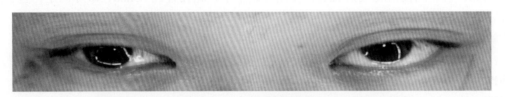

图11-7 右眼上转受限

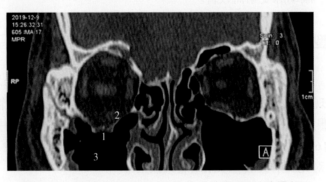

图11-8 眼眶CT冠状位重建显示右侧眶下壁骨折

注：1.眶下壁，图示右侧眶下壁骨折，向下移位到上颌窦内；2.显示右侧下直肌，轻度移位，但无嵌顿；3.右侧上颌窦。

（十二）视网膜前膜

患者，男性，63岁。因"发现右眼视物模糊伴轻度变形2个月"就诊。既往史：既往视力良好，无高血压、糖尿病等全身性疾病。查体：右眼矫正视力0.6，左眼矫正视力1.0；眼压，右眼11mmHg、左眼12mmHg；双眼无明显充血，前节无明显炎症，晶状体密度增高。眼底检查：双眼视神经盘界清色正，动静脉比约2:3，右眼黄斑区可见金箔样反光，部分血管平直，中心凹反光不见；左眼后极部大致正常。

临床解剖问题：患者最可能的诊断是什么？用什么检查方法可以确定诊断？

解析：该患者最可能的诊断是右眼视网膜前膜。

患者右眼前视力下降伴视物变形，眼底检查可见右眼黄斑区金箔样反光，符合视网膜前膜的表现。视网膜前膜常位于黄斑区，故又称为黄斑前膜。诊断视网膜（黄斑）前膜最好的方法是光学相干断层成像（OCT）。

第十二章　耳

第一节　概　　述

耳（ear）又称前庭蜗器（vestibulocochlear organ），是位置觉（posture sense）和听觉（auditory sense）共有的感受器。两者虽功能不同，但结构上关系密切。耳包括外耳、中耳和内耳3个部分。

一、外耳

外耳（external ear）由耳郭、外耳道和鼓膜3个部分组成。

（一）耳郭

耳郭（auricle）是由弹性软骨和结缔组织构成的外耳支架，表面覆有皮肤。皮下组织较少，神经血管丰富。

1. **耳郭主要结构**　耳郭表面凹凸不平，外周有弯曲隆起的耳轮（helix）和对耳轮（antihelix），两者间的纵行凹沟称耳舟（scapha）。对耳轮的上部被分成上脚和下脚，两脚之间的浅窝称三角窝（triangular fossa）。对耳轮向下终止的隆起，称对耳屏（antitragus），与前方的耳屏（tragus）相对，两屏下方之间的凹陷为屏间切迹（intertragic notch）。耳轮在外耳门上缘的起始部，称耳轮脚（crus of helix），下端弯向后下方与耳垂（lobule of auricle）相连。耳郭中部的凹陷称耳甲（auricular concha），被耳轮脚分为上、下两部，上部为耳甲艇（cymba of auricular concha），下部为耳甲腔（cavity of auricular concha），向内通外耳道。

2. **耳肌（auricular muscles）**　包括与耳郭相连的耳外肌（extrinsic auricular muscles）和耳固有肌（intrinsic auricular muscles），均为薄而小的肌束，参与耳郭的运动（表12-1）。耳的动脉供应主要来自耳

表12-1　耳肌

肌肉名称		起点	止点	功能	神经支配	动脉供应
耳外肌	耳前肌	帽状腱膜外侧缘	耳轮棘	运动耳郭，但作用不明显	面神经颞支 面神经耳后支	耳后动脉的分支
	耳上肌	帽状腱膜	耳的颅面上部			
	耳后肌	颞骨乳突	耳甲隆起前桥			
耳固有肌	耳轮大肌	耳轮前缘	耳轮前缘上部	拉耳向前向下轻微改变耳外形	面神经颞支 面神经耳后支	颞浅动脉耳后支
	耳轮小肌	耳轮脚	耳轮脚			
	耳屏肌	耳屏外侧面垂行	耳屏外侧面			
	对耳屏肌	对耳屏外侧部	耳轮尾和对耳轮尾部			
	耳横肌	耳的颅面，耳甲隆起	耳舟隆起			
	耳斜肌	耳的颅面，耳甲隆起的上后部	耳舟隆起			

后动脉和颞浅动脉的分支。神经支配来自面神经的分支。

（二）外耳道

外耳道（external acoustic meatus）是外耳门至鼓膜间的通道，成人外耳道长 2.0～2.5cm。外耳道的外 1/3 为软骨部，内 2/3 为骨部，整体呈"S"形弯曲。软骨部与耳郭的软骨相连，骨部由颞骨鳞部和鼓部围成。外耳道覆有薄层皮肤，内含感觉神经末梢、毛囊、皮脂腺及耵聍腺。

（三）鼓膜

鼓膜（tympanic membrane）是外耳道与中耳鼓室的分界膜，为薄而半透明的卵圆形膜，与外耳道底呈 45°～50° 倾斜。鼓膜周缘为增厚的纤维软骨环，附于外耳道内端的鼓膜环沟。沟的上方缺损呈切迹状，锤骨前、后襞自切迹两端连于锤骨外侧突。位于锤骨前、后襞上方的小三角形膜部，称鼓膜松弛部（pars flaccida），薄而松弛。其余大部被拉紧的鼓膜称紧张部（pars tensa）。锤骨柄牢固地附着在鼓膜内面，使其中心突向鼓室成为最凸的点，称鼓膜脐（umbo of tympanic membrane）。活体的紧张部呈灰白色，其前下方有一三角形的反光区，称光锥（cone of light）。

鼓膜结构有 3 层。外层为复层扁平上皮，与外耳道皮肤相连；中层为纤维层，仅存于紧张部；内层为黏膜层，与鼓室黏膜相延续。

鼓膜的外层主要神经来自耳颞神经，感受痛觉。仅有少量、不确定和重叠的感觉纤维来自面神经、舌咽神经和迷走神经。

二、中耳

中耳（middle ear）是颞骨岩部（petrous part）内不规则的、向外侧压缩的腔隙。中耳内衬黏膜并充满空气，经咽鼓管与鼻咽相通。中耳由鼓室、咽鼓管、乳突窦及乳突 3 个部分组成。

（一）鼓室

鼓室（tympanic cavity）是颞骨内不规则的骨腔隙，有 6 个壁，内含听小骨。

1. 外侧壁　主要由鼓膜构成，又称鼓膜壁。此外，鼓膜周缘的环沟及鼓膜上方的骨性结构鼓室上隐窝（epitympanic recess）也参与组成外侧壁。

2. 内侧壁　也是内耳的外侧界，因其内含有内耳的迷路，故又称迷路壁。此壁中央的圆形隆起称岬（promontory），岬的表面有鼓室神经丛的沟痕。岬的后方有凹陷的鼓窦（sinus tympani）与后壁相连。岬的后上方有一卵圆形开口，称前庭窗（fenestra vestibuli），由此向内可进入内耳的前庭阶。此窗有镫骨的基底踏板附着。岬的下方还有一圆形小孔，称蜗窗（fenestra cochleae），向内可通鼓阶。蜗窗有第 2 鼓膜封闭。自前庭窗的上方向后有一弓形隆起，称面神经管凸（prominence of facial nerve canal），内有面神经。此管凸弯向后下方行于鼓室的后壁内，最后经茎乳孔出颅。

3. 上壁　由颞骨岩部前外侧面的薄骨板、鼓室盖构成，又称盖壁。此壁将鼓室与颅中窝分隔开。

4. 下壁　由薄层骨板构成，此壁下面的凹窝为颈静脉窝，内有颈静脉球，故又称颈静脉壁，有时此壁骨化不完全，仅借黏膜和纤维结缔组织形成的隔与颈内静脉分隔。在对此类患者施行耳部手术时应谨慎处理，以免造成严重出血。

5. 前壁　为颈动脉管后壁的薄骨片，有颈鼓上、下神经（superior and inferior caroticotympanic

nerves）和颈内动脉的鼓室支穿过。该壁上部有鼓膜张肌半管和骨性咽鼓管半管开口，两管之间有肌咽鼓管隔分隔。隔的后端向外侧弯曲形成的滑车，称匙突（cochleariform process），鼓膜张肌腱经此滑车转向外侧，止于锤骨柄上部。

6. 后壁　上宽下窄，上方的乳突窦口（entrance to mastoid antrum）不规则，由鼓室上隐窝通入乳突窦的上部。口的内侧壁，在面神经管凸的上后方有圆形隆起为外半规管凸，内含外半规管。后壁的中部有一中空的骨性锥隆起（pyramidal eminence），恰位于前庭窝的后方、面神经管垂直部的前方，内藏镫骨肌，该肌腱附于镫骨颈的后面。在鼓室上隐窝下后方有砧骨窝（fossae incudis），砧骨短突被韧带固定于此窝内。

（二）乳突窦

乳突窦（mastoid antrum）为颞骨岩部内的含气窦。该窦的前上方经乳突窦口连通鼓室，向下则与乳突小房相通。窦的外壁由颞骨鳞部的道后突（postmeatal process）组成，是鼓室手术的常用入路。成人的乳突窦外侧壁相当于道上三角（suprameatal triangle，Macewen's triangle），该三角可在耳甲艇触及。三角的上界为乳突上嵴（supramastoid crest），前下界构成了外耳道后上缘，可作为面神经降部位置的标志。后界为外耳道后缘垂直切线，恰为乙状窦的前缘。

（三）乳突小房

乳突小房（mastoid air cell）是包含在颞骨乳突内的含气小房，随年龄发育而增加，在青春期迅速扩大，小房的数量和大小因人而异，差别较大，小房之间借内衬的黏膜相互连通，乳突小房可经乳突窦与鼓室相通。鼓室的感染蔓延到乳突小房，则引起乳突炎（mastoiditis），严重者可经鼓室盖播散至颅内硬脑膜，导致脑膜炎或颞叶脓肿。

（四）听小骨

听小骨（auditory ossicle）借韧带连结在鼓室壁上，一端与鼓膜相贴连，另一端与内耳前庭窗相连。听小骨间通过小的滑膜关节相互连结成听骨链，弯曲的杠杆传递鼓膜的震动，导致前庭窗内的淋巴液产生共振。每侧各有3块听小骨。

1. 锤骨（malleus）　形如鼓槌，有头、颈、柄、前突和外侧突诸结构。锤骨头位于鼓室上隐窝内，其后部与砧骨构成锤砧关节，其余部分均覆有黏膜。锤骨柄与鼓膜相连，柄内面近上端处有一小突起，为鼓膜张肌附着处。

2. 砧骨（incus）　形似铁砧，有1体2突。砧骨体近立方状，前面有鞍状面与锤骨头相关节。砧骨长突垂直向下伸出，在锤骨柄的后方并与之平行，其末端向内弯曲为豆状突（lenticular process），与镫骨头相关节。砧骨短突为向后的锥状突起，借韧带附着于鼓室上隐窝的砧骨窝内。

3. 镫骨（stapes）　形如马镫，镫骨头朝向外侧，其关节面与砧骨豆状突相关节。镫骨颈的后方有最小的镫骨肌腱附着。自颈向下分成前、后脚，连于椭圆形扁平的镫骨底，底借环状韧带附着于前庭窗的周缘。

（五）鼓室肌

鼓室肌为人体最小的骨骼肌，每侧有2块。

1. 鼓膜张肌（tensor tympani）　位于鼓室前壁的鼓膜张肌半管内，起自咽鼓管软骨部及蝶骨大翼。后端细长的肌腱向外绕过匙突，止于锤骨柄根部。此肌可向内拉锤骨柄，紧张鼓膜以抑制声波的振动，使镫骨底更贴紧前庭窗。该肌受三叉神经下颌支发出的鼓膜张肌神经支配。

2. 镫骨肌（stapedius） 起自鼓室后壁锥隆起内的骨性腔壁，该腔为面神经管降部向前的延续。镫骨肌的肌腱出锥隆起尖部小孔前行，止于镫骨颈的后面。镫骨肌与鼓膜张肌的作用相拮抗，该肌收缩可将镫骨头拉向后方，使镫骨底前部离开前庭窗，以减低迷路内压，并消除鼓膜张肌的紧张状态。自面神经管内，面神经发出一细小分支支配镫骨肌。

（六）咽鼓管

咽鼓管（pharyngotympanic tube）是连通鼻咽部与鼓室间的管道，自鼓室向前内下方斜行，长3.5～4.0cm，由2个部分组成。①咽鼓管软骨部，约占管长的内2/3，其咽部开口在鼻咽侧壁的咽鼓管咽口。②咽鼓管骨部，约占管长的外1/3，在与软骨部交界处形成咽鼓管峡（isthmus of pharyngotympanic tube），其后的骨部位于颞骨的咽鼓管半管内，向后外开口于鼓室前壁的咽鼓管鼓室口。咽鼓管可使鼓室内的气压与外界大气压相等，以维持鼓膜内、外压力的平衡。

（七）血液供应和淋巴回流

供应鼓室壁及其内容的动脉有多支，较大的分支如下。

1. 耳深动脉 常与鼓室前动脉一起发自上颌动脉第1段，在下颌关节的后方，穿外耳道的骨壁或软骨，供应外耳道皮肤、鼓膜外部及下颌关节。

2. 鼓室前动脉 发出后上行于下颌关节后方，经岩鼓裂入鼓室，供应鼓膜内面，并与茎乳动脉、翼管动脉的分支在鼓室黏膜上相吻合。

3. 茎乳动脉（stylomastoid artery） 发自枕动脉或耳后动脉的分支，经茎乳孔进入鼓室，供应鼓室后部和乳突小房，还发支供应面神经和半规管。此外，包括一些小支：脑膜中动脉的岩支，经岩大神经孔入鼓室；鼓室上动脉穿鼓膜张肌半管入鼓室；咽升动脉的鼓室下动脉，与舌咽神经的鼓室支一起穿鼓室小管，供应鼓室内侧壁；翼管动脉的分支随咽鼓管入鼓室；颈内动脉的颈鼓支（caroticotympanic branch），穿颈动脉管壁入鼓室供应鼓室结构。

鼓室和鼓窦黏膜的淋巴回流至腮腺淋巴结或颈深上淋巴结，咽鼓管鼓室端的淋巴可回流至颈深淋巴结。

（八）中耳内的神经分布

1. 鼓室神经丛（tympanic plexus） 位于鼓室岬表面的黏膜内，主要由来自舌咽神经下神经节发出的鼓室支，经鼓室小管入鼓室构成，另外，有来自颈内动脉丛的交感节后纤维，颈鼓上、下神经（superior and inferior caroticotympanic nerves），穿颈动脉管加入此丛。鼓室丛发出的分支供应鼓室、咽鼓管和乳突小房的黏膜。还发出一支经前庭窗前方的小孔与岩大神经相连。

岩小神经（lesser petrosal nerve）作为舌咽神经鼓室支的直接延续，穿过鼓室丛行于鼓膜张肌半管下方的小管内，在行程中接受由面神经发出的交通支。岩小神经经岩大神经孔外侧的小孔至颞骨表面前行，经卵圆孔或无名小孔出颅至耳神经节。其节后纤维经耳颞神经达腮腺，司其分泌。

2. 面神经 走行复杂，经历多次转折到达面部。自脑桥尾侧的腹外侧面发出后，与前庭蜗神经伴行，经内耳门进入内耳道达膝状神经节（geniculate ganglion），由该节发出岩大神经前行，穿过小的裂孔进入颅中窝，在岩大神经沟内前行至破裂孔，在此与岩深神经合并成翼管神经，达翼腭神经节。岩大神经内的副交感节前纤维在翼腭节内换元后，节后纤维分布于泪腺、鼻腺及腭腺，其感觉纤维分布于腭部，司味觉。

离开膝状神经节的面神经行于面神经管凸内，向后下方弯曲进入鼓室后壁，移行为垂直部下行，经茎乳孔出颅。在垂直部经锥隆起后方时，面神经发出镫骨肌神经，至镫骨肌。另外，在出茎乳孔的上方6mm处，发出鼓索，向前上方走行进入鼓室，继而在鼓膜的黏膜层与纤维层之间弯曲前行，越过砧骨与锤骨柄之间，贴鼓膜张肌腱上方，穿岩鼓裂出颅，其副交感纤维在下颌下神经节换元后，支配舌下腺和颌下腺，味觉纤维布于舌前2/3的黏膜，司味觉。

三、内耳

内耳（inner ear）包含听觉和平衡觉的感受器，由颞骨岩部内一系列相互连接的骨性和膜性腔隙、管道构成，腔隙内充满淋巴液。在膜性管道和囊内含有感觉上皮：耳蜗内的Corti器感受听觉；椭圆囊和球囊内的斑为静态平衡感受器；膜半规管内的壶腹嵴是动态平衡感受器。

（一）骨迷路

骨迷路（bony labyrinth）由前庭、骨半规管（bony semicircular canals）和耳蜗组成，其骨质致密、坚硬。

1. 前庭（vestibule）　位于中耳鼓室的内侧，其前方有耳蜗，后方有半规管（semicircular canals）。前庭的外侧壁有前庭窗开口，此口被镫骨底及环状韧带封堵。在其下方稍后还有蜗窗，被第2鼓膜封闭。前庭的内侧壁即内耳道底的骨板，在此壁的前部有自前上向后下走行的弓形隆起，称前庭嵴（vestibular crest），嵴的前方有球囊隐窝（spherical recess）及多个小孔，容纳球囊和供球囊神经穿过。嵴的后上方凹面为椭圆囊隐窝（elliptical recess），容纳椭圆囊，隐窝内的小孔供上、外半规管的神经通过。嵴前端的小孔有椭圆囊神经穿行。椭圆囊隐窝正对着内耳道底的前庭上区。椭圆囊隐窝的下方有前庭水管（vestibular aqueduct）的内口，此管向后下至内耳门后方的前庭水管外口，终于硬脑膜内的内淋巴囊。前庭嵴的下端形成分叉，叉内的凹窝为蜗管隐窝（cochlear recess），容纳蜗管的前庭盲端，其内侧的孔有前庭蜗神经纤维穿过。

2. 半规管　在前庭的后上方有3个近环形的骨管，分别位于3个相互垂直的面内，互成直角配置。每个半规管都有一个膨大的末端，称壶腹（ampulla）。

（1）前半规管（anterior semicircular canal）：埋于岩部弓状隆起的深面，与岩部长轴相垂直。前半规管的前端为壶腹，开口于前庭的上外侧部，后端与后半规管的上端合成一个总脚（crus commune），开口于前庭内侧部。

（2）后半规管（posterior semicircular canal）：与岩部的后面几乎平行、呈垂直位向后弯曲。其上端与前半规管的后端合成总脚，下端为壶腹，开口于前庭的下部、蜗隐窝下方。

（3）外（水平）半规管［lateral（horizontal）semicircular canal］：略短，其弓呈水平位凸向后外方。前端为壶腹，开口于前庭的外上角，恰在前庭窗上方和前半规管壶腹的下方。后端开口于总脚口的下方。左、右两耳的外半规管位于同一平面，一侧的前半规管则与对侧的后半规管相平行。

3. 耳蜗（cochlea）　位于前庭的前方，形如蜗牛而得名。蜗底朝向内耳道底，含有很多小孔供蜗神经通过，蜗顶朝向鼓室内侧壁的前上部。耳蜗的中央为骨性蜗轴（modiolus），由轴伸出骨螺旋板（osseous spiral lamina），自蜗底向蜗顶旋转2.75圈。骨螺旋板的外缘经前庭膜（vestibular membrane）和基底膜（basilar membrane），分别向外上方和外侧延伸，附于蜗螺旋管（spiral canal of modiolus）的外壁，将蜗螺旋管分隔成3个螺旋形的管道。①近蜗顶侧的管腔为前庭阶（scala vestibuli），起自前庭窗。②近蜗底侧的管腔为鼓阶（scala tympani），其前庭端的外侧壁上有蜗窗，被第二鼓膜封闭。③位于中间近外侧的管腔为蜗管，其上壁是前庭膜，下壁是基底膜，外侧壁是螺旋管骨壁和增厚的内骨膜，含丰富结缔组织和血管，称血管纹（stria vascularis），可以产生内淋巴液。蜗管的前庭端借连合管（ductus reuniens）与球囊相连，其顶端细小，形成盲端，终于蜗顶（cupula of cochlea）。前庭阶和鼓阶在蜗顶处经蜗孔（helicotrema）彼此相连。

（二）膜迷路

膜迷路（membranous labyrinth）是包在骨迷路内的膜管和囊，其配置和走行基本与骨迷路一致，借纤维束固定于骨迷路的内骨膜和骨壁上。膜迷路包括位于前庭内的椭圆囊和球囊，位于半规管内的膜半规管和耳蜗内的蜗管。膜迷路之间通过纤细的膜管相连，其内充满内淋巴液，连于内淋巴囊（endolymphatic sac）。

1. 椭圆囊（utricle）　位于前庭后上方的椭圆囊隐窝内，呈椭圆状。其后壁有5个孔与3个膜半规管端相通，前壁经"Y"形的椭圆球囊管（utriculosaccular duct）连接球囊和内淋巴导管。内淋巴导管通向位于岩部后面硬脑膜内的内淋巴囊。衬于囊壁内的特化感受器为椭圆囊斑（macula of utricle），覆有凝胶样的耳石膜（otolithic membrane），膜内埋有很多细小的耳石（otoliths）。膜下的感觉上皮内含有感觉毛细胞，当头部发生直线加速运动时，毛束的偏离摆动产生的电脉冲，经传入神经传入脑内。

2. 球囊（saccule）　位于耳蜗前庭阶开口处附近的球囊隐窝内。球囊斑（macula of saccule）位于球囊壁的垂直面内，也含有耳石膜，对头部在垂直平面上的直线加速运动特别敏感。

3. 膜半规管（membranous semicircular duct）　位于骨性半规管内并与之走行一致的膜管，其管径只占骨半规管的1/4，其壶腹端也形成膨大的膜壶腹，每个膜壶腹的壁内都有一突起的横嵴，称壶腹嵴（ampullary crest），嵴内含有毛细胞和支持细胞，其表面附有胶状的游离缘构成的壶腹帽（cupula）。当头部倾斜和旋转时，可刺激3个不同位置壶腹嵴的毛细胞，产生位置觉。

4. 内淋巴管和囊　内淋巴管（endolymphatic duct）位于骨性前庭水管内，远端膨大形成内淋巴囊。此囊大小不一，位于岩部后面的两层硬脑膜之间。主要功能为吸收内淋巴液。损伤或阻塞均会使内淋巴增多，导致水肿而影响前庭和耳蜗的功能。

5. 蜗管（cochlear duct）　位于耳蜗内、骨螺旋板外侧端的三角形螺旋管道。听觉感受器为螺旋器（spiral organ），又称Corti器，位于基底膜的上方，内含听毛细胞，是耳蜗的感觉换能细胞。毛细胞的基底部与传入神经终末的膨大部分形成多个突触，以感觉声波振动。

（三）内耳的动脉供应

主要由基底动脉发出的迷路动脉（labyrinthine artery），在内耳道底分为蜗支和前庭支。蜗支分出12～14个小支，横穿蜗轴内的管道形成毛细血管丛，供应螺旋板、基底膜、血管纹和耳蜗其他结构。前庭支供应球囊、椭圆囊和膜半规管。另外，来自枕动脉或耳后动脉的茎乳支也供应半规管。

（四）内耳的淋巴液及回流

骨迷路内含有外淋巴液（perilymph），其成分与脑脊液相似，尤其是鼓阶中的外淋巴液。前庭阶中钾离子、葡萄糖、氨基酸和蛋白的浓度较高，说明其外淋巴液可能来源于血浆。而鼓阶的外淋巴液主要来自脑脊液。

膜迷路内充满内淋巴液（endolymph），由血管纹的边缘细胞和前庭的暗细胞产生。在膜迷路内循环的内淋巴，经内淋巴管到达内淋巴囊，通过囊内特化上皮的吞饮而进入附近的血管丛。

（五）内耳的神经

前庭蜗神经由前庭神经（vestibular nerve）和蜗神经（cochlear nerve）组成，均为特殊躯体感觉神经。前庭神经节位于内耳道外端的前庭神经干内，其双极神经元的周围突布于椭圆囊斑、球囊斑和半规管的壶腹嵴，中枢突组成前庭神经，在小脑脑桥角进入脑干，终止于前庭核群。

蜗神经的神经节为位于蜗轴内的螺旋神经节，其双极神经元的周围突分布于蜗管内的Corti器，中枢突经蜗轴纵管合成蜗神经，经内耳门入颅后与前庭神经一起进入脑干，终止于耳蜗核。在蜗神经内还有少量发自脑干下橄榄核的橄榄耳蜗传出纤维，这些纤维与毛细胞接触，可抑制耳蜗对声音的反应，从而提高对某些频率反应的灵敏性。

此外，在前庭窝神经内还含有来自颈交感干的交感节后纤维，通过改变各种感受细胞的代谢和影响与之接触的血管，直接或间接影响前庭蜗系统的功能。

四、内耳道

位于颞骨岩部后面的中部、内侧前方的开口称为内耳门，向后外方延伸的骨性管腔为内耳道（internal acoustic meatus），长约10mm，到达内耳道底的盲端。内耳道底邻接迷路的内侧壁，有很多小孔供神经、血管通过。

内耳道底有一横嵴（transverse crest），将其分隔为上、下两部。上部：前份为面神经区，有一较大的圆孔，有面神经和迷路动脉通过；后份为前庭上区，有来自椭圆囊和前、外半规管壶腹的前庭神经穿过。下部：前份为蜗区，含有筛状的螺旋孔列，有蜗神经穿过；后份为前庭下区，有球囊神经通过。位于后下部的单孔（foramina singulare），有后半规管壶腹的神经穿出。

第二节　外耳局部解剖

一、辨认耳郭形态结构

每两个同学一组相互指认耳郭的结构：首先在耳郭的外缘确认自前向后卷曲的环形隆起，即耳轮（helix）。耳轮的后下方终于耳垂（lobule），其前方向下延伸形成耳轮脚。耳中央壳样凹陷称耳甲（concha），耳轮脚插入其间，将耳甲分隔为上方的耳甲艇和下方的耳甲腔。在外耳道的前方确认向后的隆起，为耳屏（tragus）。与耳屏相对，在外耳道后方的隆起是对耳屏（antitragus）。两屏之间相连的凹陷下缘为屏间切迹（intertragic notch）。在耳轮前下方、与之平行的隆起为对耳轮（antihelix），两者间的凹陷为耳舟。对耳轮的上方形成分叉的上脚和下脚，两脚之间的浅凹为三角窝。

二、解剖外耳

分离耳郭周围的皮肤，在皮下沿耳郭周围分别寻找耳前肌、耳后肌和耳上肌，这些耳固有肌在人类已不太重要了，均退化为弱小肌束，因其属于面肌，故受面神经支配。在耳郭的前方寻找上行的耳颞神经，在耳郭的后方寻找颈丛的耳大神经和枕小神经及其分支。到耳郭的动脉来自颞浅动脉和耳后动脉的分支。

解剖外耳道时先用镊子插入外耳门，注意不要穿破鼓膜，用刀与外耳道平行方向自耳屏上、下端分别向前切割，按插入镊子的导向将外耳道上、下缘平行切开，深部需用骨钳咬开直到鼓膜，成人外耳道长2～5cm。观察打开的外耳道走行及构成，外侧1/3衬有软骨为软骨部，内侧2/3为骨部。外耳道皮肤含毛发、皮脂腺、耵聍腺，还有丰富的感觉神经末梢。来自耳颞神经的外耳道神经（nerve of external auditory meatus）和迷走神经的耳支（auricular branch），共同分布于耳道皮肤，其中迷走神经耳支最重要，在炎症或受到刺激时，常会发生牵涉性反应，产生恶心和咳嗽症状。外耳道的动脉来自颞浅动脉和耳深动脉的分支。

鼓膜（tympanic membrane）位于外耳道的尽头，其与外耳道底面约呈45°角，其外侧面朝向前、外、下方，此膜为半透明的结缔组织膜，外面衬有薄层皮肤，内面附有黏膜，鼓膜周缘较厚附于颞骨。从外面观察可将鼓膜分成4个部分，以锤骨柄及延长线划分为前、后两半，再以柄的末端形成向内凹陷的脐（umbo），作一相交90°的线将每半再分成上、下2个部分。在锤骨柄的上端，鼓膜分别向前、向后形成锤骨前襞（anterior malleolar fold）和锤骨后襞（posterior malleolar fold），两襞之间的部分为松弛部，较薄，占上1/4，其余3/4为紧张部。鼓膜的前下1/4象限具有较亮的光反射区称光锥。鼓膜外面的神经来自耳颞神经和迷走神经耳支；舌咽神经的鼓室支分布在鼓膜内面。鼓膜外面的动脉来自上颌动脉的耳深支；来自耳后动脉的茎乳支和上颌动脉的鼓支则分布鼓膜内面。

第三节　中耳局部解剖

中耳包括鼓室、咽鼓管、乳突窦和乳突小房。首先在咽鼓管咽口插入探针通向鼓室，沿探针切开咽鼓管，注意管的前端容易切开而后部为骨性部不易切割，可用凿子轻凿开，可见其上半的鼓膜张肌包在骨管内，与咽鼓管平行通向鼓室。在颞骨岩部弓状隆起与岩鳞裂之间凿开鼓室盖。经此继续向前后方向用骨钳咬开颞骨岩部的鼓室盖，可见鼓室呈不规则形的腔隙，观察外耳道的皮肤于鼓膜缘增厚，而鼓膜以内的中耳鼓室则衬有黏膜，并向前内与咽鼓管、向后与乳突窦及乳突小房内的黏膜相移行。

仔细检查鼓室的6个不规则的壁。

（1）上壁：鼓室盖（tegmen tympani），是颞骨岩部前面的薄层骨板，将鼓室与颅中窝分开。

（2）下壁：颈静脉壁（jugular wall），是岩部下面的薄层骨板，恰与颈静脉窝（jugular fossa）分隔。

（3）前壁：颈动脉壁（carotid wall），借薄骨板与颈内动脉相隔，仔细检查鼓室的前方，自上而下有平行的骨嵴。上半为鼓膜张肌半管，内含鼓膜张肌，而下半是咽鼓管的入口，外包骨质称为咽鼓管半管，分隔上下半管的骨嵴称肌咽鼓管嵴。

（4）后壁：乳突壁（mastoid wall），上方有乳突窦的入口，经此连通后下方的乳突小房与鼓室，在乳突窦入口的下方有向前的锥隆起，内含镫骨肌进入鼓室止于镫骨，再往下还可见鼓室神经的入口。

（5）外壁：鼓膜壁（membranous wall），由鼓膜构成，其上方为鼓室上隐窝。

（6）内壁：迷路壁（labyrinthine wall），为一凸起的骨岬与内耳迷路分隔，仔细辨认在岬的黏膜表面有细小神经组成的鼓室神经丛。岬的后方有镫骨在原位，其基底部刚好盖在前庭窗（fenestra vestibuli，又称卵圆窗）上，镫骨颈则有镫骨肌附着。前庭窗的下方为蜗窗，又称圆窗（fenestra rotunda），有第2鼓膜封闭，在前庭窗的后上方有一骨性隆起为面神经管凸，弧形跨过镫骨向后下方走行，管内有面神经。面神经管凸后上方的骨性隆起为外半规管凸（prominence of lateral semicircular canal），内含外半规管。用磨钻或骨凿轻轻磨开面神经管凸，可见其内穿行的面神经（图12-1）。凿开外半规管凸，可见其内的空腔，即骨性外半规管。

在鼓膜内面可见锤骨柄附着，并有鼓膜张肌腱止于柄的上端，锤骨头突入鼓室上隐窝内，与砧骨

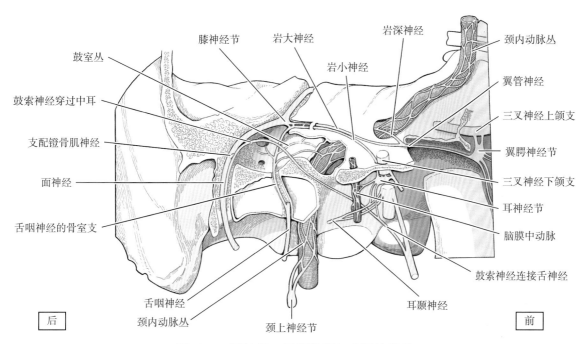

图12-1　面神经、舌咽神经与中耳的关系

形成锤砧关节，仔细检查砧骨的长脚向下与镫骨头形成砧镫关节，短脚经韧带连于鼓室后壁，在锤骨柄与砧骨长脚间寻找纤细的鼓索神经。镫骨酷似马镫，其基底坐在卵圆窝上，颈部有纤细的镫骨肌相连。用镊子小心将听小骨取出观察其形态并保存备用。沿磨开的面神经管凸向后，继续凿开面神经垂直部的骨质，向下寻找穿行其内的面神经，并向下追踪面神经出茎乳孔，在出孔前还分出细小的镫骨肌神经（stapedius nerve）支配该肌，此外，有稍粗的鼓索神经返回鼓室。咬开乳突可见许多乳突小房，向上经乳突窦与鼓室相通。

　　为较完整显示中耳结构，可将颞骨锯开。使用窄条细齿钢弓锯，前端从咽鼓管起始，沿岩大神经沟向后，越过茎乳孔，达乳突。将颞骨锯开分成内、外两半，翻开两半分别检查鼓室各壁和内部结构，尤其在内侧半，可清晰显示鼓室内壁和后壁重要结构（图12-2、图12-3）。

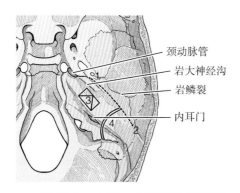

图12-2　中耳、内耳结构投影及解剖锯路标志线

注：1—2.上锯路标志线；3.耳蜗三角；4.上（前）半规管标志线。

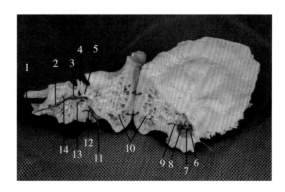

图12-3　锯开后的颞骨，显示中耳、内耳细微结构

注：1.颈内动脉；2.岩大神经；3.膝状神经节；4.前半规管；5.外半规管；6.鼓膜；7.锤骨柄；8.砧骨；9.鼓索神经远端；10.乳突小房；11.面神经；12.鼓索神经近端；13.鼓室岬；14.耳蜗。

第四节　内耳局部解剖

内耳由前内向后外依次为耳蜗、前庭和半规管，均包埋在颞骨岩部骨质内。如有老年性骨质萎缩，会使骨迷路和岩部骨质界限消失，增加解剖和辨认的难度。首先确认内耳在岩部的投影位置，以弓状隆起最高点画一条与岩部纵轴线相垂直的线，代表前（上）半规管的空间位置；后半规管与上半规管呈直角方向（恰与岩部纵轴平行），贴在岩部内面；外半规管呈水平位突向鼓室内壁后部。从鼓室内壁后上方的外半规管凸开始，仔细凿开此管，沿管腔向前可达其壶腹和前庭。沿弓状隆起所画的标志线向深部轻凿，或用磨钻磨开前半规管的管腔，沿此腔向前外追踪可达其壶腹和前庭，向后内追踪可见其向内的骨脚（bony crus）与后半规管向上的骨脚合在一起形成的总骨脚（common bony crus），再循骨腔沿岩部纵轴方向寻找后半规管。每个半规管均以2个口开于前庭。因只有一总骨脚，其余均为单骨脚，故3个半规管共有5个口开于前庭。

用骨钳去除内耳门上壁的骨质直达内耳道底，暴露位听神经及面神经的面神经管裂孔处。耳蜗的位置恰好在面神经与岩大神经沟夹角的深方，小心磨除耳蜗表层的骨质约3mm深，即可显露耳蜗的全貌，在耳蜗中间可见蜗轴和其伸出的骨螺旋板，由后内方的蜗底部绕向前外方的蜗顶。面神经在耳蜗的外侧形成膝状神经节，然后急转向后、向外达中耳内壁上方，呈弓状行于面神经管凸内。若由锯开颞骨的内侧半解剖，可在鼓室岬下方的蜗窗开始，轻轻凿开耳蜗壁，也可见蜗轴与骨螺旋板，以及由其分隔出的前庭阶、鼓阶与蜗管，共同盘绕蜗轴旋转2.5圈到蜗顶。

应注意，以上解剖操作均是对于内耳的骨迷路（bony labyrinth），在其内部还含有与之走行一致的膜迷路，但多数尸体中的膜迷路已塌陷，紧贴在骨迷路的内腔，往往不易显示，解剖时应仔细观察存留的膜迷路残迹结构。

第五节　检查内耳道底结构

沿内耳门骨缘，用咬骨钳仔细咬掉骨质达内耳道底，检查进出底部的血管和神经。首先确定横嵴的位置，在嵴的上方，前部为面神经区，有面神经穿出，后方为前庭上区，有来自椭圆囊斑和上、外膜半规管壶腹嵴的前庭神经纤维穿入。横嵴下方的前部为蜗区，可见螺旋状排列的小孔，有蜗神经通过。蜗区的后上方为前庭下区，有来自球囊斑的前庭纤维通过。蜗区的后下方有一较小的单孔，穿行来自后膜半规管壶腹嵴的前庭神经纤维。

供应内耳的动脉：发自基底动脉的分支迷路动脉，伴前庭蜗神经进入内耳道，分成前庭动脉和蜗动脉，分别进入内耳。另一动脉是由耳后动脉发出的茎乳动脉，经茎乳孔进入耳内，其分支经蜗窗进入耳蜗。内耳的动脉细小，解剖时应格外小心，以免被扯断。

第六节　应仔细辨认的结构

（1）中耳鼓室的6个壁。
（2）听小骨的位置关系及最小骨骼肌：听小骨包括锤骨、砧骨和镫骨。鼓膜张肌源自第1鳃弓，受三叉神经支配；镫骨肌源于第2鳃弓，故受面神经支配。

（3）面神经、岩大神经、膝状神经节、鼓索神经、鼓室神经丛、舌咽神经、岩小神经、位听神经与相关中耳、内耳结构的位置关系。

（4）3个半规管投影位置关系；前庭窗、蜗窗与耳蜗管道的交通与联系。

（5）声音传导通路：声波→鼓膜→听骨链→前庭窗→前庭阶（含外淋巴液）→蜗孔→鼓阶（含外淋巴液）→第2鼓膜（蜗窗）。前庭阶、鼓阶→基底膜、前庭膜振动→蜗管（含内淋巴液）→螺旋器→听神经。

第七节　临床结合要点

一、鼓室各壁及交通

1. 顶壁　又称鼓室盖，由薄层骨质将鼓室与颅中窝相隔。临床重要性：化脓性中耳炎病菌可经鼓室盖缺损或缝隙进入颅内，导致脑膜炎、硬膜下脓肿、硬膜外脓肿和脑脓肿等颅内感染。

2. 底壁　为颈静脉壁，由薄层骨质将鼓室与颈静脉球相隔。舌咽神经鼓室支经底壁小孔进入鼓室并分布于鼓岬表面。临床重要性：颈静脉球表面的骨质可能缺如，颈静脉球高位可进入鼓室内，如果误伤会导致大出血，需要小心。另外，颈静脉球也是头颈部副神经节瘤相对好发部位。

3. 前壁　为颈动脉壁，有咽鼓管鼓室开口、鼓膜张肌半管开口以及颈内动脉骨管等重要结构。临床重要性：中耳炎性疾病均直接或间接与咽鼓管功能异常有关。

4. 后壁　为乳突壁，经乳突窦向后通乳突小房。临床重要性：中耳炎可蔓延成乳突炎。

5. 内侧壁　为迷路壁，即内耳的外侧壁。有前庭窗和圆窗，将中耳与内耳连通并分隔。临床重要性：前庭窗膜、圆窗膜硬化或骨化，会阻碍内耳淋巴液的流动，导致耳聋。

6. 外侧壁　为鼓膜，将外耳道与中耳分隔。临床重要性：鼓膜的形态和结构对听觉功能具有重要意义，也是耳科检查的重要结构，中耳炎患者鼓膜体征常可见异常。

二、耳的检查

耳的临床检查主要是评估听觉和平衡功能。可通过耳镜检查外耳道和鼓膜的形态。耳镜将光照射至耳道内，可以看到放大的图像。因外耳道有生理性弯曲，检查时需将耳郭向后上牵拉使耳道变直，以便于检查。正常鼓膜相对透明，颜色为灰—浅红色。鼓膜中央部可以见到锤骨柄。正常情况下在鼓膜的前下方可以看到光锥。

CT和MRI对于评价中耳和内耳结构非常重要，可以发现组织病变与占位，以及面神经畸形、脑膜低位、乙状窦前移、颈静脉球高位等变异。内听道和脑桥小脑角（CPA）区域的占位可以通过内听道MRI予以明确。

三、鼓膜穿孔

很多因素会导致鼓膜穿孔，外伤和感染是最常见的原因。多数鼓膜穿孔可以自行愈合，穿孔较大不能自愈者，需进行手术修补。手术时通常要掀起鼓膜、进入鼓室。因在鼓膜上1/3内侧有鼓索神经走行，手术时要格外小心，避免损伤鼓索神经。

中耳炎是常见病变，可导致鼓膜穿孔、累及听骨链，导致听力下降。有些中耳炎可用抗生素控制，但有些则需要手术治疗，以清除病变、重建听骨链并修补鼓膜。长期的鼓膜穿孔可能会导致反复的中耳炎发作、听力进行性下降，甚至继发胆脂瘤，需要重视和积极处理。

四、乳突相关疾病

乳突是位于鼓室后方、内含气房的骨性结构。乳突骨质气化程度存在个体差异，但所有乳突小房是相通的。最大的乳突气房称鼓窦，通过鼓窦口与上鼓室相通，乳突小房与鼓室的黏膜相互连续，所以中耳炎很容易从鼓室蔓延至乳突。临床上也常将中耳炎称作中耳乳突炎。

乳突上部经鼓室盖与颅中窝相隔，后内侧面经骨板与乙状窦和颅后窝相隔。鼓室的炎症或者胆脂瘤等病变，可能扩展至乳突，严重者还可破坏与邻近结构的骨隔，导致不同类型的颅内并发症。临床上需要高度警惕。

乳突开放或部分乳突切除术，既可以进行人工耳蜗植入和内淋巴囊减压术等，也可以作为复合手术的重要部分，如开放式乳突根治术、颞骨次全切手术等。

五、与耳有关的神经分布

外耳的感觉神经主要为耳颞神经、耳大神经、枕小神经以及迷走神经的外耳分支。当清理外耳道时患者常出现咳嗽反射，系因刺激了迷走神经外耳分支引起。

面神经是混合性脑神经，在内听道内居于前上，出内听道后经迷路段、鼓室段（水平段）和乳突段（垂直段），经茎乳孔出颞骨。面神经主要支配面部表情肌运动，如面神经损伤将导致面瘫。此外，面神经司舌前2/3味觉（鼓索神经）；管理泪腺、鼻腔口腔腺体以及舌下腺、颌下腺等分泌（副交感纤维）；耳甲腔、外耳道、部分鼓膜和耳后等区域的感觉。鼓索神经位于鼓膜内侧，容易受病变累及或手术损伤，操作时需要小心。

舌咽神经的分支鼓室神经，经鼓室小管下口进入鼓室。在鼓岬表面的黏膜内，该神经纤维与交感神经纤维共同形成鼓室神经丛。由此丛发出多个小支分布于鼓室、乳突小房和咽鼓管黏膜，管理一般内脏感觉。鼓室神经的终支为岩小神经，含副交感节前纤维，经鼓室小管上口出鼓室，经卵圆孔出颅达耳神经节，节后纤维随耳颞神经分布于腮腺，司其分泌。

内耳及内听道内有重要的耳蜗神经和前庭神经。在内听道内，面神经居于前上部，耳蜗神经位于前下部，前庭上神经位于后上部，前庭下神经位于后下部。

面神经可因病毒、细菌感染、占位压迫、外伤和血管神经反应等，引起功能障碍，导致面瘫。内听道的肿瘤多来源于前庭神经的听神经瘤，因压迫前庭、蜗神经和面神经可出现眩晕、听力下降、耳鸣和面瘫等不同的临床表现。听神经瘤手术中保护面神经和蜗神经是手术的重点和难点。

六、声音传导通路及电子耳蜗

声波使鼓膜振动，通过听骨链使镫骨底板和前庭窗膜振动。这种活塞式振动激动外淋巴液流动和圆窗膜（第2鼓膜）的活动。流动的外淋巴引起耳蜗基底膜振动、盖膜移动以及螺旋器毛细胞顶端纤毛的位移。毛细胞的兴奋经蜗神经传递至各级听觉中枢。最后达听觉皮质41区、42区产生听觉。听觉传出系统的作用可能与负反馈调节毛细胞和听神经兴奋性有关。

耳蜗螺旋器是机械能转为电能的重要结构。毛细胞和螺旋神经节细胞具有频率特异性，是电子

（人工）耳蜗植入术的解剖学和生理学基础。脑干内的听觉中枢核团也有频率特异性，但比耳蜗的性能差，作为脑干植入和听觉中脑植入的解剖学和生理学基础，适用于部分不能进行耳蜗植入的神经性聋患者。

七、平衡感受器及前庭神经功能紊乱

平衡感受器由椭圆囊斑、球囊斑和3个半规管的壶腹嵴组成，内含毛细胞、支持细胞及神经。椭圆囊和球囊感受直线加、减速度变化，壶腹嵴感受角加、减速度变化。

前庭系统、视觉、本体感受器和小脑是维持平衡的重要结构，相互间功能协调。平衡功能紊乱常表现为头晕或眩晕，为前庭系统功能异常所致，常需耳科、神经科以及眼科等专科的检查、会诊，明确病因和治疗方案。

第十三章 鼻腔、口腔、咽和喉部

第一节 鼻腔局部解剖

一、概述

鼻（nose）为呼吸道的起端，除具有通气、温暖、湿润和净化空气作用外，还具有嗅觉功能。

（一）外鼻

外鼻（external nose）位于面部中央、呈锥形，鼻根由鼻骨支撑，上方与额骨相连。自鼻根向下经鼻背达鼻尖，鼻尖的基部有2个椭圆形开口为前鼻孔（anterior nare），被鼻中隔和鼻柱（nasal columella）分开。鼻孔周围的膨隆部分称鼻翼（nasal alar）。鼻的皮肤和软组织厚薄不一，鼻背中部较薄，鼻根和鼻尖处较厚，皮肤内含丰富的皮脂腺。除鼻骨外，还富含软骨共同形成支架，维持外鼻和鼻腔的形状和弹性。鼻软骨有鼻外侧（上外）软骨和鼻翼大（下外）软骨等。菲薄纤细的鼻肌附于外鼻及周缘的皮下，以维持鼻的弹性和扩大鼻孔，并协同面部表情肌完成表情动作。

鼻部皮肤的血供来自面动脉、眼动脉和眶下动脉的分支。神经支配包括滑车下神经、鼻睫神经的外鼻支和眶下神经的鼻支。

（二）鼻腔

鼻腔（nasal cavity）位于口腔顶与颅底之间的不规则间隙，由骨、软骨及其被覆的黏膜和皮肤构成。鼻腔经前鼻孔与外面相通，向后经后鼻孔（choanae）与鼻咽相通。鼻腔包括鼻前庭（nasal vestibule）和固有鼻腔（nasal cavity proper）两部分，其间以鼻阈（nasal limen）为界。鼻阈为皮肤与黏膜交界处弯曲的嵴。鼻前庭位于鼻孔内，覆有皮肤，生有鼻毛，富含皮脂腺和汗腺，是疖肿的好发部位。鼻中隔（nasal septum）为两侧鼻腔中的隔板，由筛骨的垂直板、犁骨和鼻中隔软骨构成，表面覆盖黏膜而成，通常稍偏向一侧。鼻中隔的前下方血管丰富、位置表浅，易引起出血，故称易出血区（也称Little区或Kiesselbach区）。

固有鼻腔的外侧壁有3个鼻甲（nasal concha），自上而下水平排列，分别称上、中、下鼻甲。上、中鼻甲的骨性基础均为筛骨结构，只有下鼻甲为独立骨片，各鼻甲表面均覆有黏膜。在上鼻甲的后上方还有一小的突起为最上鼻甲（supreme nasal concha），其与上鼻甲后上方的凹陷为蝶筛隐窝（sphenoethmoidal recess）。3个鼻甲下方的空隙，分别形成上、中、下鼻道，前通鼻孔，后经后鼻孔与鼻咽相通。在中鼻道的中部有凹向后上方的弧形裂隙，称半月裂孔（semilunar hiatus），裂孔的前上方有通向额窦的筛漏斗（ethmoidal infundibulum）。半月裂孔的上方有椭圆形的隆起为筛泡（ethmoidal bulla），内含筛窦。半月裂孔、筛漏斗和筛泡均被卷曲的中鼻甲覆盖，需去除中鼻甲才能显示。下鼻道为最大的鼻道，在其前、中1/3交界处有鼻泪管下口开放。鼻泪管由上颌骨泪槽、泪骨下突和下鼻甲泪突构成，可将泪液排入鼻腔。

鼻黏膜分为两部分：位于上鼻甲及其相对的鼻中隔上部和鼻腔顶部的黏膜，称嗅区（olfactory region），富含嗅细胞可感受嗅觉；鼻腔其余部分的黏膜区为呼吸部（区），含有丰富的鼻腺（图13-1）。

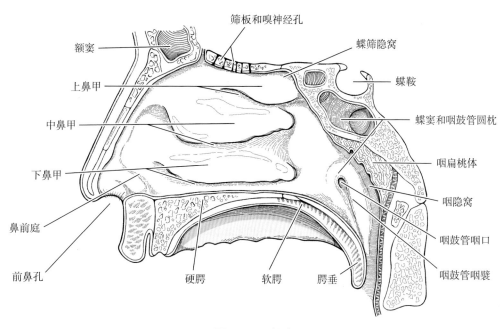

图13-1　鼻腔

（三）鼻旁窦

鼻旁窦（paranasal sinus）为鼻腔周围含气颅骨的腔隙，开口于鼻腔。窦壁所衬黏膜与鼻腔黏膜相移行。鼻旁窦有温暖、湿润空气及对发音产生共鸣的作用。

1. 额窦（frontal sinus）　位于眉弓的深部，呈三棱锥形，两侧不对称。额窦经筛漏斗开口于中鼻道前部或半月裂孔内侧。

2. 筛窦（ethmoidal sinus）　位于筛骨迷路内的多个薄壁小腔，数目和大小不恒定，每侧可由3个大窦或多至18个小窦组成。筛窦位于鼻腔上部和眶之间，与眼眶间仅隔以菲薄的筛骨迷路板或眶板，故筛窦的感染易扩散至眼眶。筛窦可分为前、中、后3组，前、中筛窦开口于中鼻道，后筛窦开口于上鼻道，后筛窦因紧靠视神经管和视神经，其感染扩散易引起视神经炎。筛窦内镜手术尤需慎重，以免伤及视神经。

3. 蝶窦（sphenoidal sinus）　位于蝶骨体内的2个大而不规则腔隙，居于鼻腔的后上方，开口于蝶筛隐窝。

4. 上颌窦（maxillary sinus）　位于上颌骨内的最大窦，其底通常低于鼻腔的底，开口位置高于窦底，在中鼻道的半月裂孔，故窦内积液引流应采取侧卧位。上颌窦的底壁为上颌骨牙槽突，上颌第2前磨牙、第1磨牙和第2磨牙的根部与窦底壁贴邻紧密，仅有一薄层骨质相隔，有时牙根可突入窦内，故牙或上颌窦的炎症或肿瘤，可相互蔓延扩散，拔牙时也应小心避免伤及上颌窦（图13-2）。

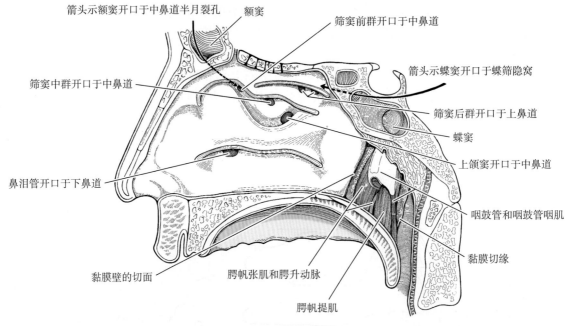

图 13-2　鼻旁窦开口

5. **鼻旁窦的血液供应**　额窦的动脉来自眶上动脉和筛前动脉。筛窦来自蝶腭动脉鼻支，眼动脉的筛前、筛后动脉。蝶窦来自眼动脉的筛后支和蝶腭动脉的鼻支。上颌窦的血供主要来自上颌动脉的上牙槽动脉的前支、中支和上牙槽后动脉，以及眶下动脉与腭大动脉。

6. **鼻旁窦的神经支配**　额窦的神经支配来自眶上神经（一般感觉神经）和翼腭神经节的眶支（副交感的分泌神经）。筛窦的感觉神经来自眼神经的筛前支和筛后支，副交感分泌神经来自翼腭神经节的眶支。蝶窦的一般感觉神经来自眼神经的筛后支，副交感分泌神经来自翼腭神经节的眶支。上颌窦的神经支配来自眶下神经和上牙槽神经的前、中、后支，管理一般感觉，来自翼腭神经节的鼻支提供副交感的分泌纤维。

二、解剖外鼻

鼻背皮肤较薄，有移动性，鼻翼部较厚与深面结构贴附牢固，无移动性，具有汗腺及大皮脂腺。外鼻的神经：来自面神经的分支支配鼻肌；皮肤感觉由来自三叉神经的分支滑车下神经、外鼻支（来自眼神经）及眶下神经的鼻支支配。

三、解剖鼻腔

在已经锯开的头部正中矢状面检查鼻腔的结构，鼻中隔仅在一侧标本中存在，其表面附有黏膜，撕开黏膜可辨认鼻中隔的组成，其骨性部分由上方的筛骨垂直板和后下方的犁骨组成，中隔软骨（septal cartilage）则填充于前下部。仔细检查鼻中隔，最上方的黏膜呈苍白色为嗅黏膜区（olfactory regions）。将鼻中隔切除打开鼻腔，可见下方鼻翼内扩大的部分，称为鼻前庭，其余为固有鼻腔，外侧壁自上而下有上、中、下鼻甲。每个鼻甲的下外方都有前后走行的空隙，称为上、中、下鼻道。鼻甲和鼻道的后方经后鼻孔与鼻咽相通。在鼻腔顶壁筛板的前端，寻找由鼻睫神经分出的筛前神经和伴行的筛前动脉（眼动脉的分支），穿筛前孔进入鼻腔分出内、外支，到达鼻中隔和鼻外侧壁的前部。自鼻甲的后部与蝶窦的前方之间，向下达腭大孔做2条宽约0.5cm的切口，去除切口间的黏膜，咬开腭骨垂直板，从内面打开腭大、小管，自上而下辨认上颌神经，翼腭神经节，腭大、腭小神经及伴行的蝶腭动脉与腭降动脉。

四、解剖鼻旁窦

在正中矢状面锯开的头部标本上，观察与鼻腔相通的骨性腔隙、鼻旁窦，包括位于鼻根上方的额窦、位于鼻腔顶部的筛窦、位于鼻腔后上方的蝶窦，以及位于鼻腔两侧的上颌窦。用骨钳剪除上、中、下鼻甲，暴露出各鼻甲下方前后走行的3个鼻道，用探针或细铁丝探查各鼻窦的开口。蝶窦向前可通到上鼻甲后上方的蝶筛隐窝；自额窦向下可通到中鼻道筛泡前方的半月裂孔；上颌窦开口于筛泡中后部的半月裂孔，因其窦底低于窦口，垂直位无法自然引流；筛窦形似蜂巢，含多个小窦相互连通，前群开口于半月裂孔前端；中群开口于中鼻道的筛泡；后群则开口于上鼻道；鼻泪管向下开口于下鼻道。

所有鼻窦内均衬有黏膜，且与鼻腔黏膜相互移行，故上呼吸道感染和鼻窦炎常可交互扩散加重病情。

第二节　口腔局部解剖

一、概述

口腔（oral cavity）是消化道的起端，自唇和颊向后止于舌腭弓，其后与口咽相通。以上下牙为界，口腔可分为口腔前庭和固有口腔两部分。口腔的顶部为腭，底部由下颌骨及下颌舌骨肌构成。口腔内含有舌、牙及唾液腺的开口。口腔是进食、咀嚼及消化食物的器官，也具有发音和换气的功能。

（一）唇

唇（lip）为口裂上下的一对软组织皱襞。唇内含有口轮匝肌和上、下切牙肌，其游离缘覆有薄层角化上皮，形成唇红区（vermilion zone），向外移行为皮肤，向内增厚移行为黏膜。该区内无毛发，也不含皮脂腺、汗腺和黏液腺，但其真皮乳头内的触觉小体（tactile corpuscle）密集，有丰富的神经分布和灵敏的触觉。上、下唇缘间的缝隙为口裂（oral fissure），两侧合成口角，约与第1前磨牙相对。上唇自正中的结节向上经鼻唇沟（nasolabial sulcus）连于鼻柱。上唇皮肤与唇红间形成的中间凹形的弓状唇线称为唇弓，又称丘比特弓（Cupid's bow）。唇裂畸形时此弓中断。唇的血液供应主要来自面动脉的上、下唇支。上唇神经来自眶下神经，下唇则来自下颌神经分支颏神经。

（二）颊

颊（cheek）是自唇线和口角向外向后延续的部分，其外覆皮肤，内衬黏膜。两者之间填充有颊肌和颊脂体（buccal fat pad）。颊内还含有纤维结缔组织、血管、神经和大量黏膜腺。

（三）口腔前庭

口腔前庭（oral vestibule）是位于唇、颊和上下牙列之间的弧形空隙。在咬合时，口腔前庭两侧的后方，可经最后一颗磨牙后间隙，与固有口腔相通。牙槽表面覆有黏膜，在唇和颊折返处形成马蹄形的黏膜穹隆，有疏松结缔组织穿过马蹄形穹隆，呈镰刀状连于牙槽和唇、颊黏膜间，在中线处分别形成上、下唇系带（upper and lower labial frenulum）。

（四）固有口腔

1. 腭（palate） 构成固有口腔（oral cavity proper）的顶壁，其前方约2/3为硬腭（hard palate），后方1/3为软腭（soft palate）。硬腭由上颌骨腭突和腭骨水平板构成，其表面覆有较厚的黏膜，紧贴于骨膜上。硬腭的边缘由牙龈组成，正中有腭缝（palatine raphe），缝的前端连于隆起的切牙乳头（incisive papilla），其内覆盖有切牙管（canal incisive）开口处的切牙窝，是胚胎时期的鼻腭管腺（nasopalatine gland），经导管开口于腭中缝后部两侧的腭窝（palatine foveae）。

软腭为悬于硬腭后缘的可活动的黏膜皱襞，内含软腭肌和纤维性结缔组织（表13-1）。黏膜内含丰富的黏液腺，其口腔面的黏膜内还含有味蕾。软腭整体形成隆凸状，上（后）面与鼻腔底相延续。下（前）面呈凹陷状，两侧融于咽侧壁，下缘游离，正中有圆锥形隆起，称为腭垂（uvula）。自腭垂向两侧咽壁形成前后两个皱襞，前面为腭舌弓（palatoglossal arch），后面为腭咽弓（palatopharyngeal arch），两弓内分别含有腭舌肌和腭咽肌。腭扁桃体即位于腭舌弓与腭咽弓之间的扁桃体窝（tonsilliar fossa）内。在软腭的前部有纤维性腱膜组织形成的腭腱膜（palatine aponeurosis），附于硬腭的后缘，向后逐渐变薄。多数腭肌都附着于此腱膜。

表13-1 软腭肌

肌肉名称	起点	止点	主要功能	神经支配	动脉供应
腭帆提肌	颈动脉管下口前方、颞骨岩部下面内侧，咽鼓管软骨部下面和颞骨鼓部茎突鞘	腭腱膜上面	上提腭帆，助吞咽	咽丛	面动脉的腭升支，上颌动脉的腭大动脉分支
腭帆张肌	蝶骨舟状窝、咽鼓管软骨外侧板及膜部，蝶骨棘	腭腱膜和腭骨水平板的腭嵴后部	紧张软腭前部，扩大咽鼓管	下颌神经的分支	面动脉的腭升支，上颌动脉的腭大动脉分支
腭垂肌	腭骨鼻后棘和腭腱膜	腭垂的黏膜下	腭垂收缩，助腭咽闭合	咽丛	面动脉的腭升支，上颌动脉的腭大动脉分支
腭舌肌	腭腱膜的口腔侧	舌侧缘后部	上提舌根、降腭帆，缩小咽峡	咽丛	面动脉的腭升支和咽升动脉
腭咽肌	硬腭后缘和腭腱膜	咽背侧壁和甲状软骨后缘	提咽、紧张腭咽弓	咽丛	面动脉腭升支，上颌动脉腭大支，咽升动脉咽支

2. 舌（tongue） 为肌性器官，其主体结构位于口腔内，后部（舌根）借舌肌附着于舌骨、下颌骨、茎突、软腭和咽壁。舌背黏膜含有大量舌乳头（papillae of tongue），其中一部分含有味蕾（taste bud）。舌乳头有叶状乳头（foliate papillae），位于舌侧的背面。舌背中央有纵向的正中沟，沟的周围散布有丝状乳头（filiform papillae）和菌状乳头（fungiform papillae）。舌背的后方有一"V"字形界沟（sulcus terminalis），沟中舌系带根点有舌盲孔，是胚胎时期甲状舌管（thyroglossal duct）上端的遗迹。界沟前方的舌为口腔部，后方为咽部，两部的黏膜、神经支配及发生来源均不相同。轮廓乳头（vallate papillae）最大，排列在界沟的前方。舌下面的黏膜较平滑，后部向下移行为口腔底和牙龈。正中经舌系带（frenulum of tongue）连于口腔底，舌系带的两侧可见舌深静脉纤曲走行。静脉的外侧有一穗状的黏膜隆起称伞襞（plica fimbriata），向前内延伸汇于舌尖的下面。舌系带根的两侧各有一小的黏膜隆起，称舌下阜（sublingual caruncle），其上有下颌下腺管和舌下腺大管的开口。由舌下阜向口底后外侧延续

的带状黏膜皱襞，称舌下襞（sublingual fold），其深面藏有舌下腺，表面有小腺管的开口。

3. 舌肌　舌是人体肌肉最丰富的器官，运动灵活，可以搅拌食物协助咀嚼，也对呼吸和发音具有调节作用。舌肌包括舌外肌（extrinsic muscles）和舌内肌（intrinsic muscle）两群（表13-2）。

表13-2　舌肌

肌群	肌肉名称	起点	止点	主要功能	神经支配	动脉供应
舌外肌	茎突舌肌	茎突	舌背外侧	拉舌向后上	舌下神经	舌动脉和舌下动脉
	舌骨舌肌	舌骨体舌骨大角	舌两侧	牵拉舌向下降	舌下神经	舌下动脉和颏下动脉
	颏舌肌	下颌联合后方的颏棘	扇形止于舌骨体、舌根和舌腹侧面	伸舌向前下方，一侧收缩使舌尖伸向对侧	舌下神经	舌下动脉和颏下动脉
	腭舌肌	腭腱膜的口腔侧	舌侧缘后部	上提舌根、降腭帆、缩小咽峡	咽丛	面动脉的腭升支和咽升动脉
舌内肌	上纵肌	近会厌部黏膜下纤维层和舌中隔	舌尖边缘	改变舌的形态，使舌缩短、卷后、舌背凹陷及隆起	舌下神经	舌动脉
	下纵肌	舌根	舌尖后部舌体	舌体缩窄、伸长或变薄变宽、伸舌、舌尖灵活运动等	舌下神经	舌动脉
	舌横肌	舌中隔	舌侧缘	助消化和语言功能	舌下神经	舌动脉
	舌垂直肌	舌背黏膜下	舌下面	舌体变薄	舌下神经	舌动脉

（五）牙

婴儿出生后第6个月开始萌出乳牙（deciduous teeth），至3岁时乳牙长齐，共计20颗，每个象限的牙列为2（切牙）、1（尖牙）、2（磨牙）。自6岁时第1颗恒牙（permanent teeth）萌出，至21岁间，恒牙陆续萌出替换乳牙。恒牙的牙列每个象限为2（切牙）、1（尖牙）、2（前磨牙）、3（磨牙），共计32颗。

1. 牙（teeth）的形态和定位　牙由牙冠（crown）和牙根（root）组成，两者交汇处为牙颈（neck）。牙体的主要结构是牙本质（dentine），牙本质内的腔隙为牙腔（pulp cavity），也称髓腔，向上延伸至牙冠的部分称牙冠腔（pulp chamber），向下至牙根的狭窄腔隙为牙根管（pulp canal），经根尖孔（apical foramen）开口于根尖。牙髓为结缔组织，内含血管和感觉神经。牙冠覆有牙釉质（enamel），极其坚硬，由高度矿化的细胞分泌物构成。牙根被淡黄色的牙骨质（cement）包被，牙骨质为类骨样组织、无机物占到重量的50%，但缺少血管和神经。牙骨质借纤维附着于牙周韧带以固定牙齿。

切牙（incisor）牙冠薄、形似刀片，便于切开食物。上、下颌每侧各有2个切牙，分别为中切牙和侧切牙。尖牙（canine）牙冠结实呈尖锥状，适于撕咬食物。上、下颌每侧只有1个尖牙。前磨牙（premolar）牙冠平整，但凹凸不平，颌面有大小不等的牙尖。上、下颌每侧各有2个前磨牙，近中为第1前磨牙、其后为第2前磨牙。磨牙（molar）与前磨牙相似。上、下颌每侧各有3个磨牙，近中磨牙为第1磨牙，依次向后为第2磨牙、第3磨牙。常用的牙面术语包括：与唇、颊贴邻的牙面为唇、颊面；与舌贴邻的面称舌面；每个牙的两侧面均可分为近中面和远中面；上、下牙相互接触的面称咬合面。

2. 牙的动脉供应和神经支配　牙及其支持结构的主要动脉来自颈外动脉的一个终末支上颌动脉。其发出的上牙槽动脉和下牙槽动脉，分别供应上、下牙和牙周组织。

上牙的静脉汇入面静脉或翼静脉丛，下牙的静脉主要汇入面静脉，部分汇入翼静脉丛。牙的淋巴回流主要到同侧下颌下淋巴结。下颌切牙的淋巴可至颏下淋巴结。

牙的神经支配来自三叉神经，上颌神经在翼腭窝内，从其本干发出上牙槽后神经，在上颌骨体后方穿入上颌窦，除支配上颌窦外，还发出小支参与上牙槽神经丛的磨牙部，其末支支配磨牙和牙周组织。上颌神经在眶下沟内前行时发出上牙槽中神经，经上颌窦外侧壁穿入窦内，分支加入上牙槽神经丛，其支支配上颌前磨牙。在眶下管的中点处还发出上牙槽前神经，离开眶下神经穿入上颌窦的前壁，分支支配尖牙和切牙，并加入上牙槽神经丛。下牙槽神经发自下颌神经后干，在舌神经后方，穿下颌孔入下颌管，在管内分支组成下牙槽神经丛。分支分布于下颌牙及牙龈，其终支穿出颏孔，称颏神经，分布于颏部及下唇的皮肤和黏膜。

二、口腔局部解剖内容

辨认在唇、颊与牙之间的弧形窄隙，称为口腔前庭（oral vestibule）。牙内面到咽峡（isthmus faucium）间的空隙为固有口腔（oral cavity proper）。在上颌第2磨牙相对的颊黏膜处寻找腮腺导管的开口。在上、下唇中线的内面黏膜处寻找唇系带（fraenum labiorum）。

（一）检查牙

恒牙由前面正中向后依次为切牙2个、尖牙1个、前磨牙2个、磨牙3个。

腭作为口腔的上壁，可分为前2/3的硬腭和后1/3的软腭两部分。软腭后部斜向后下称腭帆（velum palatinum），后缘游离，中线处向下突起为腭垂。腭帆后部两侧有前后2条皱襞，前皱襞下抵舌根，称腭舌弓，后方的皱襞向下移行于咽的侧壁为腭咽弓，两弓之间的三角形凹陷为扁桃体窝，容纳腭扁桃体（palatine tonsil）。由腭舌弓、软腭游离缘、腭垂及舌根共同围成咽峡。

（二）检查舌

舌为肌性器官，既有丰富的舌内肌（固有肌），又有舌外肌，使舌运动灵活。在舌的纵切面检查舌内肌，可见纵横交错的舌内肌及其深面的部分舌外肌、颏舌肌和颏舌骨肌。舌表面含有大量乳头，最大的轮廓乳头，在舌后部呈"人"字形排列在界沟前方，顶端有舌盲孔（foramen caecum），舌背有较小的丝状乳头和稍大的菌状乳头，在舌侧还有叶状乳头。将舌尖上提可见舌底正中的舌系带，在系带两侧有黏膜隆起为舌下阜，含有下颌下腺管的开口。由舌下阜向两侧延伸，形成横卧的黏膜皱襞为舌下襞，有舌下腺的多个小管开口。

第三节　咽部局部解剖

一、概述

咽（pharynx）为肌黏膜性管道，长12～14cm，上自颅底蝶骨体后部和枕骨基底部，下至环状软骨下缘，续接食管。咽后方的上部为咽后间隙，下部为内脏后间隙，间隙内充满疏松结缔组织，与脊柱颈部、颈深肌及椎前筋膜相贴邻。

（一）咽肌

咽肌（pharyngeal muscles）多为扁肌和条形肌，包括环形的咽缩肌，相互重叠衔接，呈叠瓦状排列。另有纵行的咽提肌附于咽壁（表13-3）。

表13-3 咽肌

肌肉名称	起点	止点	主要功能	神经支配	动脉供应
咽鼓管咽肌	咽鼓管软骨下部	在咽鼓管壁内与腭咽肌融合	提咽，吞咽时助咽鼓管开放	咽丛	咽升动脉咽支
茎突咽肌	茎突底部内侧	咽侧壁黏膜下，加入腭咽肌附于甲状软骨后缘	上提咽和喉	舌咽神经	咽升动脉咽支
咽上缩肌	翼钩、翼下颌缝及下颌舌骨肌线	咽结节及咽缝	收缩咽上部	咽丛	咽升动脉咽支和面动脉扁桃体支
咽中缩肌	舌骨大角、小角及茎突舌骨韧带下部	咽缝	收缩咽中部	咽丛	咽升动脉咽支和面动脉扁桃体支
咽下缩肌	甲状软骨和环状软骨后缘	上部附于中缝，下部纤维融于食管环行纤维	缩小咽腔、助吞咽和防止食管反流	咽丛	咽升动脉咽支和甲状腺下动脉的肌支

（二）咽的分部

咽的后部自上而下可分成3个部分，鼻咽、口咽和喉咽。

1. 鼻咽（nasopharynx） 位于咽顶壁和软腭间的咽部，其前方经两侧的后鼻孔与鼻腔相通，形成重要的呼吸通道。鼻咽的顶和后壁斜行延续连成一体，其黏膜自蝶骨体后部和枕骨基底部后方，沿后壁向下，覆盖咽颅底筋膜和咽上缩肌上部纤维。在咽顶的上部和后壁中线处的黏膜内，含有淋巴组织，为咽扁桃体（pharyngeal tonsil）。鼻咽的外侧壁，正对下鼻甲后方处，有咽鼓管咽口（pharyngeal opening of auditory tube），管口近似三角形，其上界和后界形成隆起的黏膜称咽鼓管圆枕（tubal torus），自圆枕向下延伸形成垂直方向的黏膜皱襞称咽鼓管咽襞（salpingopharyngeal fold），其内包含有咽鼓管咽肌。圆枕的前上方有一小的咽鼓管腭襞（salpingopalatine fold），附于软腭。正对着咽鼓管口后方的黏膜内，也含有淋巴组织，称咽鼓管扁桃体（tubal tonsil）。圆枕后方的咽侧壁上有一可变的深窝，位于咽后壁和咽鼓管咽襞之间，称咽隐窝（pharyngeal recess）。

咽鼓管（pharyngotympanic tube）为连接鼻咽部与中耳鼓室间的管道，长约36mm，自鼓室向前内方下行达鼻咽，其与矢状面呈45°，与水平面呈30°夹角。该管由软骨、纤维组织和骨构成。软骨部长约24mm，由软骨板组成。管的下方和外侧不完整，由纤维组织合成管壁，管的后内侧壁较大，管的尖部借纤维组织附于骨部锯齿状周缘，管的基部直接位于鼻咽部外侧壁的黏膜下，并在咽鼓管咽口的后方形成管状隆起（咽鼓管圆枕）。软骨的上部向外下方弯曲，形成较宽的内侧板和较窄的外侧板。骨部长约12mm，呈椭圆形，起自鼓室的前壁，而后逐渐变窄终于颞骨鳞部与岩部交界处，呈锯齿状的周缘与软骨部相接。咽鼓管的黏膜与鼻咽部和鼓室的黏膜相互延续。咽鼓管具有平衡鼓膜内、外气压的作用。

2. 口咽（oropharynx） 位于软腭与会厌上缘之间，向前经咽峡与口腔相通。口咽的前壁为舌根的后部，此处有一呈矢状位的黏膜皱襞，称舌会厌正中襞（median glossoepiglottic fold），连于舌根后部正中与会厌之间。襞两侧的深窝称会厌谷（epiglottica vallecula），为异物易停留处。口咽的侧壁由腭咽弓和腭扁桃体组成，腭咽弓与腭舌弓之间有扁桃体窝，容纳腭扁桃体，其后方与第2、第3颈椎体相对。

腭扁桃体是咽淋巴环的组成部分。扁桃体的大小随年龄、个体和病理状态而不同。5～6岁时扁桃体迅速增大，到青春期达到最大，青春期后开始退化，到老年时只剩下少量残余的扁桃体淋巴组织。腭扁桃体的动脉供应：由颈外动脉的分支舌动脉发出的舌背支供应扁桃体的下部，面动脉发出的扁桃体支供应扁桃体实质，咽升动脉的分支及腭降动脉的分支、腭大动脉、腭小动脉供应扁桃体的上部。

腭扁桃体的静脉与动脉伴行于腭舌襞内，术中损伤易引起出血。腭扁桃体没有输入淋巴管或淋巴窦，其滤泡周围环绕密集的淋巴管丛形成的输出淋巴管，汇入颈深上淋巴结或咽后淋巴结。

腭扁桃体的神经来自上颌神经和舌咽神经的扁桃体支，在扁桃体周围形成神经丛。此丛的神经也分布到软腭和咽峡。因舌咽神经的分支可分布于鼓室，故扁桃体炎症可伴有耳部牵涉性痛。

咽淋巴环（pharyngeal lymph ring），是由围绕消化道和呼吸道入口处，与黏膜相关的淋巴组织所围成的淋巴环，包括舌扁桃体（lingual tonsil）、腭扁桃体、咽鼓管扁桃体、咽扁桃体以及其间的集合淋巴组织。该淋巴环具有重要的免疫和防御功能。

3. 喉咽（laryngopharynx）　正对喉的后方，上自会厌上缘，下至环状软骨下缘续接食管。喉咽前壁的上部经喉口（aperture of larynx）与喉相通。在喉口的两侧各有一凹陷的梨状隐窝（piriform recess），常为异物滞留之处。窝的内侧是杓会厌襞（aryepiglottic fold），外侧为甲状软骨和甲状舌骨膜（thyrohyoid membrane）。喉内神经的分支位于此处黏膜下（图13-3）。

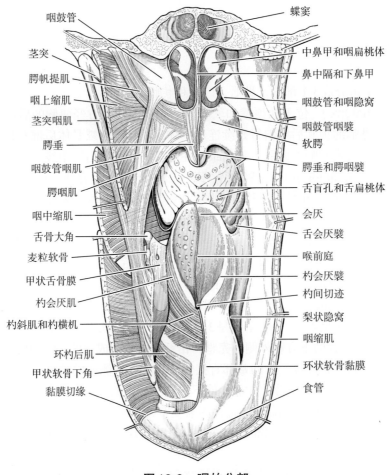

图13-3　咽的分部

（三）咽的筋膜

咽部有2层筋膜，咽颅底筋膜（pharyngobasilar fascia）和颊咽筋膜（buccopharyngeal fascia）。在咽上缩肌上方，支持咽黏膜的纤维层增厚，形成了咽颅底筋膜。该筋膜附于枕骨的基底部、咽鼓管以内的颞骨岩部，以及翼突内侧板的后缘与翼下颌缝。向下筋膜变薄，但其后方被一纤维带加固，附于枕骨的咽结节，该纤维带下行成为咽缩肌背面的咽中缝（median pharyngeal raphe）。实际上咽颅底筋膜为覆盖在肌内面的肌外膜（epimysium），该筋膜与其腱膜一起附于颅底。覆盖在外面的肌外膜较薄，形成颊咽筋膜，该筋膜覆盖咽上缩肌，并向前越过翼下颌缝覆盖颊肌（图13-4）。

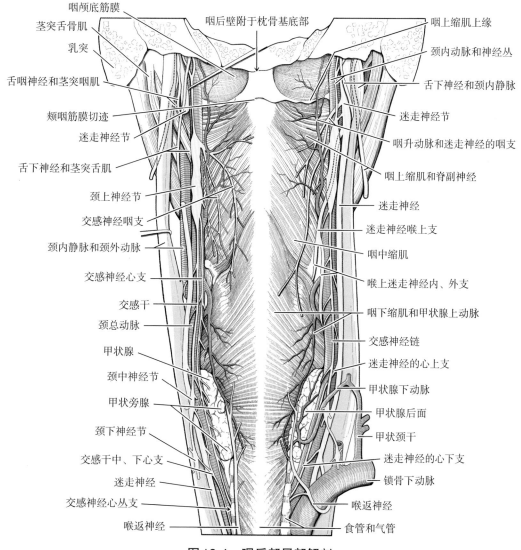

图 13-4　咽后部局部解剖

二、鼻咽部局部解剖

自后鼻孔向后，上自颅底下至腭垂间的部分称鼻咽，检查鼻咽侧壁的咽鼓管咽口，口周围有隆起的咽鼓管圆枕，后下方的纵行隆起称为咽鼓管咽壁。在此壁的后方有凹陷的咽隐窝，再向后上方可见咽扁桃体，位于鼻咽顶部的黏膜深面。用探针穿入咽鼓管咽口，可达中耳鼓室。轻轻剥离鼻咽部的黏膜，可见咽鼓管由软骨围成，其后下壁附着有咽鼓管咽肌（salpingopharyngeus muscle）行向咽壁，在软骨前外方可显示纵形的腭帆张肌（tensor veli palatini muscle），此肌后内侧有腭帆提肌（levator veli palatini muscle），两肌之间有上行的腭升动脉（ascending palatine artery）。若从外面解剖，可在蝶骨翼突外侧板与颞骨茎突之间，向深面解剖，在下颌神经穿出卵圆孔处的深面，可见腭帆张肌、咽鼓管和腭帆提肌由浅入深，自后上向前下斜行，咽升动脉和面动脉发出的腭升动脉在这些结构的后方上行达颅底。

三、口咽部局部解剖

正对口腔后部的咽部称为口咽。在正中线处，由舌根到会厌的黏膜皱襞为舌会厌正中襞（median glossoepiglottic fold），两侧则有舌会厌外侧襞（lateral glossoepiglottic fold），两襞之间的凹陷为会厌谷（vallecula epiglottica）。口咽的入口为咽峡，在腭咽弓、腭舌弓的黏膜内包有同名肌，两弓之间含有腭扁桃体，其血液供应丰富，有咽升动脉的分支、上颌动脉分支腭小动脉、面动脉的分支、腭升动脉扁桃体支，以及舌动脉的分支舌背动脉。

在标本上确认咽峡的位置和组成结构。

第四节　喉部局部解剖

一、概述

喉（larynx）是呼吸的管道，也是发音器官。喉位于颈部正中，两侧有颈部大血管和神经走行。喉的前方被筋膜、舌骨下肌群和皮肤覆盖，上部开口于喉咽，向下通气管。成人的喉正对着第 3 ～ 6 颈椎前方。

1. **喉软骨**（laryngeal cartilage）　喉软骨构成喉的支架，通过韧带和纤维膜相连，以维持喉的形状、保持喉腔的通畅。

（1）会厌软骨（epiglottic cartilage）：为一薄的叶状、具有弹性的软骨，斜形向上突出于舌和舌骨体的后方，喉腔入口的前方。其游离缘宽阔朝上，柄细长向下，通过甲状会厌韧带（thyroepiglottic ligament）连于甲状软骨形成的喉结背面、甲状切迹的下方。两侧通过杓会厌襞（aryepiglottic fold）附于杓状软骨，其游离的上前面（舌面）衬有黏膜，反折到舌的咽面和两侧咽壁，形成舌会厌正中襞和两侧的舌会厌外侧襞（lateral glossoepiglottic fold）。正中襞和外侧襞之间的凹陷为会厌谷。光滑的后面（喉面）覆盖纤毛呼吸黏膜，其下部的突起部称会厌结节，此面构成喉前庭倾斜的前壁。会厌（epiglottis）形成喉口的活瓣，吞咽时喉随咽上提并向前移，会厌下压封闭喉口，阻止食物入喉。呼吸和发音时喉口开放便于气流通过。

（2）甲状软骨（thyroid cartilage）：为最大的喉软骨，由 2 片四边形软骨板前缘融合形成前角，前角的上端向前突出称喉结（laryngeal prominence），喉结上方的凹陷为上切迹。软骨板的后缘游离并向上、下发出突起，分别称上角和下角。上角较长，借韧带与舌骨大角连接；下角较短，与环状软骨相关节。

（3）环状软骨（cricoid cartilage）：位于甲状软骨的下方，甲状软骨下角和环状软骨形成小的关节。环状软骨是唯一完整环形的喉软骨，粗壮结实，由窄而弯曲的前弓和宽而平坦的后板构成。在环状软骨弓（cricoid arch）上附有环甲肌和咽下缩肌，沿喉结向下可以触摸到此弓，平对第6颈椎。环状软骨板（cricoid lamina）近四边形，其后面正中有一垂直嵴，两束食管纵层肌纤维（外层肌）借肌腱附于嵴的上部。环杓后肌附于嵴两旁的凹陷处。环状软骨弓与环状软骨板交界处有环甲关节。在板的上缘两侧各有一环杓关节。环状软骨及其形成的关节，对维持呼吸道的通畅和调节声带具有重要作用。

（4）杓状软骨（arytenoid cartilage）：位于环状软骨板上缘两侧的成对软骨，呈锥形，有3面、2突、1底和1尖。后面三角形光滑而凹陷，被杓横肌覆盖。前外侧面粗糙隆起，靠近软骨尖处有一弓形嵴，弯向后下，然后向前终于声带突。该嵴的下部将前外侧面分为上面的三角凹，有前庭韧带附着；下面的椭圆凹，有声带肌和环杓侧肌附着。内侧面狭窄而平滑，其下缘构成声门裂的软骨间部。底面凹陷，有一关节面与环状软骨板上缘的外侧部形成关节。外侧角呈弧形突出为肌突（muscular process），环杓后肌和环杓侧肌附于其后方的前部。前角呈水平向前形成声带突（vocal process），有声带附着。杓状软骨尖向后内侧弯曲，顶部与小角软骨相关节（图13-5）。

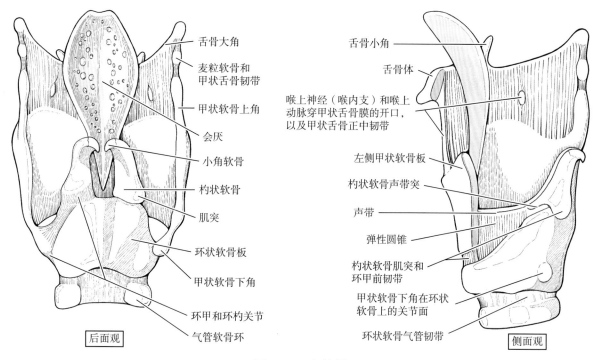

左图标注（后面观）：
- 舌骨大角
- 麦粒软骨和甲状舌骨韧带
- 甲状软骨上角
- 会厌
- 小角软骨
- 杓状软骨
- 肌突
- 环状软骨板
- 甲状软骨下角
- 环甲和环杓关节
- 气管软骨环

右图标注（侧面观）：
- 舌骨小角
- 舌骨体
- 喉上神经（喉内支）和喉上动脉穿甲状舌骨膜的开口，以及甲状舌骨正中韧带
- 左侧甲状软骨板
- 杓状软骨声带突
- 声带
- 弹性圆锥
- 杓状软骨肌突和环甲前韧带
- 甲状软骨下角在环状软骨上的关节面
- 环状软骨气管韧带

图13-5 喉软骨

（5）小角软骨（corniculate cartilage）：小圆锥形的弹性纤维软骨，位于杓状软骨尖的上方，有时两者融合。

（6）楔状软骨（cuneiform cartilage）：小棒状的弹性纤维软骨，位于杓会厌襞内、小角软骨的前上方。

（7）麦粒软骨（triticeal cartilage）：麦粒样的弹性软骨，位于甲状舌骨膜后方的游离缘内。

2. **喉的关节和韧带** 喉软骨间含有一些很小的关节，对维持气道通畅和调节发音具有重要作用。由韧带和纤维性结缔组织形成的膜，不仅参与构成喉腔、声带和喉室等重要结构，还参与对喉与喉外结构的连接。

（1）环甲关节（cricothyroid joint）：由甲状软骨下角与环状软骨侧面之间形成的关节。关节囊的后方有韧带加固。两侧的关节在共同的冠状（横）轴上，做旋转运动，使甲状软骨板与环状软骨弓相互靠近，以紧张声带。

（2）环杓关节（cricoarytenoid joint）：由环状软骨板上缘外侧与杓状软骨底之间形成的关节。该关节为椭圆关节，可做旋转运动，使声带突向内、外侧摆动，以调节声门裂宽度。还可以内、外向滑动。

（3）甲状舌骨膜（thyrohyoid membrane）：连于甲状软骨上缘与舌骨间的宽阔弹性纤维膜。膜中间增厚的部分为甲状舌骨正中韧带，韧带两侧变薄，有喉上血管、神经的内支穿过。膜的外面与甲状舌骨肌和肩胛舌骨肌贴邻，内面与会厌软骨舌面和梨状隐窝相邻。膜的后缘增厚呈圆索状，连于甲状软骨上角和舌骨大角后端间，具有较好弹性，内含麦粒软骨。

（4）舌骨会厌韧带（hyoepiglottic ligament）：连于舌骨和会厌软骨舌面间。

（5）甲状会厌韧带（thyroepiglottic ligament）：连于甲状软骨板内（后）面与会厌软骨柄之间。

（6）方形膜（quadrangular membrane）：由会厌侧缘连至同侧杓状软骨及甲状软骨背面间的黏膜，其上缘游离，斜向后下方为杓会厌襞，内含同名韧带，楔形软骨埋于襞内。下缘形成游离的前庭襞，内含同名韧带。

（7）环甲膜（cricothyroid membrane）和弹性圆锥（conus elasticus）：系指喉腔下部甲状软骨与环状软骨间的弹性纤维膜。弹性圆锥常指两侧部，而增厚的中间部称为环甲正中（前）韧带［median（anterior）cricothyroid ligament］。该韧带附于环状软骨弓中部上缘，向上止于甲状软骨下缘，并在甲状软骨板夹角的内面，向上延伸达甲杓肌附着处。两侧的弹性圆锥起自环状软骨弓和环状软骨板的上缘，其纤维并没有附于甲状软骨的下缘，而是继续向上，其前方附于甲状软骨前角后面中点的下方，后方止于杓状软骨尖、上面和椭圆凹，该圆锥的上缘游离、增厚呈矢状位，张于甲状软骨及杓状软骨声带突之间，称声韧带（vocal ligament），其表面覆盖黏膜形成声襞（图13-6）。

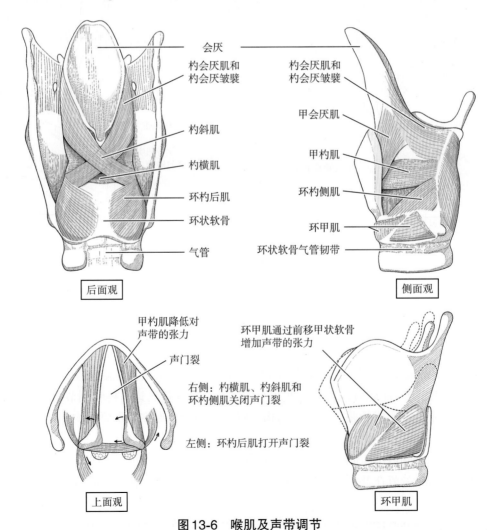

图13-6　喉肌及声带调节

3. 喉腔（laryngeal cavity）　为自喉口向下至环状软骨下缘间的喉内腔隙，腔内面衬有黏膜。喉腔中部两侧各有一对黏膜皱襞。上面一对皱襞称前庭襞（vestibular fold），又称室襞（ventricular fold），两襞间的裂隙为前庭裂（vestibular fissure）；下面一对称声襞（vocal fold），又称真声带（true vocal fold），两襞间的裂隙为声门裂（rima glottidis）。喉腔可分为3个部分。

（1）喉前庭（laryngeal vestibule）：呈上宽下窄的漏斗状，前壁中下部有会厌软骨柄附着，附着处的上方有结节状隆起为会厌结节（tubercle of epiglottis）。临床上常以声门上腔（supraglottic cavity）表示此部，其范围稍大些，除喉口、喉前庭外，还包含前庭襞。

（2）喉中间腔（intermediate cavity of larynx）：为前庭襞与声襞间的喉腔部分。每侧前庭襞与声襞间向外突出扩展形成的空隙，称喉室（ventricle of larynx），具有共鸣的作用。自喉室向前经前庭襞与甲状软骨之间上升，形成大小不定的囊，称喉小囊（saccule of the larynx），囊内黏膜下腺丰富，开口于喉室腔面。喉小囊外覆有甲会厌肌，受该肌压迫，可将小囊的分泌物挤压至声带上（声带缺乏腺体），润滑、保护声带，以防干燥、感染。

声带（vocal cord）由声韧带、声带肌和喉黏膜构成。声韧带系由弹性圆锥的游离缘增厚而成，张于甲状软骨前角内面中央的两侧与杓状软骨声带突之间，由胶原纤维和弹性纤维构成。声带肌（vocalis）由甲杓肌和声带肌的纤维组成。声带的黏膜较薄。两侧声襞及杓状软骨底和声带突之间的裂隙，称声门裂，其前3/5位于声韧带之间，称膜间部（intermembranous part），后2/5位于杓状软骨声带突之间，称软骨间部（intercartilaginous part）。声带和声门裂合称为声门（glottis）。

（3）声门下腔（infraglottic cavity）：自声带向下延伸至环状软骨下缘间的部分。其上部管腔扁窄、呈椭圆形，下部变宽呈圆形，续接气管。其黏膜下组织疏松，炎症时易发生喉水肿，尤以婴幼儿易发生急性喉水肿而致喉梗阻，造成呼吸困难，应予格外重视（图13-7）。

4. 喉肌　包括喉外肌和喉内肌。前者将喉与周围组织相连，在发声和吞咽时使喉上下运动，包括

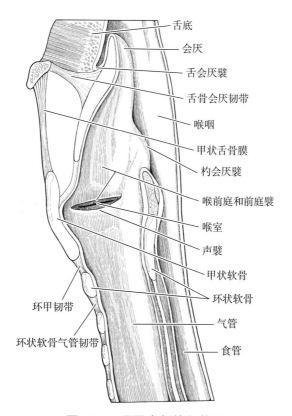

图13-7　咽及喉部的矢状面

舌骨上、下肌群等。喉内肌（intrinsic muscle of larynx）又称喉固有肌，为附于喉的短小横纹肌，多成对配置。其功能主要是调节声门裂的开、闭和声带的紧张度，以助发声（表13-4）。

表13-4　喉内肌

肌肉名称	起点	止点	主要功能	神经支配	动脉供应
环甲肌	环状软骨弓的前外侧	斜部的甲状软骨下角，直部至甲状软骨下缘	紧张声带	喉上神经	甲状腺上动脉分支
环杓后肌	环状软骨板后面	杓状软骨肌突上后面	声门开大	喉返神经	甲状腺上、下动脉的分支
环杓侧肌	环状软骨弓上缘	杓状软骨肌突前面	关闭声门	喉返神经	甲状腺上、下动脉的分支
杓横肌	横附在两侧杓状软骨背面，连于两侧杓状软骨肌突及外侧缘	关闭声门裂的软骨间部	喉返神经，喉上神经内支	甲状腺上、下动脉的分支
杓斜肌	杓状软骨肌突后部	对侧杓状软骨尖	括约喉口	喉返神经	甲状腺上、下动脉的分支
杓会厌肌	杓状软骨肌突后部	部分纤维向外绕过杓状软骨尖，进入杓会厌襞	括约喉口	喉返神经	甲状腺上、下动脉的分支
甲杓肌和声带肌	甲状软骨角下半至环甲韧带	杓状软骨前外侧面杓状软骨声带突	关闭声门裂调节声带紧张度	喉返神经	甲状腺上、下动脉的分支
甲状会厌肌	甲状软骨板内面	杓会厌襞、会厌软骨	扩大喉和喉前庭	喉返神经	甲状腺上、下动脉的分支

5. 血液供应、淋巴回流和神经支配

（1）动脉供应：主要是由甲状腺上动脉发出的喉上动脉，穿甲状舌骨膜下部入喉，分出多支，供应上自会厌、下至环杓肌下缘的喉部组织，并与附近动脉分支及喉下动脉相吻合。另一支为甲状腺下动脉（来自锁骨下动脉发出的甲状颈干），其发出较小的喉下动脉（inferior laryngeal artery），沿气管与喉返神经间上行，在环甲关节后方、咽下缩肌下缘处穿入喉，供应喉肌和黏膜，并与对侧同名动脉及喉上动脉分支相吻合。

（2）静脉和淋巴回流：喉部静脉为喉上静脉和喉下静脉，分别与同名动脉伴行，注入甲状腺上静脉和甲状腺下静脉，前者汇入颈内静脉，后者汇入头臂静脉，也可经甲状腺中静脉直接流入颈内静脉。

鼻腔、鼻窦、鼻咽部和喉咽部等处的淋巴，均引流至位于咽后壁和椎前筋膜之间的咽后淋巴结（retropharyngeal lymph node），其输出管汇入颈外侧上淋巴结。

声门上淋巴管伴随喉上动脉走行，注入颈深上淋巴结或气管上部前方的淋巴结。声门下淋巴管穿出弹性圆锥注入喉前淋巴结和气管前、气管旁淋巴结，其他淋巴管沿甲状腺下动脉排列注入颈深下淋巴结。

（3）神经支配：喉的神经来自喉上神经的内、外支，喉返神经和交感神经。由迷走神经下神经节发出的喉上神经，沿颈内动脉内侧下行，很快在舌骨大角水平分为2支：一支为喉上神经内支，在喉上动脉的后方，穿甲状舌骨膜进入喉内，分为上、中、下支，分布于咽、会厌、舌根及声门裂以上的喉黏膜，传导一般内脏感觉及味觉；另一支为细小的喉上神经外支，沿咽下缩肌外侧面下行达环甲肌。喉返神经也发自迷走神经，但两侧走行不同。右喉返神经在颈根部由右迷走神经发出，勾绕右锁骨下动脉返回颈部，经甲状腺侧叶背面、环甲关节的后侧穿入喉内，改称喉下神经。左喉返神经在主动脉弓前面发自左迷走神经，经动脉韧带的外侧，勾绕主动脉弓凹侧上行达气管食管沟内，其后的走行与右侧相同。喉下神经入喉后分为数支，支配除环甲肌以外的所有喉肌，感觉纤维分布于声门裂以下的喉黏膜。喉返神经在入喉前还发出心支、气管支、食管支和咽支，分别加入各神经丛。

二、喉咽及喉局部解剖

（一）喉咽

喉咽（laryngopharynx）位于咽的最下部、正对喉口后面的部分，上自会厌上缘平面与口咽相接，下至第6颈椎体下缘平面与食管相续。此部明显缩小，其前壁自上而下分别为喉口、环状软骨黏膜及位于以上两结构两旁的梨状隐窝。

（二）喉及喉腔局部解剖步骤

在正中矢状切开的喉及喉咽标本上，辨认喉软骨和喉腔的内部结构。

1. 检查主要的喉软骨　首先在喉的上方辨认树叶状的会厌软骨，外面被黏膜包被，其上端游离，侧缘经杓会厌襞向后连于杓状软骨，下端的会厌软骨茎连于甲状软骨前角内面的上部。可用手向前后拨动会厌上部，演示其充当开闭喉口阀门的作用。

甲状软骨形似盾牌，前方有前角，上端前突形成喉结（laryngeal prominence），成年男性特别明显，女性几乎见不到。甲状软骨后缘向上的突起为上角，仔细检查连于甲状软骨上缘与舌骨间的甲状舌骨膜，在此膜的后缘，可以触摸到麦粒软骨埋于其内。甲状软骨后缘向下的突起称下角，经韧带连于环状软骨。

环状软骨像戒指样位于甲状软骨的下方，沿环状软骨上缘向内上方追踪可达声韧带，该韧带张于甲状软骨前角后面与杓状软骨声带突之间，该韧带与环状软骨上缘间形成的扇形膜称为弹性圆锥（conus elasticus）。由声韧带、声带肌及覆盖的黏膜共同组成的声带，是发音的重要器官。

杓状软骨呈尖朝上的三棱椎体，经环杓关节连坐于环状软骨板上缘两侧，向前伸出的声带突附有声韧带，向外侧伸出的肌突附有喉肌。轻轻转动杓状软骨，观察声带的紧张度和声门裂变化，演示在发音时，杓状软骨及附着的喉肌的调节作用。

2. 检查喉腔结构　在矢状切开的喉腔中部确定2个前后走向的黏膜皱襞，上方的是前庭襞，下方的为声襞，两襞间有向外侧突出的凹陷，称为喉室。在前庭襞以上的部分为喉前庭，呈漏斗状。检查喉口的组成，由前方的会厌上缘、向后延伸的黏膜襞、杓会厌襞和后方的杓间切迹（interarytenoid notch）共同围成。

声襞以下至环状软骨下缘间的部分为声门下腔，此处黏膜下组织较疏松，炎症时易发生水肿，婴幼儿易发生急性喉水肿致喉梗阻，造成呼吸困难。

位于喉腔中部前庭襞与声襞之间的部分为喉中间腔，在两侧声襞及杓状软骨之间的裂隙为声门裂。轻触此裂，前2/3位于两侧声带间，为富有弹性的膜间部；后1/3位于两侧杓状软骨声带突间，为可向内外转动和滑动的软骨间部。声带和声门裂合称声门。

3. 解剖喉肌　因喉肌细小薄弱且被黏膜覆盖，需仔细剥离喉黏膜以显示主要喉肌。

（1）环甲肌（cricothyroid muscle）　位于喉的外侧面，自环状软骨外侧向后上方止于甲状软骨下角和甲状软骨板的下缘，可增强声带紧张度。

（2）环杓后肌（posterior cricoarytenoid muscle）　起自环状软骨板的后面，向上外方止于杓状软骨的肌突，可使声门裂开大。

（3）环杓侧肌（lateral cricoarytenoid muscle）　位于甲状软骨板的内面，起自环状软骨弓上缘向后上方止于杓状软骨的肌突，可以使声门裂缩窄。

（4）杓横肌（transverse arytenoid muscle） 位于两侧杓状软骨的后面，可以关闭声门裂。

（5）杓斜肌（oblique arytenoid muscle） 位于杓横肌的浅面，由一侧勺状软骨肌突斜伸向对侧杓状软骨尖，并继续延伸成杓会厌襞达会厌软骨，可关闭声门裂和缩小喉口。

（6）甲杓肌（thyroarytenoid muscle） 起自甲状软骨夹角的后面（内面），向后止于杓状软骨前、外侧面，可以松弛声带，由于此肌与声韧带（vocal ligament）走行一致，且有一束肌纤维贴附声带，又称声带肌（vocalis muscle）。

（7）甲会厌肌（thyro-epiglottic muscle） 除甲杓肌外还有部分纤维向上达杓会厌襞，可助喉口缩小。

（三）喉的神经支配

到声带以上的黏膜感觉神经来自迷走神经的喉上神经；由声带到气管黏膜的感觉神经来自喉返神经。运动喉肌的神经除环甲肌由喉上神经的外支支配外，其余喉肌均由喉返神经支配。动脉供应来自甲状腺上、下动脉的喉上支和喉下支。

须注意：喉肌较薄弱不易解剖，可将黏膜轻轻撕开，能显示几块肌即可。解剖中应特别关注喉返神经的走行及其分支分布，具有重要临床意义。

三、咽壁局部解剖

在正中矢状面锯开的头颈部标本可从咽的后壁解剖，翻开咽后壁自上而下仔细辨认3块咽缩肌。最上方可剥离出咽颅底筋膜附于枕骨基底部，其下方为咽上缩肌（superior constrictor muscle），向前追踪此肌分别起自翼突钩、翼下颌缝、下颌舌骨肌骨线后端及舌侧，肌纤维弯向后与对侧肌止点汇合成咽缝（pharyngeal raphe），此缝位于后正中线，上自枕骨基底部的咽结节（pharyngeal tubercle）下至食管上端背面。咽中缩肌（middle constrictor muscle）起自舌骨大角和小角，肌纤维向后止于咽缝。注意在咽上缩肌与咽中缩肌间寻找舌咽神经，可见其自茎突深面行向前方，经颈内、颈外动脉间，勾绕茎突咽肌下方和前面进入腭、咽、舌部，此神经唯一的运动成分支配茎突咽肌。茎突咽肌和舌咽神经常作为咽上缩肌、咽中缩肌的区分标志。茎突咽肌因由第3腮弓衍化，受舌咽神经支配。而其余咽肌均来自第4腮弓，受迷走神经支配。咽下缩肌（inferior constrictor muscle）最厚，起自甲状软骨和环状软骨，向后止于咽缝。此肌最下端的纤维呈水平走行，与食管上端的环形纤维相融合，成为咽最窄的部分。检查以上3组咽缩肌的层次关系，咽上缩肌最深，咽下缩肌最浅，三者呈叠瓦状排列，有利于吞咽动作的进行。

在咽缩肌背面的两侧可以解剖出多个重要的血管、神经，应仔细辨认，由内向外自上而下可见：咽升动脉；到咽缩肌的咽支；颈交感干及颈上神经节；迷走神经；舌下神经；舌咽神经；颈内静脉；颈内动脉；颈外动脉及脊副神经等。

沿舌咽神经、迷走神经和颈交感神经干自上而下追踪，可见各神经干发出的咽支（pharyngeal branch），在咽壁相互交织组成咽丛（pharyngeal plexus），由此丛发出的分支支配咽肌、软腭肌及咽黏膜，管理咽肌运动和黏膜感觉，并参与咽部的反射活动。

在咽腔内面仔细剥离黏膜，可见软腭向两侧上方走行的腭帆提肌、自咽鼓管向下延伸到咽壁的咽鼓管咽肌、由软腭弯向两侧咽壁的腭咽肌，以及在腭垂内的腭垂肌。

第五节　应仔细辨认的结构

（1）咽部的淋巴组织：咽扁桃体、腭扁桃体和舌扁桃体（舌根两旁的淋巴组织）。

（2）各鼻旁窦的位置与其开口的关系，尤其注意咽鼓管不仅连通鼻咽和中耳鼓室，还可间接与鼻腔、鼻旁窦、乳突窦和乳突小房等结构相连通。

（3）与舌相关的神经：舌咽神经、舌神经、舌下神经、面神经的成分及分布范围。

（4）鳃弓演化肌的名称及神经支配：源于第1鳃弓——腭帆张肌（三叉神经）；源于第3鳃弓——茎突咽肌（舌咽神经）；源于第4鳃弓——咽缩肌、腭垂肌、腭帆提肌、腭咽肌、腭舌肌、咽鼓管咽肌、环甲肌和杓横肌（部分）（迷走神经咽支和喉上神经）；源于第6鳃弓——除环甲肌和部分杓横肌外的其余全部喉肌和声带（迷走神经和喉返神经）。

（5）腭扁桃体的位置及血液供应。

（6）喉、喉软骨、喉腔及神经支配。

第六节　临床结合要点及病例分析

一、临床结合要点

（一）颌面部骨折

颌面部骨位于面部突出部位，受外力打击及交通伤时易发生骨折，常见的有上颌骨、下颌骨及颧骨骨折。

1. 上颌骨骨折　上颌骨与鼻骨、颧骨和其他颅骨相连，骨折线易发生在骨缝和薄弱的骨壁处，临床上最常见的是横断形骨折和分离性骨折。Le Fort按骨折线的高低位置可分为3型：Le Fort Ⅰ型骨折，又称低位骨折或水平骨折；Le Fort Ⅱ型骨折，又称中位骨折或锥形骨折；Le Fort Ⅲ型骨折，又称高位骨折或颅面分离骨折（图13-8）。

2. 下颌骨骨折　下颌骨占面下部的1/3且位置突出，易受损致骨折。骨折发生部位常与解剖结构有关，常发生在正中联合部、颏孔区、下颌角及下颌颈等部位（图13-9）。

由于下颌骨有强劲的升、降下颌肌群附着，受肌牵引力和打击力方向的影响，可使骨折块发生移位，导致咬合错乱、下唇麻木、张口受限、牙龈撕裂、骨折区肿胀和疼痛、下颌运动受限等。临床检查时压痛明显，可扪及骨折台阶、骨折段异常动度，影像学上可见到骨折线。

（二）种植牙

种植牙是以植入骨组织内的下部结构为基础，支持、固位上部牙修复体的缺牙修复方式。包括下部的支持种植体和上部的牙修复体两部分。种植体（类似牙根形态）采用人工材料（以钛合金为主）制成，经手术方法植入组织内（上、下颌骨）固定支持，通过特殊的装置和方式连接支持牙修复体。

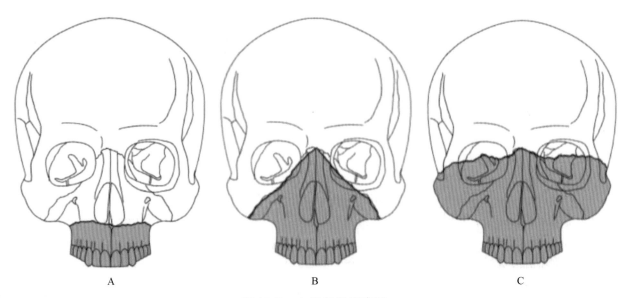

图13-8　上颌骨骨折类型

注：A. 低位骨折；B. 中位骨折；C. 高位骨折。

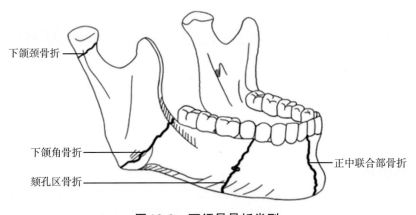

下颌颈骨折

下颌角骨折

颏孔区骨折

正中联合部骨折

图13-9　下颌骨骨折类型

术前应考虑上、下颌骨的骨质特点及解剖结构。上颌骨体部内含上颌窦，由于其底部盖过上颌前磨牙或第1、第2磨牙的根尖，两者间隔的骨质厚度变异较大，骨厚度不足，种植体易突入上颌窦使窦穿通，引起上颌窦炎、感染等并发症。因此，术前应拍摄X线片及锥形束CT（CBCT）确认，必要时行上颌窦提升术，以避免该情况发生。下颌种植术绝大多数在下颌体内进行，体内有下牙槽神经穿行，在颏孔处分出颏神经后向前变细至切牙及尖牙，故下颌体两颏孔间无横行神经干，为种植的安全区。下颌管由后向前走行，越接近磨牙后越靠近舌侧，行下颌磨牙种植时，植入种植体长度应小于下颌管到牙槽嵴的距离，否则易损伤下牙槽神经，造成颏部麻木等并发症。术前应熟悉下颌骨的解剖，行必要的辅助检查，如X线片及CBCT等，以避免上述情况发生。

（三）牙拔除术

拔牙是口腔科最常见的操作，需在局麻下进行，可采用阻滞麻醉和浸润麻醉。

1. **拔除上颌牙**　常在各牙的颊侧前庭沟及腭侧黏膜行浸润麻醉。拔除上颌第3磨牙时，须同时行阻滞和浸润麻醉。支配上颌牙的神经为三叉神经上颌支的上牙槽神经，其分支有前、中、后支及腭前支与鼻腭支。

2. **拔除下颌前牙及前磨牙**　在下颌各牙的颊侧前庭沟及舌侧黏膜行浸润麻醉，在拔除下颌磨牙时须同时行阻滞和浸润麻醉。支配下颌牙的神经为三叉神经下颌支的下牙槽神经各分支及舌神经、颊神经。各牙支配神经分布如下（图13-10）。

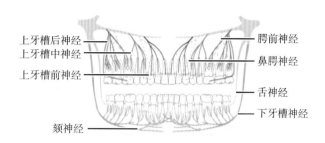

上牙槽后神经
上牙槽中神经
上牙槽前神经
颏神经
腭前神经
鼻腭神经
舌神经
下牙槽神经

图13-10　牙的神经支配

二、临床病例分析

（1）患者，女性，62岁。脑干梗死后出现吞咽障碍（进食、饮水均出现呛咳，且无法下咽食物），喉镜检查双侧声带活动基本正常，造影检查显示出现明显误吸及食物潴留于双侧梨状窝（图13-11）。请试用本章所学内容解释症状出现的原因。

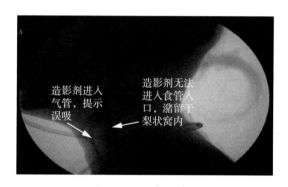

造影剂进入气管，提示误吸
造影剂无法进入食管入口，潴留于梨状窝内

图13-11　造影检查

解析：喉上神经内支为感觉纤维，管理咽喉部感觉，可促发吞咽反射；该反射的完成需要声门裂关闭（内收声带的肌肉）以保护气道，同时环咽肌协同开放食管入口，使食物顺利进入食管。

该患者因喉上神经受损，无法启动吞咽反射，不能关闭声门裂和开放食管入口，从而导致咽喉部造影剂进入气道形成"误吸"，同时造影剂也不能进入食管形成"潴留"；患者临床表现为呛咳和吞咽困难。由于患者喉返神经功能基本正常，多数喉肌运动不受影响，所以声带活动基本正常。

（2）患者，男性，26岁。反复主诉右侧鼻出血数年，突发右侧鼻腔大量出血1小时；平素伴有轻度右侧鼻阻，偶有头疼，无明显脓性分泌物，一般鼻出血可自行处理后停止。查体见右侧鼻中隔偏曲，成骨棘样，中隔前端黏膜糜烂及活动性出血点。既往无头面部外伤史。

解析：鼻中隔的骨性支架为筛骨垂直板和犁骨，余为中隔软骨构成，其外被覆（软）骨膜及黏膜组织。成年前，鼻中隔组织仍在发育，由于外伤或发育的原因，可能会导致鼻中隔（软）骨性组织受到挤压，导致鼻中隔偏曲。偏曲侧表面黏膜相对较薄，吸气时偏曲前方的黏膜受气流冲击较大，故易受损、糜烂；此处恰是易出血区（Little区）。该区域的血供来自筛前、筛后动脉和蝶腭动脉中隔支等。

该患者由于鼻中隔偏曲，右侧鼻腔较左侧狭窄，故右侧鼻阻较重，临床上也可能出现偏曲对侧鼻阻更明显的情况（对侧鼻甲代偿性肥大，导致对侧通气功能更差）。该患者并未出现明确鼻窦炎表现，说明鼻中隔偏曲尚未影响到鼻窦的引流。

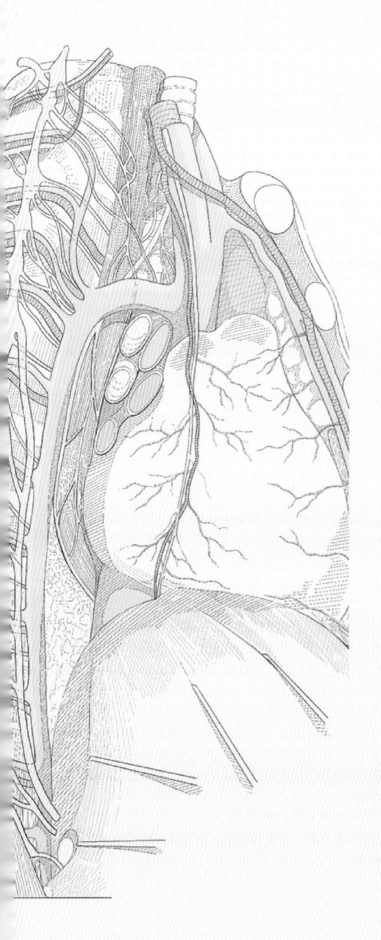

第五篇
胸部局部解剖

第十四章 胸 部

第一节 概 述

　　胸部（thorax）位于颈部与腹部之间，其上部两侧与上肢相连，下部以膈为界与腹腔分隔。胸部包括胸壁（thoracic wall）、胸腔（thoracic cavity）和胸腔内器官。

　　由胸骨、肋骨、胸椎、肋软骨、关节和韧带构成的骨性支架称为胸廓（thoracic cage），其外面覆盖皮肤、筋膜、肌等软组织，内面衬以胸内筋膜，共同构成胸壁。胸壁内面与膈围成的腔隙为胸腔。胸腔正中被纵隔分隔，形成左、右两部，容纳肺、胸膜和胸膜腔。由于胸腔内含有心、肺等重要器官，对循环和呼吸功能具有重要作用。

一、胸部表面解剖

（一）体表标志

　　1. 颈静脉切迹　位于胸骨柄上缘的凹窝，平对第2、第3胸椎之间的椎间盘。其上方的胸骨上窝是触扪气管的部位。

　　2. 胸锁关节和锁骨下窝（infraclavicular fossa）　自颈静脉切迹两侧的突起向外约0.5cm处，为胸锁关节。由此向外可在皮下触及锁骨全长，在锁骨外1/3的下方有一凹陷称锁骨下窝，窝深处有腋动、静脉和臂丛通过。

　　3. 胸骨角　胸骨柄和胸骨体相连处形成的略向前凸的骨嵴，胸骨角两侧与第2肋软骨相接，可作为计数肋骨的标志。胸骨角向后平对第4～5胸椎间的椎间盘。该平面可作为上、下纵隔分界，主动脉弓的起、止端标志，气管权及食管第二个狭窄处，胸导管由右向左转行处，奇静脉向前弯曲形成奇静脉弓注入上腔静脉处，以及心包上界等重要器官的体表定位标志。

　　4. 剑突　位于胸骨体下端的纺锤形突起，其与胸骨体相接处称胸剑结合，平第9胸椎。剑突上端两侧与第7肋软骨相连，下端游离。其与两侧肋弓间形成的夹角，分别称左、右剑肋角，常选择左侧剑肋角进行心包穿刺。

　　5. 肋和肋间隙　自胸骨角两侧向外可以触摸到第2肋，依次向下可触及各肋。相邻肋之间的空隙称肋间隙，附有肋间肌、筋膜，有肋间血管、神经走行。

　　6. 肩胛骨下角　位于肩胛骨下端，当两臂下垂时，该下角平对第7肋。

　　7. 乳头　男性乳头多位于锁骨中线与第4肋间隙交点处，位置较恒定。女性乳头略低稍偏外，在不同发育期，尤其哺乳和绝经期，乳头位置变化较大。

（二）胸部标志线

为了准确诊断、治疗胸部器官疾病，以胸部体表标志所做的垂线即为胸部标志线。

1. 前正中线（anterior median line）　沿胸骨正中所做的垂直线。此线延伸向下达会阴部，也适用于腹部和盆部。

2. 胸骨线（sternal line）　经胸骨外侧缘所做的垂直线。

3. 锁骨中线（midclavicular line）　经锁骨中点所做的垂直线，男性与乳头垂直线相当。

4. 胸骨旁线（parasternal line）　经胸骨线和锁骨中线之间连线中点所做的垂直线。

5. 腋前线（anterior axillary line）　通过腋前襞与胸壁相交处的垂直线。

6. 腋中线（midaxillary line）　经腋窝中央所做的垂直线。

7. 腋后线（posterior axillary line）　经腋后襞与胸壁相交处所做的垂直线。

8. 肩胛线（scapular line）　经肩胛骨下角所做的垂直线。

9. 脊柱旁线（paravertebral line）　沿脊柱横突外侧端的连线，所做的略向内凸的弧形垂线。

10. 后正中线（posterior median line）　经身体后面正中，即经各椎骨的棘突尖所做的垂直线。

二、胸部外形及胸壁

（一）胸部外形

胸部外形因年龄、体形、营养和发育状况、性别和健康状况而存在差别。幼儿胸廓近似圆桶形，肋的走行较水平；成人肋的倾斜度增大，呈前低后高状，胸廓的前后径小于左右径；老年人因肋的倾斜度加大，使胸廓的前后径缩小。男性胸廓近似扁阔形，女性则多为短圆形。

在正常营养、发育状况下，劳动和体育锻炼可使胸部骨骼、肌肉强健，胸廓增大，提高呼吸和循环功能。反之，营养不良（尤其在儿童时期）、疾病，可使脊柱和胸廓变形。佝偻病患者因胸骨前突致胸廓变形，呈"鸡胸"状；肺气肿患者为"桶状胸"；肺结核患者多为"扁平胸"；骨结核患者侵犯脊柱，导致脊柱侧凸变形等。

（二）胸壁层次

1. 皮肤　胸前和胸外侧区皮肤较薄、背部皮肤较厚。

2. 浅筋膜　胸前及外侧区的浅筋膜与颈部、上肢和腹部浅筋膜相延续，内含脂肪组织、浅血管、淋巴管、皮神经和乳腺。浅筋膜厚度因人而异，除胸骨前面较薄，其余部位较厚。

（1）皮神经：来自颈丛的锁骨上神经，分布于胸上部和肩部皮肤。由胸部脊神经前支组成的肋间神经，在腋前线附近发出外侧皮支，分布于胸外侧区和胸前区外侧部皮肤，在胸骨两侧发出前皮支，分布于胸前区皮肤。肋间神经的分布呈明显的节段性：第2肋间神经分布于胸骨角平面皮肤；第4肋间神经分布乳头平面；第6肋间神经分布于胸剑结合平面；第8肋间神经分布于肋弓平面；第10肋间神经分布于脐平面。相邻肋间神经的分布还具有相互重叠的特点。肋间神经分布的规律，对于脊髓损伤节段的诊断和确定麻醉平面等，均具有重要的临床应用价值。

（2）浅血管：主要由胸廓内动脉、肋间后动脉和腋动脉的分支供血。胸廓内动脉发出的穿支较细小，伴随肋间神经前皮支走行，供应胸大肌和胸前区内侧部皮肤。女性第2～4穿支较大，供应乳腺。肋间后动脉发出前、外侧皮支与肋间神经同名分支伴行，供应胸部浅层和皮肤。第2～4肋间后动脉还发出乳腺支，供应乳腺。腋动脉的分支有胸上动脉，分布于第1～2肋间隙。胸肩峰动脉的胸肌支分布于胸壁。胸外侧动脉分布于前锯肌和胸大、小肌，女性分支到乳房。

胸部的静脉血除汇入与上述动脉伴行的同名静脉外，在脐周围分布的脐周静脉网，向上经胸腹壁静脉、胸外侧静脉汇入锁骨下静脉，向下可经腹壁浅、腹壁下静脉汇入髂外静脉。

（三）女性乳房

乳房（breast）位于浅筋膜内，儿童和男性不发达。女性乳房位于第2～6肋间的浅筋膜浅、深层之间。乳房内含乳腺（mammary gland）和脂肪等结缔组织，乳腺由15～20个腺叶（lobe of mammary gland）组成，腺叶又分成若干小叶。每个腺叶都有一输乳管（lactiferous duct）集中开口于乳头（nipple）。浅筋膜深层与胸肌筋膜间的间隙，称乳房后隙（retromammary space），内有疏松结缔组织、脂肪和淋巴管，收纳乳房的淋巴。乳腺小叶间有丰富的结缔组织间隔，并有许多纤维束与皮肤垂直相连，形成乳房悬韧带（suspensory ligament of breast），又称Cooper韧带。发生乳癌时，该韧带与皮肤相连处常呈小的凹陷，称橘皮样表现。

女性乳房的淋巴回流十分丰富，可分为浅、深两组，相互吻合成网，其淋巴回流方向不同。

（1）乳房外侧和上部淋巴汇成2～3条淋巴管，行向外上方注入胸肌淋巴结（pectoral lymph node），经中央淋巴结、尖淋巴结到锁骨上淋巴结（supraclavicular lymph node）。

（2）乳房内侧淋巴穿肋间隙，注入胸骨旁淋巴结（parasternal lymph node），再汇入锁骨上淋巴结。

（3）乳房下内侧淋巴与腹壁上部淋巴管吻合，向下注入肝淋巴结。

（4）乳房深部淋巴形成2～3条淋巴管，穿胸肌直接注入尖淋巴结或胸肌间淋巴结。

由于乳房淋巴回流的多向性，增加了乳腺癌的转移扩散途径，给手术增添了很多困难，淋巴结清扫术即是将所有相关的淋巴结全部切除，以免癌转移和复发。

（四）胸壁肌

胸壁肌多以扁肌为主，部分与上肢运动有关，称胸上肢肌。另外一部分固定胸壁，与呼吸运动相关，称胸壁固有肌（详见第八章上肢中肩及胸壁局部解剖）。

三、胸腔及胸腔内脏

胸腔（thoracic cavity）呈扁圆锥形，由胸壁和膈围成，内衬胸内筋膜，向上经胸廓上口通颈部，下方由膈与腹腔分隔。胸腔包含位于正中偏左的纵隔、两侧肺，以及左、右胸膜腔。

（一）胸膜和胸膜腔

1. 胸膜（pleura） 属浆膜，被覆于肺表面，并伸入肺裂内的称脏胸膜（visceral pleura）；贴附于胸内筋膜内面、膈上面和纵隔侧面的称壁胸膜（parietal pleura）。脏、壁胸膜在肺根处相互延续围成左、右各一窄隙，称胸膜腔（pleural cavity）。壁胸膜按其所在部位可分肋胸膜（costal pleura）、膈胸膜（diaphragmatic pleura）、纵隔胸膜（mediastinal pleura）和胸膜顶（cupula of pleura）4个部分。胸膜顶突至颈根部，可高出锁骨内端2～3cm，由于此处与锁骨下血管、膈神经、迷走神经、颈交感干和头臂静脉等重要结构贴邻，在临床诊断和手术时应格外重视。

2. 胸膜腔 脏、壁胸膜在肺根处相互延续所围成的窄隙，左右各一，互不相通。胸膜腔内含少量浆液，正常呈负压状态，有利于呼吸功能。因肺组织破裂或胸部外伤致空气进入胸膜腔，改变其负压状态，称为气胸（pneumothorax）。严重者可致肺不张和肺萎缩，须在第2肋间隙、锁骨中线附近，用粗针头穿刺进行排气。

3. 胸膜隐窝（pleural recess）　脏、壁胸膜在大部分区域相互贴邻，其间有少量浆液黏附，具有润滑作用。但在壁胸膜相互移行转折的某些部位，会形成腔隙，称胸膜隐窝。即使在深吸气时这些隐窝也无法被肺组织充填。

（1）肋膈隐窝（costodiaphragmatic recess）：又称肋膈窦，位于肋胸膜下缘与膈胸膜转折处，呈半环形，自剑突向后下至脊柱两侧，后部较深，是胸膜腔的最低点，胸腔积液首先积聚于此。胸腔穿刺抽液时，常选择肩胛线第8或第9肋间隙进行。

（2）肋纵隔隐窝（costomediastinal recess）：为肋胸膜前缘与纵隔胸膜前缘间相互转折所形成的隐窝，左侧较右侧明显，位于胸骨左侧第4～5肋间隙后方，心包前方，肺的心切迹内侧（图14-1）。

（3）膈纵隔隐窝（phrenicomediastinal recess）：为膈胸膜与纵隔胸膜间的隐窝，因心尖向左侧突出而形成，故仅存在于左侧胸膜腔。

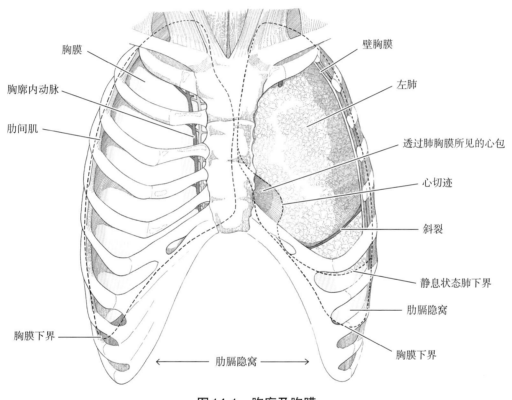

图14-1　胸廓及胸膜

（二）肺

1. 肺（lung）的形态和分叶　正常成人的肺呈淡红色，质柔软呈海绵状，富有弹性。肺的表面有很多呈多角形小区，称肺小叶（pulmonary lobule）。

肺位于胸腔内，纵隔的两侧，左右各一，通过肺根（root of lung）和肺韧带（pulmonary ligament）与纵隔相连。肺呈半圆锥形，上为肺尖（apex of lung），下为肺底（base of lung），又称膈面（diaphragmatic surface），外侧面为肋面（costal surface），内侧面为纵隔面（mediastinal surface）。三面交界、转折形成了前缘、后缘和下缘。肺前缘锐利，由肋面和纵隔面在前方转折移行而成，左肺前缘下部有向外凸的弧形，称心切迹（cardiac notch），切迹下方的突起称左肺小舌（lingula of left lung）。肺后缘圆钝，由肋面与纵隔面在后方移行而成，位于脊柱椎体两旁的肺沟内。肺下缘呈半环形，由肋面、膈面和纵隔面在肺底周缘移行而成，其位置随呼吸运动变化而变动。

左肺由斜裂（oblique fissure）分为上叶和下叶。右肺被斜裂和水平裂（horizontal fissure）分为上叶、中叶和下叶。

2. 肺门（hilum of lung） 位于肺纵隔面中部的凹陷，是主支气管，肺动脉，肺静脉，支气管动、静脉，淋巴管和肺丛等重要结构出入肺的门户，又称第一肺门。各肺叶的叶支气管和叶血管的分支、属支及神经等结构进出肺叶处，称第二肺门。

3. 肺根 为出入肺门的各结构包以胸膜之总称。肺根内各结构的位置排列有一定规律，对肺的手术具有重要的参考价值。

4. 支气管树（bronchial tree） 自肺门处，左、右主支气管（main bronchus）分为肺叶支气管（lobar bronchus）。左肺有上叶和下叶支气管；右肺有上、中、下叶支气管。进入肺叶后的支气管，继续分出肺段支气管，进入肺段。各级支气管在肺内反复分支形成树枝状，称支气管树。

5. 支气管肺段（bronchopulmonary segment） 在胸骨角平面气管分为左、右主支气管。在肺门处主支气管分成肺叶支气管。在第二肺门处，肺叶支气管再分为肺段支气管（segmental bronchi），每侧肺可分10个肺段支气管。肺段支气管继续分支为细支气管、呼吸性细支气管，连于肺泡。每一肺段支气管及其分支分布的肺组织称肺段（pulmonary segment）。肺段呈锥形，尖朝向肺门，底朝向肺表。相邻肺段间有少量结缔组织和段间静脉走行，可作为肺段切除的标志。右肺有10个肺段，左肺有8～10个肺段。

四、纵隔

（一）纵隔的边界和位置

纵隔（mediastinum）是左、右纵隔胸膜间的所有器官、结构及结缔组织的总称。出生后随着心向左侧偏移，使纵隔位于胸腔的正中偏左，呈上窄下宽、前短后长的矢状位。纵隔的前界为胸骨和肋软骨的内侧部，两侧为纵隔胸膜，上有胸廓上口与颈部相通，下方有膈与腹腔分隔。当一侧发生气胸时，可引起纵隔向对侧移位。

（二）纵隔分区

1. 四分法 以胸骨角与第4胸椎下缘平面为界，将纵隔分为上纵隔和下纵隔。下纵隔又以心包的前、后壁为界分为3个部分：胸骨后面与心包前壁间为前纵隔；心包、心及出入心的大血管所在的区域为中纵隔；心包后壁与脊柱间为后纵隔。

2. 三分法 以气管、气管杈前壁和心包后壁的冠状面为界，分为前、后纵隔。前纵隔又以胸骨角平面分为上纵隔和下纵隔。

第二节　胸腔局部解剖

一、胸壁局部解剖

皮肤切口与浅层结构在肩及胸壁局部解剖中已经完成操作。

浅层结构和乳腺已经解剖过。胸前壁的胸大肌、胸小肌、前锯肌及锁胸筋膜等结构也已解剖完成，翻开胸大肌、胸小肌，显示深层结构及胸廓。胸廓是由全部胸椎、肋骨、胸骨及其连结组织共同围成的骨性支架，内容肺、纵隔、心及大血管、神经等重要器官和结构，具有容纳、保护和协助呼吸的功能。

（1）检查胸廓外侧面的前锯肌，起于其上8个或9个肋骨，肌纤维斜向后上方走行，止于肩胛骨内侧缘和下角。腹外斜肌则起于下8个肋外面，其起始部呈锯齿状与前锯肌相交错，肌纤维向前下方形成腱膜，止于腹白线和腹股沟韧带，沿其起点向前下分离该肌。

（2）解剖胸固有肌，观察位于第4～5肋间隙浅层的肋间外肌（external intercostal muscle），其纤维从后上斜向前下方走行，前缘达肋软骨处，移行为肋间外（前）膜（external intercostal membrane）。

（3）在胸骨的稍外侧，透过肋间外膜可见其深面的肋间内肌（internal intercostal muscle）。在肋间隙前部沿肋软骨、肋骨的下缘剪断肋间外膜和肋间外肌，可见肋间内肌纤维方向恰与肋间外肌相反，从后下斜向前上方走行。注意此肌充填于肋间隙前部，后缘达肋角处移行为肋间内（后）膜（internal intercostal membrane），贴于肋间外肌的内面。

（4）切开肋间内肌，追踪肋间血管、神经，在腋前线处的第4～5肋间隙内，沿肋骨下缘逐层切断肋间内肌宽约2cm，分离沿肋骨下缘走行的肋间后动、静脉（posterior intercostal artery & vein）和肋间神经（intercostal nerve），注意其在肋角处发出的分支。①侧副支（collateral branch）向下行于下一肋的上缘前行。②外侧皮支（lateral cutaneus branch）穿出肋间肌和前锯肌浅出，分为前、后两支。观察它们沿肋下缘走行的顺序，自上而下为静脉、动脉、神经的排列关系。

（5）探察肋间最内肌，在肋间隙的中份，向下牵拉肋间血管神经，观察贴在肋间内肌深面的薄层肋间最内肌（innermost intercostal muscle），其肌束方向与肋间内肌相同。此外，在胸前壁内面的下部，有起于胸骨、肌纤维斜向外上，止于肋骨的胸横肌（transversus thoracis muscle）；在胸后壁下部，有起自肋骨向外上方走行越过一个肋，止于上一肋的肋下肌（subcostal muscle）。上述3组肌常称为胸内肌。

二、开胸

（1）将已经离断胸骨端的锁骨外侧的肩峰端离断并去除锁骨，注意锁骨下面的锁骨下肌（subclavius muscle），用手指将胸腔内脏和大血管向里面推移，在胸骨上缘将颈肌切断。

（2）沿腋中线自上而下剪断第1～10肋骨及其间的肋间肌，小心去除第1～2肋间隙前部的肋间肌，可见胸廓内动脉（internal thoracic artery）和胸廓内静脉（internal thoracic vein）。沿肋软骨内面下行，向上追踪胸廓内动脉寻找自锁骨下动脉发出的根部，剪断胸廓内动脉的起点及伴行的静脉。将胸廓前壁自上而下翻开，注意一边翻一边用手指将胸膜与胸廓前壁分离，并用刀将胸骨后面的胸内筋膜（endothoracic fascia）贴胸骨分离或切开，再将心包与胸壁间的胸内筋膜切开，到达膈肌前缘处（恰在剑突上方），将胸廓前壁完全翻开显露整个胸腔及内容。

（3）检查胸膜、胸膜腔及胸膜隐窝，沿翻开的胸廓前壁内面触摸光滑的壁胸膜，向上可达胸膜顶突向颈根部，至锁骨内侧端上方2～3cm。向后、向内可触摸到肋胸膜和纵隔胸膜的转折和延伸的纵隔胸膜。在纵隔胸膜中央可以摸到连于肺门的肺根部胸膜。向下可以触摸到贴于膈肌上面的膈胸膜。

肺胸膜紧贴在肺的表面，并延伸入肺裂内。肺胸膜与壁胸膜间的潜在性腔隙即胸膜腔。用手沿膈胸膜向两侧移动，向下可触摸到肋膈隐窝，将指尖触到隐窝的最下端，检查其对应的肋：锁骨中线与第8肋相交，腋中线与第10肋相交，肩胛线与第11肋相交。这些交点处既是肋膈隐窝的最低点，也是胸膜下端的转折处。在打开的胸腔原位可以观察比较肺的下界，在各垂线的交点处均高出胸膜下界约2个肋的距离。临床上常选择此部位进行胸腔穿刺（图14-1）。

（4）检查已经翻开的胸前壁内面，在胸骨体下端和剑突的后面附有胸横肌，向上外方呈扇形止于第2～6肋软骨。沿胸骨外侧缘约1横指处切断胸横肌并将其翻开，可见纵行的胸廓内血管及其分支，自上而下清理胸廓内动脉的分支，第一个分支位置最高，为在胸廓的上方发出的心包膈动脉（pericardiacophrenic artery），与膈神经（phrenic nerve）伴行到达心包和膈，比较右侧心包膈动脉行于上腔静脉外侧，左侧行于主动脉弓外侧。继续沿胸廓内动脉主干向下追踪，可见在上6个肋间隙均发出2支肋间前支（anterior intercostal branch），分别在肋间隙的上、下缘向后与肋间后动脉和侧副支动脉吻合。另外，发出穿动脉（perforating artery），向前穿出肋间隙达胸部皮肤，女性第2～4穿支还分布至乳房。胸廓内动脉继续下行于胸横肌前面，达第6肋间隙水平，分成2个终末支。仔细追踪沿肋弓向外下方走行的终支，肌膈动脉（musculophrenic artery），其分支达第7～9肋间隙及腹壁，另一终支为腹壁上动脉（superior epigastric artery），实为主干的延续，向下穿过膈肌进入腹直肌鞘，在腹直肌后面下行，供应该肌并与腹壁下动脉吻合。除以上各支外，胸廓内动脉的主干上还发出多个小分支如纵隔动脉（mediastinal artery），达纵隔和胸腺。

三、肺局部解剖

胸腔打开后暴露胸腔脏器及纵隔的原位结构。观察两肺的外形、位置和毗邻。用手指轻触、按压肺，体会肺为具有弹性的中空性器官，表面覆有光滑的脏胸膜，向上触摸肺尖（apex）突出于锁骨以上约2.5cm。肺底（base）坐于膈上呈向上凹陷，肋面（costal surface）与胸廓内面相贴，表面有肋压迹。纵隔面（mediastinal surface）为肺的内侧面，与纵隔相贴邻，此面中央有椭圆形凹陷，称肺门（hilum of lung）。仔细检查比较左、右肺的形状。右肺较短、宽。左肺较狭长，因心脏位置偏左，故左肺纵隔面有较深的心压迹（cardiac impression），前缘形成较大的心切迹（cardiac notch），切迹下方的突起为左肺小舌（lingula of left lung）。右肺的心压迹较浅。左肺由斜裂将其分为上叶（superior lobe）和下叶（inferior lobe），此裂较右肺的垂直些，自肺门的后上方起，经过肺各面而绕向前下方达肺门的前下方，裂的最高点位于肺后面，距左肺尖6～7cm处，在第3、第4胸椎棘突间的高度，距正中线2cm处与后缘相交，然后转向肋面斜向前下方，在腋中线与第5肋间相交，再沿第5肋间前行，达第6、第7肋软骨结合处与肺下缘相交，经膈面转到内侧面，向后上方终于肺门。右肺斜裂与左肺走行相似，只是较水平些，右肺斜裂与肺后缘相交点约在第4胸椎棘突水平，此裂将右肺下叶与上、中叶分开。在右肺上、中叶之间还有一较短而水平走行的裂，称右肺水平裂（horizontal fissure of right lung），自腋中线起自斜裂，向前与第4肋走行一致达肺前缘，然后向内侧面终于肺门。水平裂将右肺上、中叶分开。

在肺的纵隔面靠近肺门处，将肺根及其包裹的主支气管及肺血管等结构一起切断，将肺取出，分别检查左、右肺门，可见在肺门内有支气管、血管、神经和淋巴管等进出，这些结构被结缔组织包裹，统称为肺根。在肺根内由前向后依此排列着上肺静脉、肺动脉、主支气管。注意左、右肺根内自上而下结构排列是不同的，左肺根依次为肺动脉、左主支气管、下肺静脉，右肺根依次为上叶支气管、肺动脉和肺静脉（图14-2）。

解剖肺内支气管，任选一侧游离肺，自肺门处找到主支气管，用齿镊沿气管周围小心剔除肺组织，并随之逐渐深入肺内，可见各级支气管的分支。叶支气管（lobar bronchi）、肺段支气管（segmental bronchi）、细支气管（bronchiole），直到接近肺表面的终末细支气管（terminal bronchiole），共同组成的支气管树（bronchial tree）。在剥离支气管树时，应观察肺段支气管的分布及各支的走向。同时对肺内血管走行给予重视，肺动、静脉较粗大，是功能性血管，而支气管动脉（bronchial artery）和支气管静（bronchial vein）则较细小，为营养性血管，支气管动脉左侧主要起自胸主动脉和主动脉弓，有2～4支；右侧主要来自第3～5肋间后动脉。

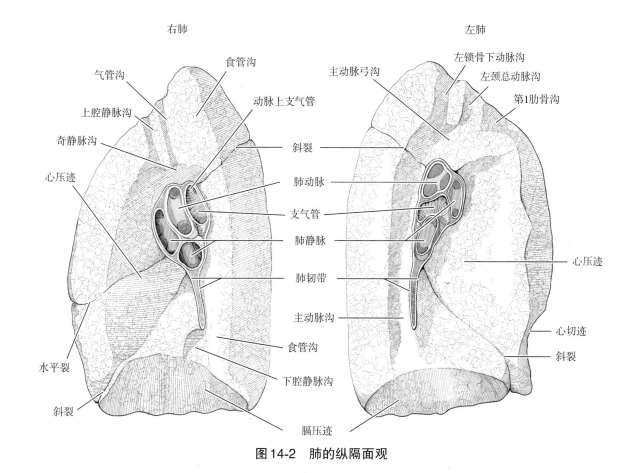

右肺　　　　　　　　　　　　　　　　　　　　左肺

食管沟

气管沟

主动脉弓沟　　　　　左锁骨下动脉沟

上腔静脉沟

动脉上支气管　　　　　　　　　　　　　　　左颈总动脉沟

奇静脉沟　　　　　　　　　　　　　　　　　　第1肋骨沟

斜裂

心压迹

肺动脉

支气管

肺静脉

心压迹

肺韧带

主动脉沟

水平裂　　　　　　　　　　　　　　　　　　　心切迹

食管沟

斜裂　　　　　　　　　　　　　　　　　　　　斜裂

下腔静脉沟

膈压迹

图14-2　肺的纵隔面观

四、应仔细辨认的结构

（1）胸壁固有肌的层次、位置及肌纤维走行方向：包括肋间外肌（前膜）、肋间内肌（后膜）、肋间最内肌和胸横肌。

（2）胸膜腔和壁胸膜的构成、分布及肋膈隐窝的位置与临床意义。

（3）支气管树及肺段的划分依据。

（4）肺内的血管供应：肺动脉、肺静脉、支气管动脉和支气管静脉。

（5）左、右肺门的结构关系。

第三节　纵隔局部解剖

一、纵隔的整体观及分区

为全面了解纵隔的全貌、位置、分区及相关结构毗邻关系，首先观察原位纵隔的形态及结构特点。

（一）纵隔左侧面观

首先在纵隔左侧面中部确认被切断的肺门和肺根，在肺根的前下方可见心包形成的隆凸，在隆凸的上方有呈弓形跨越肺根上方的主动脉弓，在主动脉弓的上方检查由主动脉弓发出的左颈总动脉和左锁骨下动脉向上走行。主动脉弓继而向左后下方延续为胸主动脉，行于肺根和心包的后方。在胸主动脉的后方，寻找自上而下走行的左交感干和其发出的内脏大神经（greater splanchnic nerve），小心撕开覆盖神经表面的壁胸膜，观察并计数交感神经干上的神经节，和由胸$_5$～胸$_9$神经节发出的纤维组成的内脏大神经。在主动脉弓的后上方，由左锁骨下动脉后方、主动脉弓上方和脊柱围成的食管上三角（superior triangle of esophagus）内，可见食管胸段（thoracic part of esophagus）的上部和胸导管自下向上走行。在左纵隔的下方，由心包后下方、胸主动脉下部的前方和膈围成的食管下三角（inferior triangle of esophagus）内，可见食管胸段的下部下行穿膈进入腹腔。膈神经和心包膈血管贴在主动脉弓的左前方，经肺根前方沿心包下行至膈。左迷走神经于主动脉弓的左前方，经肺根后方至食管前面下行（图14-3）。

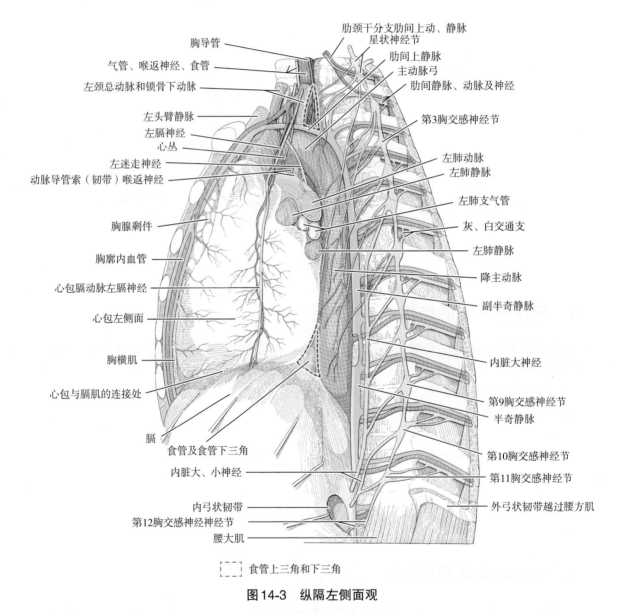

图14-3　纵隔左侧面观

（二）纵隔右侧面观

确认被切断的右肺门和肺根，在其前下方为隆起的心包隆凸，远小于左侧心包隆凸。沿心包隆凸向上至胸锁关节高度有上腔静脉和右头臂静脉，在心包隆凸的后上方，可见上腔静脉的后方有奇静脉和奇静脉弓汇入。正对右肺根的下方、心包隆凸的后下方，有下腔静脉注入右心房。在肺根的前方可见右膈神经和心包膈血管贴于心包表面走行，用镊子仔细分离膈神经，寻找其主干下行中发出的肋支、胸骨支、心包支和胸膜支等分支，最后在中心腱或腔静脉孔处穿膈，分支可达肝上面的被膜和胆囊。在心包的后方上部，有气管与气管杈、右迷走神经和食管，前后排列自上而下走行。在奇静脉的右侧，右胸交感干和其发出的内脏大神经并列下行，与左侧者位置相对称（图14-4）。

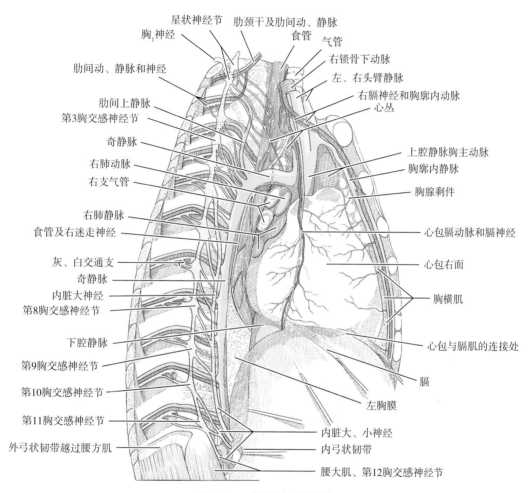

图14-4　纵隔右侧面观

（三）纵隔分区

为准确描述纵隔内各结构的位置关系，明确临床病变的位置关系和诊断。通常将纵隔分为4个区或3个区（详见本章概述）。解剖时应注意辨认与纵隔分区相关的标志性结构，各区内重要器官及与血管、神经分布的关系。

为适应临床疾病定位诊断的需要，放射影像科常将纵隔划分为9个区，以便更精准地显示和定位病灶。

二、上纵隔

上纵隔（superior mediastinum）由浅入深可分为3层：浅层主要有胸腺或胸腺剩件，左、右头臂静脉和上腔静脉；中层为主动脉弓及其3大分支、膈神经和迷走神经；深层有气管、食管、左喉返神经和胸导管等（图 14-5 ）。

在上纵隔的前部和前纵隔内，大血管和心包的前面有纵隔前淋巴结（anterior mediastinal lymph node ），收集心、心包和纵隔胸膜的淋巴，汇集膈上淋巴结前群输出管，注入支气管纵隔干。在上纵隔后部和后纵隔内，沿胸主动脉和食管排列有纵隔后淋巴结（posterior mediastinal lymph node ），收集心包、食管和膈的淋巴，汇集膈上淋巴结中、后群输出管，注入胸导管。在肺门、肺的各级支气管分叉处及沿气管周围排列的淋巴结，可经气管旁淋巴结、纵隔前淋巴结和胸骨旁淋巴结的输出管，汇入支气管纵隔干，分别汇入胸导管和右淋巴导管。

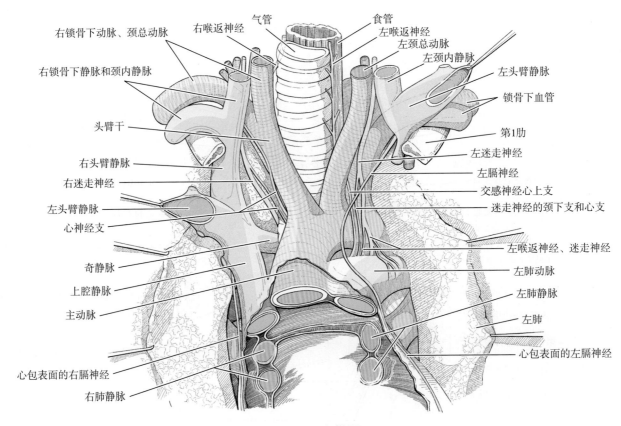

图 14-5　上纵隔

（一）检查胸腺

胸腺（thymus）只存在于儿童时期，故多数标本中无法看到，成人的胸腺萎缩，仅存留一些脂肪性结缔组织，称胸腺剩件（remnants of thymus），其动脉供应来自胸廓内动脉的分支。胸腺静脉汇入头臂静脉。去除胸腺剩件可见与心底相接的大血管，从右向左有上腔静脉（superior vena cava）、主动脉弓（arch of aorta）和肺动脉干（pulmonary trunk）。

（二）追踪上腔静脉

上腔静脉由左、右头臂静脉汇合而成。左头臂静脉较长，有 6 ～ 7cm，从左上斜向右下行于胸骨柄和胸腺剩件的后方，与纵行向下较短的右头臂静脉（仅 2 ～ 3cm），在右侧第 1 肋软骨水平汇合成上腔静脉。上腔静脉长约7cm，在第1～2肋间隙前端的后面下行，穿心包至第3胸肋关节处汇入右心房。观察上腔静脉的毗邻，其左侧有升主动脉和主动脉弓，右侧有右膈神经、心包膈血管和纵隔胸膜，前方被胸膜和肺遮盖，后方为右肺根、气管和右迷走神经等，奇静脉弓在右肺根的上方向前注入上腔静脉。在左头臂静脉注入上腔静脉处稍左侧，结扎、切断左头臂静脉并将其向左侧翻开，暴露其后面的左迷走神经、主动脉弓和其发出的分支。

（三）解剖主动脉弓及其分支

清理并辨认在左头臂静脉深面从主动脉弓凸侧发出的左锁骨下动脉、左颈总动脉和头臂干，观察主动脉弓及分支的毗邻。在大血管的后方可见气管和食管。

尽管主动脉和肺动脉干并不完全位于上纵隔内（升主动脉位于中纵隔、主动脉弓位于上纵隔，而降主动脉则位于后纵隔内），但因其走行的连续性，故在解剖时将其总体结构一并在上纵隔内辨认清楚。

升主动脉起自左心室，向右前上方斜行，达右侧第2胸肋关节水平移行为主动脉弓，其长度约5cm。升主动脉与位于其左侧伴行的肺动脉干，在其右侧的上腔静脉根部均包裹在心包内。在升主动脉起始处，可见膨大的主动脉窦（aortic sinus），窦壁内附有3个半月形主动脉瓣（aortic valve），与窦壁相对凸向动脉管腔。冠状动脉即发自主动脉窦。

主动脉弓在胸骨角水平续于升主动脉，略向上呈弓状，向左后下方移行为降主动脉。检查由主动脉弓向上发出的3个大分支，自右向左分别为头臂干（brachiocephalic trunk）、左颈总动脉（left common carotid artery）和左锁骨下动脉（left subclavian artery）。头臂干向右上方走行，在右胸锁关节的后方，分成右颈总动脉和右锁骨下动脉。左、右颈总动脉均向上走行穿过上纵隔。左、右锁骨下动脉也上行并向外离开上纵隔。由主动脉弓发出的3个大分支在上纵隔内均无分支发出。

（四）检查肺动脉干

肺动脉干发自右心室，伴随升主动脉上行，稍向后在主动脉弓的下方，分成左、右肺动脉（left & right pulmonary artery）。追踪右肺动脉，向右走行于升主动脉和上腔静脉的后方，进入右肺门。左肺动脉向左走行，于主动脉弓的下方和胸主动脉的前方，进入左肺门。左肺动脉比右肺动脉短。

（五）检查动脉导管索（韧带）

在主动脉弓的凹窝内仔细检查一束韧带样结构，动脉导管索（韧带）（ligament arteriosum），此韧带为胎儿时期的重要血管动脉导管（ductus arteriosus）在出生后闭合形成的剩余结构。动脉导管可使富含氧气的血进入主动脉供应胎儿全身发育，而无须流经尚未具备呼吸功能的肺。若出生后此导管仍未闭合，即为先天性动脉导管未闭症，须手术结扎治疗。

（六）解剖动脉导管三角

动脉导管三角（ductus arteriosus triangle）是位于主动脉弓左前方的三角形区，其前界是左膈神经，后界是左迷走神经，下界为左肺动脉。在此三角内仔细辨认动脉韧带、左喉返神经和心浅丛。此三角也是临床手术寻找动脉导管的标志。因左喉返神经紧贴动脉韧带左侧勾绕主动脉弓的下缘上行返回颈部，故也可由此判别喉返神经，或据此寻找动脉导管。

（七）检查气管和食管

在解剖理清上述的大血管后，可见自颈部向下延伸的气管，位于正中，上接喉下端的环状软骨，由气管软骨（tracheal cartilage）、平滑肌、结缔组织和黏膜等构成。有10～17个呈"C"形的气管软骨经环状韧带相连，其后方的缺口处被弹性纤维和平滑肌封闭。气管切开术常在第3～5气管软骨处进行。气管向下达胸骨角平面分成左、右主支气管，其分叉处称气管杈（bifurcation of trachea），在气管镜检查时，可见杈内面下缘形成向上的半月形隆起，称气管隆嵴（carina of trachea），由此可辨认左、右主支气管的起始。主支气管分别经左、右肺门进入左、右肺。

食管胸部长18～20cm，自颈静脉切迹平面与食管颈部相接，在脊柱前方和气管后方由胸廓上口进入胸腔，先与气管并行穿过上纵隔，后自气管杈向下与胸主动脉伴行进入后纵隔，达膈的食管裂孔续接食管腹部。

（八）追踪膈神经

膈神经自颈部伴随膈肌的下降而被拉向胸部，在追踪膈神经下行踪迹时，应仔细检查其与重要结构的毗邻关系和主要分支分布。膈神经除含有躯体运动和本体感觉纤维，还含有来自胸膜、心包的感觉纤维。右膈神经紧靠右头臂静脉的右缘下行入胸，继而随上腔静脉右侧、心包右侧和下腔静脉胸部的右侧下行，最后到膈。注意，在右膈神经进入胸腔上口处，仔细检查与之伴行的心包膈动脉，两者贯穿行于胸腔的全程均被纵隔胸膜所覆盖。

左膈神经紧贴左头臂静脉后方、胸膜前方进入胸腔，直接与主动脉弓的左侧贴邻，并与左迷走神经的浅面交叉下行，在心包左侧与心包膈血管伴行达膈，与右侧一样被胸膜覆盖。比较左、右膈神经在胸腔内走行的主要区别：右侧贴附于上腔静脉外侧面下行，左侧贴附于主动脉弓外侧面下行。胸腔结核的患者，因膈神经受压、膈肌暂时性麻痹，可出现呃逆症状。膈肌或膈下脓肿常会引起肩部的牵涉性痛，这是因为肩部的神经（锁骨上神经）和膈神经均来自颈部脊髓的相同节段。

（九）追踪迷走神经

迷走神经通过胸腔上口进入上纵隔，继续下行于肺根后方，再沿食管下行并随之进入腹腔。

检查右迷走神经，在右头臂静脉与头臂干之间，向内下方走行，进入上纵隔而达气管的右侧，继而向后下方走行，经右肺根的后方到达食管后面。在上纵隔内右迷走神经发出食管支（esophageal branch）到食管丛、发心支到达心深丛、发肺支进入肺前丛。

检查左迷走神经，在左头臂静脉的后方和左锁骨下动脉的前方下行，进入胸腔的上纵隔，继续下行于主动脉弓的左侧，再经左肺根的后方和胸主动脉的前面，向内向下走行达食管的前面。注意观察，在最上肋间静脉的内侧，左膈神经向内走行斜越过左迷走神经的前方。左迷走神经在上纵隔内发出的分支：食管支到食管；气管支到气管；心支进入心深丛；肺支加入肺丛；喉返神经到喉。左喉返神经在主动脉弓下缘处由左迷走神经发出，勾绕主动脉弓下方，紧贴动脉导管韧带的左侧，向后上方走行，于气管食管沟内继续上行达喉，支配喉、气管和食管。鉴于左喉返神经和主动脉弓紧密的位置关系，对主动脉弓疾患引起的咳嗽应引起足够的重视。

右喉返神经发自右迷走神经，位置较高，发出后勾绕右锁骨下动脉上行，经甲状腺背面达喉。

（十）检查心丛

心丛（cardiac plexus）是指在上纵隔内由支配心的神经组成的2个神经丛。在主动脉弓凹窝处检查心浅丛（superficial cardiac plexus）。在气管权的前面检查较大的心深丛（deep cardiac plexus）。在发育过程中，心脏的位置由最初位于颈椎前方，最终降入胸腔，所以支配心的神经都来自颈部和上胸部。组成心丛的神经包括由交感干神经节发出的交感神经和来自迷走神经的副交感神经。

心的血管系统和传导系统都由交感和副交感神经支配，还有一些感觉纤维。交感神经节前纤维发自胸髓上4～5节段中间外侧核，经白交通支进入交感干，分别在颈上、中、下节及上4～5胸节内换元，3个颈节发出的节后纤维分别为颈上、颈中和颈下心支，除了左颈上心支到主动脉弓的左侧，加入心浅丛以外，所有心支均加入心深丛，上4～5胸节发出的胸心支也都加入心深丛。所有这些心支都沿脊柱前面走行，而后进入食管、气管和心深丛。由深丛继续向前到肺动脉、主动脉及冠状血管，并随这些血管分布到整个心脏。交感神经可以增加心率和扩张冠状动脉。心的感觉纤维绝大多数都经交感神经传导，而非迷走神经。

心的副交感神经来自迷走神经的分支，右迷走神经在颈部最高和最低位分别发出心上支和心下支，在上纵隔内由右喉返神经发出2支心支，在锁骨下动脉的后方下行达心深丛，此外，发出2～3支胸心支也在上纵隔内走行达心深丛。左迷走神经也发出颈部的心上支、心下支，但胸部的心支完全被左喉返神经发出的心支取代，这些心支都在主动脉弓的后方发出。除了左颈部发出的心下支加入心浅丛外，所有左迷走神经的心支均加入心深丛。迷走神经发出的副交感心神经均为节前纤维，经心丛到达心脏内的神经节再换元，节后纤维支配心脏。副交感神经可使心率降低，其对冠状动脉的作用尚不明确。

在解剖心丛时应仔细辨认其纤维来源，明确交感和迷走神经心支的走行（图14-6）。

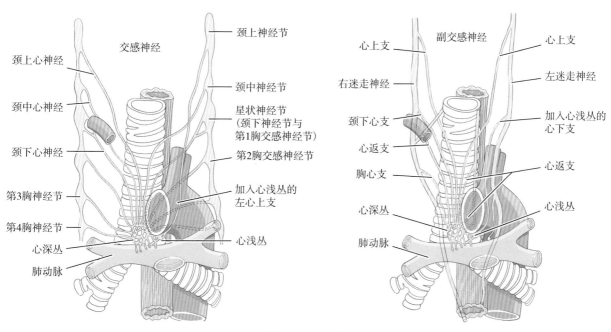

图14-6　心丛

三、中纵隔

中纵隔（middle mediastinum）的主要结构包括心包（pericardium）、心脏、与心相连的大血管根部及心丛等。在解剖前，先观察各结构整体原位关系，以便确认其位置和毗邻。在观察过程中可将部分纵隔胸膜小心撕开，以便清楚显示膈神经、迷走神经、交感神经、胸导管和奇静脉等重要结构。

（一）解剖心包

心包是包裹心脏和其大血管根部的纤维性浆膜囊。心包的外层为纤维层（outer fibrous layer），厚而结实，由纤维性结缔组织构成。心包内层为薄而光滑的内浆膜层（inner serous layer）。浆膜层与心表面的浆膜（心外膜）相延续，形成脏层浆膜。在大血管的根部反折延续到纤维层的内面，形成壁层浆膜。脏层与壁层浆膜间的空隙称心包腔（pericardial cavity），用镊子将心包前壁提起，分别在左、右膈神经及心包膈血管的前方，纵行剪开心包，再于膈与心包相接处向上1.5cm处，做一水平切口，将两纵切口相连，向上翻开心包前壁。用手触摸探查脏层和壁层的反折部位。将左手示指从上腔静脉与升主动脉之间伸入，经升主动脉和肺动脉干的后方穿出到肺动脉干的左侧。反之，若用右手示指，从肺动脉干与左肺静脉之间向右伸入，手指经肺动脉干与升主动脉后方，继而达升主动脉（右侧）与上腔静脉间向前方穿出。手指若水平伸向右侧，刚好触到张于上腔静脉与右肺上静脉间的浆膜包心形成的盲端，此腔称为心包横窦（transverse pericardial sinus）。在心脏手术阻断血流时，可经心包横窦钳夹升主动脉和肺动脉干，以暂时性中断血流。将心尖向上提起，将右手伸到心脏后面，向右向上方伸入，可触到自下腔静脉向上达右肺上静脉间的脏壁浆膜反折及张于右肺上静脉与左肺上静脉间的心包浆膜反折，此间隙称心包斜窦（oblique pericardial sinus）。在心直视手术时，可经此窦放置控制下腔静脉的沙袋。在心的前下缘与保留下的心包残端间，留有一定的空隙，称心包前下窦（anteroinferior sinus of pericardium），常为心包积液存留处，临床上做心包穿刺常在左剑肋角处进针，以免刺伤心脏。

查清心包窦和各大血管的心包反折处后，分别在各大血管与心相接处切断诸血管，将心取出。仔细检查去心后的心包后壁，更容易辨认横窦与斜窦的位置及毗邻。用镊子提起心包后壁，在左、右肺下静脉断端与心包下端间，小心剪开心包后壁，暴露在心包后面的结构，可见胸主动脉在左侧下行，逐渐弯向右侧隐于食管的后方，左迷走神经越过胸主动脉进入食管的前方，形成迷走神经前干。

心包通过其特定的附着而被包在中纵隔内，其下方与膈紧密相接，并与下腔静脉鞘贴附。其后方与后纵隔的结构（食管、主动脉及伴随结构）以及4个肺静脉相贴邻。其上方在大血管根部形成反折，使其坚实地附于这些大血管。其两侧被覆着纵隔胸膜，与左、右胸膜腔贴邻。其前方经结缔组织带形成的胸骨心包上、下韧带（superior & inferior sternopericardial ligament）与胸骨体的后面相连。

心包的血液供应很丰富，包括与其接触密切的多支血管的分支，如心包膈动脉、胸主动脉、膈上动脉及胸廓内动脉等，均有分支到心包。

心包的神经支配，其一般感觉通过膈神经和肋间神经传递，内脏神经分布到心包的血管。

心包的淋巴回流主要汇入前、后纵隔内的淋巴结。

（二）解剖心脏

1. 观察原位心脏　将已取出的心冲洗干净后重新放回原位，以观察原位心的形态和位置关系。与大血管相接处为心底（cardiac base），朝向后上方恰对着右肩；与心底相对的部分为心尖（cardiac

apex），朝向左前下方。心有3个面：胸肋面（sternocostal surface）、膈面（diaphragmatic surface）和左面。3个缘为下缘、右缘和左缘，实际上是胸肋面的边缘。心有4个腔，通过其表面的沟划分：在心房与心室间的沟为冠状沟（coronary sulcus）；在左、右心室间的沟为前、后室间沟（anterior & posterior interventricular groove）；左、右心房间的沟为房间沟（interatrial groove），不太明显。通常在心底部可以看到，在右心房与右上、下肺静脉交界处所形成的浅沟，称后房间沟（posterior interatrial groove），此沟是房间隔的后缘。由后房间沟、后室间沟与横行的冠状沟，三者交汇形成的区域，称房室交点（atrioventricular crux）。

在原位心直视所见到的较大部分为右心室，右心房在右侧能见到一部分，左心室可见到沿左缘和前室间沟间的条带及下方的心尖，左心房仅能见到其心耳的尖部。上腔静脉完全进入右心房、而下腔静脉则无法从前面见到，肺动脉干从右心室上方发出，升主动脉恰位于上腔静脉与肺动脉干之间。心表面可见少量脂肪，其厚薄因人而异，在病理情况下脂肪增多并侵入心肌间。若脂肪较少，可以清晰地看到在右冠状沟内走行的右冠状动脉及其缘支。在前室间沟内走行的前室间支和伴行的心大静脉也清晰可见。了解正常心脏与肋和胸骨的关系在临床上是很重要的。心的大血管位于上纵隔内，正对着胸骨柄后方。心的右缘由上腔静脉的基部和右心房构成，其范围是右侧第2～6肋软骨，距胸骨右缘约1cm的连线。心的左缘，自左第2胸肋关节向左下方，达左侧第5肋间隙距前正中线约9.5cm处的连线。将右缘和左缘的下端相连的线，即为心的下缘。

2. **解剖心的动脉** 关于循环系统的功能，没有什么比心脏本身的循环更重要了，其被称为冠脉循环（coronary circulation），足见冠状动脉对生命的重要。左、右冠状动脉均起自升主动脉根部的主动脉窦。

（1）右冠状动脉（right coronary artery）：起于升主动脉起始部的右冠状动脉窦，在肺动脉干与右心耳（right auricle）之间，沿冠状沟内寻找右冠状动脉，去除表面的结缔组织和脂肪，沿冠状沟绕心右缘向后至后室间沟，追踪并辨认右冠状动脉及沿途各分支。①窦房结支（sinu-atrial nodal artery），在右冠状动脉发出的根部1～2cm处，发出的细支逆向右后上方走行，将右心耳牵开寻找此动脉，隐没于上腔静脉根部与右心房交界处的心外膜深面（即窦房结所在的位置）。临床上常将此动脉称为"猝死动脉"，一旦梗死会引起心搏骤停。继续沿右冠状动脉向下追踪，在近下腔静脉的上方分出。②右缘支（right marginal branch），此支较粗，沿心右缘向左行，分布于右心室。右冠状动脉继续向右向后绕行，在房室交点稍右侧分出。③右旋支（right circumflex branch），为右冠状动脉终末支之一，越过房室交点向左行，与左旋支吻合，右冠状动脉继续在后室间沟内降行，成为其终末支，后室间支（posterior interventricular branch）供应室间隔后部，并发支在心尖处与前室间支吻合。此外，有右房支和房室结支，均系细小分支，供应心房和房室结。

（2）左冠状动脉（left coronary artery）：起自主动脉的左冠状动脉窦，向左行于左心耳与肺动脉干之间，近左缘处分为旋支和前室间支（anterior interventricular branch）。①旋支较细，在冠状沟内向左后方走行，其支与右旋支吻合。其分支大部分供应左心室壁，小部分达左心房壁。②对角支常发自左冠状动脉的分叉处，向左下方斜行，此血管较粗，有时有2条，其支分布于左室前壁。③前室间支是左冠状动脉主干的延续，在前室间沟内下行，用镊子将血管周围及表面覆盖的脂肪剥离，可尽显此动脉的各分支：发出3～5条左室前支（anterior branch of left ventricle）向左后方走行，达左室前壁和心尖；右室前支（anterior branch of right ventricle），可有5～6支，较短小，分布于右心室前壁近前室间沟区，第1支向右前方横行达肺动脉圆锥区，也称左动脉圆锥支（left conus branch），与右冠状动脉的右动脉圆锥支相吻合，形成Vieussens环，成为左、右冠状动脉间重要的侧支循环之一。将前室间支用镊子轻轻提起，可见在其深面发出10余支室间隔前支（anterior branch of interventricular septum），穿入室间隔，供应其前2/3部。前室间支在心尖处可与后室间支的末梢相吻合（图14-7）。

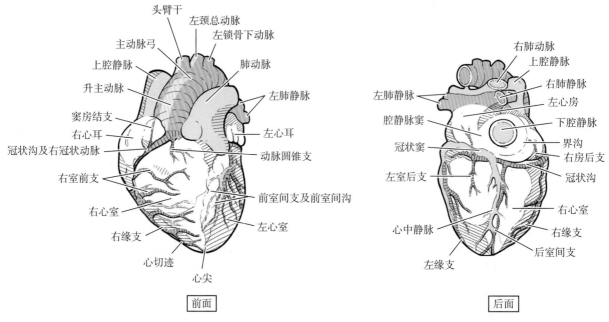

图14-7　心的外形及动脉供应

3. **解剖心的静脉**　在左房室背面的冠状沟内寻找冠状窦（coronary sinus），此窦长2～3cm，向右经冠状窦口汇入右心房，窦的表面常覆有脂肪组织，应仔细剥离。沿冠状窦向左追踪，可见自左心房背面汇入的左房斜静脉（oblique vein of left atrium）和来自左室背面的左室后静脉（posterior vein of left ventricle）。

（1）心大静脉（great cardiac vein）：起自心尖，在前室间沟内与前室间动脉伴行，在沟的上1/3处离开前室间支，向左上方斜行，进入左冠状沟连于冠状窦。心大静脉的主要属支：左室前静脉，5～8支，收集左室前壁静脉血；右室前静脉，较细小，仅1～2支；左房前静脉，1～3支，收集左心房前、外侧壁及左心耳的静脉血。

（2）心中静脉（middle cardiac vein）：起自心尖，在后室间动脉的浅面行于后室间沟内，上行至房室交点处注入冠状窦，沿途收集左室后静脉和右室后静脉。

（3）心小静脉（small cardiac vein）：起自心右缘，在冠状沟内，伴右冠状动脉向左走行，汇入冠状窦的右端或心中静脉，收集心右缘及部分右室前后壁的静脉血。

（4）心前静脉（anterior cardiac vein）：起于右室前壁，有2～4支，向右上方越过冠状沟直接汇入右心房。

4. **心腔解剖**　打开左、右心房和左、右心室。首先在心的胸肋面，沿冠状沟右侧1cm做一连线，上端自右心耳上端，下至下腔静脉口稍上方，沿此线纵行切开右心房前壁，再从切口上端向右后方做一横切口至上腔静脉根部。沿切口下端向右做一横切口达界沟下端，将右心房前壁向右侧翻开。

（1）检查右心房：右心房比左心房壁厚，后方的腔静脉窦（sinus venarum cavarum）内壁光滑，有上、下腔静脉入口。前方为固有心房，内有很多平行排列的肌束称为梳状肌（pectinate muscle），两者分界为界嵴（terminal crest）。下腔静脉口（orifice of inferior vena cava）与右房室口之间有冠状窦口（orifice of coronary sinus），口的下缘有冠状窦瓣（valve of coronary sinus）。右房室口位于冠状窦口的前方。右心房的后内侧壁主要由房间隔构成，其后下部的卵圆形浅凹称卵圆窝（fossa ovalis），此处薄弱，为胚胎时期连通左、右心房的卵圆孔的遗迹。卵圆窝的前上缘隆起明显，称为卵圆窝缘。其上缘支较显著，下缘支向下与下腔静脉瓣（valve of inferior vena cava）和冠状窦瓣相连，是心内探查的重要标志。在房间隔前上部的右心房内壁上，可见凸起的主动脉隆凸，因主动脉窦的膨大向右房挤压而成，临床上常作为心导管术的重要标志。在下腔静脉口前方的心内膜下触摸Todaro腱，此腱性结构向前附于中心纤维体（右纤维三角），向后与下腔静脉瓣相延续。由Todaro腱、冠状窦口的前内侧缘及三尖瓣隔侧瓣的附着缘之间形成的三角区，称Koch三角，在三角前部的心内膜下埋有房室结。此三角是心内直视手术寻找房室结的重要标志，也是心导管检查时须减少刺激和避免损伤的重要结构。

（2）打开右心室：沿右侧冠状沟前方1cm和前室间沟右侧1cm分别做纵向切口（注意不要切断其深面的三尖瓣），上端达肺动脉口平面稍下方，下至距心下缘上方1cm处，连接两切口上端做一横切口，将右心室前壁向下翻开。首先寻找弓形的室上嵴，其将右室分成后下方的流入道和前上方的流出道两部分。

流入道的入口为右房室口（right atrioventricular orifice），呈卵圆形，其周缘围有由致密结缔组织构成的三尖瓣环（tricuspid annulus），有三尖瓣（tricuspid valve）的基部附着，三尖瓣瓣膜的游离缘则被腱索（chordae tendineae）牵拉突入右心室，腱索连于室壁的乳头肌（papillary muscle），按其所在的位置不同分为前乳头肌、后乳头肌和隔侧（内侧）乳头肌3组。前、后乳头肌附于隔面，前乳头肌（anterior papillary muscle）基部向室间隔延伸的粗大肌束称隔缘肉柱（septomarginal trabecula），又称节制索（moderator band）。由三尖瓣环、三尖瓣、腱索和乳头肌共同构成的结构功能体，称三尖瓣复合体（tricuspid valve complex）。

右心室的流出道为动脉圆锥（conus arteriosus），其上方的出口为肺动脉口（pulmonary orifice），口周缘有3个半月形袋状瓣膜，称为肺动脉瓣（pulmonary valve），分前、左、右排列，可防止血液反流。

（3）打开左心室和左心房：沿前室间沟左侧1cm纵行切开左心室前壁，上达主动脉根部，下达心尖处。另做一纵行切口，自左心耳前方向后下方沿后室间沟左侧1cm，向心尖后方纵行切开，再沿左心房及左心耳的左侧缘由前向后剪开左心房。左心房（left atrium）内较简单，有4个入口和1个出口。入口为左右各一对肺静脉口，出口为左房室口（left atrioventricular orifice），通向左心室。

（4）观察左心室：心的左心室（left ventricle）壁最厚，达9～12mm，左前方为左房室口，其周缘的结缔组织环称为二尖瓣环，有二尖瓣（bicuspid valve）附着。以二尖瓣的前尖为界，左心室腔可分为左后方的流入道和右前方的流出道两部分。二尖瓣的游离缘亦有腱索连于乳头肌。左心室的乳头肌较强大，有前、后两组，每个乳头肌均有腱索与相邻的两个瓣膜相连。由二尖瓣环、二尖瓣、腱索和乳头肌共同组成的结构，称二尖瓣复合体（mitral valve complex）。左心室的流出道称主动脉前庭（aortic vestibule）是左心室前内侧的膨大处，出口为主动脉口，其周缘附有3个半月形的袋状瓣膜，称为主动脉瓣（aortic valve）。与瓣膜相对的动脉壁向外膨出，形成3个膨大，分别称为左、右和后主动脉窦（aortic sinus）。在左窦和右窦的窦壁，分别有左、右冠状动脉的开口。

二尖瓣复合体和三尖瓣复合体的作用是确保血液在心内流动的单向性，任何复合体结构的损伤，都将导致血流动力学的改变，继而影响心功能。

5. 心的纤维性支架　心脏除了在心外膜、心肌和心内膜中含有相关的结缔组织外，在肺动脉干和主动脉的根部，2个房室口的基部，还含由致密结缔组织构成的心纤维性支架（cardiac fibrous framework），又称心纤维骨骼（cardiac fibrous skeleton），这些坚韧而富有弹性的结构，为心肌纤维和心瓣膜提供了附着处。心纤维性支架包括左、右纤维三角，4个瓣（肺动脉瓣、主动脉瓣、二尖瓣和三尖瓣）的纤维环，圆锥韧带、室间隔膜部和瓣膜间隔等结构。

在打开左、右心室的心腔内，用右手拇指和示指，分别在室间隔肌部触摸，逐渐向前上方移动达室间隔的膜部，继续向后上方触摸，可感觉到在二尖瓣、三尖瓣环和主动脉右后瓣环之间，有坚实的结节状结构，呈不规则三角形，用刀片轻轻划开心内膜，再沿此三角形硬结的范围，撕开覆盖其表面的左、右心室上端的心内膜，暴露出类似纤维软骨样的致密结缔组织，即为右纤维三角（right fibrous trigone），因为此三角位于心的中央部位，又称中心纤维体（central fibrous body）。此纤维体的前面与室间隔膜部相连，向后发出的结缔组织束即为Todaro腱，斜向右心房的内膜深面达下腔静脉瓣和冠状窦口附近。

在主动脉根部的主动脉左后瓣环与二尖瓣环之间，可以触摸到较小的左纤维三角（left fibrous trigone）的硬结样结构，其外侧恰与左冠状动脉旋支邻近，临床上是二尖瓣手术的重要标志，也是该动脉易损部位，应予小心。

沿左、右心房的房室口边缘，触摸环形的坚韧结构，即为二尖瓣环和三尖瓣环，撕开此处心内膜，可显示此二环，注意在与左、右纤维三角相接处，可见弧形的主动脉瓣环与之相连。肺动脉瓣环较细小、位置较高，可借圆锥韧带与主动脉瓣环相连。

6. 心传导系统　沿右冠状动脉发出点追踪约1.5cm处，可见由其发出的第1个分支窦房结支，此动脉虽较细小，但发出位置较恒定，向后上斜行，到达上腔静脉与右心房相交处的界沟，正对界沟的右心房内面为突起的界嵴，窦房结就位于界嵴顶部与界沟之间的心外膜下，将右心耳向右下方拉，循窦房结动脉走行的终端便可找到窦房结。

房室结的位置较深，恰在冠状窦口上方的房间隔内（相当于Koch三角的顶部），埋于心内膜覆盖的浅层心肌内。房室结的前端发出房室束，穿过中心纤维体和室间隔膜部的后下缘，分为左、右束支，向下行于室间隔两侧的心内膜下，可将室间隔左侧上部的心内膜撕开，显示粗大的左束支呈瀑布状向左室走行。右束支细长，呈圆索状行向右室。左、右束支的分支在心内膜下交织成网状，称为浦肯野（Purkinje）纤维网，分布于心室乳突肌和室壁（图14-8）。

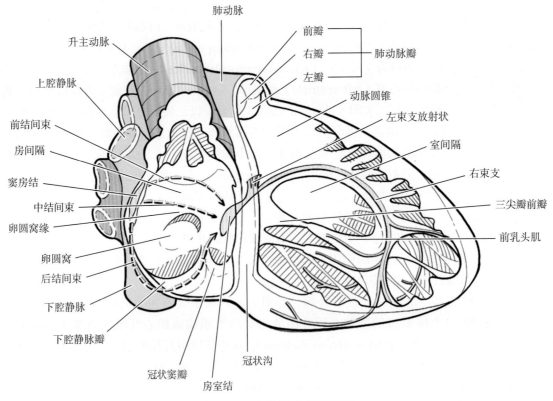

图14-8　心腔及心传导系统

四、后纵隔

后纵隔（posterior mediastinum）是指心包后壁与脊柱间的部分，其两侧为纵隔胸膜，向上为上纵隔，下方是膈。

后纵隔内的结构大多纵向排列，左侧为降主动脉（胸段），其左侧直接与纵隔胸膜相贴，主动脉的右侧是食管，其下端向左弯曲，越过降主动脉的前方穿膈。左迷走神经缠绕在食管的前面下行，改称迷走神经前干（anterior vagal trunk），而右迷走神经则改称迷走神经后干（posterior vagal trunk），行于食管的后面进入腹腔。在食管后方的右侧是奇静脉（azygos vein），直接与纵隔胸膜和脊柱贴附，在脊柱的左侧为半奇静脉（hemiazygos vein）和副半奇静脉（accessory hemiazygos vein）。奇静脉与降主动脉之间，食管的后方有胸导管（thoracic duct）上行。由主动脉发出的肋间动脉向胸壁两侧走行，由于主动脉位于左侧且贴有纵隔胸膜，故左肋间动脉很难从前面看到，右肋间动脉要越过脊柱到达右侧肋间隙，较容易寻找。交感干分列在脊柱椎体的两旁，常不被列入后纵隔内，只有其下端是进入后纵隔内。

（一）观察解剖食管走行

食管为肌性管道，长约25cm，上接咽，下接胃，可分为颈段、胸段和腹段。食管的全长并不直，有几处小的弯曲，在上纵隔内食管稍向左侧弯曲，通过主动脉弓时逐渐向右弯曲，在近下端处，再次向左走行进入食管裂孔，胸段食管长18～20cm。食管全长有3处狭窄和3个压迹。第1狭窄位于食管的起始处，相当于第6颈椎体下缘水平，距切牙约15cm。第2狭窄在食管与左主支气管的交叉处，约在第4、第5胸椎体之间水平，距切牙约25cm。第3狭窄在食管穿膈处，约平第10胸椎水平，距切牙约40cm。上述3个狭窄常是食管损伤、炎症和肿瘤的好发部位，异物也易在此滞留。食管还有3处压迹。

1. 主动脉弓压迹　为主动脉弓自食管的左前方挤压而成，压迹的大小随年龄而增加。
2. 左主支气管压迹　紧靠主动脉弓压迹的下方，与食管第2狭窄的位置一致，为左主支气管压迫食管的左前壁所致。
3. 左心房压迹　长而浅，为左心房向后挤压食管所致，压迹可随体位和心的舒缩而变化。

食管的整体走行位于脊柱的前方，只有在靠近膈肌的下端，越过降主动脉的前方不与脊柱接触。在颈部，食管位于咽的后面，在颈部和上纵隔位于气管的后部，在上、下纵隔临界处位于气管杈的后方，继续向下则位于心和心包的后面。食管的右侧除奇静脉插入的部分外，几乎全与右肺接触。食管的左侧自上而下分别与左颈总动脉、左锁骨下动脉、主动脉弓及降主动脉关系密切，或直接相贴。降主动脉不仅将食管与左肺分隔开，而且在靠近膈肌处占据食管后面一部分。

食管的神经支配主要来自迷走神经，其分支组成的食管丛（esophageal plexus）包绕在食管周围，分支支配食管各段。

食管的动脉供应有甲状腺下动脉分支、支气管动脉的分支和直接发自主动脉的食管动脉分支，最下端还有来自胃左动脉的分支和膈的动脉分支。

食管的静脉回流很重要，食管下端有丰富的静脉丛，是腔静脉系与肝门静脉系相交通的重要吻合之一，当门静脉高压时，可致食管静脉曲张（esophageal varices），严重者出现呕血。

（二）观察降主动脉

降主动脉（descending aorta）胸段也称胸主动脉（thoracic aorta），在后纵隔内直接续于主动脉弓，下行穿膈进入腹腔。因其在胸部所发分支均较细小，解剖时应格外小心，主要分支如下。

1. 支气管动脉（bronchial artery） 须注意左、右两侧支气管动脉的起源是完全不同的，通常左支气管动脉有上、下2支，发自胸主动脉的前面，向下向外走行于左主支气管的后面进入肺门，并随支气管树的分支到达左肺，在进入肺门前，还发出细支到食管和心包。右支气管动脉通常不发自胸主动脉，而是由右侧的某一肋间动脉发出，常见为右第3肋间动脉发出，这些支气管动脉发出营养支进入肺实质。

2. 食管动脉（esophageal artery） 通常有4～5支较细小的动脉，发自胸主动脉的前壁，向下走行进入食管，向上在食管上段可与甲状腺下动脉的分支吻合，在食管下段可与膈上动脉和胃左动脉的分支形成吻合。

3. 心包动脉（pericardial artery） 发自胸主动脉前壁的小血管，供应心包后面。

4. 肋间后动脉（posterior intercostal artery） 通常有9对肋间后动脉，发自胸主动脉的后壁，走行于第3～11肋间隙（第1、第2肋间隙由肋颈干的分支供应），肋间后动脉走行于奇静脉、交感干及其分支和胸导管等结构的深面，可在检查完上述结构后再行解剖观察。

5. 肋下动脉（subcostal artery） 行于第12肋下方。

6. 膈上动脉（superior phrenic artery） 发自胸主动脉最下端的细小血管，仅供应膈的后部，其分支可与前面的肌膈动脉（musculophrenic artery）和外侧面的心包膈动脉的分支相吻合。仔细检查胸主动脉的位置关系：后方有脊柱和半奇静脉；前方上部为左主支气管和淋巴结，下部为心包和食管；右侧为食管与迷走神经丛、胸导管和奇静脉；左侧是左肺。

（三）胸导管

胸导管起自第1、第2腰椎前面膨大的乳糜池（cisterna chyli），在脊柱和右肋间血管的前方，奇静脉与胸主动脉之间上行，在后纵隔内一直行于食管的后方，直到上纵隔的下部，开始弯向食管的左侧，进入颈根部后汇入左静脉角。

由气管旁淋巴结、纵隔前淋巴结和胸骨旁淋巴结的输出管汇成左、右支气管纵隔干（bronchomedi-astinal trunk），分别在上纵隔后方汇入胸导管和右淋巴导管。

（四）奇静脉系统

1. 奇静脉 起自腹腔内，由右腰升静脉上行，穿过膈的主动脉裂孔，进入后纵隔和上纵隔，在右肺根的上方，向前弯曲进入上腔静脉。将食管向左牵开，即可见到纵行于脊柱和肋间动脉前面的奇静脉。其左侧依次排列有胸导管和胸主动脉，右肺在其右侧。奇静脉的属支非常丰富，自下而上有右腰升静脉、肋下静脉、右肋间静脉、右支气管静脉、食管静脉、心包和膈的静脉，还有最重要的属支半奇静脉和副半奇静脉。

2. 半奇静脉 起自左腰升静脉（有时起自左肾静脉），在脊柱的左侧上行，穿过主动脉裂孔进入后纵隔，在第8或第9胸椎水平，于胸主动脉、食管和胸导管的后方，转向右侧汇入奇静脉。

3. 副半奇静脉 是位于半奇静脉上方，汇集左侧上部肋间静脉和食管静脉，在椎体左侧下行的静脉。通常注入半奇静脉，有时在第8胸椎水平，向右越过椎体直接汇入奇静脉。将食管向右牵开，检查半奇静脉和副半奇静脉的走行，此二静脉收集肋间隙和汇入奇静脉的类型变异较多，应予以注意。

由于奇静脉系统和腹腔内的静脉相交通，具有重要的临床意义，当下腔静脉堵塞时，这些交通将为下半身静脉回流提供重要的通路。

（五）交感神经链（干）

由颈部延伸进入胸部的交感神经链（干），实际上在肋头前方被胸膜覆盖下行，穿过膈进入腹腔和盆腔。胸部交感干共有12个（每侧）链神经节，经节间支相连而成，约在第5肋水平，交感干逐渐向前走行达椎体两旁下行。仔细撕开壁胸膜，暴露交感干的神经节和交通支，可发现，每个神经节均有2个交通支包括白交通支和灰交通支，与相应的肋间神经相连，肉眼很难区分两者。

仔细解剖、检查由上4个胸交感链神经节发出的细支，向前下方走行加入心丛还有到肺、支气管和食管的各分支。第5～9胸节发出的神经合成粗大的内脏大神经（greater splanchnic nerve），向前下方走行于奇静脉或半奇静脉的外侧，穿过膈脚进入腹腔。第10、第11胸节发出的纤维合成内脏小神经（lesser splanchnic nerve），下行穿过膈脚进入腹腔。由第12胸节发出的内脏最小神经（least splanchnic nerve），也下行入腹腔。后两个神经因膈肌的覆盖很难看到，可以暂不深入，留到腹部解剖时再仔细观察。

每个胸部交感链神经节与相应的胸神经之间都有2个交通支，尽管很难用肉眼区分灰、白交通支，但白交通支内走行的是节前纤维（preganglionic fibers），灰交通支内走行的是节后纤维（postganglionic fibers），是确定无疑的。许多在交通支的节后纤维返回胸神经，并随这些神经走行，分布于胸腹壁的血管、汗腺等。由上4对胸节发出的胸内脏神经，都是节后纤维，而发出到腹腔的内脏大、小和最小神经，则是由穿过这些胸节的节前纤维构成。

（六）食管上、下三角

观察食管上段的左侧，可见由左锁骨下动脉、脊柱前面和主动脉弓上缘围成的食管上三角，内有食管和胸导管。在心包后的食管下段的左侧，由心包、胸主动脉和膈围成食管下三角，内有食管和迷走神经。食管的右侧有奇静脉和右纵隔胸膜。在肺根以下，右侧纵隔胸膜不仅被覆在食管的右侧，而且还深入到食管的后面，形成食管后隐窝（retroesophageal recess），此处的左、右纵隔胸膜很接近，形成食管系膜（mesoesophagus）。在做食管下段手术时，应注意不要将此系膜穿破，以免造成两侧胸膜腔的感染扩散。

五、应仔细辨认和掌握的结构

（1）动脉导管三角、食管上三角和食管下三角的位置、构成及内容。

（2）心的冠状动脉走行、分布，心大、心中和心小静脉收集范围及回流。

（3）左、右喉返神经的发出、走行及分布；迷走神经前、后干的构成。

（4）心浅丛与心深丛的位置、构成及支配。

（5）胸导管的位置、走行及毗邻关系。

（6）心包横窦与心包斜窦的位置、构成及意义。

（7）内脏大神经与内脏小神经的来源、纤维成分及走行。

（8）奇静脉、半奇静脉及副半奇静脉的位置，毗邻，走行，收集范围以及回流。

第四节　临床结合要点及病例分析

一、临床结合要点

（一）肋骨骨折

肋骨骨折（rib fracture）较多见，占胸部外伤的40%～60%，常因直接暴力撞击或受到间接挤压所致，好发于成人和老年人，青少年少见。肋骨由薄层骨密质包裹骨松质构成，骨质较脆弱易发生骨折。单肋单处骨折多见，多肋多处骨折少见，一旦发生则可并发内脏损伤，严重者危及生命。

肋骨骨折多发生在第4～7肋，因这些肋较长，且前后固定。第1～3肋较短，有锁骨、肩胛骨的保护，且位置较深，不易发生骨折。第8～10肋软骨连接构成肋弓，具有弹性缓冲作用，不易折断。第11、第12肋为浮肋，前端游离，有较大活动度，骨折更为少见。因肋间肌具有固定作用，肋骨骨折通常较少发生移位。

诊断可结合外伤病史、临床体征以及X线片或者CT检查，对于无明显移位的肋骨骨折，可采用胸带固定，一般3～4周可以愈合。治疗期间可予对症镇痛、呼吸功能锻炼及祛痰等治疗。对于多根多处骨折，必须迅速固定胸壁，减少异常呼吸引起的生理障碍，可行肋骨牵引，必要时行手术治疗。需警惕合并气胸、血胸及其他脏器损伤。

（二）胸部手术入路

胸部手术按照各种术式的要求，可采用不同体位和各种胸部手术入路（thoracic surgical approach）进行，包括前侧开胸入路、后侧开胸入路、胸腹联合切开入路、胸骨正中入路、颈胸联合切开入路等。目前胸腔镜微创手术已广泛开展，包括三孔、单操作孔和单孔手术等。胸壁的软组织可分为浅、中、深3层。浅层为皮肤、浅筋膜及胸壁浅层肌，属于胸神经皮支的分布区域，具有明显的节段性。中层为肋间肌、肋间血管和神经，肋间肌及其延续的腱膜有3层，各层肌纤维方向相互交错，肋间血管和神经的位置依部位不同而有差异。深层包括胸壁深层血管即胸廓内动脉、胸内筋膜和壁胸膜，胸内筋膜在不同部位厚薄不一，是胸廓内面与壁胸膜之间的结缔组织层。胸壁皮肤、浅筋膜层的血管与神经以及浅层肌，常用作带蒂皮瓣、肌皮瓣移植的供区。

（三）胸腔闭式引流术

胸腔闭式引流术是将引流管一端置入胸腔内，另一端接入比其位置低的水封瓶，以便排出气体或收集胸腔内的液体，使得肺组织重新张开而恢复功能，重建胸膜腔内负压。此种治疗手段广泛地应用于血胸、气胸、脓胸的引流及开胸术后，对于疾病的治疗具有十分重要的作用。其引流管置入位置可依据体征和胸部X线检查结果确定。积液处于低位，一般在腋中线和腋后线之间第6～8肋间插管引流；积气多向上聚集，以在前胸膜腔上部引流为宜，常选锁骨中线第2肋间；脓胸常选在脓液聚集的最低位。操作时，应注意紧贴肋骨上缘穿破胸膜进入胸腔，避免损伤肋间的血管和神经。

（四）肋间神经阻滞

肋间神经阻滞（intercostal nerve block）广泛应用于各种胸腹部手术及疼痛治疗。胸部手术后所引起的剧烈疼痛，是阻碍呼吸功能恢复和诱发并发症的主要原因。肋间神经阻滞具有良好的镇痛效果，不良反应少，患者能保持良好的觉醒状态，已成为胸部手术后镇痛方法之一。胸神经的前支称肋间神经，其皮支相对明显。胸$_1$～胸$_2$分布于上肢和上胸部，胸$_3$～胸$_6$分布于胸壁，胸$_7$～胸$_{11}$分布于胸腹壁，胸$_{12}$前支走行于肋下称肋下神经。根据肋间神经的走行，肋间神经后部阻滞应在上下肋骨的中间进行，中间部位应在肋骨的下缘阻滞，前部阻滞肋间神经应在肋弓下的腹肌内浸润。常用阻滞方法包括直接法、超声引导下阻滞法、胸膜外阻滞法、胸膜间阻滞法、冷冻法和射频消融法等。

（五）胸腔积液

胸膜腔是位于肺和胸壁之间的潜在腔隙。正常情况下在脏胸膜和壁胸膜表面有一层很薄的液体，在呼吸运动时起润滑作用。胸膜腔和其中的液体并非处于静止状态，在每一次呼吸周期中胸膜腔形状和压力均有很大变化，使胸腔内液体持续滤出和吸收，并处于动态平衡。任何因素使胸膜腔内液体形成过快或吸收过缓，即产生胸腔积液（pleural effusion）。临床上常见的病因和机制有胸膜毛细血管内流体静力压增高、胸膜通透性增加、胸膜毛细血管内胶体渗透压降低、壁胸膜淋巴引流障碍、医源性损伤或外伤。主要临床表现为呼吸困难，多伴有胸痛和咳嗽。检查胸部 X 线平片可见肋膈角变钝，积液量增多时显示有向外侧、向上的弧形上缘的积液影。

（六）气胸

气胸（pneumothorax）是指气体进入胸膜腔，造成腔内积气，从而改变胸膜腔内正常负压状态引发的病症。多因肺部疾病或外力影响使肺组织和脏胸膜破裂，或靠近肺表面的细微气肿泡破裂，肺和支气管内空气逸入胸膜腔。因胸壁或肺部创伤引起者称为创伤性气胸；因疾病致肺组织自行破裂引起者称自发性气胸，如因治疗或诊断所需，人为地将空气注入胸膜腔称人工气胸。气胸又可分为闭合性气胸、开放性气胸及张力性气胸。自发性气胸多见于男性青壮年或患有慢性支气管炎、肺气肿和肺结核者。本病属肺科急症之一，严重者可危及生命，及时处理可治愈。

（七）支气管镜检查

支气管镜检查（bronchoscopy）是一种内镜操作，通过将光学设备置入气道内来观察气管支气管树。支气管镜检查在诊断和治疗领域具有重要价值，临床常用的包括可屈性支气管镜、硬质支气管镜和仿真支气管镜等。可屈性支气管镜检查通常在清醒镇静下进行，其设备体积更小，可屈性更高，有（向前或向后）伸展或屈曲其远末端的机制，有助于将支气管镜通过弯曲的气道插入，并增强其到达远端气道的能力，目前广泛应用于诊断和治疗操作。其可观察到口咽部、声带和气管支气管树（至第3级支气管的水平）的病变，并对其取样，还可进行球囊扩张、近距离治疗等干预。

（八）肺部肿瘤

肺部肿瘤（lung tumor）指生长在肺部的肿瘤。原发性肺部肿瘤可分为良性和恶性肿瘤，起源于肺和支气管的所有各种不同类型细胞。良性肿瘤以错构瘤最常见，恶性肿瘤则以起源于上皮细胞的癌为主，即发病率较高的肺癌。其发病原因可能与吸烟、职业和环境接触、电离辐射、既往肺部慢性感染和遗传等因素相关。肺癌的临床表现比较复杂，症状和体征的有无、轻重以及出现的早晚，取决于肿瘤发生部位、病理类型、有无转移与并发症，以及患者的反应程度与耐受性的差异。常通过影像学检查、支气管镜检查、PET/CT检查等诊断及鉴别。一般采用手术为主的综合治疗方法，辅以化疗、放疗和靶向治疗等。

（九）食管癌

食管癌（esophageal cancer）是常见的消化道肿瘤，我国是世界上食管癌高发地区之一，其发病原因可能包括化学刺激、真菌感染、缺乏微量元素、缺乏维生素和遗传因素等。疾病早期常无明显症状，吞咽质硬食物时可有不适感觉，中晚期逐渐出现进行性吞咽困难，伴逐渐消瘦、脱水和无力。晚期可出现持续胸痛或背痛、声音嘶哑、霍纳综合征、吞咽呛咳等症状。食管黏膜下层具有丰富的淋巴管网，这使得肿瘤细胞更易于沿食管壁纵向扩散。淋巴回流至颈部淋巴结、气管支气管淋巴结、纵隔淋巴结，以及胃淋巴结与腹腔淋巴结。诊断可通过食管造影、CT、胃镜等方式。手术治疗为首选方法，可采用放疗、同步放化疗、新辅助放化疗、序贯放化疗等治疗方法。

（十）食管破裂

外伤或食管本身疾病造成食管小的穿破为食管穿孔，食管腔内压力急骤升高而致一段食管壁全层裂开称为食管破裂（esophageal rupture），可能造成周围组织的炎症感染，引起纵隔炎或脓胸，严重时可威胁患者生命。食管破裂，如自发性、食管神经性病变或应激性食管破裂，其发病原因和机制尚不明确。食管下段因周围支持结构较少，比较薄弱，易发生破裂，下段破裂约占食管破裂85%以上。临床上食管破入左侧胸膜腔较常见，约占80%。自发性食管破裂的初始症状为恶心、呕吐，继之出现撕裂样胸痛、上腹痛，部分患者有呕血或者血性呕出物。胸部X线片对于诊断有重要价值，可表现为纵隔气肿、液气胸，进一步行上消化道造影或诊断性穿刺。治疗可保守治疗或手术，主要原则为感染区引流避免进一步扩散，妥善处理食管裂口促使尽早闭合，预防食管裂口闭合后再开裂。

（十一）胸部创伤

胸部创伤（chest trauma）多见于工矿、交通、建筑等事故或自然灾害。一旦胸部受到严重损伤时，必然会影响正常呼吸、循环功能的维持，引起一系列的病理生理改变，导致呼吸循环功能紊乱甚至衰竭。胸部创伤可分为闭合性胸外伤和开放性胸外伤。闭合性胸外伤是由于暴力撞击或胸部受挤压而导致胸部组织和脏器的损伤。开放性胸外伤多见于战时，常为火器伤或刀刃伤。平时则以刀、锥等刃器伤为常见。凡致伤物穿入胸膜腔或纵隔者，称为穿透伤；仅伤及胸壁，未伤及胸膜腔或纵隔者称为非穿透伤。其主要临床表现为胸部疼痛、休克、呼吸困难、咳嗽、咯血和皮下气肿等。胸部创伤常合并心脏挫伤、膈疝、呼吸窘迫综合征、肺挫伤等损伤。主要治疗原则为纠正休克并处理休克原因，保持呼吸道通畅并改善呼吸条件，控制感染，处理并发症等。

（十二）乳腺肿瘤

乳腺肿瘤包括良性肿瘤和恶性肿瘤。良性肿瘤大多有完整的包膜，边界清楚，其生长对周围组织具有压迫性。恶性肿瘤多数没有包膜（实性乳头状癌等除外），对周围组织呈浸润性生长，肿瘤边界不清。

乳腺及脂肪组织位于浅筋膜浅、深层之间，其间有Cooper韧带连结固定。恶性肿瘤累及该韧带时，使韧带挛缩，从而导致皮肤出现凹陷的"酒窝征"。若恶性肿瘤累及皮下淋巴管网使浅表淋巴回流受阻，可导致皮肤出现"橘皮征"。当恶性肿瘤突破浅筋膜深层时，将累及胸肌筋膜及胸肌，使肿瘤固定不易推动。切除乳腺时要把整个乳腺及脂肪组织从胸肌筋膜表层游离下来；如果肿瘤累及胸肌，会把相应的肌肉也切除。

乳腺的淋巴回流，约75%流经腋窝淋巴结，25%流经胸骨旁淋巴结、与对侧乳房交通。深部淋巴网可沿腹直肌鞘和肝镰状韧带通向肝。腋窝淋巴结容易切除，手术带来的损伤相对小，通常依腋窝淋巴结的切除进行手术分期，进行胸骨旁淋巴结的手术。腋窝淋巴结的清扫范围称为"腋三角"。三角的上方是腋血管，内侧是胸大、小肌外侧缘以及胸廓（包括肋骨、肋间肌及前锯肌），外侧是背阔肌的前缘。术中要注意保护胸长神经、胸背神经、肋间臂神经，以及胸背血管等重要结构，以免影响术后功能。

（十三）颈肋

颈肋是指由第7颈椎上生发肋骨，是一种先天性畸形，一般认为是胸廓出口综合征最常见原因之一。颈肋发生率为0.6%，55%的颈肋是在X线检查时偶然发现，并不出现临床症状。双侧同时出现颈肋者占50%，在单侧颈肋中，左、右侧的发生率大致相等。颈肋通常附着于第7颈椎体和横突，可能为单纯外生骨疣，也可能形成较完整的肋骨。当颈肋引起临床症状时，主要表现为锁骨下动脉、臂丛的压迫症状，即胸廓出口综合征。部分患者可以通过按摩、理疗、镇痛药和锻炼等非手术治疗方式缓解症状，效果不佳时，可考虑手术治疗，主要为颈肋切除术或者第1肋切除术。

（十四）高分辨率肺CT

高分辨率肺CT（high resolution computed tomography，HRCT），又称薄层CT扫描，通常采用1～1.25mm层厚进行连续扫描，可见到的基本肺单位是次级肺小叶和小叶间隔。次级肺小叶的直径为10～25mm，由3～5个腺泡聚集形成，呈多面形。次级肺小叶包含由肺微动脉、细支气管与细支气管周围淋巴管形成的核心结构，以及邻近的肺实质和含有淋巴管结构的肺间质结构。通常一个肺腺泡包含终末细支气管远端的肺单位，平均含400个肺泡，直径为5～10mm。更小的层距、更高分辨率的算法以及更大的矩阵可以带来更多的信息，HRCT在临床上的广泛应用提高了肺部小结节的检出率，通常可检出2～5mm的微小结节，能提供比胸部X线片或普通CT扫描更详细的信息，总体敏感性为95%，特异性接近100%。

（十五）肺炎

肺炎指肺泡、远端气道和肺间质的感染性炎症，可由细菌、病毒和其他病原体等感染引起，以细菌性和病毒性最为常见。广义上，肺炎可由病原微生物、理化因素、免疫损伤、过敏及药物所致。患者常有发热、咳嗽、呼吸困难等典型症状。从肺的解剖结构考虑，每个肺泡和它相应的毛细血管是最基本的气体交换单位。在肺泡进行的氧和二氧化碳交换是外呼吸，经体循环将氧携带至身体各部，在组织中细胞水平所进行的气体交换称为内呼吸。如果随呼吸进入呼吸道的病原体数量多、毒力强和/或宿主呼吸道局部和全身免疫防御系统损害，即可发生肺炎。按照解剖结构，一般可分为大叶性（肺泡性）肺炎、小叶性（支气管性）肺炎和间质性肺炎。

（十六）心包炎

心包炎是最常见的心包病变，病因包括感染（病毒、细菌、真菌等）、肿瘤、自身免疫病（风湿热、系统性红斑狼疮、类风湿关节炎等）、代谢疾病（尿毒症、甲状腺功能减退）、物理因素（外伤、放射治疗）、邻近器官疾病（急性心肌梗死、胸膜炎、主动脉夹层等）。心包炎可分为急性心包炎、慢性心包炎、粘连性心包炎、亚急性渗出性缩窄性心包炎和慢性缩窄性心包炎等。急性心包炎主要表现为胸痛、心包积液；慢性缩窄性心包炎则主要表现为心包增厚、钙化，而无心包积液。

主要检查包括：X线平片检查，典型大量心包积液可见心影呈"烧瓶状"；超声心动图，显示心包腔内有液化暗区，并可同时检查心内结构有无异常；CT，能清晰显示心包积液的容量和分布情况，简便迅速。

治疗方面主要是针对病因进行治疗，各种心包炎如出现压塞综合征，应行心包穿刺引流心包液以缓解症状。结核性心包炎如不积极治疗，常可演变为慢性缩窄性心包炎。

（十七）心包积液

心包分为壁层和脏层，为双层囊袋结构，正常人心包腔内有15～50ml浆液，起到润滑作用。心脏疾病或其他疾病导致心包分泌液体过多即为心包积液。当短时间内出现大量心包积液往往会对血流动力学产生明显影响。缓慢出现的心包积液即使量大，心包会逐渐扩张，患者逐渐耐受，而无明显血流动力学影响。心包积液产生的压迫症状，主要表现为呼吸困难、胸闷，大量积液还可导致静脉回流受阻，发生体循环淤血，进而可出现肝大、颈静脉怒张、下肢水肿、腹水等，重症患者甚至可休克。短时间内出现大量心包积液可导致心脏压塞，患者可出现低血压、颈静脉怒张、库斯莫尔（Kussmaul）征、奇脉等。心包积液的治疗可参见心包炎。

（十八）缩窄性心包炎

缩窄性心包炎是由于慢性炎症反应致心包增厚、钙化，使心脏功能减退，以舒张受限为突出表现，引起全身血液回流障碍。其多由结核性心包炎所致，细菌性化脓性心包炎、创伤、胸部放疗为少见病因。症状主要包括乏力、腹胀、呼吸困难、下肢水肿，查体可见肝大、颈静脉怒张、下肢水肿、奇脉。检查方法主要包括：胸部CT，可见心包增厚、钙化；超声心动图，可见室间隔抖动、下腔静脉增宽、二尖瓣E峰频谱特征性改变。治疗包括非手术治疗和手术治疗。非手术治疗主要是利尿和支持治疗，必要时抽除胸腹腔积液，目的是减轻症状、为手术创造条件。手术治疗主要是及时行心包切除术。

（十九）心脏瓣膜疾病

心脏瓣膜疾病是指心脏的一个或者多个瓣膜发生结构改变或活动异常，使瓣膜开放受限或关闭不全影响血液正常流动，从而造成心功能异常，最终可导致心力衰竭。常见病因包括先天性发育异常、风湿热、黏液变性、退行性变、心肌缺血、感染或创伤等。瓣膜病变早期可无临床症状，随病情加重逐渐出现活动后心悸气短、乏力、活动耐力减低等症状，严重者会出现下肢水肿、腹水、咳粉红色泡沫痰、夜间阵发性呼吸困难甚至无法平卧休息等心力衰竭表现。

检查方法主要包括胸部X线片、CT、超声心动检查。治疗包括非手术治疗、介入治疗和手术治疗等。

（二十）冠心病

冠状动脉疾病包括先天性和后天性。前者主要是冠状动脉起源异常，如起源于肺动脉，冠状动脉瘘，冠状动脉的分支直接与低压心腔（心房、右心室）相通等。后者主要是冠状动脉粥样硬化性心脏病，因粥样硬化病变引起管腔狭窄甚至阻塞，造成心肌缺血、缺氧或坏死而导致的心脏病，常称为"冠心病"。WHO将冠心病分为无症状心肌缺血（隐匿性冠心病）、心绞痛、心肌梗死、缺血性心力衰竭（缺血性心脏病）和猝死5种临床类型。

临床上典型心绞痛为心前区绞痛或压榨痛，也可为憋闷感。疼痛从胸骨后或心前区开始，放射至左肩、臂，甚至小指和环指，休息或含服硝酸甘油可缓解。胸痛放射的部位也可涉及颈部、下颌、牙、腹部等。胸痛多由运动诱发，称为劳力型心绞痛，也可出现在安静状态下或夜间由冠脉痉挛所致，为变异型心绞痛。

1. 冠心病检查　心电图、心电图负荷试验、核素心肌显像、超声心动图、冠状动脉CT、冠状动脉造影。目前，冠状动脉造影是诊断的"金标准"，可以明确冠状动脉有无狭窄、狭窄的部位、程度、范围等，并可据此指导进一步治疗。

2. 冠心病的治疗

（1）生活治疗：戒烟限酒，低脂低盐饮食，适当体育锻炼，控制体重等。

（2）药物治疗：抗血栓（抗血小板、抗凝），减轻心肌氧耗（β受体阻断剂），缓解心绞痛（硝酸酯类），调脂稳定斑块（他汀类调脂药）。药物治疗是所有治疗的基础。介入和外科手术治疗后也要坚持长期的标准药物治疗。

（3）血运重建治疗：包括介入治疗和冠状动脉旁路移植术。

1）经皮冠状动脉介入治疗（PCI）：应用特制的带气囊导管，经外周动脉（股动脉或桡动脉）送到冠脉狭窄处，充盈气囊可扩张狭窄的管腔，改善血流，并在已扩开的狭窄处放置支架，预防再狭窄，还可结合血栓抽吸术、旋磨术治疗复杂病变。PCI适用于药物控制不良的稳定型心绞痛、不稳定型心绞痛和心肌梗死患者。心肌梗死急性期首选急诊介入治疗，诊治时间非常重要，发病后越早治疗越好。

2）冠状动脉旁路移植术（CABG）：又称冠状动脉搭桥术，使用自体血管如大隐静脉、胸廓内动脉、桡动脉等，将狭窄冠状动脉的远端和主动脉连接起来，让血液绕过狭窄的部分，到达缺血的部位，改善心肌血液供应，进而达到缓解心绞痛症状，改善心脏功能，提高患者生活质量及延长寿命的目的。适用于严重冠状动脉病变的患者，不能接受PCI或PCI后复发的患者，心肌梗死后心绞痛，或出现室壁瘤、二尖瓣关闭不全、室间隔穿孔等并发症时，在治疗并发症的同时应该行CABG。

（二十一）心脏疾病的典型症状

1. 心绞痛　心绞痛通常是位于前胸部的疼痛，是心脏病最常见的疾病信号，疼痛的位置在胸骨后面，是一种压迫性或压榨性的疼痛，时常会放射到左肩部、左臂，还可以达到左手环指区域，通常持续的时间非常短。也有部分人群会出现不典型的表现，有时候会觉得气接不上来，心窝难受，也有的人会出现上腹疼痛、肩部疼痛和下牙痛等。

2. 心悸、气短　普通强度的运动如做家务就会感觉心脏搏动加快，同时有呼吸急促、胸闷等表现，这通常是心脏的储备功能下降的表现。心悸也可以见于各种快速型心律失常，如心房颤动、预激综合征等。

3. 下肢水肿　水肿是组织内水分异常积聚的表现，特别是在水肿的部位，用手指按压以后，就会出现一个坑，通常称为凹陷性水肿。多种病因可以导致水肿，如心脏疾病、肾脏疾病、营养不良、肝病等。心脏疾病导致下肢水肿的机制通常是右心功能不全导致体静脉回流受阻。

4. 憋气、呼吸困难　当存在明显的瓣膜狭窄或者关闭不全时，血流淤滞会导致肺静脉压力升高，或者心脏收缩功能和/或舒张功能发生了减退、衰竭时心脏每一次搏动的泵血量明显减少，导致血液淤积在肺静脉和肺毛细血管里，继而这些血液会漏至肺泡和肺间质，导致肺淤血和肺水肿，这时患者就会出现不同程度的缺血缺氧表现，如胸闷、气短，呼吸费力，感觉空气不够用，甚至明显的窒息感。严重的情况下患者咳出的痰呈粉红色泡沫样，是严重心力衰竭的表现。

5. 发绀　发绀是指血液中还原血红蛋白增多，导致皮肤和黏膜呈青紫色改变的一种临床表现。全身皮肤、黏膜均可出现发绀，但在皮肤较薄、色素较少和毛细血管丰富的部位，如口唇、鼻尖、舌、颊部等处较明显。周围性发绀：发生在肢体末端与下垂部位，表现为受累皮肤发冷，保暖加温、皮肤转暖后，发绀可消退，见于右心衰竭、缩窄性心包炎等。中心性发绀：表现为全身性，四肢、颜面除外，可累及躯干和黏膜，受累部位皮肤温暖。见于多种先天性心脏病如法洛四联症、艾森曼格综合征等，由于异常通道分流，使部分静脉血混入体循环动脉，如分流量超过心排血量的1/3，即可出现发绀，也可见于各种严重肺疾病，如阻塞性肺气肿、肺纤维化等。

（二十二）心脏听诊简介

心脏各瓣膜开放与关闭时所产生的声音传导至体表最易听清的部位称心脏瓣膜听诊区，与其解剖部位不完全一致，通常有5个听诊区。

1. 二尖瓣区　位于心尖搏动最强点，又称心尖区。
2. 肺动脉瓣区　在胸骨左缘第2肋间。
3. 主动脉瓣区　位于胸骨右缘第2肋间。
4. 主动脉瓣第二听诊区　在胸骨左缘第3肋间，又称Erb区。
5. 三尖瓣区　在胸骨下端左缘，即胸骨左缘第4、第5肋间。

听诊顺序：二尖瓣区→肺动脉瓣区→主动脉瓣区→主动脉瓣第二听诊区→三尖瓣区。

第一心音：是发生在心脏收缩期开始，音调低沉，持续时间较长，约0.15秒，由于心室肌的收缩，房室瓣突然关闭以及随后血流入主动脉等引起的振动。最佳听诊部位在锁骨中线第5肋间隙或在胸骨左缘。

第二心音：心室舒张期开始时，肺动脉瓣和主动脉瓣关闭的振动所产生，持续时间较短，约0.08秒。频率高，持续时间短。

第三心音：心室舒张早期（快速充盈期），血液自心房快速进入心室，致心室壁及乳头肌振动产生，低频、低振幅。

第四心音：心房肌克服心室舒张压用力收缩的振动所产生，正常情况下此音很弱，听不到。

在病理情况下，还会有各种收缩期和舒张期杂音。

（二十三）心传导系统疾病

心传导系统由位于心内能产生和传导冲动的特殊心肌细胞构成，包括窦房结、结间束、房室结、房室束、左右束支和浦肯野纤维等。心传导系统的功能是使心房和心室进行节律性收缩。病毒感染（如心肌炎）、细菌感染（如感染性心内膜炎）、缺血（如急性心肌梗死）、医源性损伤等因素，均可造成心传导系统损伤，导致各种心律失常，如心动过速、心动过缓、心律不齐等。心传导系统疾病的治疗：快速型心律失常可以使用减缓心率的药物进行治疗；心动过缓，尤其是高度房室传导阻滞，往往只能使用人工起搏器才能有效治疗。

（二十四）主动脉缩窄

主动脉缩窄指主动脉管腔先天性狭小，最常发生于动脉导管或动脉韧带与主动脉连接的相邻部位。根据缩窄节段与动脉导管或动脉韧带的位置关系，可分为导管前型和导管后型两类。导管前型容易合并心血管其他畸形，也称复杂型。导管后型较常见，缩窄段位于动脉导管或动脉韧带远端，也称单纯型。

1. 导管前型主动脉缩窄　容易合并心脏畸形。患儿常在婴儿期因充血性心力衰竭就诊，如果合并动脉导管未闭，则降主动脉主要由肺动脉–动脉导管途径供血，足趾发绀。一旦动脉导管闭合时，出现无尿甚至休克。

2. 导管后型主动脉缩窄　患儿幼年时期一般无症状。后逐渐出现上肢高血压，高血压并发症如头痛、视物模糊、头颈部血管搏动强烈等表现。下半身因血供不足出现怕冷、容易疲劳，甚至间歇性跛行。

临床表现取决于缩窄的部位、严重程度、有无合并畸形以及就诊时患者的年龄。

主要检查方法：超声心动、CT和血管造影。

治疗：包括介入治疗和外科手术治疗。介入治疗一般为单纯球囊扩张血管成形术和支架植入术。外科手术包括：缩窄部切除及端–端吻合术，适用于年幼儿童，狭窄比较局限的病例；主动脉缩窄成形术，包括补片成型及人工血管移植术，适用于缩窄段较长，切除后端–端吻合有困难者；主动脉缩窄旁路移植术，适用于缩窄范围广泛、缩窄部位不易暴露、切除有困难以及手术后缩窄复发需要再次手术者。

（二十五）主动脉弓及其异常

先天性主动脉弓畸形指主动脉弓及分支发育异常，可导致气管和/或食管受压迫。常见畸形包括左颈总动脉起源于无名动脉（又称牛型主动脉弓）、左侧椎动脉直接起源于主动脉弓、迷走锁骨下动脉、双主动脉弓、右位降主动脉、主动脉弓中断和主动脉弓发育不良等。

检查主要依靠CT与血管造影。

手术是主要治疗方法，包括切断压迫气管/食管的血管环，重建主动脉弓连续性。

（二十六）心肌梗死

心肌梗死是指因冠状动脉急性阻塞，导致心肌坏死、心功能受损的急症。

1. 急性心肌梗死分型

（1）1型：在冠状动脉斑块基础上，由于斑块破裂、糜烂、侵蚀等原因，继发血栓形成而发生的急性心肌梗死。

（2）2型：心肌钙蛋白升高或降低，至少1次超过正常值上限，与冠状动脉血栓无关的心肌耗氧量和供氧量不平衡导致的心肌缺血，并至少具备心脏缺血症状、异常心电图表现、符合缺血所导致的存活心肌丧失或室壁运动异常的影像学依据中一项证据。

（3）3型：心源性猝死。未能取得血清标本的心源性猝死患者，生前存在心脏缺血或心电图改变的证据。

（4）4型：经皮冠状动脉介入治疗相关的心肌梗死。

（5）5型：冠状动脉旁路移植术相关的心肌梗死。

2. **典型症状** 本病典型症状表现为心前区疼痛或憋闷感。疼痛可向左下方延伸到左侧肋骨、上腹部，向上可到左侧肩背甚至口腔。症状持续时间较长，多超过30分钟，安静休息或应用硝酸甘油等药物并不能很快减轻症状。伴随症状包括血压、心率、心律等均可能出现不同程度的变化，部分患者可有休克。

3. **一般治疗** 绝对卧床休息，保持相对安静环境，减少外界刺激，监测生命体征，包括血压、呼吸、脉搏、心率，复查心电图、血清学标志物等，吸氧可一定程度上减轻心肌缺氧情况。

4. **药物治疗** ①镇痛镇静、扩张冠状动脉（如硝酸甘油，明显低血压者慎用）。②减少心肌耗氧药物（如美托洛尔、比索洛尔等，对于低血压、心率慢的患者慎用）。③抗血栓药物，包括抗血小板药、抗凝药，如阿司匹林、氯吡格雷、肝素等，能抑制阻塞血管的血栓形成或血栓面积进一步增大。④调脂药物，主要是他汀类，血脂明显升高的高危患者还可以用PCSK9抑制剂，远期可延缓冠状动脉粥样硬化的进展，避免急性心肌梗死的再次发生。⑤溶栓药物：溶解栓塞血管的血栓，须在医院密切监护下应用。

5. **手术治疗** ①经皮冠状动脉介入治疗：适于症状发生12小时以内并有明确心电图征象的患者。根据阻塞情况介入后行球囊成形术、支架植入术等，与溶栓治疗相比，介入治疗的血管开通率更高，适应证更广，出血并发症更少，因此，对急性心肌梗死患者，更建议优先实施介入治疗。②紧急冠状动脉旁路移植术：用于介入治疗失败或溶栓治疗无效的患者，或合并需要外科纠正的机械性并发症（如心室破裂、室间隔穿孔、乳头肌断裂等）的患者。手术操作复杂，创伤较大，相应的手术相关风险也较大。

（二十七）胸部动脉瘤切除术

动脉瘤（aneurysm）是指动脉腔管直径超过正常平均值150%的异常扩张。不足150%的称为动脉扩张（ectasia）。胸主动脉瘤的病因包括动脉粥样硬化、马方综合征和梅毒等。

1. **临床表现** 本病发病缓慢，早期多无症状和体征，至后期由于动脉瘤压迫周围组织而产生症状。例如，主动脉瘤压迫气管和支气管可引起咳嗽、气急、肺炎和肺不张；压迫食管引起吞咽困难；压迫喉返神经引起声音嘶哑；压迫膈神经引起膈肌麻痹；压迫上腔静脉和头臂静脉可引起上肢、颈部、面部和上胸部水肿；压迫胸骨可引起胸痛。胸痛一般不严重，多为胀痛或跳痛。若出现撕裂样剧痛，可能为瘤体扩展，形成夹层或濒临破裂，一旦破裂可致命。病变累及主动脉根时可产生主动脉瓣关闭不全，严重时出现左心衰竭。

2. **检查** X线片可见纵隔阴影增宽或形成局限性块影。超声心动图可显示主动脉某段的扩张，并可直接测量其径线。CT检查非常重要，不仅可显示动脉瘤的存在和瘤壁的钙化，还可测量其宽径。CT对比增强扫描，可清楚显示附壁血栓及其范围。MRI可显示主动脉管壁及其与周围组织的关系，能直接摄取横断面、冠状面、矢状面等任何层面图像，对立体地把握动脉瘤的形态、大小、范围以及与主要动脉分支的关系有重要意义。血管造影目前很少使用，多为CT取代。

3. **治疗**

（1）非手术治疗：主要应用于无症状、动脉扩张未达手术指征的患者，主要使用β受体阻断剂，有高血压者使用药物控制血压。

（2）手术治疗：胸主动脉瘤手术时机主要取决于瘤体直径及伴随症状。手术指征包括动脉瘤迅速地扩大、严重的主动脉瓣反流或伴有相关症状。马方综合征或主动脉瓣二叶畸形者，有较高的夹层和破裂的危险，当动脉瘤直径达4.5cm时，即应选择手术治疗。累及主动脉瓣环伴主动脉瓣反流的升主动脉瘤，可采用带人造主动脉瓣的涤纶血管置换术（Bentall手术），并将冠状动脉再植入涤纶血管。升主动脉瘤的手术，通常是切除动脉瘤并用适当大小的人造血管修复替换。主动脉弓部的动脉瘤也可成功地切除，但需要重建头臂血管，故手术过程较复杂且危险性很高。在胸降主动脉动脉瘤的治疗中可以采取经皮介入血管内安置覆膜支架，远比外科手术创伤小，并且可减少外科手术治疗中脊髓动脉供血中断导致的截瘫风险。

二、临床病例分析

（一）肺栓塞

患者，女性，74岁。既往有高血压、糖尿病、下肢静脉曲张、双下肢深静脉血栓形成病史。近期咳嗽，咳少量白色黏痰，下肢肿胀加重，早晨下地上厕所起身时，突然感觉胸闷、气短，呼吸急促，口唇发绀，急救车平车送入抢救室。给予患者10L/min鼻导管吸氧，血氧饱和度仅能维持在85%左右（正常范围95%～100%），吸氧没有明显缓解喘憋症状，急诊行CT肺动脉造影（CTPA），示左肺动脉及其分支多发栓塞。

临床解剖问题：请辨认栓塞部位。

解析：肺动脉主干分出左、右肺动脉，左肺动脉再分成上叶动脉和下叶动脉，上叶动脉继续分为各个肺段动脉，下叶动脉大多分为基底干动脉和背段动脉，然后继续分为亚段动脉。

在CTPA上，首先辨认左、右肺动脉主干，然后观察造影剂的充盈缺损位置，即可给出正确判定。要求能够分辨左肺动脉主干、右肺动脉主干、左肺上叶动脉、下叶基底干动脉即可。

（二）锁骨下静脉穿刺

患者，女性，48岁，身高155cm，体重50kg。因"卵巢癌"，拟行"肿瘤细胞减灭术"。术后需要较长时间肠外营养支持。

临床解剖问题：术后肠外营养支持的静脉通路如何选择？

A. 外周静脉留置针

B. 中心静脉（锁骨下静脉/颈内静脉）置管

C. 经外周静脉置入中心静脉导管（PICC）

D. 输液港

解析：以上静脉通路的留置时间有差别。

1. 外周静脉留置针　一般可以留置72～96小时。留置针穿刺部位应每日观察，如果有炎症、渗出或堵塞的迹象，要拔除留置针。

2. 中心静脉置管　一般可以留置2～4周，过长时间留置可造成导管源性感染，规范的护理可以延长使用时间，留置针穿刺部位应每日观察。一般可以满足此类患者的肠外营养支持的需求。

3. 经外周静脉置入中心静脉导管　一般可以留置约1年时间。

4. 输液港　因埋入皮下不易感染，不易移位，一般可长期使用。按照穿刺隔膜可以用19G无损伤穿刺针穿刺1000次，每次连用7天计算，可以使用19年。

（三）主动脉夹层

患者，男性，46岁。突发胸背部撕裂样剧烈疼痛1日。既往：高血压，未规律服用降压药物治疗。行全主动脉CTA检查（图14-9）。

临床解剖问题：请给出初步诊断。

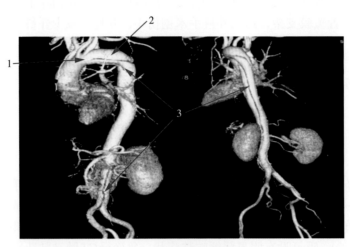

图14-9　主动脉CTA图像

注：1. 主动脉夹层近端第一破口；2. 主动脉夹层假腔；3. 主动脉夹层的内膜片。

解析：主动脉夹层，因主动脉内膜撕裂导致其管壁分离，内膜逐步剥离、扩展，在动脉内形成真、假两个腔。

有70% ~ 80%的主动脉夹层由高血压引起，其他原因包括：马方综合征、性腺发育不全（Turner综合征）、外伤、主动脉瓣置换术后和梅毒等。

急性主动脉夹层患者多以突发性、剧烈的胸背部疼痛为首发症状，性质为撕裂样、针刺样或锐性疼痛。若夹层影响脏器动脉，可导致相应的脏器（脑、四肢、肾、肠管）出现缺血症状。部分患者可出现主动脉破裂出血，如血胸。

辅助检查：经食管超声心动图检查，适用于急诊对夹层的快速诊断，可明确夹层分型、内膜破口的位置以及假腔的范围。CT血管成像（computed tomography angiography，CTA），是主动脉夹层的首选诊断方式。

治疗原则：首先降低患者心率和血压，以减少夹层的进一步发展，然后根据影像学上的夹层分型和累及范围，确定进一步手术治疗方案。

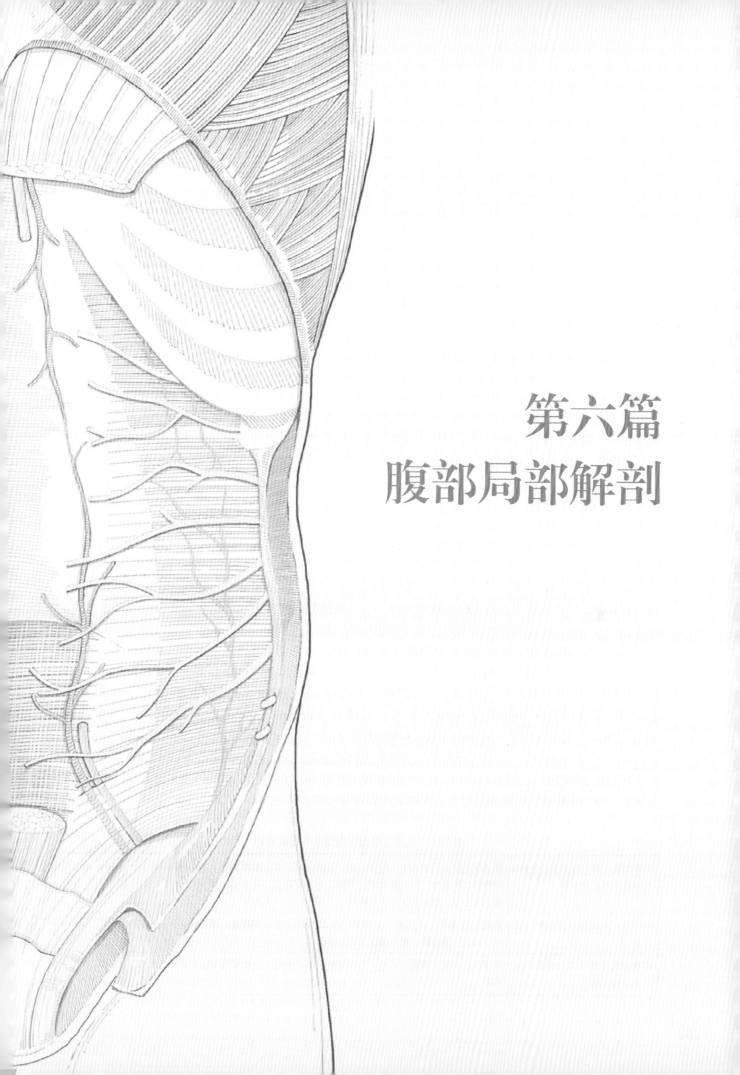

第六篇
腹部局部解剖

第十五章 腹壁及腹股沟区

第一节 概 述

　　腹部（abdomen）位于胸部和盆部之间。由腹壁围成的腹腔（abdominal cavity）容纳和保护大部分消化器官、泌尿器官和内生殖器官，腹腔内还有大量的血管、神经和淋巴组织等重要结构。腹腔向下与盆腔相通构成了人体最大的体腔，共同容纳和承载人体的许多重要器官，以完成其各自的功能。

　　腹壁包括腹前外侧壁和腹后壁，共同围成腹腔。腹前外侧壁上自胸骨剑突及肋弓，下至耻骨联合和腹股沟，两侧为腋后线向下的延长线达髂嵴。正常腹壁平坦，柔软且富有弹性。腹壁层次由表及里分别为皮肤、浅筋膜、浅血管及浅淋巴管、皮神经、肌层、腹横筋膜、腹膜外筋膜和壁腹膜。

一、腹部分区

　　腹部的上界自剑突起，向两侧沿肋弓下缘向后下方，达第12胸椎棘突。下界自耻骨联合上缘起，沿两侧耻骨嵴、耻骨结节、腹股沟韧带、髂前上棘、髂嵴，向后达第5腰椎棘突。腹腔的顶为膈穹隆，最高可达第4、第5肋间隙水平，下方经骨盆上口与盆腔相通。故腹腔内脏可以向上、下扩展超出腹部的表面界限，此点在临床诊断中应予特别关注。为了描述和定位腹腔内脏的位置，常对腹部进行如下分区。

　　临床上常用两条横线和两条纵线将腹部划分为9个区：上横（水平）线为两侧肋弓最低点（第10肋下缘）的连线；下横线为两侧髂结节间的连线；两纵线分别自两侧锁骨中点向下达腹股沟中点，此线在上腹部接近腹直肌外侧缘。9个区：上方的腹上区（epigastric region）和左、右季肋区（hypochondriac region），中部的脐区（umbilical region）和左、右腰区（lumbar region），下方的腹下区（hypogastric region）和左、右腹股沟区（inguinal region）或称髂区（iliac region）。此外，可以进行比较简单的4区划分，即通过脐（umbilicus）所做的水平和垂直线将腹部划分为左、右上腹部和左、右下腹部。

　　腹腔内脏器官的位置随年龄、体质、发育状况和疾病等因素而有差异，熟悉正常和异常脏器的投影位置，有助于疾病的诊断和治疗。正常成人腹腔器官的投影见表15-1。

表15-1 腹腔主要器官在腹部各区的投影

右季肋区：右半肝、部分胆囊、结肠右曲和右肾上部	**腹上区**：肝、胆囊、十二指肠、胰、胃幽门部及部分胃体，胆总管、肝动脉和肝门静脉，左、右肾上腺，部分肾、腹主动脉及下腔静脉	**左季肋区**：肝左叶小部分，胰尾、脾、左肾上部，胃贲门及胃底，结肠左曲及部分胃体
右腰区：升结肠、回肠和右肾下部	**脐区**：胃大弯、横结肠、大网膜、十二指肠、空肠、回肠、输尿管、腹主动脉及下腔静脉	**左腰区**：降结肠、空肠和左肾下部
右腹股沟（髂）区：盲肠、阑尾和回肠末端	**腹下区**：回肠、膀胱、子宫、乙状结肠及左、右输尿管	**左腹股沟（髂）区**：乙状结肠、回肠

二、浅筋膜

腹部浅筋膜较厚，充满脂肪和疏松结缔组织，富含浅血管和皮神经。通常在脐平面以下浅筋脉分为3层。

1. 浅层脂肪层　又称康帕筋膜（Camper fascia），富含脂肪组织，紧贴皮下与深层膜性层之间，向下与股部浅筋膜相延续。此层在外生殖器皮下变薄、脂肪含量减少，在男性阴囊处，此层含平滑肌纤维，融合于膜性层，共同组成阴囊肉膜。在女性则延伸于大阴唇和会阴部的皮下。

2. 深层膜性层　由结缔组织和弹性纤维组织构成，位于康帕筋膜的深面，又称斯卡帕筋膜（Scarpa fascia）。在成人此层筋膜厚薄不均，上腹部较薄连于躯干其他部分的浅筋膜。中线处与白线紧密相连。向下越过腹股沟韧带，在其下方约一横指处（体表标志为腹股沟褶皱线），融合于阔筋膜。在耻骨结节间继续向下，越过耻骨联合。在男性，此筋膜延伸于阴茎背部组成阴茎浅筋膜，向阴囊延伸与阴囊肉膜和会阴浅筋膜（Colles筋膜）相延续。在女性，则延续至大阴唇的会阴浅筋膜。

3. 深层脂肪层　由脂肪组织构成，其厚度变化较大，贴于深层膜性层和腹壁肌膜之间，在深层膜性层与骨隆起融合的部位及白线处，此层脂肪缺如。在病态肥胖时，此层脂肪显著增厚，因其脂肪细胞的代谢活动与浅层脂肪层的不同，吸脂术应优先去除此层脂肪而相对保留浅层脂肪层，以防皮肤凹陷或轮廓变形。

三、浅血管和淋巴管

腹前外侧壁浅筋膜内含丰富的动、静脉血管，熟悉了解血管的分布和走行对手术切口和切取皮瓣的选择、设计至关重要。

1. 浅动脉　在脐以上有来自肋间后动脉、肋下动脉和腰动脉的分支，在腹壁正中线附近有来自腹壁上动脉（superior epigastric artery）的分支。在脐以下有来自股动脉的分支腹壁浅动脉（superficial epigastric artery）、旋髂浅动脉（superficial iliac circumflex artery）以及髂外动脉的分支腹壁下动脉（inferior epigastric artery），这些血管的分支间形成广泛的交通。

2. 浅静脉　腹壁的浅静脉很丰富，各属支间吻合成网。脐以上的浅静脉汇成胸腹壁静脉（thoracoepigastric vein），经胸外侧静脉注入腋静脉，也可经交通支与腋静脉、胸廓内静脉等深静脉注入锁骨下静脉或头臂静脉。此外，还有与同名动脉伴行的腹壁上静脉、肋间后静脉及腰静脉的各属支分布。

分布在脐周围的附脐静脉，经脐进入腹腔汇入肝门静脉，其属支可与腹壁上、下静脉，胸腹壁静脉及腹壁浅静脉吻合成脐周静脉网（丛），使上、下腔静脉与肝门静脉系统相互沟通。当肝硬化造成门静脉高压时，脐周静脉丛血管曲张呈海蛇头（caput medusae）征表现。脐以下的浅静脉有腹壁浅静脉和旋髂浅静脉汇入大隐静脉。腹壁下静脉的表浅属支也分布于脐周，并与脐周静脉网吻合，其主要属支则经深静脉汇入髂外静脉。

3. 浅淋巴管　与皮下血管伴行的浅淋巴管，在脐以上回流至腋窝淋巴结和胸骨旁淋巴结。在脐以下则回流到腹股沟浅淋巴结。脐周区的浅淋巴管亦可通过肝圆韧带内的淋巴管回流至腹腔内的肝门淋巴结。

四、皮神经

支配腹前壁皮肤和肌层的神经来自第6～11肋间神经、肋下神经和第1腰神经的前支。其分布具有节段性特征（见第五篇胸部局部解剖的胸壁神经分布相关内容）。这些节段性神经均走行于腹横肌和腹内斜肌之间的薄层筋膜内，在肋间血管下方平行向前，肌支支配腹壁肌，皮支分布于腹前外侧壁的皮肤。

五、肌层

腹壁肌多为扁阔肌，具有较强的收缩能力，有保护内脏、增加腹内压、辅助呼吸、维持脏器位置以及参与脊柱运动的功能（表15-2）。

腹后壁肌见第十六章腹后壁局部解剖相关内容。

表15-2　腹前外侧壁肌

肌肉名称	起点	止点	主要功能	神经支配	动脉供应
腹直肌	耻骨嵴、耻骨结节、耻骨肌线，耻骨联合	第5～7肋软骨，第5肋前端，剑突	屈躯干、紧张腹前壁、增加腹压	下6～7胸神经前支的分支及髂腹股沟神经分支	腹壁上、下动脉，下3支肋间后动脉，肋下动脉，腰动脉，旋髂深动脉
锥状肌	耻骨前上缘和耻骨联合	位于脐与耻骨之间的白线	紧张下部白线	第12胸神经前支。可以有第1腰神经的纤维加入或由髂腹股沟神经支配	腹壁下动脉分支
腹外斜肌	下8个肋外面和下缘	髂嵴外唇前半，腹股沟韧带（髂前上棘至耻骨结节间）	维持腹部张力，增加腹压。前屈脊柱，助腹部侧屈和旋转	来自下6个胸神经前支的下5对肋间神经和肋下神经末支	下部肋间后动脉和肋下动脉，旋髂深动脉
腹内斜肌	腹股沟韧带外侧1/2，髂嵴前2/3，胸腰筋膜	下3～4肋及肋软骨的下缘，腱膜止于白线、耻骨梳和耻骨梳	维持腹部张力，增加腹压。前屈脊柱，助腹部侧屈和旋转	来自下6对胸神经前支的下5对肋间神经和肋下神经的末支	下部肋间后动脉和肋下动脉，旋髂深动脉
腹横肌	腹股沟韧带外侧1/3深部的髂耻弓，髂嵴前段内唇的前2/3，髂嵴和第12肋间的胸腰筋膜，下6肋肋软骨的内面	前部成为腱膜，下部与腹内斜肌腱膜一起向内形成联合腱，腱膜融于白线	维持腹部张力，增加腹压。前屈脊柱，助腹部侧屈和旋转	下5对肋间神经末支，肋下神经，髂腹下神经和髂腹股沟神经，这些神经都来自下6个胸神经和第1腰神经的前支	下部肋间后动脉和肋下动脉，腹壁上、下动脉，旋髂浅、深动脉和腰动脉

第二节　腹壁局部解剖

一、皮肤切口

延续胸壁及下肢局部解剖的皮肤切口，上方于肋弓、剑突下缘做"Λ"形切口，下方自髂前上棘至耻骨结节连线间，自剑突向下沿前正中线达耻骨联合做一垂直切口，在脐周做一环形切口。自正中向两侧翻开皮肤达腋中线。

二、浅层结构

1. 浅筋膜　腹前壁的浅筋膜相当厚，富含脂肪和结缔组织。以脐为界，上腹部浅筋膜与胸部、背部等身体其他部位的浅筋膜一样。但在下腹部浅筋膜分为3层：浅层的康帕筋膜、深层的斯卡帕筋膜和浅筋膜深脂肪层（贴于膜性层与腹壁肌膜之间，其厚度变化较大，病态肥胖时，此层脂肪显著增厚，是吸脂术优先考虑的去除脂肪部分）。检查康帕筋膜的脂肪组织与胸、背、会阴、四肢的浅筋膜脂肪组织相互延续。在下腹部将该层脂肪做一切口，用手指触摸其深面的斯卡帕筋膜，为坚韧连续的膜性层，紧贴在脂肪层的深面，向上与脂肪层融合在一起。用解剖刀刮除脂肪暴露出斯卡帕筋膜，用手指向下、向外探查，可触摸其边缘向下外方，分别附着于腹股沟韧带下方 1～2cm 处的阔筋膜、髂嵴、股内侧肌表面的深筋膜、耻骨弓缘，直到尿生殖膈的后缘会阴浅筋膜（superficial fascia of perineum），又称科利斯筋膜（见第二十章会阴部相关内容）。向内，此筋膜与深筋膜融合于腹白线，并形成阴茎悬韧带（suspensory ligament of penis）的浅部，继而延续为包裹阴茎周围和阴囊的阴茎浅筋膜（superficial fascia of penis）和阴囊肉膜（dartos coat）。试将手指在腹股沟韧带中点上方，伸入斯卡帕筋膜与腹外斜肌表面的深筋膜之间向下滑动，则止于韧带下方约一横指处，若手指向内滑动则可直达男性阴囊或女性大阴唇的皮下。

2. 皮神经（cutaneous nerve）腹壁皮神经发自第 7～11 肋间神经、肋下神经（subcostal nerve）以及来自腰丛的髂腹下神经与髂腹股沟神经的分支。沿腋中线自上而下，在第 7～11 肋每一肋的下缘，可寻找到相应的肋间神经外侧皮支，穿前锯肌与腹外斜肌交点，或腹外斜肌表面向前下方走行。肋下神经外侧支离开腹壁越过髂嵴前端进入臀区。髂腹下神经也发小的外侧支越髂嵴向更后面走行达臀区。髂腹股沟神经无外侧皮支。肋间神经前皮支在腹白线的两旁，穿腹直肌及鞘达浅筋膜内。胸神经（肋间神经）的分布具有典型的节段性分布区带。剑突下方为第 7 胸神经支，肋弓区为第 8 胸神经支，脐水平为第 10 胸神经支，脐与耻骨联合上方间的区域有第 11、第 12 胸神经支分布。来自腰丛的髂腹下神经的前支分布在腹股沟管皮下环的上方浅筋膜内。髂腹股沟神经则进入腹股沟管，由皮下环穿出达阴囊前壁皮肤（女性的大阴唇皮下）。解剖前皮支最好在脐水平的两旁寻找第 10 胸神经的前皮支，很容易找到，继而向上或向下按等距离平分，判断出第 8、第 9 或第 11、第 12 胸神经前皮支的位置。须注意，这些皮神经都是穿腹壁肌走行一段后才浅出达浅筋膜的。

腹壁皮神经分布的节段性特点对腹部皮肤麻醉具有重要的指导意义。此外，对一些内脏疾病在体表特定区域引起的内脏牵涉性痛的诊断，也可提供重要的参考依据。

3. 皮血管（cutaneous blood vessel）腹前外侧壁的浅动脉分别来自肋间后动脉、肋下动脉和腰动脉的分支，均较细小。可沿肋弓下缘依次寻找各动脉的末支穿出达浅筋膜内，有时可以见到胸廓内动脉的一个终末分支肌膈动脉，向外沿肋弓下缘走行与下位肋间动脉吻合，其末支分布于腹前壁外侧。在腹前壁中线两旁，上方有胸廓内动脉的终支腹壁上动脉下行，与来自髂外动脉的分支腹壁下动脉于腹直肌鞘内相吻合（此二动脉为深血管，可在解剖腹直肌时寻找）。在腹壁下部的浅动脉有来自股动脉的分支腹壁浅动脉越过腹股沟韧带中点向上达前腹壁。另有旋髂浅动脉沿腹股沟韧带下方向外、向上走行，越过髂嵴达腹前下部，并与腰动脉分支相吻合。

腹壁浅静脉与同名浅动脉相伴行，其走行更多变，相互吻合更广泛。除腹壁上、下静脉吻合，还有腹壁浅静脉、旋髂浅静脉和胸腹壁静脉间的吻合，后者位于胸、腹壁的外侧，向上可汇入腋静脉。在脐周围的浅筋膜内还有肝门静脉的属支附脐静脉的分支，也与腹壁的浅静脉相吻合，通过腹壁静脉的多重吻合，形成了上、下腔静脉之间以及肝门静脉间的重要交通。

三、深层结构

腹壁深层结构主要是腹壁肌。去除浅筋膜暴露深筋膜和腹壁肌，两侧可见表层的腹外斜肌（external abdominis oblique muscle）覆盖于腹部外侧，其前部宽阔的腱膜向内，于中线处与对侧腱膜相交形成白线（white line）。该肌自外上向内下方走行。沿腋中线在肋弓下缘做一垂直切口直达髂嵴（注意仅切断腹外斜肌），并在切口上、下端向内做一水平切口达腹直肌外缘处，仔细分离并向内翻开腹外斜肌肌瓣，便可见到其深面的腹内斜肌（internal abdominis oblique muscle），该肌纤维向上向内走行。继续在腹内斜肌做同样切口，将此层肌瓣向内翻开，可见最内层的腹横肌（transversus abdominis muscle），其纤维横向走行。注意在腹横肌表面寻找胸神经由外向内走行，呈明显的节段性分布（只寻找2～3条即可）。沿腹白线向外旁开一横指，自剑突向下做一垂直切口达耻骨联合上缘外侧，切开腹直肌鞘的前层，再从此切口上、下两端向外横切3～4cm，向外翻开腹直肌前鞘，显露出垂直走行的腹直肌（rectus abdominis muscle）。须注意，此时只能看到部分腹直肌腹，因与前鞘尚有3～4个腱划（tendinous intersection）横向附着，故在翻开前鞘时用刀将其附着处分离开，才能完整暴露出呈分段状的腹直肌肌腹。在腹直肌前面的下端寻找三角形的锥状肌（pyramidalis muscle），起自耻骨峰，向上距离不等，止于白线，收缩时可紧张白线，肋下神经支配此肌。在脐水平横断腹直肌并翻向上、下方，以显示腹直肌后鞘，观察在腹直肌后面的重要血管，腹壁上、下动静脉吻合。检查腹直肌鞘后层，在脐下三横指处有一增厚的腱膜缘，呈拱形，为弓状线（arcuate line），又称半环线（semicircular line），此线以下没有后鞘，仅有腹横筋膜（transversalis fascia）和其深面的腹膜外筋膜（extraperitoneal fascia），又称浆膜下筋膜（subserous fascia）和腹膜（peritoneum）。在腹直肌外缘自上而下略显向外凸的弓形沟称半月线（linea semilunaris）。腹直肌鞘（sheath of rectus abdominis）是包在腹直肌前、后面的腱膜鞘，其前层由腹外斜肌腱膜、腹内斜肌腱膜的前层融合而成，后层由腹内斜肌腱膜后层和腹横肌腱膜融合而成。弓状线以下腹内斜肌和腹横肌的腱膜全部转向前层，故此处的腹直肌后面没有腹直肌鞘，成为腹前壁较薄弱的部分（图15-1）。

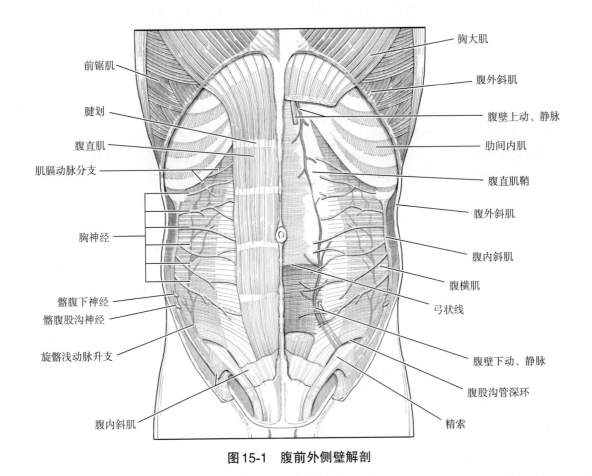

图15-1　腹前外侧壁解剖

第三节　腹股沟区局部解剖

腹股沟区为位于下腹部两侧的三角形区域，内侧界为腹直肌外缘，上界为髂前上棘至腹直肌外缘的水平线，下界为腹股沟韧带。此区较薄弱易发生腹股沟疝。

伴随着睾丸下降和腹肌的发育，在腹前壁的下部形成一个奇异的管道，即腹股沟管（inguinal canal）。腹股沟管及其相关结构构成的腹股沟区，具有重要的生理和临床意义，解剖时应予以足够的重视。

一、腹股沟管

腹股沟管是位于腹股沟韧带内侧半上方的不规则肌腔隙，长 4～5cm，男性有精索、女性有子宫圆韧带在管内穿行，此管有 4 壁、2 口。

（一）腹股沟管壁

1. 前壁和下壁　由腹外斜肌腱膜的下端覆盖于管的表面，在外侧 1/3 处还有腹内斜肌的起始纤维贴于前壁的深层以加强前壁。注意检查腹外斜肌腱膜的下缘，张于髂前上棘与耻骨结节之间，增厚形成的腹股沟韧带，该韧带下缘向后（深）面卷曲反折，形成凹槽状的腹股沟管下壁。

2. 上壁和后壁　腹股沟管的上壁恰为腹内斜肌和腹横肌的弓形下缘，由前外斜跨向内后方。后壁为腹横筋膜及由腹内斜肌和腹横肌的融合腱所形成的腹股沟镰（inguinal falx），又称联合腱（conjoined tendon），加固于后壁的内侧半附于耻骨梳韧带。

（二）腹股沟管外口和内口

在腹股沟韧带内侧端的上方，可见腹外斜肌腱膜分裂成两束，一束附着于耻骨联合称为内侧脚（medial crus），另一束则附于耻骨结节称外侧脚（lateral crus），两脚之间的裂隙为腹股沟管浅环（superficial inguinal ring），又称皮下环或腹股沟管的外口。部分外侧脚的纤维在精索的深面和内侧脚的后方，向上反折至白线，称反转韧带（reflected ligament）。在腹股沟韧带内侧端，一部分纤维向下后方附着于耻骨，并向外转折形成腔隙韧带（lacunar ligament），又称陷窝韧带，该韧带沿耻骨向外延伸附着于耻骨梳的延续部分称耻骨梳韧带（pectineal ligament）。这组韧带在腹股沟疝和股疝修补术中，对疝囊残端的固定十分重要。

腹股沟管的内口位于腹股沟韧带中点上方一横指处，称腹股沟管深环（deep inguinal ring）。深环是在睾丸下降时，腹横筋膜被下降到阴囊的睾丸和精索顶出的孔状通道。用钝头镊子自腹股沟管外口向外上方、由浅入深斜行伸入可达内口处，恰在腹壁下动脉的外侧。

沿镊子上方 1cm 做一与镊子留置方向平行的斜切口，向外延伸至髂前上棘，向内延伸至白线。由浅至深切断腹外斜肌腱膜和腹内斜肌起始部，将腹股沟管前壁打开，将示指沿腹股沟韧带深面伸入，即可触摸到由此韧带构成的腹股沟管下壁的凹槽以及在管内通过的精索（spermatic cord）（男性）或子宫圆韧带（女性）。在精索或子宫圆韧带的上方，检查由前外方向内后方斜跨该结构的腹内斜肌和腹横肌弓形下缘构成的腹股沟管上壁，在腹直肌外缘处两肌腱融合形成的联合腱，贴附于管的内侧 1/3 的后壁，向下止于耻骨梳韧带。检查管内走行的精索（或子宫圆韧带），可见髂腹股沟神经贴于精索表面向内走行，出浅环达阴囊前部皮肤，沿腹股沟管的上方寻找髂腹下神经，贴在腹内斜肌表面向内达皮下环上方2.5cm处穿腹外斜肌腱膜浅出，达耻骨上方皮肤。将精索提起向外上方牵拉，也可看到腹股沟管深环，位于腹壁下动脉的外侧（图15-2、图15-3）。

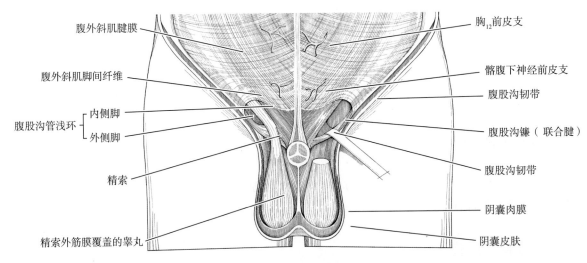

图15-2　腹股沟区解剖 Ⅰ

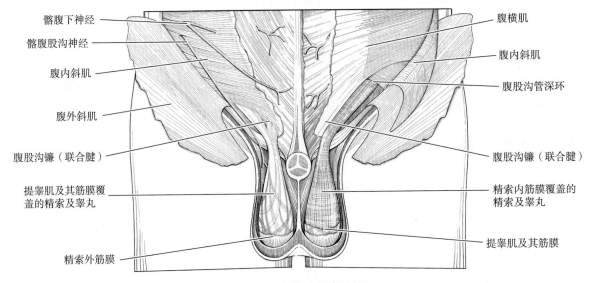

图15-3　腹股沟区解剖 Ⅱ

二、辨认精索结构

在腹股沟管外口以下，有来自腹外斜肌腱膜延伸形成的精索外筋膜（external spermatic fascia）包在精索的外面，小心剪开精索外筋膜，可见生殖股神经生殖支（genital branch of genitofemoral nerve）贴于提睾肌（cremaster）及其筋膜表面走行，除发支支配此肌，还随精索走行，出浅环入阴囊。仔细检查提睾肌的稀疏肌纤维，为来自腹内斜肌和腹横肌下缘的部分肌束。将提睾肌剪开，可见最内层的精索内筋膜（internal spermatic fascia），系由腹横筋膜延伸而成，剥开精索内筋膜，可见条索状的精索及表面的血管（图15-4）。继续沿精索及血管向下追踪，可见睾丸鞘膜（tunica vaginalis of testis），厚而结实，呈乳白色，系来自腹膜的双层膜，包裹在睾丸和附睾表面的为脏层，在睾丸后缘反转移行为壁层，贴于精索内筋膜的内面。脏、壁两层间的腔隙为鞘膜腔（vaginal cavity），内含少量浆液。

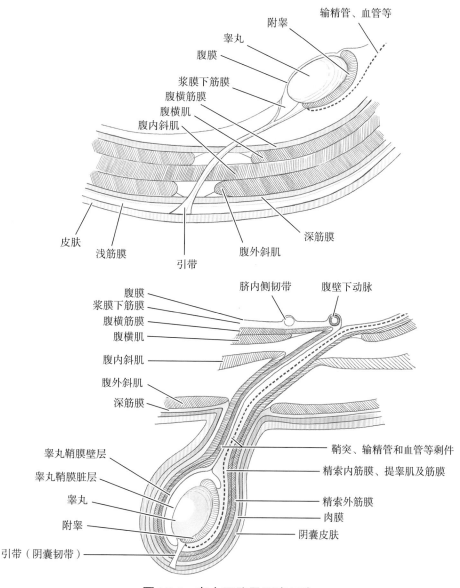

图 15-4　睾丸下降及阴囊层次

三、睾丸下降

　　胚胎初期睾丸和附睾位于腹后壁肾脏的下方，表面被腹膜覆盖，在出生前后腹膜向下突出形成腹膜鞘突（vaginalis processes of peritoneum）。在睾丸下端与阴囊之间有一条索状结缔组织，称睾丸引带（gubernaculum testis），随着睾丸引带逐渐缩短，睾丸被牵引下降，连腹膜鞘突一起，顶着腹横筋膜及腹前壁各层下降至阴囊，从而形成了睾丸及精索外的被膜。睾丸下降完成后，腹膜鞘突闭锁成为鞘韧带，下端形成包裹睾丸和附睾的睾丸鞘膜。若生后腹膜鞘突仍未闭锁，易发生先天性腹股沟斜疝和交通性鞘膜积液。若睾丸在出生后仍未降入阴囊，滞留于腹腔或腹股沟管内，则称为隐睾（cryptorchidism），因腹腔内的温度不利于精子生成，可致不育或发生其他病变，故在儿童时期即应行手术将睾丸拉入阴囊。

四、辨认腹股沟三角

腹股沟三角（inguinal triangle），又称海氏三角（Hesselbach triangle），位于腹前壁下部。该三角的内侧界为腹直肌外缘，下界为腹股沟韧带内侧半，外侧界是腹壁下动脉。该三角为腹前壁的薄弱区，腹股沟直疝即由此区突出，恰位于腹壁下动脉的内侧。腹股沟管深环紧靠该动脉的外侧，小肠自深环进入腹股沟管形成的疝称为腹股沟斜疝。临床上常以腹壁下动脉作为判定腹股沟直疝和斜疝的标准。

五、检查腹前壁内面结构

腹股沟区解剖完毕之后，可沿两侧腋中线向下切开直达髂嵴，再分别向前内达髂前上棘。在腹壁上方沿肋弓下缘做一"Λ"形切口，边向下翻边切断膈肌的附着处，最后将腹前壁向下翻开暴露腹前壁的内面。

自膀胱尖向脐内面相连形成的腹膜皱襞，称脐正中襞（median umbilical fold），内含脐正中韧带，是胚胎时期脐尿管（urachus）的遗迹。在其两侧各有一条脐内侧襞（medial umbilical fold）由脐连到盆壁，内含脐动脉索，是胚胎时期脐动脉闭锁后的遗迹。最外侧还有脐外侧襞（lateral umbilical fold），内含腹壁下动、静脉，这5条纵形皱襞将腹股沟以上的腹前壁内面分出3对凹陷，由内向外分别为膀胱上窝（supravesical fossa）、腹股沟内侧窝（medial inguinal fossa）和腹股沟外侧窝（lateral inguinal fossa）。腹股沟内侧窝相当于腹股沟三角（海氏三角），腹股沟外侧窝含有腹股沟管深环，可见精索或子宫圆韧带穿行于环内。若在此环外侧划一小口，轻轻撕开覆盖在内环内面的壁腹膜，则可清楚显示腹股沟管深环的轮廓及腹横筋膜在此向外突出形成的孔道。

在腹股沟内侧窝下方另有一隐窝称股凹（femoral fossa），恰位于腹股沟韧带的下方，此凹是股疝的好发部位。

第四节　应仔细辨认的结构

（1）腹壁肌层次及肌纤维走行的方向。

（2）腹直肌鞘的构成及弓状线的位置与结构特点。

（3）腹壁动、静脉吻合及皮神经分布的节段性标志。

（4）腹壁层次：由外向内（由浅入深）为皮肤、浅筋膜、深筋膜、腹肌、腹横筋膜、腹膜外筋膜和壁腹膜。

（5）脐以下部分腹壁浅筋膜的分层：康帕筋膜和斯卡帕筋膜。

（6）腹股沟管的4壁、2口及穿行结构（精索、子宫圆韧带）。

（7）腹外斜肌腱膜下端形成的韧带结构：腹股沟韧带；腔隙韧带；耻骨梳韧带；反转韧带；内侧脚与外侧脚；脚间纤维；腹股沟管浅环。

（8）腹股沟三角的位置、边界及临床意义（鉴别腹股沟直疝、斜疝）。

（9）腹前外壁肌与精索筋膜间的层次关系。

第五节 临床结合要点及病例分析

一、临床结合要点

（一）腹部切口

常用的腹部手术切口在腹前壁。在选取切口位置时，通常选择手术器官所在的区域或周围。切口大小应确保良好的操作空间和视野。随着麻醉技术的进步和肌松剂的发展，腹部手术切口比以前小了很多。常用的腹部手术切口有右侧经腹直肌切口和腹正中切口。前者可以满足大多数的腹部探查手术。后者最大可从剑突下到耻骨联合上方，可以充分、彻底地探查整个腹腔。

在急诊腹部外科手术中，经典的右侧经腹直肌切口，在弓状线以上水平需要经过以下层次：皮肤、皮下组织、腹直肌鞘前层、腹直肌、腹直肌鞘后层、腹横筋膜、腹膜外筋膜和腹膜。

（二）腹股沟直疝和斜疝

人体组织或器官，由其正常解剖部位通过先天或后天形成的某些正常或不正常孔隙或薄弱区域，进入邻近部位的情况，称为疝。疝多发于腹部，多数由腹腔脏器或组织连同壁腹膜，通过腹、盆壁薄弱点突出至体表形成腹外疝。发生于腹股沟区的腹外疝称为腹股沟疝（inguinal hernia），分为斜疝和直疝两种。

1. 斜疝（indirect hernia） 腹内组织或器官从腹壁下动脉外侧的腹股沟管深环突出，向内下、前方斜穿腹股沟管，出浅环达体表。斜疝是最常见的腹股沟疝，多发于男性，右侧多于左侧。部分斜疝可由鞘突闭锁不全所致，称为先天性斜疝，其与后天性斜疝最大的不同是疝囊为未闭的鞘突。斜疝在形成的时候，下降的腹膜囊通过深环进入腹股沟管，再通过浅环可以突入阴囊，使阴囊一侧肿大。女性疝囊可以进入大阴唇。

2. 直疝（direct hernia） 疝囊从腹壁下动脉内侧的腹股沟三角直接由后向前突出于体表，不经过深环，不进入阴囊。直疝一般是后天性的，常发生于腹壁肌薄弱的老年人。在腹股沟区，由腹壁下动脉、腹直肌外缘和腹股沟韧带组成的腹股沟三角，因缺乏完整有力的肌肉覆盖，腹横筋膜又相对薄弱，是直疝的好发部位，故又称直疝三角。

（三）股疝、脐疝、切口疝

1. 股疝 通过股环、股管、卵圆窝向大腿根部突出的腹外疝称为股疝（femoral hernia）。股疝女性患者明显多于男性。股管较狭小，周围组织坚韧且缺乏扩张余地，股疝疝块常较小。股环因其狭小、坚韧，是股疝易发生嵌顿、绞窄的重要原因。在腹外疝中，股疝嵌顿者最多。

2. 脐疝 发生于脐部的腹外疝称为脐疝（umbilical hernia）。通过脐环突出的疝只是脐疝的一部分，有些脐疝实际上是脐旁疝。婴儿脐疝多为先天性，因出生时脐环未闭所致。成人脐疝除少数是婴儿脐疝的持续或复发外，多数是后天性的，以脐旁疝为主。脐旁疝的疝门并非脐环而是紧靠脐环上缘或下缘白线上的裂隙，发生于脐上部者多于下部。

3. 切口疝　腹内器官经手术切口所致缺损突出于体表者为切口疝（incisional hernia）。切口疝的疝门通常较为宽松，嵌顿并不多见。切口疝的疝囊有时候并不完整，疝内容物与附近组织发生粘连而表现为难复性疝者较多。

（四）腹腔镜手术

腹腔镜手术，又称微创手术，通过在腹壁上制造的数个小孔，置入器械实现手术操作。与传统外科手术相比，腹腔镜手术对患者造成的创伤更小，术后的恢复时间更短。目前，腹腔镜手术已经在腹部外科、泌尿外科、妇产科等多领域广泛应用。在手术时，镜头负责采集手术野的图像并传输到显示器上显示。另有一至数个功能不同的操作臂，在腹腔内部工作，由医生在体外控制操作臂进行手术。为使腹腔内有足够的操作空间，需在手术开始时向腹腔内充入气体，撑起腹壁，最常用的气体是二氧化碳。

单孔腹腔镜，采集图像的镜头和操作臂，通过腹壁上的同一孔道进入腹腔，完成传统腹腔镜手术由几个孔才能做的手术。该手术具有瘢痕少、创伤更小的优点。

机器人辅助腹腔镜手术是在腹腔镜手术的基础上发展起来的。医生通过操作机器人的遥控臂来指挥患者腹腔内的操作杆。机器人外科手术设备具有三维的视觉图像、更加灵活和精准的操作杆，目前已经在许多外科手术领域得到广泛的应用（图15-5）。

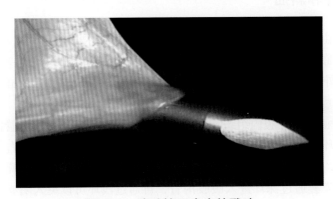

图15-5　腹腔镜手术中的戳孔

注：通过内置锐器的空心Trocar在腹壁上打孔，之后撤去锐器，将操作杆通过空心的Trocar伸入腹腔内进行手术。

二、临床病例分析

（一）腹部外伤

患者，女性，31岁。在与人争执时被刺伤右下腹，来医院急诊就诊，查体腹部存在压痛、肌紧张，血压、脉搏正常，腹部立位片难以配合检查，血红蛋白80g/L。

临床解剖问题：①该患者可能存在什么器官的损伤？②腹部立位片可能会有什么发现？③用你了解的相关解剖知识，描述该患者若行右下腹的急诊探查手术，切口可能会经过的各个腹壁层次。

解析：该患者可能存在肠管损伤、右侧腹膜后血管损伤。

腹部立位片可能会发现膈下游离气体。

　　右下腹内的器官较上腹部相对较少，主要是固定在腹后壁的升结肠和部分小肠。在腹后壁，还有髂血管、生殖血管和输尿管。该处的刺伤，最有可能损伤肠管。若行急诊手术，在右下腹的探查切口，会经过弓状线以下部位，可能经过的腹壁层次包括：皮肤、皮下组织、腹直肌鞘、腹直肌、腹横筋膜、腹膜外筋膜和腹膜。

（二）腹疝

　　患者，男性，59岁。因腹股沟疝行手术治疗，术中发现疝囊壁的一部分由盲肠构成，腹壁下动脉在疝囊颈外侧。

　　临床解剖问题：①该患者可能的诊断是什么？②用你了解的相关解剖知识，描述腹壁下动脉在判断腹股沟疝类型时的作用。

　　解析：该患者可能的诊断是腹股沟直疝、滑动性疝。

　　腹股沟直疝在腹股沟三角内由后向前突出，疝囊位于腹壁下动脉的内侧。斜疝在腹股沟管深环突出，疝囊位于腹壁下动脉的外侧。多数的腹股沟疝在术前就可以明确类型，少部分难以分型的，在术中可视疝囊和腹壁下动脉的位置关系来确定。

（三）股疝

　　患者，女性，50岁。右腹股沟下方有一半球形肿物，平卧时肿物缩小，站立时肿块复出且局部有胀感。

　　临床解剖问题：①该患者可能的诊断是什么？②若该患者的疝发生嵌顿，内容物为小肠，还纳困难，可以采取什么措施？

　　解析：该患者可能的诊断是股疝。

　　股疝的发病率居腹股沟疝之后，约占腹外疝的5%，中年经产女性多见。易复性的股疝症状较轻微，可在久站、咳嗽等之后出现坠胀感和疼痛。疝块常不大，位于腹股沟韧带以下、卵圆窝处，呈半球形突起。

　　若股疝发生嵌顿，狭小的股环常为手术带来诸多困难，可以切断腹股沟韧带（股环前缘），待内容物回纳或坏死内容物切除后，再行修复。

第十六章　腹腔及腹腔脏器

第一节　概　　述

一、腹膜和腹膜腔

腹膜（peritoneum）系由间皮及结缔组织构成的浆膜，被覆于腹腔和盆腔脏器的表面，并反折衬于腹腔和盆腔壁的内面。覆盖脏器表面的为脏腹膜（visceral peritoneum），贴附于腹、盆腔壁内面的为壁腹膜（parietal peritoneum），两者相互移行，共同围成一潜在性的浆膜腔，即腹膜腔（peritoneal cavity），腔内含有少量浆液。男性腹膜腔为封闭腔，女性腹膜腔可通过输卵管腹腔口与外界相通。所谓腹腔是指由腹壁和盆壁内面围成的腔隙，内含器官、血管、神经、腹膜及腹膜腔等诸多结构。腹腔和腹膜腔的概念和构成虽有不同，但在临床应用中通常区分并不严格。

腹膜除对脏器有支持和固定作用外，还具有分泌和吸收的功能。正常腹膜可分泌少量浆液，润滑脏器表面以减少摩擦。在病理情况下，腹膜渗出增多可形成腹水。由于腹膜具有较大的表面积，对渗入腹腔内的液体具有吸收作用，加之腹膜上含有的吞噬细胞和腹膜的趋向性移动，可有效地限制腹内感染的扩散，吸收渗出。腹膜还具有较强的再生能力，能促进术后脏器的愈合、康复以减少粘连。

腹膜与脏器的关系：严格意义上所有腹、盆腔内的脏器都位于腹膜腔之外，但随着发育过程中脏器的转位、部分腹膜的消失或融合，使脏器被腹膜覆盖的情况不尽相同，依腹膜覆盖的情况可分为3种。

（1）腹膜内位器官（intra-peritoneal viscera）：几乎完全被腹膜包被，包括胃、十二指肠上部、脾、空肠、回肠、盲肠、阑尾、横结肠、乙状结肠、卵巢和输卵管等。

（2）腹膜间位器官（inter-peritoneal viscera）：三面或大部分表面被腹膜覆盖，包括肝、胆囊、升结肠、降结肠、子宫、膀胱和直肠上段等。

（3）腹膜外位器官（extra-peritoneal retroperitoneal viscera）：仅一面被腹膜覆盖，包括肾、肾上腺、输尿管、胰、十二指肠降部、十二指肠水平部和升部、直肠下段等。

腹膜形成的结构：随着腹膜的转折与移行、消失与融合，以及内脏器官的转位和在腹腔内位置的不同，腹膜可以衍生成韧带、网膜、系膜和皱襞等结构，并可以在某些部位或器官之间形成隐窝。

（一）韧带

1. 与肝有关的韧带　包括镰状韧带（falciform ligament），冠状韧带，左、右三角韧带，肝圆韧带，肝胃韧带，肝十二指肠韧带（见本章结肠上区局部解剖）。

2. 与胃、脾有关的韧带　包括脾肾韧带、胃脾韧带、脾膈韧带、胃膈韧带。

3. 与结肠有关的韧带　包括膈结肠韧带、脾结肠韧带、胃结肠韧带（属大网膜的一部分）。

4. 与十二指肠有关的韧带　除构成小网膜的肝十二指肠韧带外，还有十二指肠悬韧带。

（二）网膜（omentum）

1. 大网膜（greater omentum）　为最大的腹膜襞，自胃大弯和十二指肠上部前后面的腹膜合成大网膜的前叶，下垂一段距离后，再向上反折移行为后叶。大网膜后叶经横结肠和横结肠系膜的前方，在横结肠系膜起点的上方附于腹后壁，贴于胰头和胰体的前方。后叶的前层与小网膜囊的后壁融合，后层则与横结肠及其系膜相融合。临床上可以通过分离后叶的上部进入网膜囊，从而为胃后部和胰的手术提供便捷且出血较少的手术通路。在左侧，大网膜与胃脾韧带相延续，右侧则延伸至十二指肠的起始部。

大网膜富含来自胃网膜左、右动脉的分支，并形成许多吻合弓，由弓发出的细小分支形成卷曲的毛细血管分布于大网膜的周边，称为"网膜小球（omental glomeruli）"，其周围聚集大量的巨噬细胞和淋巴细胞，具有吸收腹膜液和防御的重要作用。大网膜有很好的移动性和对炎症器官的黏附作用，可有效地限制炎症的扩散和促进止血。临床上常用于填塞手术创面以促进再生修复。

2. 小网膜（lesser omentum）　为张于肝脏面的静脉韧带裂和肝门处呈"L"形的附着带，与食管腹段、胃、幽门和十二指肠上部间的腹膜皱襞。小网膜来源于腹侧的胃系膜，由双层腹膜及内含的不等量结缔组织和脂肪组织黏附而成。位于肝和胃之间的部分称为肝胃韧带（hepatogastric ligament），内含胃左和胃右动、静脉，胃左淋巴结和胃的神经等。右侧位于肝门和十二指肠上部间的部分称为肝十二指肠韧带（hepatoduodenal ligament），其右缘游离增厚，缘内的右前方有胆总管、左前方有肝固有动脉、后方有肝门静脉走行其中。

小网膜、胃后壁与腹后壁腹膜之间的扁薄间隙称为网膜囊（omental bursa），又称Winslow囊。囊的前壁由上向下依次为小网膜、胃后壁和胃结肠韧带；后壁为覆盖于胰、左肾和左肾上腺前方的腹后壁腹膜、横结肠及其系膜；上壁为膈下面的腹膜及肝尾叶；下壁为大网膜前、后叶的转折和黏附部；左侧壁为脾、胃脾韧带、脾肾韧带和脾膈韧带；右侧借网膜孔与腹膜腔相通。网膜孔（omental foramen）位于小网膜右缘的后方，其上界为肝尾叶，下界为十二指肠上部起端（球部），前界为肝十二指肠韧带的游离缘，后界为覆盖于下腔静脉表面的腹后壁腹膜。此孔是网膜囊与腹膜腔的唯一通道，故网膜囊内的积液、积脓和出血均可经此进行引流。此孔还可作为胃后壁和胰病变探查的通路。在行肝脏手术时网膜孔前缘也是短暂止血的理想部位。

（三）系膜

系膜是伴随着腹内脏器的转位和腹膜反折，形成的复杂双层腹膜皱襞。系膜内含有血管、神经、淋巴组织、脂肪和结缔组织。含有系膜的脏器，因活动度较大，易发生扭转（如肠扭转）或成为疝的内容物。

1. 肠系膜（mesentery）　是将空、回肠系于腹后壁的双层腹膜襞。肠系膜根（root of mesentery）长约15cm（成人），附于自第2腰椎体的左侧至右骶髂关节间的腹后壁；其游离端包裹着5～6m长的小肠，故肠系膜形成许多扇形的皱褶，伴随着空、回肠纡曲盘绕在腹腔内。肠系膜的两层间有肠系膜动静脉、淋巴结、淋巴管以及神经。

2. 阑尾系膜（mesoappendix）　为一含有脂肪组织的三角形腹膜襞。位于紧靠回盲交点的回肠末端系膜的后面和阑尾之间。襞内包裹着阑尾的血管、神经和淋巴管，通常还含有1个淋巴结。由回肠末端的前下方延伸至阑尾系膜或阑尾与盲肠前面的一小段腹膜襞，称为回盲襞（ileocecal fold），襞内偶有血管分布，但通常还是被称为"Treves无血管襞"。在回盲襞的左上方，有一个含盲肠前动脉的腹膜襞，从回肠系膜末端延伸至盲肠的前壁。阑尾系膜的大小、形态和位置变化因人而异，如盲肠后腹膜外位阑尾就没有系膜。在寻找和切除阑尾时应仔细辨认阑尾系膜及血管的走行，以便准确结扎。

3. 横结肠系膜（transverse mesocolon）　为一宽阔的腹膜襞，包裹横结肠并将其悬于腹腔内。横结肠系膜的根部自十二指肠降部的前面向左，斜越过胰头和胰颈到达十二指肠空肠曲的上方，进而越过左肾上极达结肠脾曲。横结肠系膜的长度有很大差异，但总是两端最短。系膜内含有中结肠动、静脉及其分支，并伴有来自腹主动脉丛的内脏神经、淋巴管及淋巴结。在脾曲附近有左结肠动脉的升支终于横结肠系膜内。包裹横结肠的两层系膜在结肠后面分开，其前（上）层腹膜为大网膜后层（叶）的延续，并相互粘合；后（下）层腹膜与腹后壁的壁腹膜相融合。横结肠系膜的两侧扩展形成2个腹膜皱襞；右侧自肝曲的横结肠系膜到十二指肠降部间形成十二指肠结肠韧带（duodenocolic ligament）；左侧自脾曲的横结肠系膜到膈间形成膈结肠韧带（phrenicocolic ligament）。在胰腺的钩突附近，横结肠系膜根与小肠系膜根的上界紧密相关。

4. 乙状结肠系膜（sigmoid mesocolon） 由包裹在乙状结肠外的腹膜贴合而成。其长度和宽度因人而异。该系膜通常呈浅的"Λ"形附着，其尖部恰附于髂总动脉的分叉处。左侧半的附着处越过左侧腰大肌沿髂外血管走行；右侧半附着处则越过盆缘，向前达第3骶椎水平的中线处。乙状结肠系膜的前内层腹膜，与腹后壁下部的腹膜相延续，后外层腹膜则与腹外侧壁内面的腹膜相延续。在乙状结肠系膜的两层间有到乙状结肠和直肠上部的血管走行，左输尿管在系膜尖覆盖下，于左髂总动脉分叉处的前方下降进入盆腔。

二、腹膜隐窝

在腹膜腔内，由于脏器的转位或腹膜襞、韧带的分布，使腹膜腔内形成一些隐窝或陷凹，称为腹膜隐窝（peritoneal fossae recess）。这些隐窝是腹内疝的潜在发生部位，也是腹膜腔积液滞留的好发部位。

（一）十二指肠隐窝

在十二指肠升部和空肠曲的周围与腹膜襞间形成多个隐窝：在十二指肠空肠曲的左侧、十二指肠上襞（superior duodenal fold）的深面有十二指肠上隐窝（superior duodenal recess），窝口朝下可容一指；在十二指肠升部的左侧、上隐窝的下方、十二指肠下襞的深面有窝口朝上的十二指肠下隐窝（inferior duodenal recess），其左侧走行有左结肠动脉升支和肠系膜下静脉；十二指肠旁隐窝（paraduodenal recess）位于十二指肠升部的左侧后方；十二指肠后隐窝（posterior duodenal recess）位于十二指肠水平部和升部的后方、腹主动脉的前方，虽隐窝较大但并不常见。

（二）盲肠隐窝

盲肠隐窝（caecal recess）系围绕盲肠的腹膜襞形成的隐窝，是腹内疝的好发部位。回盲上隐窝（superior ileocaecal recess）位于回盲部回肠末端的上方，其前壁为盲肠前动脉的腹膜血管襞，后界为回肠系膜，开口向左侧。回盲下隐窝（inferior ileocaecal recess）位于回肠末端的下方，其前界为回盲襞，上方和右侧为盲肠，后方是阑尾系膜的上部，开口向下。此隐窝在年轻人较明显，成年以后多因脂肪填塞而消失。盲肠后隐窝（retrocaecal recess）位于盲肠的后方与壁腹膜之间，两侧有从盲肠至腹后壁的腹膜皱襞称为盲肠襞（回盲上襞），阑尾常位于此窝内。

（三）乙状结肠间隐窝

乙状结肠间隐窝（intersigmoid recess）位于乙状结肠系膜"Λ"形附着处尖的后下方，开口向下。在婴幼儿时期该隐窝较明显，随发育过程常会消失。该隐窝后壁的壁腹膜覆盖区域有左输尿管越过左髂总动脉。

（四）肝肾隐窝

肝肾隐窝（hepatorenal recess）又称Morison窝或右肝下间隙，位于肝右叶脏面和右肾上极之间。其上界是冠状韧带下层，外界为外侧腹壁，后界为右肾上极的前面，内下界是肝曲、横结肠系膜、十二指肠降部和部分胰头。在仰卧位时，该隐窝是上腹部腹膜腔最低的部位，脓液及渗出液多积存于此。

（五）腹膜陷凹

腹膜陷凹（peritoneal pouch）是盆腔内由覆盖盆腔脏器的腹膜相互移行形成的陷凹。男性膀胱与直肠之间有直肠膀胱陷凹（rectovesical pouch）。女性的膀胱与子宫之间有膀胱子宫陷凹（vesicouterine pouch），直肠与子宫间有直肠子宫陷凹（rectouterine pouch），又称Douglas腔。直肠膀胱陷凹和直肠子宫陷凹分别为男性、女性腹膜腔的最低处，腹腔内的渗出液或脓液常聚集于这两个陷凹处。直肠子宫陷凹的底正对着阴道后穹隆的顶部，临床上常经阴道后穹隆穿刺抽取积液或积血，以进行诊断或治疗（图16-1）。

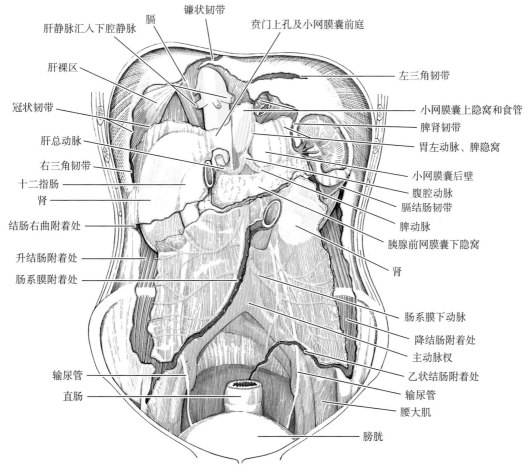

图16-1　腹膜及腹膜间隙

三、腹膜腔的分区

根据结肠的走行，尤其是以横结肠及其系膜为界，可将腹膜腔分为上方的膈下间隙和下方的左、右结肠旁沟。另外，依小肠系膜根的走行还可将结肠走行范围内的腹膜腔分成左、右肠系膜窦。

（一）膈下间隙

膈下间隙（subphrenic space）是位于膈与横结肠及其系膜之间的腹膜间隙，因肝位于其间，故可被肝分为肝上和肝下两个间隙。

1. 肝上间隙（suprahepatic space） 位于膈与肝膈面之间的空隙，被肝镰状韧带分为左、右肝上间隙。左肝上间隙又被左三角韧带分为左肝上前间隙和左肝上后间隙。位于冠状韧带前后层间的肝裸区与膈下筋膜间充有疏松结缔组织，称为膈下腹膜外间隙，肝脓肿可经此间隙溃破进入腹腔。

2. 肝下间隙（subhepatic space） 位于肝脏面与横结肠及其系膜间的空隙，借肝圆韧带分为右肝下间隙（肝肾隐窝）和左肝下间隙。左肝下间隙又可被胃及小网膜分为左肝下前间隙和左肝下后间隙（网膜囊）。

（二）右结肠旁沟

右结肠旁沟（right paracolic sulcus）位于升结肠的右侧与腹腔右侧壁的壁腹膜之间。此沟向上通右肝下间隙，向下可经右髂窝直通盆腔。

（三）左结肠旁沟

左结肠旁沟（left paracolic sulcus）位于降结肠的左侧与腹腔左侧壁的壁腹膜之间。此沟上方有膈结肠韧带（phrenicocolic ligament）与膈下间隙相阻隔，向下经左髂窝通入盆腔。

（四）右肠系膜窦

右肠系膜窦（right mesenteric sinus）位于小肠系膜根的右侧，其上界为横结肠及其系膜的右侧大部，外侧界为升结肠，后面是贴附于腹后壁的壁腹膜。此窦呈三角形的封闭间隙，窦内有小肠袢填充。当此间隙内有炎症时，可形成肠间脓肿或局限性腹膜炎。

（五）左肠系膜窦

左肠系膜窦（left mesenteric sinus）呈斜方形向下开放的窦，位于小肠系膜根的左侧，其上界为横结肠及其系膜的左侧部，外侧界为降结肠，下界为乙状结肠及其系膜根，后面为贴附于腹后壁的壁腹膜。由于此窦向下开放，感染和积液可直接扩散至盆腔。

四、腹膜及腹膜腔的临床意义

（一）腹膜腔积液及引流

多种病理过程均可引起腹膜腔内产生积液。腹膜粘连或手术以后，即使没有炎症发生，浆液也会广泛地分布于腹膜间隙内。单纯腹水可以从腹膜腔的任何方便的部位被排出；临床普遍采用盲穿或超声引导下将导管置入左、右结肠旁沟的下部进行抽液。由于小肠的移动性使其在抽取过程中几乎不会受到损伤。

炎症产生的积液因含有脓液、纤维蛋白或血液往往比较黏稠。由腹膜炎症引发的腹膜粘连也与此相关。这些因素影响了局部积液的形成，进而限制了炎症扩散的进程。任何一个腹膜间隙都可能产生局部积液，但最常发生在膈下、肝下和盆部的间隙，因为这些部位由腹膜襞和脏器形成了边界较好的隔绝空间。

导管技术的发展为进入腹腔内最复杂的间隙提供了方便，如肝下、肝周或肠系膜间积液的引流均可安全、方便地进行。经腰部后外侧或经坐骨的通路可分别进入腹膜后和盆部进行引流。偶尔必须经开腹手术进入的可通过肋下或肋间切口行膈下脓肿引流，或经腹股沟切口行盆腔脓肿引流。

（二）腹膜透析

成人腹膜的表面积约为$2m^2$，其中脏腹膜约占总面积的80%。间皮类似于血管的内皮，允许离子和小分子物质通过。正常情况下，经腹膜渗透出的液体量是很少的。但对于急、慢性肾衰竭患者，可以通过导管将透析液导入腹膜间隙内，以腹膜为透析膜使大量液体透入腹膜腔，而后再抽出，从而达到净化血液和减轻患者症状的目的。

（三）脑室腹膜分流术

腹膜具有较强的吸收能力，临床上常利用这一优势将身体其他部位产生的过剩液体引导到腹膜腔进行吸收。颅内压增高的患者，常可使用分流导管将脑脊液引流至腹膜腔经腹膜吸收，以降低颅压从而保护中枢神经系统。此导管具有单向性瓣膜，可防止腹膜液反流入脑脊液。

五、腹部动、静脉及淋巴回流

（一）腹主动脉

腹主动脉（abdominal aorta）自膈的主动脉裂孔处续接胸主动脉，在腰椎前方下行至第4腰椎体的下缘，分为左、右髂总动脉。腹主动脉行于腹膜后间隙结缔组织内，其前方与肝左叶、网膜囊与小网膜、腹腔丛、食管末端、横结肠系膜、胰、十二指肠水平部、小肠系膜根及肠袢等结构相邻。其右侧与下腔静脉伴行，乳糜池和胸导管的起端于两大血管间上行进入胸腔。腹主动脉的分支包括较小的壁支和粗大的脏支两类。

1. 腹主动脉壁支

（1）膈下动脉（inferior phrenic artery）：左、右各1支，分别发自腹主动脉上端的两侧，在膈脚的前方上行达膈的中心腱，各分成前、后支，彼此吻合。此外，还发出肾上腺上动脉（superior suprarenal artery）多个小支供应肾上腺。膈下动脉的分支还与肌膈动脉、心包膈动脉和肋间动脉相吻合，供应膈。

（2）腰动脉（lumbar artery）：通常有4对，发自腹主动脉后壁的两侧，贴腰椎前面或侧面，向外行于交感干的后方，分支供应腹壁肌，并发支与下部肋间后动脉、髂腰动脉和旋髂深动脉吻合。

（3）骶正中动脉（median sacral artery）：起自腹主动脉终端的后上方，在第4、第5腰椎体和骶尾骨的前面下行达尾骨尖，其分支供应髂肌、臀肌、骶骨和直肠，并发支与臀部动脉、腰动脉、骶外侧动脉和直肠的动脉相吻合。

2. 腹主动脉脏支　为供应腹腔和部分盆腔内脏的分支，依脏器的配布可分为成对和不成对的脏支。成对的脏支有肾上腺中动脉、肾动脉和睾丸（卵巢）动脉，分别供应相应器官。不成对脏支如下。

（1）腹腔干（celiac trunk）：为一短粗的动脉干，长1～4cm，在胸$_{12}$～腰$_1$水平发自腹主动脉的前壁，此干发出后即分为3个大分支。

1）胃左动脉（left gastric artery）：行向左侧达胃贲门部，分出食管支（esophageal branch）分布于食管腹段，并上行与其他来源的食管支相吻合。本干则沿胃小弯向右走行达幽门部，与胃右动脉吻合。沿途发出多个小支供应胃小弯附近的胃前、后壁。

2）肝总动脉（common hepatic artery）：在网膜囊的后方，向右前方走行，在十二指肠上部的上方分为肝固有动脉和胃十二指肠动脉两支。①肝固有动脉（proper hepatic artery）向右上行于肝十二指肠韧带内，发出胃右动脉（right gastric artery），下行至幽门上缘，转向左上，在肝胃韧带内沿胃小弯左行，与胃左动脉吻合成胃小弯动脉弓，沿途发支至胃前、后壁。胃右动脉也可发自肝总动脉或肝固有动脉左支。肝固有动脉向右上方行于胆总管左侧、肝门静脉前方，在肝门附近分为左、右2支，右支经胆总管的后方向右上走行，经肝门进入肝右叶和尾叶，并发出1～2支胆囊动脉（cystic artery），经胆管后方达胆囊颈上面，继而前行分为浅、深两支布于胆囊。②胃十二指肠动脉（gastroduodenal artery）在十二指肠上部上方发自肝总动脉，在十二指肠上部后方下行达幽门的下缘，分为胃网膜右动脉（right gastroepiploic artery）和胰十二指肠上动脉两终支。胃网膜右动脉沿胃大弯右侧向左走行，沿途发出多支胃支（gastric branch）和网膜支（epiploic branch），向上、向下供应胃和大网膜，并最终与胃网膜左动脉吻合。胰十二指肠上前动脉（anterior superior pancreaticoduodenal artery）在幽门下缘处，由胃十二指肠动脉发出，在胰头和十二指肠降部之间的沟内下行，发出胰支和十二指肠支供应胰头和十二指肠。其末支与胰十二指肠下动脉前支吻合，形成胰十二指肠前动脉弓。胰十二指肠上后动脉（posterior superior pancreaticoduodenal artery）由胃十二指肠动脉发出，经肝门静脉和胆总管的右前方，下行于胰头的后方，其分支供应胰头和十二指肠，末支与胰十二指肠下动脉的后支吻合成胰十二指肠后动脉弓。十二指肠上动脉（supraduodenal artery）为一小支分布于十二指肠上部的前后面，其发出的动脉变化较大，多从胃十二指肠动脉发出，但也有从周围的其他动脉发出。

3）脾动脉（splenic artery）：为腹腔干最大的分支，在网膜囊壁腹膜的后方沿胰的上缘、伴脾静脉的上方左行，经脾肾韧带达脾门入脾。沿途发出多个胰支供应胰，其中较大的分支有胰背动脉（dorsal pancreatic artery），行于胰的后面，向右分支与胰十二指肠上前动脉吻合，向左的分支胰下动脉（inferior pancreatic artery）与胰大动脉吻合。胰大动脉（great pancreatic artery）在胰背动脉的左侧发自脾动脉，其支与胰背动脉和其他胰支相吻合，此动脉有时缺如。此外，有胰尾动脉（caudal pancreatic artery）供应胰后部和胰尾。脾动脉的近末端处发出了3～5支胃短动脉（short gastric artery）分布于胃底和贲门部，其支与胃左动脉、胃网膜左动脉和膈下动脉终支相吻合。由脾动脉脾支发出的胃网膜左动脉（left gastroepiploic artery），经胃脾韧带两层腹膜间右行至胃大弯，发出胃支和网膜支供应胃和大网膜，并与胃网膜右动脉吻合。由脾动脉主干还发出1～2支胃后动脉（posterior gastric artery）供应胃底和胃后部。脾动脉的末支为脾支（splenic branch），分成2～3干进入脾门，供应脾。

（2）肠系膜上动脉（superior mesenteric artery）：在腹腔干起始处的下方，发自腹主动脉前壁，在胰的后方下行，经胰钩突的前面越过十二指肠下部的前面，在小肠系膜内向右髂窝走行，其分支如下。

1）胰十二指肠下动脉（inferior pancreaticoduodenal artery）：在胰的下方发出，右行分为前后2支，在胰头的前后面走行，分别与胰十二指肠上前动脉和胰十二指肠上后动脉相吻合，组成胰十二指肠前、后动脉弓。

2）空、回肠动脉（jejunal and ileal artery）：有18～20支，向左下方走行，相邻动脉间相互吻合后再发支吻合，如此反复可形成3～5级血管弓，由末级动脉弓发出终末细支达空、回肠。

3）中结肠动脉（middle colic artery）：在胰的下方发自肠系膜上动脉，进入横结肠系膜内分成左、右支，左支向左与左结肠动脉的升支吻合，供应横结肠左侧2/3；右支向右与右结肠动脉升支吻合，供应横结肠右1/3，有时会发出1～2支较细小的副中结肠动脉，供应邻近的结肠。

4）右结肠动脉（right colic artery）：由肠系膜上动脉的右侧发出，在壁腹膜的后方右行，到升结肠附近分为升、降支。分别上行与中结肠动脉吻合，下行与回结肠动脉吻合，其支分布于升结肠。

5）回结肠动脉（ileocolic artery）：自肠系膜上动脉的右下方起始，至回盲部附近分为结肠支、回肠支及盲肠前、后动脉，供应回盲部。由回结肠动脉主干或回肠支还发出1～3支阑尾动脉（appendicular artery），经回肠后方进入阑尾系膜内走行，供应阑尾及附近的盲肠。

（3）肠系膜下动脉（inferior mesenteric artery）：在第3腰椎水平发自腹主动脉前壁，在腹膜后行向左下方，越过左髂总动脉的前方，经乙状结肠系膜进入小骨盆，终止于直肠上部。其分支如下。

1）左结肠动脉（left colic artery）：直接发出或与乙状结肠动脉共干发出，经腹膜后达降结肠附近分为升、降支，升支上行达结肠左曲与中结肠动脉左支吻合，降支下行于乙状结肠系膜内与乙状结肠动脉升支吻合。

2）乙状结肠动脉（sigmoid artery）：有1～4支发自肠系膜下动脉或与左结肠动脉共干。经腹膜后进入乙状结肠系膜，越过左输尿管和腰大肌的前面，分为升支和降支，相邻分支间形成弓状吻合，升支与左结肠动脉降支吻合，降支下行达直肠上部。

3）直肠上动脉（superior rectal artery）：为肠系膜下动脉的终末支，经乙状结肠系膜内下行进入骨盆，在第3骶椎处分为2支，沿直肠两侧下行。分支供应直肠，并在直肠下部与直肠下动脉和肛动脉吻合。

3. 腹主动脉成对的脏支

（1）肾上腺中动脉（middle suprarenal artery）：在主动脉裂孔下方发自腹主动脉，常与膈下动脉共干。其支与肾上腺上动脉和肾上腺下动脉相互吻合，供应肾上腺。

（2）肾动脉（renal artery）：约在第1、第2腰椎间的椎间盘水平发自腹主动脉两侧，经腹膜后向外走行达肾门，分为前、后两支供应肾。在到达肾门之前发出肾上腺下动脉供应肾上腺。并发出小支肾囊动脉（capsular artery）分布于脂肪囊、肾盂和输尿管上部。

（3）睾丸动脉（testicular artery）或卵巢动脉（ovarian artery）：在肾动脉的下方起自腹主动脉，斜向下行到睾丸（卵巢）。左侧睾丸动脉经肠系膜下静脉、左结肠动脉和乙状结肠的后方下行。右侧睾丸动脉越过下腔静脉的前面，十二指肠下部、右结肠动脉、回结肠动脉和回肠末段的后面下行。两侧动脉均经腰大肌和生殖股神经的前面，并与输尿管和髂外血管相交叉，再经腹股沟管深环进入腹股沟管，到达睾丸后缘上端，穿白膜分布于睾丸。在下行过程中，睾丸动脉还发出输尿管支（ureteric branch），供应输尿管；提睾肌支分布于提睾肌，并与精索外动脉吻合；附睾支（epididymal branch）到达附睾。卵巢动脉则经卵巢悬韧带、阔韧带走行，与子宫动脉的卵巢支吻合成动脉弓，由此弓发出的分支供应卵巢和子宫。另外，发出输尿管支和输卵管支供应同名器官。其末支伴随子宫圆韧带走行，分布于大阴唇和腹股沟区。

（二）髂总动脉

腹主动脉在第4～5腰椎体间稍左侧分为左、右髂总动脉，分叉处称主动脉杈（aortic bifurcation）。髂总动脉（common iliac artery）向外下方走行，至左、右骶髂关节处，分为髂内动脉和髂外动脉。髂总动脉沿途发出若干小支，供应腹膜、腹膜外组织、输尿管和腰大肌等。髂腰动脉有时也可发自髂总动脉。

（三）下腔静脉

在第4、第5腰椎体的前面，由左、右髂总静脉汇合成下腔静脉（inferior venae cava），沿腹主动脉的右侧上行，穿过膈的腔静脉孔进入胸腔，再穿心包注入右心房的后下部。下腔静脉位于腹膜后，其后方贴邻腰椎体与前纵韧带、右膈下动脉、右肾上腺动脉、右肾动脉及右腰动脉等，还与腹腔神经节、右交感干、右膈脚及右腰大肌等结构相邻。其前方，自下而上为右髂总动脉、小肠系膜根及其内含的血管、右睾丸动脉、十二指肠下部、胰头、十二指肠上部、网膜孔及小网膜游离缘内走行的胆总管、肝固有动脉和肝门静脉。最上方的前面被肝跨过。下腔静脉的直接属支包括脏支和壁支两类。

1. **脏支** 收集腹腔内成对脏器和肝的静脉血。

（1）肝静脉（hepatic vein）：汇集肝内的静脉属支形成肝右静脉、肝中静脉和肝左静脉（有时肝中和肝左静脉汇合），于肝的后缘穿出立即注入下腔静脉。

（2）肾上腺静脉（suprarenal vein）：左、右各1支，右侧较左侧短，约在第1腰椎水平向内汇入下腔静脉后壁。左侧垂直下行注入左肾静脉。

（3）肾静脉（renal vein）：约在第1腰椎水平，经肾动脉的前方汇入下腔静脉。右肾静脉较短，由2支静脉在肾门处合成，向内经十二指肠降部和胰头外侧部的后方、右肾动脉的前方汇入下腔静脉。左肾静脉较长，向内经脾静脉和胰体的背侧，经主动脉的前方注入下腔静脉，注入前还接受左肾上腺静脉、左膈下静脉和左睾丸静脉等较大属支的汇入。

（4）睾丸静脉（testicular vein）或卵巢静脉（ovarian vein）：由睾丸和附睾的小静脉汇合而成，在输精管和睾丸动脉的周围形成蔓状静脉丛（pampiniform plexus），随精索走行，在腹股沟深环处汇成2条睾丸静脉，在腰大肌和输尿管的前面上行汇合成单一的静脉，右侧直接汇入下腔静脉，左侧则汇入左肾静脉。卵巢静脉系由卵巢周围的蔓状静脉丛汇集成的2条静脉，继而合成1条，伴随卵巢动脉上行，与睾丸静脉走行相似。

2. **壁支** 收集膈、脊髓和腹壁的静脉，多成对分布。

（1）膈下静脉（inferior phrenic vein）：与膈下动脉伴行，收集膈、肾上腺及肾囊的静脉，右侧注入下腔静脉，左侧则与左肾上腺静脉汇合，注入左肾静脉。

（2）腰静脉（lumbar vein）：每侧4～5支，与腰动脉伴行，其背侧支收集腰肌和腰部皮肤静脉，并与椎静脉丛相连，间接收纳脊椎和脊髓的部分静脉血。腹侧支收集腹壁静脉血。

（3）腰升静脉（ascending lumbar vein）：下端连接髂外或髂总静脉，上行连于4对腰静脉，并与肋下静脉汇合，向上移行为奇静脉（右）或半奇静脉（左）。

（四）肝门静脉

肝门静脉（hepatic portal vein）为一短粗静脉干，长5～7cm。在第2腰椎体的右侧和胰颈的后面，由肠系膜上静脉和脾静脉汇合而成。自此向右上方，经十二指肠上部、胃十二指肠动脉和胆总管的后方，行于网膜孔前缘的小网膜夹层内、肝固有动脉和胆总管的后方，上行达肝门处分成左、右2支入肝。肝门静脉收集腹腔内不成对脏器的静脉血，其属支如下。

1. **脾静脉（splenic vein）** 自脾门处合成后，沿胰尾和胰体的后面右行，多位于脾动脉的下方，其间有多支胰腺静脉注入。脾静脉越过左肾前面继续向右达腹腔动脉和肠系膜上动脉之间，在胰颈的后方与肠系膜上静脉汇合成肝门静脉。

2. **肠系膜上静脉（superior mesenteric vein）** 收纳空肠、回肠、盲肠、阑尾、升结肠、横结肠、胃、大网膜、十二指肠和胰等器官的静脉血。其初始属支在右髂窝处，由回盲部的小静脉汇合而成。上行于同名动脉的右前方，沿途经右输尿管、下腔静脉、十二指肠水平部和胰头钩突的腹侧，在胰颈的后方与脾静脉汇合成肝门静脉。肠系膜上静脉的属支有回结肠静脉、右结肠静脉、中结肠静脉、胃网膜右静脉、胰十二指肠下静脉及空、回肠静脉等。

3. **胃左静脉（left gastric vein）** 又称胃冠状静脉，与同名动脉伴行，沿胃小弯上行至贲门，接受食管静脉汇入后转向右行，在腹主动脉的右前方汇入肝门静脉或脾静脉。

4. **肠系膜下静脉（inferior mesenteric vein）** 汇集直肠静脉丛的直肠上静脉上行，沿途收集乙状结肠、降结肠及横结肠远端的静脉血，伴同名动脉的左侧上行，跨过睾丸血管，或在睾丸血管的内侧上行，达十二指肠空肠曲外侧或后方，在胰体下缘的后方注入脾静脉或脾静脉与肠系膜上静脉汇合处，也可以直接注入肠系膜上静脉。

5. **胃右静脉（right gastric vein）** 又称幽门静脉，与同名动脉伴行，沿胃小弯右行，接受胃和幽门的属支，注入肝门静脉。此静脉的一个细小属支幽门前静脉（prepyloric vein），因起自幽门的前面，手术时常可作为确认幽门的重要标志。

6. **胆囊静脉（cystic vein）** 位于胆囊与肝之间的结缔组织内的小静脉，来自胆囊体和胆囊颈上面的静脉注入肝内的肝段门静脉。其余胆囊的静脉在胆囊颈合成1～2条胆囊静脉，注入肝门静脉右支或门静脉主干。

7. **附脐静脉（paraumbilical vein）** 起自脐周静脉网，向内经肝圆韧带走行，注入肝门静脉或肝门静脉左支。该静脉收集腹壁静脉血，并与上、下腔静脉系的属支相吻合。

（五）肝门静脉系与腔静脉系之间的吻合

肝门静脉的属支与上、下腔静脉系的属支间，有广泛的吻合。在肝或胰头肿瘤、小网膜的淋巴结肿大以及肝硬化等疾病时，由于肝门静脉受压，静脉回流受阻，致使腹腔脏器的静脉血淤积，导致门静脉高压，在这种情况下，肝门静脉系与腔静脉系之间的吻合支将起到重要的导流作用。主要的吻合部位及侧支循环通路如下。

1. **食管静脉丛（esophageal venous plexus）** 由食管静脉和胃左静脉的属支吻合形成，向上可经奇静脉汇入上腔静脉，向下可经胃左静脉注入肝门静脉。

2. **直肠静脉丛（rectal venous plexus）** 由肝门静脉的属支直肠上静脉和下腔静脉属支直肠下静脉吻合形成，向上可经肠系膜下静脉、脾静脉注入肝门静脉，向下可经髂内静脉、髂总静脉注入下腔静脉。

3. **脐周静脉网（paraumbilical venous plexus）** 由肝门静脉的属支附脐静脉，与上腔静脉的属支胸腹壁静脉、腹壁上静脉，以及下腔静脉的属支腹壁浅静脉、腹壁下静脉，共同于脐周吻合而成。该丛静脉既可向内经附脐静脉注入肝门静脉，又可向上经胸外侧静脉、腋静脉、锁骨下静脉、头臂静脉汇入上腔静脉，或经胸廓内静脉、锁骨下静脉、头臂静脉汇入上腔静脉；向下则经大隐静脉、股静脉、髂外静脉、髂总静脉注入下腔静脉。

此外，腹膜后静脉丛也参与沟通肝门静脉系与上、下腔静脉系。

门静脉高压患者常因上述静脉丛血流量激增而致静脉曲张，在脐周围形成辐射状弯曲扩张变形的静脉，称海蛇头样静脉曲张。严重者会出现消化道出血（呕血、便血）。为缓解门静脉高压患者的症状，临床上常采用"分流术"，将肝门静脉系的血液导入下腔静脉回流，以改善患者的生存质量，如门-腔静脉吻合、脾-肾静脉吻合、肠系膜上静脉与下腔静脉吻合等分流手术。

（六）腹部淋巴回流

1. 胸导管　为全身最大的淋巴管，收集除右肺、右心、头颈部右半和右上肢以外的全身3/4的淋巴液。胸导管的起始部为膨大的乳糜池，多位于第12胸椎体至第2腰椎体的前面，呈梭形或圆锥形的薄壁囊状膨大，其起始部由左、右腰干和肠干汇合而成。胸导管的腹部很短，向上穿膈的主动脉裂孔进入胸腔，上行于食管的后方、胸主动脉与奇静脉之间。在第4、第5胸椎水平转向左侧，沿食管的左缘上行，在左锁骨下动脉的后方，出胸廓上口至左侧颈根部，形成向上的凸起状弯曲，称胸导管弓，弓顶平第6～7颈椎水平。在此还接受左颈干、左锁骨下干和左支气管纵隔干，然后注入左静脉角。

2. 腹壁的淋巴结

（1）腹壁上淋巴结（superior epigastric lymph node）：沿腹壁上动脉排列，有1～3个淋巴结，收集腹直肌鞘上部的淋巴管，其输出管向上汇入胸骨淋巴结。

（2）腹壁下淋巴结（inferior epigastric lymph node）：沿腹壁下动脉排列，有2～5个淋巴结，收纳腹外斜肌腱膜、腹直肌及腹直肌鞘下部的淋巴管，其输出管向下注入髂外淋巴结。

（3）旋髂浅、深淋巴结：沿同名血管排列，有1～2个淋巴结，收纳髂部淋巴管，分别注入腹股沟浅淋巴结和髂外淋巴结。

3. 腹腔淋巴结（celiac lymph node）　位于腹腔干的起始部周围，常有1～3个较大的淋巴结，有胃淋巴结、肝淋巴结、胰淋巴结和脾淋巴结汇集输入，其输出管参与肠干的组成，或直接注入乳糜池。

4. 肠系膜上淋巴结（superior mesenteric lymph node）　位于肠系膜上动脉的起始部周围，收集十二指肠下半、空肠、回肠、盲肠、阑尾、升结肠、横结肠及胰头的淋巴管，输出管参与肠干的组成。

5. 肠系膜下淋巴结（inferior mesenteric lymph node）　位于肠系膜下动脉的起始部周围，有左结肠淋巴结、乙状结肠淋巴结和直肠上淋巴结汇集输入，其输出管参与组成肠干或注入肠系膜上淋巴结。

6. 腰淋巴结（lumbar lymph node）　沿腹主动脉及下腔静脉周围分布，包括左、右和中间腰淋巴结，汇集了来自肾、肾上腺、输尿管、输卵管、卵巢（睾丸）及子宫等处的淋巴管。其输出管分别参与组成左、右腰干或注入乳糜池。

六、腹部神经支配

腹部神经既有支配腹壁的躯体神经（脊神经），还有管理腹部内脏活动的内脏神经。

（一）腰丛

腰丛（lumbar plexus）由第1～3腰神经前支及第4腰神经前支的大部分构成，位于腰大肌的后方、腰椎横突的前面。由腰丛发出的神经如下。

1. 肌支　到腰方肌、腰大肌、腰小肌和髂肌的神经分别支配各肌。

2. 髂腹下神经（iliohypogastric nerve）（胸$_{12}$、腰$_1$）　自腰大肌上外侧缘穿出，斜越过肾下部的背面，在腰方肌前面经髂嵴的上方，穿入腹横肌与腹内斜肌之间前行，分为外侧皮支（髂支）和前皮支（腹下支）。外侧皮支穿腹内斜肌和腹外斜肌，至臀前部的皮肤；前皮支穿出腹内斜肌后，在腹外斜肌腱膜下，向内下方走行，至腹股沟管浅环上方约3cm处，穿出腹外斜肌腱膜，支配耻骨区的皮肤。

3. 髂腹股沟神经（ilioinguinal nerve）（胸$_{12}$、腰$_1$） 与髂腹下神经共干自腰大肌上外侧缘穿出，沿腰方肌前面和肾的后面行向髂嵴后部，继而沿髂肌前面和髂嵴上缘前行，穿过腹横肌达髂前上棘下方，穿腹内斜肌进入腹股沟管。自浅环穿出至浅筋膜，分布于大腿上部内侧的皮肤，还发出阴囊前神经（anterior scrotal nerves），在女性则为阴唇前神经（anterior labial nerve），分布于阴茎根部及阴囊（或阴唇）的皮肤。

4. 生殖股神经（genitofemoral nerve）（腰$_1$、腰$_2$） 穿腰大肌中上部，沿肌的前面下行，达髂总动脉的外侧和输尿管的后方分为2支。①股支（femoral branch），沿髂外动脉下行，经腹股沟韧带深方达股部，穿股血管鞘前壁及阔韧带，或由卵圆窝穿出，分布于股三角区的皮肤。②生殖支（genital branch），又称精索外神经，随髂外动脉外侧下行，分支支配腰大肌，本干穿腹股沟管深环进入腹股沟管，伴精索（子宫圆韧带）下行，支配提睾肌，并分支至阴囊（大阴唇）皮肤。

5. 股外侧皮神经（lateral femoral cutaneous nerve）（腰$_2$、腰$_3$） 自腰大肌外缘发出，斜向外下方，越过髂肌表面达髂前上棘内侧，穿腹股沟韧带深方至股部，越过（或穿过）缝匠肌上部下行分为前、后2支。前支分布于大腿前外侧和膝部皮肤，并与股前皮神经及隐神经髌下支交通形成髌神经丛。后支分布于大腿外侧部皮肤。

6. 股神经（腰$_2$、腰$_3$、腰$_4$） 穿腰大肌下部的外侧，沿髂肌前面下行，经腹股沟韧带深面的肌腔隙至股三角内，分出多个皮支和肌支。

7. 闭孔神经（obturator nerve）（腰$_2$、腰$_3$、腰$_4$） 自腰大肌内侧缘穿出，在髂总动脉后方下行，穿盆筋膜进入小骨盆，沿骨盆侧壁在髂内动脉和输尿管的外侧达闭孔膜上部，伴闭孔血管穿闭膜管至股部，支配股部内收肌群，皮支分布于股内侧下2/3的皮肤。

（二）腰骶干（腰$_4$、腰$_5$）

腰骶干（lumbosacral trunk）由腰$_4$前支的小部和腰$_5$前支的全部合成。在腰大肌的深面下行，经髂总动、静脉的后方，由闭孔神经的内侧入小骨盆，与骶$_1$、骶$_2$相连构成骶丛上干。

（三）腹部内脏神经

腹部内脏神经包括交感神经和副交感神经（迷走神经、骶副交感神经），共同支配腹腔脏器及血管的活动。

1. 腰交感干（lumbar sympathetic trunk） 通常含有4～5个神经节，经节间支相连，位于腰椎前外侧面、沿腰大肌内侧缘排列。向上在内弓状韧带的后方与胸交感干相连。向下于髂总血管的后方续接骶交感干。右侧腰交感干位于下腔静脉的后方，左侧腰交感干位于腹主动脉外侧的后方。两侧均位于腰动、静脉的前方。每侧的第1、第2腰交感干神经节有时还有第3腰交感干神经节，都经白交通支与腰$_1$～腰$_3$脊神经前支相连。所有腰交感干神经节均有灰交通支与腰神经相连。由腰交感干神经节发出的分支如下。

（1）腰内脏神经（lumbar splanchnic nerve）：有4支，向内走行。第1腰内脏神经加入腹腔丛、肾丛和肠系膜下丛；第2腰内脏神经加入肠系膜内或肠系膜下丛的下部；第3腰内脏神经加入上腹下丛；第4腰内脏神经加入上腹下丛的下部或腹下神经。由于腰内脏神经参与构成上、下腹下神经丛，因此，参与对膀胱颈、输精管和前列腺的神经支配，在主动脉髂部手术中如损伤这个神经丛，会导致性功能障碍（sexual dysfunction）。

（2）血管支：发自腰交感神经节的分支，随腹主动脉、髂总动脉及其分支走行，并形成纤细的神经丛管理血管运动，另有一些节后纤维随躯体神经走行，到达下肢的血管和皮肤。

2. 腹部的副交感神经　分别来自迷走神经和骶副交感核发出的副交感纤维，与交感纤维共同组成神经丛，管理腹、盆腔内脏活动。

（1）迷走神经的副交感纤维：除支配心、肺等胸腔脏器外，还攀绕在食管的前、后面，形成迷走神经前、后干，进入腹腔。迷走神经前干在贲门前方分为胃前支和肝支，支配食管、胃、肝、胆囊及胆道等结构；后干则在贲门后方分为胃后支和腹腔支（celiac branch），与交感神经纤维一起加入腹腔神经丛，到达食管、胃及结肠左曲以上的肠管、肝、胰及肾等器官的附近或壁内神经节交换神经元，节后纤维分布于各器官。至肠管的节前纤维，加入肠神经丛，肠肌丛（myenteric nervous plexus）及黏膜下丛（submucous plexus），终止于丛内的神经节细胞，节后纤维分布于肠管。

（2）骶副交感纤维：发自骶髓2～4节段的骶副交感核，节前纤维随骶神经前根出脊髓，在盆腔内形成盆内脏神经（pelvic splanchnic nerve），又称盆神经（pelvic nerve）或勃起神经（erectile nerve），加入盆神经丛，由此丛发出的纤维到达盆腔脏器的壁内神经节，换元后的节后纤维分布于盆内脏器，另有部分盆丛发出的节前纤维经腹下神经上行达上腹下丛，再随其分支达结肠左曲以下的肠管，在肠神经丛内换元，节后纤维分布于该肠管。

3. 腹部的内脏神经丛

（1）腹腔丛（celiac plexus）：又称太阳丛（solar plexus），位于第12胸椎与第1腰椎间水平，包绕在腹腔干及肠系膜上动脉根部的周围，该丛由两侧的内脏大、小神经，上部腰交感神经节的分支及右迷走神经腹腔支组成，左侧迷走神经的腹腔支有时也加入。丛内有2个大的神经节，称为腹腔神经节（celiac ganglia）。该节的下部连有主动脉肾神经节（aorticorenal ganglia），主要接受内脏小神经。由腹腔丛及其神经节发出分支，形成许多分丛，随腹主动脉及其分支分布，各分丛内均含有交感和副交感纤维，且多数含有神经节，少量交感节前纤维可至分丛内的神经节细胞换元，副交感节前纤维则至壁内节换元。腹腔丛的主要分丛如下。①膈丛（phrenic plexus），沿膈下动脉分布，内含较小的神经节，其分支可达下腔静脉、肾上腺及肝。②肝丛（hepatic plexus），沿肝动脉、肝门静脉及其分支入肝，其支主要到达肝内血管、胆囊及胆总管。③脾丛（splenic plexus），沿脾动脉分布，其纤维可达胃及胰。④胃上丛（superior gastric plexus），伴胃左动脉分布于胃小弯，可与肝丛相连。⑤肾上腺丛（suprarenal plexus），位于两侧肾上腺之间的腹主动脉周围，其支分布于肾上腺皮质，到达髓质的为交感节前纤维。⑥肾丛（renal plexus），沿肾动脉分布，主要为血管运动功能，纤维下行加入输尿管丛及睾丸丛。⑦肠系膜上丛（superior mesenteric plexus），自腹腔丛向下的连续，随肠系膜上动脉分布，内含神经节。肠系膜上丛的分支随动脉分布到十二指肠、胰、胆总管、空肠、回肠、升结肠及横结肠右半。⑧腹主动脉丛（abdominal aortic plexus），又称肠系膜间丛（intermesenteric plexus），包绕在肠系膜上、下动脉之间的腹主动脉周围，其支随主动脉分支分布。⑨肠系膜下丛（inferior mesenteric plexus），随肠系膜下动脉走行分布，内含神经节，其支分布于横结肠左半至直肠间的肠管，并有纤维连于直肠丛。

（2）上腹下丛（superior hypogastric plexus）：位于第5腰椎与第1骶椎的前面，腹主动脉的分叉处，由腹主动脉丛和肠系膜下丛向下延伸而成，丛内有散在的神经节。由此丛向下分为左、右腹下神经，连于下腹下丛。上腹下丛的分支可达输尿管丛、精索丛及髂丛。来自盆内脏神经的副交感纤维可经下腹下丛上行达此丛，分布于结肠左曲以下的肠管。

（3）下腹下丛（inferior hypogastric plexus）：又称盆丛（pelvic plexus），经腹下神经与上腹下丛相连（详见第十九章盆部局部解剖的相关内容）。

第二节　结肠上区局部解剖

通常以横结肠及其系膜为界，将腹腔分为结肠上区（supracolic compartment）和结肠下区（infracolic compartment）两部分。结肠上区介于膈与横结肠及其系膜之间，又称膈下间隙。结肠上区内的主要脏器包括：食管腹部、胃、十二指肠、肝、肝外胆道、胆囊、胰和脾等。

一、打开腹腔

为充分暴露腹腔脏器，须将腹前壁切开。常用的解剖学切口有"十"字切口和胸腹联合切口。临床手术切口则与此完全不同，以显示病灶区、便于操作及利于术后恢复为前提，选择局部切口。

（一）"十"字切口

"十"字切口是以脐为中心做"十"字形切口，自剑突沿腹白线向下达脐，绕脐一侧到脐下缘中点，再沿白线向下达耻骨联合上缘做一纵形切口。注意切口不可太深，以防伤及腹腔内器官。可在切线上方先开一小口，用止血钳或手指伸入腹腔，然后将手指分开并将腹壁向上顶，再用刀或剪沿二指间空隙切开腹壁，如此向前逐渐完成正中垂直切口。自脐下缘起，向两侧做水平切口，向外直达腋后线延长线处。将"十"字切口分开的腹壁连同壁腹膜向外翻开，暴露腹腔内容。

（二）胸腹联合切口

在已完成胸部局部解剖将胸腔打开的尸体，胸前壁完全打开的情况下，可做胸腹联合切口，沿胸部两侧切口的下端继续向下沿腋后线做垂直切口达髂嵴，再沿髂嵴边缘由后向前、向内做弧形切口达腹直肌外侧缘。从一侧掀开，将手指伸入腹壁与膈肌附着处，用手顶起切开的腹壁，边用刀、剪划开膈肌附着处（尽量贴紧腹壁切），边切边翻，直至完全将膈肌与腹壁分开。由上向下完整翻开胸、腹前外侧壁，注意在肝与脐之间尚有肝圆韧带相连，在翻开腹壁时将此韧带近脐处切断。另外，在耻骨联合上方仍有前腹壁内面的纵形皱襞与膀胱尖相连，可以在检查后切断，此时便完成胸腹联合切口并可将胸、腹腔完全打开。此种方法暴露内脏器官充分，视野开阔，适合同学解剖使用。

二、观察并触摸、探查腹内结构

腹腔前壁打开后暴露原位腹盆腔（abdominopelvic cavity in situ）。不使用解剖器械，首先观察腹腔的范围，上方有膈肌与胸腔分隔，下方与盆腔相连通。贴附在腹壁内面光滑的浆膜为壁腹膜，壁腹膜在腹后壁反折并覆盖于内脏表面的部分为脏腹膜。脏、壁腹膜相互移行围成的潜在性腔隙为腹膜腔，男性为闭合腔，女性经生殖道与外界相通为开放性腔。

检查腹腔脏器的位置：肝大部分被右肋弓所覆盖，其下面的前缘处有凹陷的胆囊窝，容纳胆囊，沿前缘轻轻向左滑动可见其达剑突下方，再向左逐渐变薄与胃底部相邻，用手仔细伸到胃底的后方可以触摸到与左肋弓相贴邻的脾。沿胃大弯向下可见像围裙样的大网膜下垂盖在小肠前面，下垂的长度因人而异。将大网膜向上翻开可以看到被其覆盖的空肠（位于左上腹）和回肠（位于右下腹）。再往上掀开可见大网膜附于横结肠下缘。在小肠的外围有大肠，像门框一样将小肠祥限制在其框内。在右髂窝内大肠起端为盲肠，沿右腹壁上行为升结肠，达肝右叶下方向左转折接横结肠，再向左达脾的前下方，转而下行为降结肠，在左髂嵴水平转向后内侧续为乙状结肠进入盆腔（图16-2）。

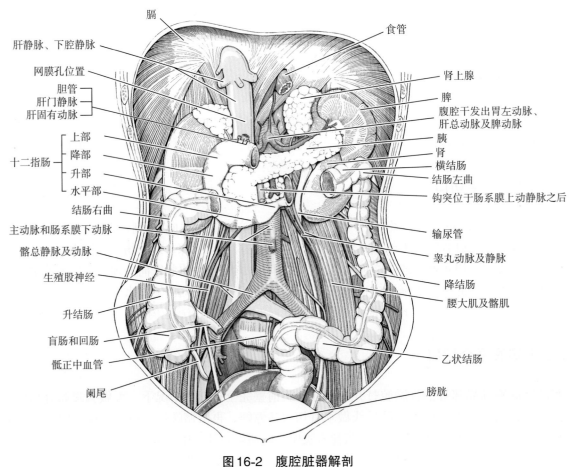

膈　　食管
肝静脉、下腔静脉　　肾上腺
网膜孔位置　　脾
胆管　　腹腔干发出胃左动脉、肝总动脉及脾动脉
肝门静脉
肝固有动脉　　胰
上部　　肾
降部　　横结肠
十二指肠　升部　　结肠左曲
水平部　　钩突位于肠系膜上动脉之后
结肠右曲
主动脉和肠系膜下动脉　　输尿管
髂总静脉及动脉　　睾丸动脉及静脉
生殖股神经　　降结肠
升结肠　　腰大肌及髂肌
盲肠和回肠
骶正中血管　　乙状结肠
阑尾　　膀胱

图 16-2　腹腔脏器解剖

三、触摸腹腔内腹膜间隙

以横结肠为界可将腹腔及相关脏器分为结肠上区和结肠下区两部分。

（一）结肠上区腹膜间隙

将左手自肝右叶上方伸入膈与肝右叶之间，此空隙为右肝上间隙，指尖向左可触及镰状韧带的右面，此韧带形成右肝上间隙的左界。沿镰状韧带向前下可触及条索状的肝圆韧带，该韧带与脐相连已被切断。沿镰状韧带向后触摸，可触及冠状韧带（coronary ligament）前层，沿此韧带向右侧滑动可以直达肝右叶的后方，向下通到右肝下间隙即肝肾隐窝（hepatorenal recess）和右结肠旁沟。

探查左肝上间隙时，将右手伸入膈与肝左叶之间，向右探查指尖触及镰状韧带的左面，即左肝上前间隙的右界，继而沿韧带向后可触摸到左三角韧带（left triangular ligament）的前层，顺此韧带向左滑动到前、后层汇合处形成的左三角韧带的游离缘，并将手指向后绕过此缘，即通入左肝上后间隙。此间隙较前间隙窄小，其前界为左三角韧带后层，上界为膈下面，下界是肝左叶上面。

检查右肝下间隙，其位于肝右叶下面与横结肠及其系膜间，左侧以肝圆韧带为界，右侧下方可通向右结肠旁沟。可将手指伸入右叶下面后方与右肾之间的肝肾隐窝。左肝下间隙位于肝左叶下方。自肝圆韧带左侧始，用右手向后可触及小网膜和胃，继续向上可触及肝左叶脏面，此为左肝下前间隙。左肝下后间隙又称网膜囊，可用左手在肝与胃和十二指肠上部间触摸张于其间的小网膜，在其右缘后方寻找网膜孔，并用示指向左伸入此孔进入网膜囊。为打开此囊，需在胃大弯的下缘1cm处，沿弯的凸缘走向将大网膜剪开，此处为大网膜的起始部，构成大网膜的前两层，即胃结肠韧带（gastrocolic ligament）。须注意，剪开时不要损伤沿胃大弯走行的胃网膜动、静脉，剪开后将胃轻轻向上翻开，暴露完整的网膜囊和后壁的结构。用右手触摸网膜囊的后壁，自下而上分别为略显下垂的横结肠、横结肠系膜、胰、左肾、左肾上腺和网膜囊上隐窝，直达肝尾叶和膈之间的窄隙。

注意观察胰，其为横位器官，左侧的胰尾直抵脾门，沿脾门向前方触摸，可以摸到胃脾韧带（gastrosplenic ligament）连于胃大弯的左侧，向后方可触摸到较厚的脾肾韧带（splenorenal ligament），沿贲门左侧的胃底后方和食管腹段向后上方触摸，可以摸到胃膈韧带（gastrophrenic ligament）连于膈下腹膜。这些结构相互延续形成网膜囊闭合的左侧界。检查网膜孔，其上界为肝尾叶，下界为十二指肠上部，前界为肝十二指肠韧带，后方为下腔静脉及其前面的腹膜。网膜孔是网膜囊与腹膜腔相通的唯一孔道。

（二）结肠下区腹膜间隙

结肠下区腹膜间隙的解剖辨识，留待本章结肠下区局部解剖实验中进行。

四、触摸并辨识腹腔脏器

触摸腹腔脏器时注意感觉不同器官的质地；确定各器官所处位置及所属腹部分区；与相邻器官和重要血管、神经的毗邻关系。应能区分某些异常器官（如变异、肿瘤、术后粘连或部分缺失等）的病理性改变和正常形态的特征性差别。

为掌握腹腔内器官基本位置关系，更加便于记忆，特编顺口溜如下。

膈肌下，肝在右侧脾在左，中间卧着胃，胰十二指肠躲在后，胆囊露在肝下头。小网膜像折扇，肝门下方展扇面，肝胃韧带在左边，肝十二指肠韧带成右缘。缘内包着三大件，胆总管在右前，肝动脉在左前，肝门静脉藏后边。右缘后方网膜孔，向左直通网膜囊，向右开放进腹腔，此孔意义不一般。

大网膜像围裙，系着胃和横结肠，盖着空、回肠。右髂窝内有盲肠，上连升结肠。肝脏下面是右曲，左转续接横结肠。脾门下为左曲，转折向下降结肠。左髂嵴接乙状，骶$_3$前方续直肠，穿盆膈接肛管，肛门开口在下方。腹后壁有肾脏，胸$_{11}$到腰$_3$分列椎体旁，左高右低不一样。输尿管向下连膀胱，膀胱后方有精囊，颈下还有前列腺，膀胱出口接尿道，男女走行不一般，女性尿道直且短，男性尿道弯又长。女盆腔更复杂，前膀胱后直肠，子宫插在正中央，宫颈向下通阴道，宫底朝上向前靠，两旁伸出输卵管，喇叭口外贴卵巢，子宫阔韧带，就像蝙蝠衫，卵巢、输卵管和子宫圆韧带，全都包里边。

五、结肠上区脏器局部解剖

（一）胃局部解剖

将肝左叶向上抬起，用手触摸膈的食管裂孔（esophageal hiatus）及食管的腹段（1～2cm），食管进入腹腔与胃（stomach）的贲门（cardia）相接。观察胃的前壁朝向前上方，后壁朝向后下方。胃小弯（lesser curvature of stomach）凹向右上方，其右下方的最低点呈凹陷形转折处，称角切迹（angular incisure）。胃大弯（greater curvature of stomach）凸向左前下方。

胃可分为4个部分：贲门部（cardiac part），位于贲门附近，在贲门的左侧，由食管末端的左缘与胃底间所形成的锐角称贲门切迹（cardiac incisure）；胃底（fundus of stomach），系指贲门平面以上，胃向左上方膨出的部分；胃体（body of stomach），占比最大，包括由胃底向下至角切迹间的全部；幽门部（pyloric part），自角切迹向右下至幽门间的部分，约在幽门部的大弯侧中点处，仔细寻找一不典型的浅沟中间沟，其将幽门部分为左侧的幽门窦（pyloric antrum）和右侧的幽门管（pyloric canal）。幽门窦的近小弯处是胃溃疡和胃癌的好发部位。幽门处的黏膜形成环形皱襞称幽门瓣（pyloric valve），突向十二指肠腔内，幽门瓣内的环形平滑肌较厚，称幽门括约肌（pyloric sphicter），对胃内容物的排空具有延缓作用。

沿胃小弯向右下方触摸到幽门（pylorus）与十二指肠相接。在十二指肠上部的上方，可见向右开放的网膜孔，将左手示指伸入此孔进入网膜囊。辨识连于肝门与胃小弯、十二指肠上部间的小网膜，由肝十二指肠韧带和肝胃韧带构成。在近小弯处剪开小网膜中部，轻轻分开，寻找沿小弯上方走行的胃左动脉、胃右动脉及伴行的静脉。在胰腺上缘网膜囊后壁试着寻找胃胰襞，去掉此处腹膜寻找胃左动脉主干，可见其由腹腔干发出。胃左动脉向贲门处走行，发出到食管下段的食管支，此动脉在小弯处由左向右走行发出5～6支达胃前、后壁，并与胃右动脉相吻合。继续向右追寻可见胃右动脉发自肝固有动脉，有时也可以发自肝总动脉或胃十二指肠动脉。注意在小弯处可以见到一些淋巴结分布。

在食管下端贲门前、后面的浆膜下寻找迷走神经的前干和后干，分别来自左、右迷走神经。仔细分离，可见前干发出向右的肝支加入肝丛到达肝和胆囊，以及沿小弯分布到胃前壁的胃前支（4～6支），最终在角切迹处分成"鸭爪"形分支，分布于幽门部的前壁。后干发出腹腔支加入腹腔神经丛，胃后支达胃后壁，最后也以"鸭爪"形分支达幽门部后壁。临床上常通过切断到胃壁的迷走神经前、后支，而保留"鸭爪"支、肝支和腹腔支的手术，减少（但不是阻断）胃酸的分泌治疗胃溃疡，此手术为高选择性迷走神经切断术。

仔细剪开肝十二指肠韧带的前层，剥离出包裹的3条大管道：左前方为肝固有动脉，右前方为胆总管，两者后方是肝门静脉。仔细清理结缔组织清楚显示出这些重要结构，可见其都汇聚到肝门进、出肝。沿肝固有动脉向左分离，可以追踪到肝总动脉和由其发出的另一分支胃十二指肠动脉，在幽门后方下行。在肝总动脉的后方有2支大血管并行，右侧为下腔静脉，左侧为腹主动脉。在腹主动脉前方紧靠膈肌主动脉裂孔下方的短粗动脉干即腹腔干。此干很快分出左上方走行的胃左动脉、右前方走行的肝总动脉和沿胰上缘左行的脾动脉。

沿胃大弯下方1cm处剪开大网膜，如前解剖方法，仔细分离沿大弯走行的胃网膜左、右动脉及吻合支，检查追踪胃网膜左动脉发自脾动脉，在胃底分布的胃短动脉（short gastric artery）则是脾动脉向左上方的终末分支。胃网膜右动脉发自胃十二指肠动脉。将胃大弯游离后向上翻开，可见打开的网膜囊后壁的结构。胰横卧于后壁的中间，胰头向右被十二指肠环抱，胰尾向左上贴邻脾门。胰上方中间有包裹胃左动脉形成的腹膜襞，称胃胰襞（gastropancreatic fold），襞的右侧有网膜囊上隐窝（superior omental recess），左侧有网膜囊脾隐窝（splenic omental recess），胰的下方与横结肠之间为网膜囊下隐窝

（inferior omental recess）。将胃向上翻开，逐一检查与胃后壁相邻的结构，包括胰、左肾上腺、左肾、横结肠及其系膜等，其共同组成胃床（bed of stomach）。轻轻撕开网膜囊后壁的腹膜，可见脾动脉发出的胰支到胰，另有一支胃后动脉分布到胃后壁，其主干向左达脾门。与脾动脉伴行的脾静脉由左向右走行达胰后面，有肠系膜下静脉汇入，并在胰颈后方与肠系膜上静脉汇合成粗大的肝门静脉，经网膜孔前缘上行入肝。肝门静脉在入肝前还收集胃左静脉和胃右静脉（图16-3）。

须注意：有时由肠系膜上动脉发出向右上方走行的肝支，可取代肝右动脉供应肝的右叶。

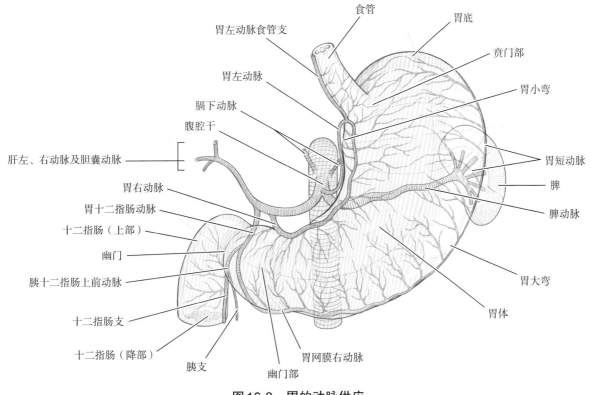

图16-3　胃的动脉供应

（二）肝及胆囊局部解剖

理清肝（liver）的韧带、间隙及肝门进出的管道后，分别在肝上面切断镰状韧带、左三角韧带、右三角韧带及冠状韧带的前、后层，然后将肝向外轻轻托起，使肝脏面略向前。

1. 观察肝的形态　肝呈不规则楔形，上面隆凸称膈面（diaphragmatic surface）（图16-4），恰与膈的下面相贴邻。以镰状韧带为界可将膈面分为较大的肝右叶（right lobe of liver）和较小的肝左叶（left lobe of liver）。在膈面的后部有一无腹膜覆盖区，称裸区（bare area），裸区的左侧有一纵沟称腔静脉沟（sulcus for vena cava），下腔静脉经此沟上行。

肝的下面凹凸不平称为脏面（visceral surface）（图16-5），被"H"形沟划分为"左、右、前方、后尾"4个叶。右侧的纵沟宽而浅，前部为胆囊窝（fossa for gallbladder），容纳胆囊（gallbladder）；后部为腔静脉窝是腔静脉沟的下端。右纵沟右侧的肝区称肝右叶。左侧纵沟窄而深，其前半为肝圆韧带裂（fissure for ligamentum teres hepatis），内有肝圆韧带通过，该韧带是胎儿时期的脐静脉（umbilical vein）闭锁而成，经镰状韧带的游离缘连于脐；左纵沟的后半称静脉韧带裂（fissure for ligamentum venosum），内含由胎儿时期的静脉导管闭合形成的静脉韧带（ligamentum venosum）。左纵沟左侧的肝区称肝左叶。位于左、右纵沟中部的宽短横沟称为肝门（porta hepatis），是进出肝的血管、神经和胆管等重要结构的门户，肝门前方的肝区称方叶（quadrate lobe），后方的肝区称尾状叶（caudate lobe）。出入肝门的结构被结缔组织包裹，形成肝蒂（hepatic pedicle）。

2. 检查肝门结构　首先在剪开的肝十二指肠韧带内找到肝固有动脉及其分出的左、右支，均进入肝门。沿胆总管向肝门方向追踪，寻找在肝门下方的"Y"形杈管，左侧为肝总管（common hepatic duct），继续向上分离，可见此管由肝左叶穿出的肝左管（left hepatic duct）和来自右叶的肝右管（right hepatic duct），紧贴肝门汇合而成。在肝总管的右侧寻找胆囊管（cystic duct），并循其向上达胆囊颈（neck）、体（body）和底（fundus of gallbladder）。仔细辨认在胆囊表面攀绕的胆囊动脉（cystic artery），发自肝固有动脉右支。

3. 胆囊三角（cystic triangle）　检查肝门的下方，由胆囊管、肝总管和肝的脏面所围成的三角区，称为胆囊三角。胆囊动脉走行于该三角内，此为临床手术分离、结扎胆囊动脉的重要标志。

4. 检查胆总管（common bile duct）　胆总管由肝总管和胆囊管汇合而成，长7～8cm，可分为4段：自汇合处向下至十二指肠上部上缘间的部分，为十二指肠上段（第1段），是临床行切口探查和引流术的常用部位。继续向下此管行于十二指肠上部的后方，为十二指肠后段（第2段）。胰腺段（第3段）为下行于胰头后方，并向下穿过胰组织的部分。十二指肠壁段（第4段）为斜穿十二指肠降部中份的后内侧壁段，该段与胰管汇合成肝胰壶腹，开口于十二指肠（图16-4、图16-5）。

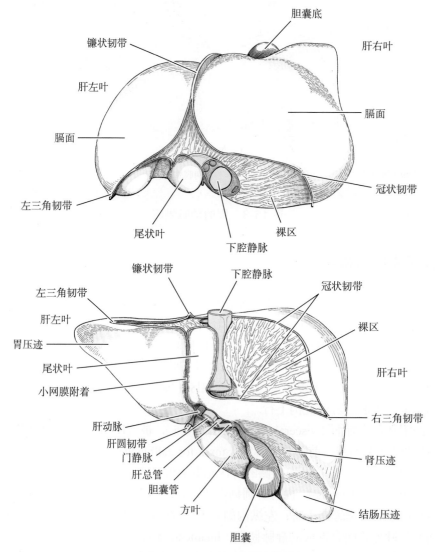

图16-4　肝上面观及后面观

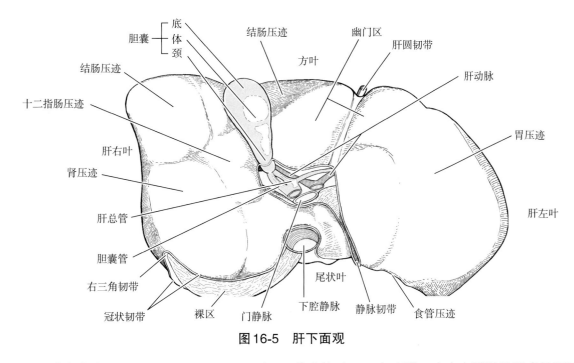

图16-5　肝下面观

5. 肝胰壶腹（hepatopancreatic ampulla）　又称法特（Vater）壶腹，内含由平滑肌组成的肝胰壶腹括约肌（sphicter of hepatopancreatic ampulla），在胆总管和胰管的末端周围含有平滑肌包绕，三者合称Oddi括约肌。该肌平时保持收缩状态，当进食后，尤其是食入高脂类食物，胆囊收缩、括约肌舒张，使胆汁经胆囊管、胆总管、肝胰壶腹和十二指肠大乳头，排入十二指肠以助消化。

（三）解剖十二指肠

沿胃幽门向右探寻十二指肠（duodenum），整体呈"C"形，贴附于腹后壁，全长分为4个部分。上部（superior part），长4～5cm，有肝十二指肠韧带附着，起端处游离的膨大常称为十二指肠球，球内黏膜无环形皱襞，是溃疡好发部位。其上方可触摸到肝方叶和胆囊，下方紧贴胰头和胰颈，后方为胆总管的第2段。上部右侧弯曲为十二指肠上曲，由此沿脊柱右侧下降至第3腰椎水平为降部（descending part），长7～8cm。为显示降部，须将横过其前方的横结肠系膜剪开，并向前下方轻拉开横结肠，可见降部后方有右肾贴邻，纵向剪开降部右侧壁翻开，在后内侧壁寻找十二指肠大乳头（major duodenal papilla），用细探针或铁丝自乳头孔插入胆总管，同时用手触摸此管的走行。自十二指肠下曲水平向左横过第3腰椎前方至其左侧，为水平部（horizontal part），长10～12cm，最重要的标志是包绕胰头，并有肠系膜上动、静脉跨过此部。由水平部向左上斜行至第2腰椎左侧折向前下方，形成十二指肠空肠曲（duodenojejunal flexure）续接空肠，此部仅长2～3cm，称为升部（ascending part）。须注意，在十二指肠空肠曲的上方触摸连于右膈脚的十二指肠悬韧带（suspensory ligament of duodenum），又称屈氏（Treitz）韧带，由平滑肌束和腹膜襞构成。此韧带是手术时区别十二指肠和空肠的重要标志，腹主动脉紧贴其右后方走行。

（四）解剖胰和脾

将横结肠系膜继续向左剪开达结肠左曲上方，再将横结肠拉向前下方充分暴露出胰。注意此时可将胃向上翻或将胃切除，切除前先在贲门和幽门处进行双结扎，分别在双结扎中间剪断，再沿胃小弯和胃大弯将相连血管剪断便可将胃取下。

胰（pancreas）既是外分泌器官又是内分泌器官，故具有外分泌的导管，且具有丰富的血液循环。

胰发生于胚胎的前肠，由腹侧芽和背侧芽发育的腹胰和背胰两部分，随着胃、肠的转位，这两部分胰腺也转位合并，贴在腹后壁，而成为腹膜外器官。在这个过程中，原腹胰部分仅形成了部分胰头和钩突，而背胰部分则构成了胰的大部分。腹胰内的胰管也在转折的过程中与背胰管融合，成为胰腺大管，原背胰管开口有时还保留下来，成为副胰管。因胰头由腹胰、背胰合并而成，故较粗大，贴于十二指肠，而胰体、胰尾只由背胰形成，故较细，呈三角形（前、后和下面）贴于腹后壁。胰的整体位于第1、第2腰椎的前方，横在十二指肠和脾之间。胰头（head of pancreas）在第2腰椎右侧，包于十二指肠的"C"形弯曲内，肠系膜上动、静脉穿行于胰头与钩突（uncinate process）之间，肠系膜上静脉恰在胰颈（neck of pancreas）后方上行，胰体（body of pancreas）为胰的中部，位于第1腰椎前面，脾动脉在胰的上缘左行，胰尾（tail of pancreas）较细，向左达脾门。在胰头上缘仔细寻找、分离胃十二指肠动脉及其发出的3个分支：沿胃大弯左行的胃网膜右动脉，行于胰头前方的胰十二指肠上前动脉及沿十二指肠降部左缘下行的胰十二指肠前动脉弓（anterior pancreaticoduodenal arterial arch）。在胰头的后上方寻找另一分支，胰十二指肠上后动脉，在前面已解剖的十二指肠降部探查的十二指肠大乳头处，沿着探针走行。解剖胰头和胰体，做一横切口寻找胰管（pancreatic duct），有时在胰头上部可能有副胰管（accessory pancreatic duct）开口于十二指肠小（副）乳头。

在左侧腋中线的后方第9～11肋之间的内面探查脾（spleen），可用左手抵住胰尾相邻处，即脾门（hilum of spleen），用右手伸入结肠左曲的上方可能摸到脾的下方，向右能摸到胰尾和脾门，向后可摸到脾光滑的膈面，恰与肋弓深面相贴，在脾上缘的前上方可以摸到1～3个脾切迹（splenic notch）。脾与胃、左肾、胰尾等均有腹膜形成的韧带相连。撕开脾肾韧带，仔细检查脾门处的脾动脉及分支、胃短动脉、胃网膜左动脉以及在动脉下方走行的脾静脉，沿脾后面的横沟内右行，其属支有胃短静脉、胃网膜左静脉、胃后静脉及来自胰的静脉和肠系膜下静脉等。脾静脉在胰颈的后方与肠系膜上静脉汇合成肝门静脉（图16-6）。

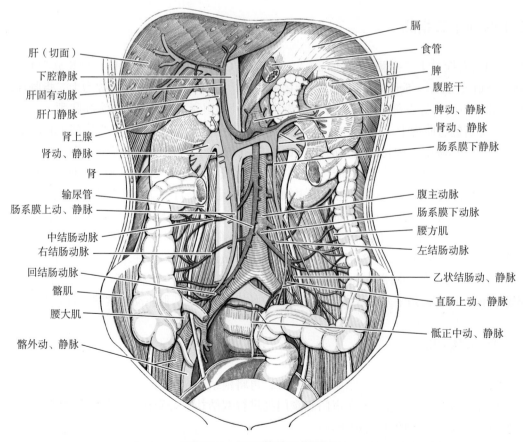

图 16-6　肝门静脉及其属支

有10% ～ 40%的人，在脾的附近，也有的在胃脾韧带或大网膜内，可以有大小不等的副脾（accessory spleen）存在。当脾功能亢进行脾切除手术时，应尽量将副脾一起切除，以免副脾再生影响健康。

正常人体腹部CT和MRI影像见图16-7、图16-8。

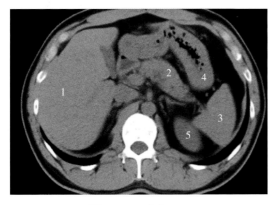

图16-7　腹部CT

注：1. 肝；2. 胰；3. 脾；4. 胃；5. 左肾。

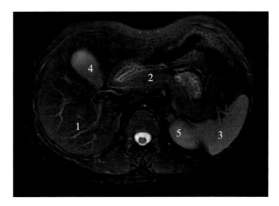

图16-8　腹部MRI

注：1. 肝；2. 胰；3. 脾；4. 胆囊；5. 左肾。

（五）试切肝段

自肝门处切断肝左、右管，肝固有动脉左、右支及肝门静脉，将肝向前上方抬起，在肝后缘紧贴肝脏处切断肝静脉或下腔静脉，将肝完整取出。

首先将胆囊摘除，按Glisson系统确定肝裂（hepatic fissure），然后再按所划分的肝裂切割、分离各肝段。

1. 正中裂（median fissure）　自下腔静脉的左侧壁至胆囊切迹中点的连线，此裂内有肝中静脉（intermediate hepatic vein）通过，经此裂做切口将肝切成左、右半肝。

2. 左叶间裂（left interlobar fissure）　上面自镰状韧带左侧1cm的平行线向下，至脏面的肝圆韧带裂和静脉韧带裂连线，做一切口，可将左半肝分为左内叶（left medial lobe）和左外叶（left lateral lobe）。

3. 左段间裂（left intersegmental fissure）　上面自下腔静脉左侧起至肝左缘上、中1/3交点的连线，再转至脏面左纵沟中点稍后处做一切口，将左外叶分为左外上段（superior segment of left lateral lobe）和左外下段（inferior segment of left lateral lobe）。

4. 右叶间裂（right interlobar fissure）　此裂内有肝右静脉（right hepatic vein）走行，上面自下腔静脉右侧壁至胆囊切迹中点右侧的肝下缘外、中1/3交点间的连线，切到脏面肝门的右端，此切口可将右半肝分为右前叶（right anterior lobe）和右后叶（right posterior lobe）。

5. 右段间裂（right intersegmental fissure）　又称横裂，自脏面肝门右端至肝右缘中点间的连线，转向膈面向左连于正中裂，此裂内有肝门静脉右支的主干走行。经此裂所做的切口可将右前叶分为右前上段（superior segment of right anterior lobe）和右前下段（inferior segment of right anterior lobe）；并将右后叶分为右后上段（superior segment of right posterior lobe）和右后下段（inferior segment of right posterior lobe）。

6. 背裂（dorsal fissure）　位于尾状叶前方，系一环形切口，上面起自第二肝门的肝左、中、右静脉出肝处，向下至脏面的肝门间，围绕在下腔静脉外的弧形肝区，此裂将尾状叶与左内叶和右前叶分开。至此可将肝划分为5叶8段（图16-9）。

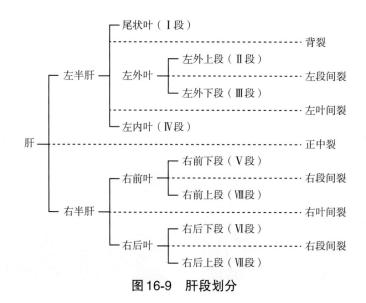

图16-9 肝段划分

六、应仔细辨认的结构

（1）胃的动脉供应：胃左、胃右动脉，胃网膜左、右动脉，胃后动脉，胃短动脉。
（2）小网膜、网膜囊、网膜孔及肝十二指肠韧带内走行的结构。
（3）胃床的位置及构成结构。
（4）胆囊三角及胆囊动脉。
（5）十二指肠各部走行，肝胰壶腹及十二指肠悬韧带。
（6）肝门、第二肝门及肝段划分的依据（Glisson系统，左、右半肝；5叶8段）。
（7）肝外胆道系统。
（8）胰的动脉供应及与肠系膜上动、静脉的位置关系。
（9）十二指肠、胰、脾的位置及与肝门静脉的关系。

第三节　结肠下区局部解剖

结肠下区（infracolic compartment）位于横结肠及其系膜与小骨盆上口之间。该区包括左、右结肠旁沟和左、右肠系膜窦4个腹膜间隙，此区容纳有空肠、回肠、盲肠、阑尾和结肠等脏器。

一、探查腹膜及腹膜间隙

（一）大网膜和肠系膜

大网膜和肠系膜是结肠下区内腹膜形成的突出重要结构，在这些腹膜结构内常包有进出脏器的血管、神经和淋巴结等，解剖探查时应予以重视。

首先在胃切除并取出后遗留的大网膜断端处，检查由胃的前、后壁延伸下来的两层腹膜融合形成的大网膜前层。多数情况下，该前层已与后面包裹横结肠的双层腹膜所形成的大网膜后层，共计4层腹膜相互融合，形成了无法分开的大网膜，大网膜囊因融合也消失了。沿大网膜向下检查下垂的长度和覆盖面积，观察大网膜上的脂肪组织和血管分布。然后将大网膜向上翻开达横结肠，可见其向上移行为横结肠系膜。去除大网膜以显示大肠和小肠在腹腔内的原位状态。空肠（jejunum）位于左上腹，回肠（ileum）位于右下腹，两者均为系膜小肠，形态上逐渐移行不易明确区分，轻拨开空、回肠向任一侧，即可见到其根部与腹后壁相连的肠系膜（mesentery）。在第2腰椎体的左侧，十二指肠与空肠相接处寻找肠系膜根部的起点，继续向右下方探寻肠系膜在腹后壁的附着处可达右髂窝，在腹后壁形成一自左上向右下斜行的小肠系膜根，长约25cm，可将手伸入肠袢间触摸此腹膜折返形成的结构。由于小肠长达5～6m，只有形成迂回弯曲的肠袢才能容纳在腹腔内。可以将一段小肠系膜展开清楚地辨认在系膜内走行的血管、神经和淋巴结。类似的系膜结构在右髂窝的阑尾处也可见到，阑尾系膜（mesoappendix）呈三角形连于阑尾与肠系膜下端之间，其内走行有阑尾的血管、淋巴管和神经。此外，有乙状结肠系膜（sigmoid mesocolon）系于乙状结肠和腹后壁之间，根部附于左髂窝和盆腔左后壁（图16-10）。

在空、回肠的外周有呈门框状的大肠，其起始部是位于右髂窝的盲肠。回肠与盲肠交界处及附着的阑尾合称为回盲部，为腹膜内器官。可将手指深入回盲部上、下及盲肠后面，探查回盲上隐窝、回盲下隐窝和盲肠后隐窝（图16-10）。自盲肠始沿腹腔右侧向上，检查升结肠达肝右叶下方，续接结肠右曲，左行移行为横结肠，达脾门的前方续接结肠左曲，转而向下移行为降结肠、乙状结肠和直肠。升结肠和降结肠因属于腹膜间器官，其肠壁后面无腹膜包裹，腹膜自肠壁两侧即反折为壁腹膜。横结肠和乙状结肠是腹膜内器官，均有系膜附着于腹后壁。

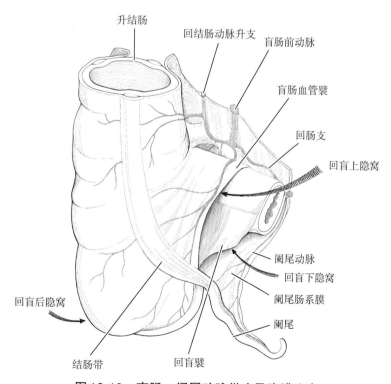

图16-10 盲肠、阑尾动脉供应及腹膜隐窝

（二）腹膜间隙

在结肠下区的脏器之间、脏器与腹壁之间的腹膜反折形成了4个腹膜间隙。将手伸入右髂窝盲肠的右侧，沿升结肠与右腹壁之间向上触摸，可探查到右结肠旁沟，此沟向上可与右肝下间隙和右肝上间隙相连通，向下经髂窝进入盆腔。再用手沿降结肠左侧和左腹壁间上下探查，可触摸到左结肠旁沟，其上方有发育良好的膈结肠韧带（phrenicocolic ligament）阻隔，不能与结肠上区的左肝下前间隙和网膜囊相通，但向下可经乙状结肠及其系膜的后方通入盆腔。

将小肠推向左侧，可见小肠系膜根的右侧与升结肠左侧和横结肠间形成的三角形腹膜间隙，称为右肠系膜窦，此窦近乎封闭，脓液和渗出液不易扩散。再将小肠推向右侧，可见在肠系膜根的左侧与降结肠右侧和横结肠间，所形成的左肠系膜窦，下端可经骨盆上口通入盆腔。

二、解剖空、回肠及肠系膜上动、静脉

小肠（small intestine）包括3个部分：十二指肠（已在结肠上区解剖）、空肠和回肠。后两部分因有系膜属系膜小肠，长5～6m，迂回盘曲形成肠袢被结肠围绕，占据结肠下区的大部空间。空肠位于结肠下区的左上部，占系膜小肠近侧2/5，自第2腰椎体的左侧起自十二指肠空肠曲；回肠位于结肠下区的右下部，约占系膜小肠远侧3/5，在右髂窝续于盲肠。

追踪肠系膜上动脉，其发自腹主动脉的前壁，自胰钩突的腹侧（前面）下行，到十二指肠水平部与胰体下缘之间，进入肠系膜根的夹层中向右下方走行，达右髂窝。在该动脉起始部附近轻轻撕开肠系膜，便可清楚显示其内走行的血管，首先寻找在该动脉右侧上方发出的中结肠动脉，经横结肠系膜向前上方走行到达横结肠。继而追踪在稍下方的右侧发出的右结肠动脉，在右下方发出的回结肠动脉，两者均向右侧走行，分别到达升结肠和回盲部。在盲肠后方的阑尾系膜内寻找阑尾动脉，可有1～3支，供应阑尾。在肠系膜上动脉的左侧，自上而下平行发出13～18支空、回肠动脉，分布于空、回肠。继续撕开肠系膜达小肠壁，检查可见空、回肠动脉在抵达肠壁前，先合成弓形的动脉弓（arterial arches），一般空肠只有2级动脉弓，而回肠则可形成3～4级动脉弓。由动脉弓再发出直动脉（straight artery）到达肠壁。

伴随肠系膜上动脉走行的静脉为肠系膜上静脉，收集空肠、回肠、盲肠、阑尾、升结肠、横结肠、部分胰和十二指肠的静脉血，其属支与各动脉分支同名并伴行，其主干走行于肠系膜基底部，在胰颈深面伴同名动脉的右侧上行，与脾静脉汇合成肝门静脉。在撕开的肠系膜内可以辨识静脉管壁较薄，且含少量血。

任取一小段空肠和回肠，将肠壁剪开，比较两者的区别。空肠较粗、管壁较厚、血供丰富，黏膜皱襞密集，小肠绒毛发育良好，黏膜中仅有孤立淋巴滤泡（solitary lymphatic follicles），弥散分布。回肠较细、管壁较薄，黏膜皱襞渐稀，黏膜中除含有孤立淋巴滤泡，还有结节状的集合淋巴滤泡（aggregated lymphatic follicles），又称Peyer斑，有20～30个，呈椭圆形，多位于回肠远端，可在系膜缘相对的肠壁内寻找到此淋巴滤泡。肠伤寒病变常侵犯集合淋巴滤泡，易并发肠穿孔或肠出血。

三、解剖大肠及肠系膜下动、静脉

大肠（large intestine）包括盲肠（cecum）、阑尾（vermiform appendix）、升结肠（ascending colon）、横结肠（transverse colon）、降结肠（descending colon）、乙状结肠（sigmoid colon）和直肠（rectum）。

在右髂窝内寻找盲肠，此为大肠的起端，就像一个悬垂的盲囊位于髂腰肌、股外侧皮神经及睾丸血管的前面，此部完全被腹膜包裹。在盲肠的后内侧附有蚯蚓状的阑尾，长5～7cm，直径0.5～0.6cm。轻轻掀开盲肠便可在其后内侧找到阑尾。注意阑尾有系膜，呈三角形，在系膜的游离缘内有血管、神经和淋巴管走行。检查阑尾的位置是否有较大异位，在阑尾的根部可见其与盲肠相连处，正是三条结肠带的交汇处，可作为手术时寻找阑尾的标志。在盲肠左侧有回肠末端与其相连。

在回盲部仔细检查因肠管和腹膜转位形成的3个隐窝：回盲上隐窝位于回肠前面稍上方；回盲下隐窝位于回肠下方，回肠与阑尾间；盲肠隐窝位于盲肠的后方，其开口向下。

由盲肠开始沿右腹壁上行续为升结肠，检查结肠表面的特征，有3条纵形的平滑肌束，自盲肠贯穿整个结肠，称为结肠带（colic band）。辨认系膜带（mesocolic band）与肠系膜附着，游离带（free band）游离于肠管表面，其两侧常有突起状的肠脂垂（epiploic appendices）附着，网膜带（omental band）因与大网膜附着而得名。此外，在结肠表面可见许多间隔的横沟，隔出许多囊状的膨出，称为结肠袋（haustra of colon）。观察完表面结构可将盲肠前壁剪开，检查黏膜壁上的回盲瓣（ileocecal valve），像嘴唇样突起在回盲口（ileocecal orifice）的上、下缘。在盲肠下内侧部回盲瓣的下方，可见半月形的黏膜皱襞，称为阑尾瓣（valve of appendix），掩盖着较小的阑尾口（orifice of appendix）。

升结肠右侧为右结肠旁沟，后面贴腹横肌、股外侧皮神经、髂腹股沟、髂腹下神经以及右肾。上行直达肝下面形成结肠右曲（right colic flexure），又称肝曲，在结肠右曲的前面和上方，刚好是肝的脏面和胆囊与之贴邻，后面与右肾下部贴邻。自结肠右曲向左续接横结肠，横结肠中部下垂因人而异，因其附有系膜，在直立位时可垂至脐水平以下，其前面被大网膜覆盖。横结肠向左达脾下方形成结肠左曲（left colic flexure），又称脾曲。结肠左曲略高于右曲，用右手触摸左曲后面可由下向上摸到左肾、脾和膈肌的后部，但有一部分腹膜与膈相连形成膈结肠韧带。由结肠左曲向下续为降结肠，其左侧的纵沟为左结肠旁沟。比较发现，降结肠较升结肠细，其背面紧贴在膈、腹横肌、腰方肌、髂腰肌以及在肌表面走行的股外侧皮神经。降结肠下行至左髂嵴水平续接乙状结肠，乙状结肠附有系膜，自腰大肌的外侧向右后方呈"S"形进入盆腔，续接直肠（见第十九章盆部局部解剖相关内容）。

将小肠翻向腹腔的右侧，透过腹膜清楚地辨认肠系膜下动脉，约平第3腰椎水平由腹主动脉前壁发出，在腹膜后面行向左下方，若与肠系膜上动脉一起观察，两支动脉的走行很像"人"字。肠系膜下动脉自上而下依次发出左结肠动脉、乙状结肠动脉和直肠上动脉，分布于横结肠左半至直肠上段间的各部大肠。轻轻撕开腹膜可见走行其内的血管，在到达结肠的内缘处相互吻合成血管弓——边缘动脉（marginal artery），由其发出直动脉进入肠壁。与动脉伴行的肠系膜下静脉更靠近左侧上行，在十二指肠空肠曲的后方达胰后面，汇入脾静脉（可在腹后壁解剖时追踪）。

四、应仔细辨认的结构

（1）空、回肠的位置及重要结构区别。

（2）结肠的结构特征及各部走行。

（3）回盲部及阑尾动脉的走行。

（4）肠系膜上动脉与肠系膜下动脉的走行、分支及供应范围。

（5）左、右结肠旁沟，左、右肠系膜窦的位置及与其他腹膜间隙的交通。

第四节 腹后壁局部解剖

　　自腋后线向下的垂线达髂嵴，为腹前外侧壁和腹后壁的分界线。腹后壁包括皮肤、浅筋膜、肌层、腹膜外脂肪（筋膜）和壁腹膜构成。虽然脊柱和椎旁肌都是腹后壁的一部分，但通常将其单独解剖。腹后壁的上部与膈肌附着处的胸后壁相连续，下部延续为盆部后壁，两侧向前延续为腹前外侧壁。腹膜后间隙（retroperitoneum space），系指腹后壁有明显边界的三维空间，前方为壁腹膜，上方有膈，下方和外侧通过腹膜外结缔组织，分别与衬于盆部和腹前外侧壁内的同名结构相延续。向后的界限则取决于腰大肌和腰方肌是作为该区的内容还是边界来确定。

　　腹后壁和腹膜后间隙虽相关但概念不同。腹膜后间隙的概念主要用于对疾病的定位、扩散和控制方面的三维空间考虑。而腹后壁则是指覆盖腹腔内脏外壁的一部分。与腹前壁相比较，从腹外侧和腹后壁通路进入腹腔对腹膜后器官进行手术或探查，如行肾切除术或经皮至肾的内镜探查通路等，更为直接方便。断层影像技术的发展，有力促进了对腹膜后间隙解剖学的理解。腹膜后间隙内除含有大量疏松结缔组织，还含有胰、十二指肠大部、肾、肾上腺、输尿管、腹部大血管、淋巴结和神经等重要结构。

一、皮肤及浅筋膜

　　腹后壁的皮肤较厚，浅筋膜内含较多脂肪。血液供应来自腰动脉的肌皮支。神经支配多来自下6对胸神经的背侧（后）支和腰神经。

二、肌层

　　腹后壁的肌层详见表16-1。腹后壁的筋膜间隙、血管、神经等结构可见第十七章脊柱区相关内容。

表16-1 腹后壁肌

肌肉名称	起点	止点	主要功能	神经支配	动脉供应	常见变异
腰方肌	下附第4腰椎横突尖（或髂腰韧带）外侧髂嵴5～7cm区	上附第12肋前面下部，第12胸椎外面，上4个腰椎横突尖	固定第12肋，助吸气，单侧收缩脊柱向同侧屈，双侧收缩可伸腰部	第12胸神经、上3～4腰神经前支	腰动脉分支，骶正中动脉、髂腰动脉和肋下动脉分支	—
腰大肌	腰椎横突前面和下缘、腰椎体和椎间盘	股骨小转子	屈髋	第1～3腰神经前支	腰动脉、髂腰动脉、闭孔动脉、髂外动脉和股动脉分支	—
腰小肌	胸$_{12}$、腰$_1$椎体侧面	耻骨梳、髂耻支和髂筋膜	屈躯干	腰$_1$神经分支	腰动脉和腰大肌动脉网分支	有时缺如
髂肌	髂窝凹面上2/3，髂嵴内唇	股骨小转子	屈髋	股神经分支（腰$_2$、腰$_3$）	同腰大肌动脉网，主要来自髂腰动脉分支	—

三、解剖膈肌及腹后壁腹膜间隙

在结肠上区局部解剖中已将肝和胃完整取出，为更充分暴露腹后壁结构，还需将结肠、小肠结扎取出。首先在右髂窝的回肠末端做双结扎，再在骶骨岬的前方将乙状结肠末端做双结扎，分别将两端双结扎中间切断，自右髂窝起向上提起盲肠和升结肠，边提起边在升结肠的两侧剪开腹膜反折缘，如此达结肠右曲，向左沿横结肠上缘的系膜根部剪开，达结肠左曲，再将膈结肠韧带剪断，继续向下分离出降结肠，在左髂峰水平沿乙状结肠边缘，剪开乙状结肠系膜达其末端，便可完整取下直肠以上的全部大肠。在十二指肠空肠曲处做双结扎，中间切断后沿十二指肠边缘剪开膜反折和Treitz韧带，将十二指肠取出。再沿空、回肠近肠壁处剪断肠系膜，边剪边提拉，直至回盲部，最后将全部小肠取出。须注意，在残留的肠系膜根内应保留肠系膜上动、静脉的近端。

分离并取出胰腺，自胰尾处剪断脾肾韧带，沿胰上缘和背面将脾动、静脉分离出来，再在胰颈后方找到并分离肠系膜上动、静脉主干，在胰体后方找到肠系膜下静脉与脾静脉汇合处，然后沿胰的周缘剪开所覆盖的腹膜边缘将胰取出。

（一）解剖膈肌

膈肌（diaphragm）形似张开的降落伞，周缘向下为附着处，中央向上凸出为中心腱（central tendon）。膈肌前部肌纤维为胸骨部，附着于胸骨剑突的后面；两侧部为肋部，分别附着于两侧下6对肋及肋软骨的内面；后部为腰部，以长带状的左膈脚（left crus）和右膈脚（right crus）附着于第1～3腰椎体的前方及两侧。在胸骨部和两侧肋部起点间，可触摸到各有一个小三角区，缺少肌纤维，仅充填有结缔组织，称胸肋三角（sternocostal triangle），为膈的薄弱处。

在膈脚外侧检查内弓状韧带（medial arcuate ligament），沿脚外缘向外越过腰大肌（psoas muscle）上端的前面，止于第1腰椎横突。由第1腰椎横突继续向外形成的腱弓，称外弓状韧带（lateral arcuate ligament），越过腰方肌（quadratus lumborum muscle）表面向外止于第12肋。在左、右膈脚的上端有正中弓状韧带（median arcuate ligament），犹如跨越腹主动脉前方的桥。在外弓状韧带的外侧寻找腰肋三角（lumbocostal triangle），又称椎肋三角（vertebrocostal triangle），此三角系由膈肌的腰部与肋部肌纤维间的裂隙构成，也是膈肌的薄弱处，易发生疝。

在第12胸椎的前方，左、右膈脚的顶端及前方的正中弓状韧带所围成的孔，称为主动脉裂孔（aortic hiatus），有主动脉和胸导管通过，有时还有奇静脉通过；在主动脉裂孔的左前方，约第10胸椎水平有食管裂孔（esophageal hiatus），内有食管和迷走神经通过；在食管裂孔的右前上方，约第8胸椎水平的膈肌中心腱内有腔静脉孔（vena caval foramen），有下腔静脉通过。在主动脉裂孔的上端寻找腹主动脉向左、右发出的膈下动脉，贴膈下面走行，注意检查此动脉发出的数支细小的肾上腺上动脉，供应肾上腺（suprarenal gland）。在内弓状韧带的后方有交感干通过，内脏大神经和内脏小神经均穿过膈脚，内脏最小神经则经内弓状韧带深面进入腹腔（图16-11）。

（二）检查腹后壁腹膜间隙

首先在升结肠和降结肠的两旁，检查右结肠旁沟和左结肠旁沟，此二间隙在结肠下区局部解剖中已看到，在此主要观察去除结肠后遗留的腹后壁结构。另外，要观察在肠系膜根部与升结肠及横结肠系膜根之间围成的三角形腹膜间隙右肠系膜窦，以及在肠系膜根左侧与降结肠间的左肠系膜窦（图16-1）。

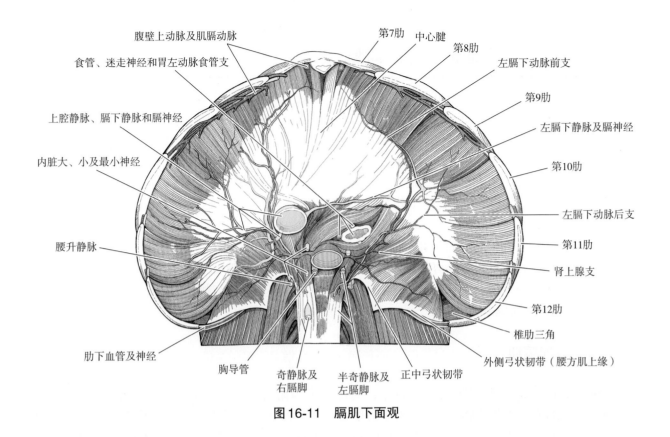

图16-11 膈肌下面观

四、解剖肾及肾上腺

观察右肾的位置及毗邻，上方有膈、肝和肾上腺，下方前面有结肠右曲，肾门处的前方有十二指肠降部，后方为膈肌、腰大肌、腰方肌、腹横肌以及第11肋间隙与第12肋。左肾肾门与胰的后面贴邻，其前面与脾、胃、胰、空肠和结肠左曲贴邻，后面与右肾相似，只是位置略高些。在分离和取出十二指肠时已将其覆盖的腹膜剪开，沿此剪开的腹膜及与之相贴位于深面的肾前筋膜（prerenal fascia），又称肾筋膜前层（anterior layer of renal fascia），一起向外轻轻撕开，达肾的外缘，可见其与腹壁内面的腹横筋膜（transverse fascia）融合，并转向后成为肾后筋膜（retrorenal fascia），又称肾筋膜后层（posterior layer of renal fascia），与腰大肌及腰方肌筋膜融合，继续向内附着于腰椎体和椎间盘。追踪肾筋膜前层向内的走行，可见其覆盖在腹主动脉和下腔静脉表面，并与对侧的肾前筋膜相延续。该筋膜向上覆盖肾上腺达膈下筋膜（subphrenic fascia）处，与肾后筋膜相愈着。用手指或刀柄自肾前筋膜近肾门处的切口处伸入，向外、向上深入仔细探查外侧和上方均为盲端，向内则可通往对侧。唯有向下肾筋膜前、后层是分开的。前层逐渐变薄消融于腹膜外筋膜中，而后层则延伸到髂筋膜并与之愈着，因此，两层间的空隙可一直向下通达直肠后隙。将肾前筋膜向外撕开（包括贴于前面的壁腹膜），可见在肾周围布满脂肪性结缔组织，称肾脂肪囊（adipose capsule of kidney），此囊包在肾的前后面和上、下方，清除肾前面的脂肪囊便可找到贴于肾表面坚实的纤维膜（fibrous membrane）、纤维囊（fibrous capsules）。此3层被膜对肾具有很好的固定和保护作用。

充分暴露肾和肾上腺的前面，观察两器官的形态后，在肾的内缘用镊子剥开肾蒂（renal pedicle）的筋膜，显示肾门（renal hilum）及进出肾的结构。在肾门的凹处，可见向肾内深入的陷窝，称肾窦（renal sinus），里面充满脂肪和结缔组织。将肾窦内的结缔组织清除后，仔细辨识进、出肾的血管、肾盂等结构。位于最前面的是肾静脉，出肾门向内走行汇入下腔静脉。左侧肾静脉比右侧长，且有左睾丸静脉或左卵巢静脉汇入该静脉下方，左肾上腺静脉在上方汇入左肾静脉。在紧靠肾门处结扎、切断肾静脉，向外翻开可见其后面走行的肾动脉，发自腹主动脉两侧。在肾动脉发出的分支间可见扁宽的肾盂，自肾门向下续接输尿管。

　　仔细清理肾门及肾动脉周围的结缔组织，寻找肾动脉在进入肾门前发出的一支向上的分支肾上腺下动脉，供应肾上腺。而后，肾动脉分为前干和后干行于肾盂的前、后面。前干又分出上段、上前段、下前段和下段动脉，后干行于肾盂后方终于后段动脉。依肾动脉的分支可将肾脏分为5个肾段（renal segment）。

　　肾盂（renal pelvis）系肾内的空腔系统，自肾门处出肾连于输尿管。在识别肾动脉时应注意密集围绕在肾动脉周围的内脏神经丛，即肾丛（renal plexus），由交感和副交感神经组成。沿肾丛向内、向上可以追踪到与之相连并延伸的主动脉肾丛、腹腔丛及神经节等结构。比较两侧肾在位置、血管走行上的不同。最后可在肾门处切断肾盂与输尿管相接处和肾动脉，将肾取出。

　　将取出的肾冠状剖开观察其内部结构：肾的外周称肾皮质，厚1.0～1.5cm，因含大量肾小球及血管，活体时呈红色。皮质以内的部分为髓质，色浅淡，含有15～20个圆锥形的肾锥体（renal pyramid），2～3个锥体的尖端合成肾乳头（renal papillae），突入肾小盏。肾锥体间有肾皮质深入形成的肾柱（renal column）。肾小盏（minor renal calice）包在每个肾乳头的周围收集尿液，2～3个小盏合成一个肾大盏（major renal calices），肾大盏再汇合成肾盂。肾盂出肾门弯向下行，约在第2腰椎体上缘，续接输尿管。肾盂是炎症和结石好发部位。

　　肾上腺（suprarenal gland），是位于肾内上方的扁三角形器官，比较两侧肾上腺的形态，右侧呈三角形，左侧为半月形。仔细解剖肾上腺的血供：肾上腺上动脉由膈下动脉发出，常有3～4支进入肾上腺上极；肾上腺中动脉直接发自腹主动脉的细支，进入肾上腺的中部；肾上腺下动脉发自肾动脉，进入肾上腺的下极。须注意，肾上腺静脉两侧不同，左侧可有1～2支汇入左肾静脉，而右侧则只有1支直接汇入下腔静脉（图16-12）。

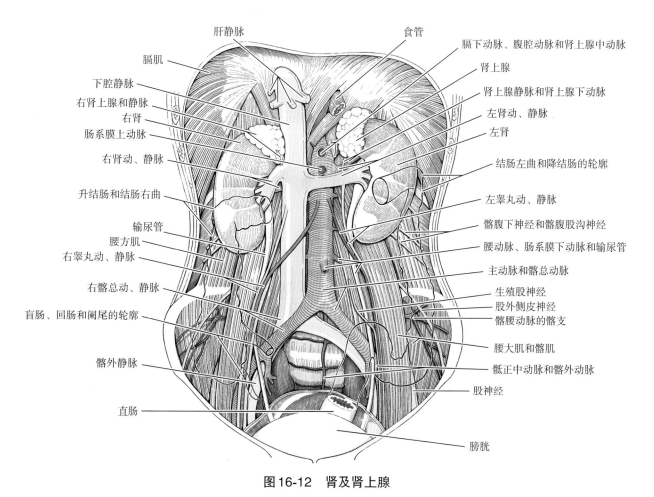

图16-12　肾及肾上腺

到肾上腺的交感神经纤维有两类，支配皮质的节前纤维来自内脏大神经和内脏小神经，在腹腔神经节和肠系膜上神经节换成节后纤维，随肾动脉到达肾上腺皮质。髓质的细胞直接接受来自内脏大、小神经的交感节前纤维。副交感成分由迷走神经提供的节前纤维，穿过主动脉肾神经节，直接到达肾上腺囊内的神经节细胞换成节后纤维，仅支配肾上腺皮质，而不到髓质。

五、解剖腹后壁血管、神经

在腹后壁中间有两大血管并肩纵行，右侧为下腔静脉，左侧为腹主动脉，在不破坏腹膜情况下可以分辨出。右睾丸动、静脉自盆侧壁连于腹主动脉和下腔静脉，左睾丸动、静脉则连于腹主动脉和左肾静脉。仔细撕开腹后壁的腹膜层，暴露出腹膜后的神经和血管。因腹膜与腹后壁血管、神经贴附牢固，撕开腹膜时很容易将血管、神经拉断，操作时应格外小心。

（一）解剖腹主动脉及其分支

在第12胸椎体下缘前方、膈的主动脉裂孔处，拨开壁腹膜充分暴露出下行于腹膜后间隙内的腹主动脉。腹主动脉沿脊柱的左前方下行，在第4腰椎体下缘处分为左、右髂总动脉。腹主动脉全长14～15cm，直径2.9～3.0cm。

检查腹主动脉，其上部的右侧邻接右膈脚、右腹腔神经节、右内脏大神经、乳糜池与胸导管起始段及下腔静脉。腹主动脉左侧与左膈脚、左腹腔神经节及左内脏大神经相邻，在第2腰椎处与十二指肠空肠曲接近。左交感干沿腹主动脉左缘下降。将肾前筋膜剥离，显示腹主动脉和下腔静脉。可见腹主动脉及其分支均有内脏神经交织形成的神经丛包被。为保留这些神经丛，不必过细清理腹主动脉及其分支表面。

腹主动脉发出的壁支包括1对膈下动脉（前面已解剖）、4对腰动脉及骶正中动脉。腰动脉发自腹主动脉两侧的后方，向外越过椎体前面及侧面，与腰静脉伴行于交感干与腰大肌及腰丛的深面，于横突间隙处各发一支后支，伴腰神经背支（dorsal ramus of lumbar nerve）外行达背部肌和脊柱，其前支则行于腹横肌和腹内斜肌之间达腹前外侧壁。骶正中动脉在腹主动脉的末端后壁发出，向下达骶骨前面（见第十九章盆部局部解剖相关内容）。

腹主动脉的脏支包括成对的肾上腺中动脉、肾动脉和睾丸动脉，如前述分别达各器官。不成对脏支有腹腔动脉（腹腔干）、肠系膜上动脉和肠系膜下动脉。注意肠系膜下动脉稍细，易受损。

（二）解剖下腔静脉

下腔静脉起自第5腰椎水平，由左、右髂总静脉汇合而成。下腔静脉位于腹主动脉的右侧，沿中线的稍右侧脊柱和腰大肌的前方上行，穿膈肌中心腱的腔静脉孔入胸腔，进入右心房。大多数腹腔内的手术都必须重视下腔静脉，因为在其前方有多个重要结构与之密切相关：右睾丸或卵巢动脉、肠系膜根部斜行越过，右肾上腺与其相贴，十二指肠上部和下部、胆总管和肝门静脉等均与其前面相邻。下腔静脉及表面覆盖的腹膜还形成了网膜孔的后界，尤其值得注意的是下腔静脉上部实际被包在肝内，不仅其前面还有两侧均与肝直接接触。下腔静脉的属支很多，包括髂总静脉、3～4对腰静脉、右睾丸或卵巢静脉、肾静脉、右肾上腺静脉、膈下静脉和肝静脉等。

（三）解剖肝门静脉

肝门静脉是腹腔中胃肠道与脾、胰和胆囊等不成对脏器的静脉回流的最后通路。在结肠上区局部解剖中已解剖过，在第2腰椎水平，肝门静脉由脾静脉和肠系膜上静脉在胰颈的后方合并而成，经过十二指肠上部的后方，进入小网膜右缘上行入肝。追踪肝门静脉各属支，包括胃左、右静脉，胆囊静脉，附脐静脉，胃网膜左静脉，肠系膜上、下静脉等，这些属支多在前面的实验中解剖过。在临床上具有重要意义的是，肝门静脉与上、下腔静脉系统间的吻合（交通支），包括食管静脉丛、直肠静脉丛及脐周静脉丛。这些静脉丛在门静脉高压时成为重要的侧支回流通路，也是容易发生静脉曲张和出血的部位。

在腰大肌的前面、腹膜后方，寻找自肾盂下端切断后保留下来的输尿管，沿腰椎横突尖的连线向下走行，经小骨盆上口跨过髂外动、静脉的起始处，续为盆部进入盆腔。须注意，睾丸动、静脉越过输尿管前方，而生殖股神经则在输尿管后方与之交叉。

（四）解剖腹部神经

1. 腹部交感干　在膈肌内弓状韧带的内侧，寻找胸交感干穿行到腹部的腰交感干。此干由4～5对腰交感神经节经节间支相连而成，位于腰椎体两旁，腰大肌的内侧，垂直下行于髂总动、静脉的深面进入盆腔，延续为骶交感干。左交感干沿腹主动脉左缘下行，右交感干隐于下腔静脉和腰静脉的深面向下，两干之间有数量不等的交通支相连。将下腔静脉最上端和两侧髂总静脉入盆处分别结扎，并切断沿途属支后将其摘除，即可清晰显示右交感干。

在膈脚处寻找内脏大神经、内脏小神经以及穿过内弓状韧带下方的内脏最小神经，分别追踪这些神经相连的神经节。仔细检查腹主动脉，其全长都被网状的内脏神经丛（visceral nervous plexus）所包围。在腹腔动脉根部的两侧寻找较大的腹腔神经节（celiac ganglia），节的中央有内脏大神经终止。在肾动脉根部分布有主动脉肾神经节（aorticorenal ganglia），有内脏小神经终止于此。在肠系膜上动脉根部有相应的肠系膜上神经节（superior mesenteric ganglia）和神经丛分布。这些神经节相距甚近，相互连接，其范围不过一个硬币大小，主动脉神经丛继续向下，在肠系膜下动脉的根部形成肠系膜下神经节（inferior mesenteric ganglia）和神经丛。由腰交感神经节发出的腰内脏神经（lumbar splanchnic nerve）终止于肠系膜下神经节及上腹下丛（superior hypogastric plexus），此丛位于第5腰椎的前面，是主动脉丛向下的延续。

通常把交感链神经节称为椎旁节（paravertebral ganglia），而把上述围绕腹主动脉的神经节统称为椎前节（prevertebral ganglia）或称主动脉前神经节（preaortic ganglia）。由于这些神经节都与主动脉紧密相连，所以由神经节发出的节后纤维主要都通过有关的动脉到达所支配的脏器。上述的神经丛和神经节并非只含交感神经纤维，副交感神经的纤维主要通过迷走神经和盆内脏神经（骶副交感神经）也进入这些神经丛，但是副交感纤维并没有在这些椎前节内形成突触（synapse），而是穿过这些神经节和神经丛直接到达所支配器官的附近或壁内，再换成节后纤维支配该器官（图16-13）。

2. 腰丛　由胸$_{12}$～腰$_4$的前支组成，其神经均位于腹膜后，在腹后壁肌的表面走行。自上而下追踪腰丛发出的神经，具体如下。

（1）肋下神经：属胸神经（胸$_{12}$），但其提供一交通支加入腰丛。自膈肌外弓状韧带的内端穿出，紧贴腰方肌表面斜行于肾的背面向外走行，支配腹壁肌和脐与耻骨联合中点平面的皮肤感觉。

（2）髂腹下神经（胸$_{12}$～腰$_1$）：在肾背面腰大肌的外缘，向外下方贴腰方肌表面走行，支配腹壁肌，皮支分布于臀外侧区、下腹部及腹股沟区皮肤。

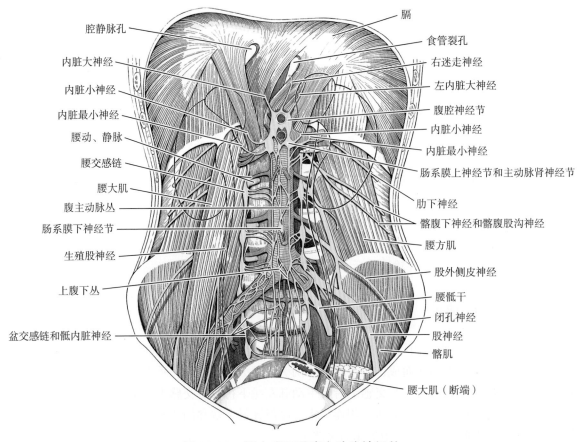

图16-13　腰交感干及腹主动脉神经丛

（3）髂腹股沟神经（胸$_{12}$～腰$_1$）：与髂腹下神经平行在其下方出腰大肌外缘，在肾背面下部和腰方肌的表面，向外下方斜行于腹横肌与腹内斜肌间，前行入腹股沟管。

（4）股外侧皮神经（腰$_2$～腰$_3$）：自髂嵴水平穿出腰大肌向外下走行，于髂前上棘内侧经腹股沟韧带深面达股外侧。

（5）股神经（腰$_2$～腰$_4$）：腰丛最大的神经，主要行于腰大肌的深面，须将腰大肌切断才能追踪到此神经在腹后壁的走行，此神经及其分支已在股前内侧区解剖过。

（6）生殖股神经（腰$_1$～腰$_2$）：穿腰大肌并在该肌前面下行，斜越过输尿管的后方达腹股沟区。

（7）闭孔神经（腰$_2$～腰$_4$）：位于腰大肌的内侧缘，较深，下行入盆腔和股内侧区。

（五）解剖腹部淋巴组织

腹部淋巴结一般分成两大类：内脏结（visceral nodes），常分布于各脏器被膜，包括肠系膜及相关的韧带内；体壁结（parietal nodes），多与动脉走行相关，分布在各主要动脉的沿线两旁。由这些淋巴结收集的淋巴汇成肠干（intestinal lymph trunk）或进入腰干（lumbar lymph trunk），再汇入乳糜池。

乳糜池为一梭形管状膨大，长2～4cm，管壁薄于静脉，里面无血。在腰$_1$～腰$_2$椎体的前方，主动脉与右膈脚之间，仔细寻找膨大的乳糜池，其收集了左、右腰干和肠干的淋巴，经主动脉裂孔穿膈上行于后纵隔成为胸导管（见第十四章中纵隔局部解剖相关内容）。须注意，有10%左右的人没有明显的乳糜池，而被互相吻合的淋巴管所取代，此种变异并不影响淋巴循环功能。

六、应仔细辨认的结构

（1）膈肌的孔裂、膈脚及穿行的结构。

（2）肾的位置、被膜、毗邻及肾段的划分。

（3）肾上腺的动脉供应、神经支配。

（4）腹主动脉神经丛有哪些分丛和神经节。腹部交感和副交感神经的节前纤维来源和去向，节后纤维的分布。

（5）腹主动脉的分支及供应范围。

（6）肝门静脉的主要属支及收集范围，肝门静脉系与上、下腔静脉系间的主要交通。门静脉高压分流术的解剖学依据。

（7）下腔静脉的位置、属支以及与临床手术相关的重要毗邻结构。

第五节　临床结合要点及病例分析

一、临床结合要点

（一）膈疝

膈是由颈部的肌节发生并迁移至胸腹腔之间而形成的向上膨隆的扁薄阔肌。膈上有 3 个裂孔：胸$_{12}$ 水平的主动脉裂孔（有主动脉和胸导管通过）；胸$_{10}$ 水平的食管裂孔（有食管和迷走神经通过）；胸$_8$ 水平的腔静脉孔（有下腔静脉通过）。在膈起点之间通常留有三角形小区，其中无肌纤维，仅有结缔组织薄膜，为膈薄弱区。其中，胸骨与肋部起点之间的为胸肋三角（Morgagni孔，可形成胸骨后疝）；位于外侧弓状韧带上方，肋部与腰部之间的腰肋三角（Bochdelek孔，可形成腰肋三角疝），腹腔脏器可能由此突入胸腔而形成膈疝。

（二）膈裂孔疝

膈裂孔疝通常是指腹腔内脏器（主要是胃）通过膈食管裂孔进入胸腔所致的疾病，是膈疝中最常见者，占90%以上。食管远端通过膈食管膜与膈相连，膈食管膜是由胸内筋膜和腹横筋膜融合形成的。该结构会在吞咽动作引发食管蠕动时发生改变，通过食管的纵行肌和环状肌依次收缩，推进食团。随着食管纵行肌的收缩，食管缩短而膈食管膜被拉伸；在每次吞咽结束后，膈食管膜的弹性回缩力会将鳞柱交界部拉回至正常位置。这实质上是"生理性疝"，因为每次吞咽时胃贲门部均会穿过膈裂孔。食管裂孔疝最广义的分类包括4种类型。Ⅰ型食管裂孔疝：Ⅰ型或滑动型食管裂孔疝的特征是食管胃连接部移位至膈上。胃仍保持其正常的纵向位置，胃底仍处于胃食管连接部之下。Ⅱ型食管裂孔疝：是由膈食管膜的局部缺损导致的，胃底作为疝的引导点，而胃食管连接部仍固定于主动脉前筋膜和正中弓状韧带。Ⅲ型食管裂孔疝：兼具Ⅰ型和Ⅱ型食管裂孔疝的特征，其特点是胃食管连接部和胃底均经膈食管裂孔疝出。胃底位于胃食管连接部之上。Ⅳ型食管裂孔疝：与膈食管膜的较大缺损有关，特征是疝囊内存在胃之外的其他器官（如结肠、脾、胰腺或小肠等）。

（三）脑脊液腹腔导流、腹膜透析

正常人腹腔中有少量腹水，对腹腔内脏器起着润滑作用。腹膜拥有很大的表面积，具有很强的吸收能力，对于疾病的传播以及腹腔内的治疗等都具有重要的意义。

患有阻塞性脑积水的患者，需要持续不断的把脑脊液排出脑室。临床上，可将一根特殊的引流管经颅骨置入脑室内，管的另一端可通过皮下的隧道，跨过头、颈、胸，到达腹部，穿过腹壁进入腹腔。多余的脑脊液便可经此管，从脑室引流到腹腔，最终被腹膜吸收。

肾衰竭的患者需要通过透析来维持生命。透析的方式有两种：第一种是血液透析，血液从血液循环中被引流出来，通过复杂的人工膜系统进行透析，再重新输回人体内。为了达到去除多余的体液、交换必要的电解质、去除有毒的代谢产物等目的，往往需要很高的血流量。患者需要通过手术的方式在上肢建立一个人工的动静脉瘘，每次透析的时候就通过插管的方式进行。也可以使用一个大口径的管子直接置入到右心房内，血液通过这根管子进出。第二种是腹膜透析，利用腹膜作为透析膜。腹膜拥有巨大的表面积，是液体和电解质交换的理想场所。为了达到透析的目的，一根管子通过腹壁置入腹腔内，透析液通过管子输入腹腔，在腹腔内通过腹膜和血液进行各种电解质和分子的交换。当透析完成后，透析液再通过管子排出体外。

（四）疾病的腹膜扩散

因为腹膜具有很大的表面积，这也导致了结核等感染性疾病和恶性肿瘤较容易通过腹膜播散。

腹膜转移性肿瘤主要原发部位是腹腔内器官，以卵巢癌、胰腺癌、胃癌居多，其次为子宫、结肠、胆囊及淋巴系统，腹膜外的肺癌和乳腺癌亦可转移到腹膜。腹腔内游离肿瘤细胞的来源：①肿瘤细胞浸透腹腔脏器浆膜，脱落到腹膜表面。②腹部手术中未能妥善隔离，肿瘤细胞脱落残留在手术区域。③手术切断的血管、淋巴管内癌栓随血流和淋巴液流入腹腔，以及腹腔内残存微小病灶。肿瘤一旦在腹膜腔内播散转移，很难控制，预后较差。

（五）十二指肠溃疡

十二指肠溃疡常发生在十二指肠的上部。以前由于缺少有效的治疗手段，因出血或肠穿孔导致的腹膜炎，导致患者死亡的情况时有发生。随着外科技术的发展，临床开始通过胃肠手术来治疗溃疡。但手术对部分患者仍具有较高的风险。近年来，随着对胃酸分泌机制的深入了解和抑制胃酸分泌药物的开发、应用，有效地降低了此类疾病的发病率和死亡率。例如，质子泵抑制剂，直接作用于胃内的泌酸细胞，可以起到抑制胃酸分泌的作用。另外，幽门螺杆菌的发现和研究也极大地降低了溃疡病的发病率。

十二指肠溃疡既可以发生在后壁，也可以发生在前壁。后壁的溃疡可以直接侵蚀胃十二指肠动脉或胰十二指肠上后动脉，从而导致大出血。这种出血有时可以致命。一旦发生，须手术结扎出血的血管，或进行血管腔内的介入治疗。前壁的溃疡可侵蚀腹腔内结构，并引起穿孔性的腹膜炎。在炎症的刺激下，大网膜可能会包裹封闭穿孔。因为胃肠道内含有大量的气体，穿孔的患者接受立位的腹部或者胸部X线检查时，可以看到膈下游离气体。

（六）上消化道检查

患者需要接受食管、胃、十二指肠和近端空肠相关疾病检查时，在询问病史和查体之后，医生要了解患者有无出血、炎症、肿瘤等情况。然后再检查评估患者上消化道的管腔、管壁和壁外结构。

钡剂造影在上消化道检查中很常用。患者吞下钡剂溶液后，通过X线来显影。管腔内的息肉、肿瘤等异生物能够被显影，消化道的蠕动波也可以被观察到。有时患者还会接受气钡造影，更加清楚地显示空腔脏器的黏膜情况。

内镜检查需要将一根管子伸入到患者的空腔脏器内，属于有微小创伤的检查手段。内镜由软质塑料做成，其内含有光源和目镜。有些内镜还留有置入操作器械的通道，可以通过置入的器械来完成活检、息肉切除等小的操作。进行上消化道检查时，患者只需接受简单的局麻和镇静，就可以经口置入内镜，检查范围可以覆盖食管、胃、十二指肠和近端空肠（图16-14）。

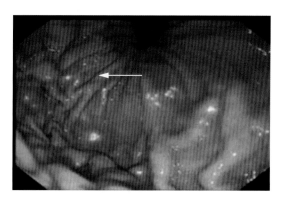

图16-14　胃镜检查
注：白色箭头示正常胃黏膜。

（七）食管和胃的上皮移行

食管黏膜表面为复层扁平上皮，胃贲门处由单层柱状上皮所覆盖，胃食管连接处由一种上皮类型移行为另一种上皮类型。一些人食管远端黏膜的复层扁平上皮被化生的胃肠腺上皮替代，其组织学连接并不位于解剖学上胃食管连接处，而位于偏高的食管的下1/3处，被称为Barrett食管。这些人更容易患食管溃疡，并且发生腺癌的风险增加。

（八）胃的肿瘤

胃癌是较常见的胃肠恶性肿瘤。胃癌的早期症状不典型，待确诊时往往已是中晚期。需要引起重视的症状：上腹部疼痛、易饱腹感、慢性贫血和进食后的梗阻。常用的检查手段有钡剂造影和纤维胃镜，后者的优势在于可以同时进行可疑部位的活检。超声检查可以用来评估有无肝转移。CT检查可以用来评估肿瘤分期及手术可切除性。胃癌的预后取决于癌肿的部位与范围、组织类型、浸润胃壁的深度、转移情况和手术方式等。早期胃癌患者手术后5年生存率可达90%～95%。但当胃癌发展到晚期，则预后较差（图16-15）。

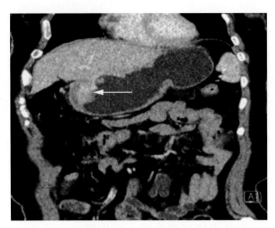

图 16-15　CT胃重建

注：白色箭头示胃癌。

（九）环状胰腺、胰腺癌

环状胰腺是胰腺胚胎期发育障碍所致的一种先天性解剖异常，表现为胰腺呈环状或带状包绕十二指肠降部。在胚胎发育过程中，胰腺源于前肠的腹胰和背胰两个始基，随着十二指肠向左、向后旋转融合而成。背胰始基形成了大部胰头、胰颈和胰体。腹胰始基绕着胆管旋转形成了部分胰头和胰腺钩突。若腹胰始基发生分离、融合，则形成环绕十二指肠的环状胰腺，可挤压十二指肠造成狭窄甚至闭锁。患病胎儿因十二指肠梗阻难以咽下足量的羊水，导致羊膜囊内羊水过多，经产前超声检查可发现此病。患有环状胰腺的婴儿，因胃排空受限，很快会出现呕吐，并很难健康成长。

胰腺癌因死亡率高，常被称为"癌症之王""沉默杀手"。胰腺的任何部位都可以发生肿瘤，但以胰头和胰颈最为常见。胰腺癌的临床症状很不典型，例如，上腹痛、食欲缺乏、体重下降等。癌肿如果压迫胆管，还会产生梗阻性黄疸。尽管手术被认为有一定的治愈率，但大多数肿瘤往往已经发生局部播散，侵犯了肝门静脉、肠系膜上静脉或扩散至肝门区域。淋巴结的转移也很常见。这些都会影响手术的疗效。由于胰腺位置的特殊性，切除肿瘤的手术十分困难。

（十）胆囊结石、黄疸

胆囊结石常在体检时由腹部超声发现，在40岁以上的人群中发病率可达10%左右，女性更为多见。结石的成分十分复杂，主要成分是胆固醇和胆红素。钙化明显的结石在腹部X线平片中即可显影。结石有时会滞留在胆囊颈附近的膨出部分，即Hartmann囊部位。在这种情况下，胆囊因无法正常排空胆汁，会产生强烈的收缩，导致剧烈疼痛。若反复发作，患者可能要接受胆囊切除术。胆囊发生炎症时，可能会累及附近膈的壁腹膜，致右上腹的疼痛向右肩放射。其解剖机制系膈的腹膜是由脊髓的颈$_3$～颈$_5$水平支配的，而该段脊髓同时还支配肩部皮肤。在这种情况下，膈的低敏感性就由皮肤的高敏感性取代表达。有时结石还会掉入胆管内并嵌顿在肝胰壶腹括约肌部位，使胆汁无法正常进入十二指肠，引起黄疸。

黄疸是因血浆中的胆红素过量导致皮肤黄染。患者的巩膜黄染最易观察到。黄疸的严重程度取决于胆红素升高程度和持续时间，红细胞被单核-吞噬细胞系统破坏后，血红蛋白分子中的铁被回收，而卟啉成分却被降解为脂溶性的胆红素。通过血液循环到达肝后，胆红素被转化为水溶性的，再分泌到胆管系统内，最终随粪便排出，这也是粪便颜色的成因。黄疸可以分为肝前性、肝性和肝后性3种。肝前性的黄疸是由红细胞的过度破坏导致的。肝性黄疸是由肝的各种病变（如肝炎、肝硬化、肝中毒等）引起的，这些病变导致了胆红素在肝内由脂溶性向水溶性的转化过程被破坏。肝后性的黄疸是由胆管系统中任意一处的梗阻引起的，常见的原因包括结石在胆管内的梗阻和胰头肿瘤的压迫（图16-16）。

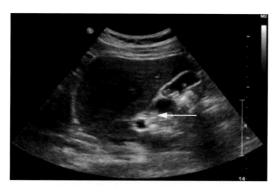

图16-16 超声检查胆囊结石

注：白色箭头示胆囊结石。

（十一）脾异常

脾异常主要包括脾破裂和脾大。

脾破裂常发生于左上腹的钝性闭合性外伤之后。有时和左下胸的肋骨骨折同时发生。脾除了被膜稍坚韧，其实质十分脆弱，即使很轻微的、对周围结构无害的外伤也可以导致脾破裂。脾是一个血窦化的器官，一旦破裂就会引起严重出血。轻微的脾破裂可以通过保守治疗和绝对卧床来处理，严重的脾破裂需要手术治疗。全脾切除术是应用最多的手术方式。随着人们对脾功能认识的加深，手术中尽量多保留部分脾组织，对维持和重建脾功能十分重要。

脾是网状内皮系统的一部分，所有可以累及网状内皮系统的疾病（如白血病、淋巴瘤、感染性疾病等）以及肝硬化、肝癌引起的门静脉高压等，都可以导致脾大（图16-17）。脾大的患者需要注意是否同时存在脾功能亢进，必要时可行脾切除术。

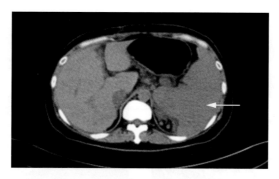

图16-17 腹部CT检查示脾大

注：白色箭头示增大的脾。

（十二）阑尾炎

急性阑尾炎是普外科急诊最为常见的疾病之一，在外科急腹症中居于首位。常见的原因是淋巴滤泡的增生或者粪石阻塞阑尾，腔内细菌侵入，引起的阑尾炎症性疾病，严重者阑尾壁可发生坏死甚至穿孔，导致局部或者全身性腹膜炎。

典型的急性阑尾炎，腹痛首发部位多位于脐周围，经6～10小时后，腹痛部位逐渐下移，最后固定于右下腹部。腹痛多数以突发性和持续性开始，少数可能表现为阵发性腹痛，而后逐渐加重。患者还可伴有发热、恶心和呕吐。

阑尾炎的主要治疗方法是阑尾切除术（图16-18）。

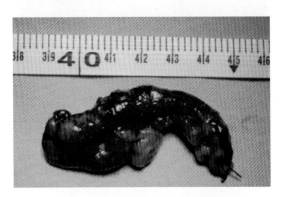

图16-18　发炎、红肿的阑尾

（十三）结肠、直肠肿瘤

结直肠又称大肠，全长150～200cm，一般分为盲肠、升结肠、横结肠、降结肠、乙状结肠、直肠和肛管。结肠和直肠癌（大肠癌）是消化道常见的恶性肿瘤，大多数是由良性息肉发展而来。早期结直肠癌可仅表现为大便隐血阳性而无明显症状，当疾病发展到一定程度可出现排便习惯和大便性状改变、腹部疼痛或不适、腹部肿块，甚至导致肠梗阻，还可有贫血、消瘦、乏力、低热等全身症状。结直肠癌通过结肠镜活检可明确诊断，病情的评估则主要依据CT、MRI及超声等影像学检查手段（图16-19、图16-20）。

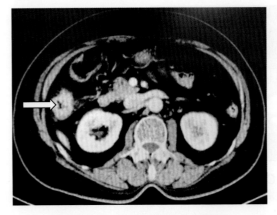

图16-19　升结肠癌的CT图像
注：白色箭头示升结肠占位、肠腔狭窄。

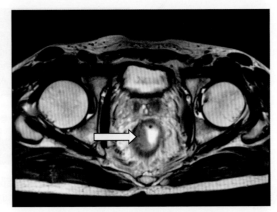

图16-20　直肠癌的MRI图像
注：白色箭头示直肠癌、肠腔狭窄。

外科手术治疗是结直肠癌的主要治疗方式之一，其他治疗方式还包括化疗、放疗及免疫治疗等。目前认为，多学科综合治疗（multidisciplinary treatment，MDT）模式可提高结直肠癌患者的5年生存率。结肠癌的外科手术强调整块切除足够的肠管并进行区域淋巴结清扫，直肠癌手术要求进行全直肠系膜切除（totalmesorectalexcision，TME），同样须进行区域淋巴结清扫。

（十四）肠穿孔

肠穿孔是指肠管破裂，导致肠内容物溢出至腹膜腔，是外科常见的急腹症。其病因包括肠坏死、腹部外伤、异物等。常见的有阑尾穿孔、十二指肠溃疡穿孔、结直肠癌穿孔、刀扎伤等。常见临床表现为腹痛、腹胀，严重时可出现全身中毒的症状。查体时常表现为腹肌紧张、全腹部压痛、肠鸣音消失等。因胃肠道内含有大量的气体，肠穿孔的患者进行立位的腹部或者胸部X线检查时，可以看到膈下游离气体。因肠穿孔后大量肠内容物进入腹腔，患者就诊时常表现为全身感染中毒症状，易继发感染性休克，一旦明确诊断，应积极处理。

（十五）大网膜增厚

大网膜具有较大的活动性，当腹腔脏器存在炎症时（如阑尾炎、胃肠道穿孔），大网膜可通过包裹炎症区周围，限制炎症蔓延。临床上大网膜增厚，通常经CT等检查发现，可见于大网膜良性肿瘤和结核性腹膜炎。腹膜的原发性恶性肿瘤较少见，包括腹膜间皮瘤、腹膜浆液性癌等；腹膜的继发性恶性肿瘤多由胃肠道肿瘤或妇科肿瘤转移而来。

（十六）梅克尔憩室

在胚胎发育早期，卵黄囊与中肠的连接处逐渐缩窄，形成卵黄蒂，并于胚胎发育第6周闭锁。如果卵黄蒂近段闭锁和退化不全，会形成一个与回肠相连的盲袋，即梅克尔憩室（Meckel's diverticulum）。梅克尔憩室开口于回肠系膜缘的对侧，呈指状或囊状，末端可有纤维条索与腹壁相连。它有来自肠系膜上动脉的独立血供。梅克尔憩室壁结构同小肠壁，可有异位组织，以异位胃黏膜最常见，亦可有胰腺、结肠黏膜组织等。

梅克尔憩室常无症状，有症状者以10岁以下儿童最多见，30岁以上者少见。梅克尔憩室中异位胃黏膜泌酸造成消化道溃疡出血是最常见的症状。其他临床表现包括肠梗阻、憩室炎、憩室扭转等。动脉造影、胶囊内镜、双气囊小肠镜可以辅助梅克尔憩室的诊断，高锝酸盐显像可寻找异位胃黏膜。治疗方面，症状性憩室可行单纯憩室切除，憩室外有异位组织时应行回肠节段切除和端端吻合。

（十七）肠梗阻

肠梗阻是外科常见的急腹症之一，典型的临床表现包括腹痛、呕吐、腹胀和停止排气排便。根据患者的症状与体征早期识别不同类型的肠梗阻对选择合理的治疗方式、改善患者预后有十分重要的意义。

肠梗阻包括机械性肠梗阻、麻痹性肠梗阻、高位梗阻和低位梗阻等多种类型。症状表现有阵发性绞痛，伴高亢的肠鸣音或肠鸣音减弱、消失，呕吐、腹胀等不同表现。腹部X线片对肠梗阻的鉴别诊断有重要意义，一般在梗阻发生后4~6小时即可显示出肠腔内气体，麻痹性肠梗阻显示大、小肠全部充气扩张，而机械性肠梗阻仅有梗阻部位以上的肠管充气。当出现下列表现时，需考虑绞窄性肠梗阻可能：腹痛发作急骤、休克、腹膜炎体征、查体或腹部X线检查发现孤立胀大的肠袢、呕吐物或肛门排出物为血性。

肠梗阻的基础治疗包括胃肠减压、纠正水电解质紊乱和酸碱失衡、抗感染等。手术治疗的主要目的是解除梗阻、去除病因，包括粘连松解术、肠套叠或肠扭转复位术等。对于肠管肿瘤、局部肠袢缺血坏死的情况应行肠切除术。若梗阻部位切除困难但肠管无坏死表现可考虑短路吻合、旷置梗阻部位。结肠梗阻多为闭袢性，肠腔内压力高，并且结肠血液供应较小肠差、肠内细菌多，所以一期肠切除吻合较为困难，常行肠造口术。

（十八）回肠造口术、横结肠造口术

吻合口瘘是直肠癌切除术后的严重并发症，对患者术后长期生存有不利影响。近年来低位直肠癌保肛手术的技术进步以及新辅助放化疗的广泛应用增加了吻合口瘘的风险。预防性造口通过从吻合口近端肠袢转流肠内容物，来实现保护吻合口的目的，常用的造口方式包括回肠造口与横结肠造口。除恶性肿瘤外，回肠或横结肠造口也被用于肠道发育异常、结肠梗阻、炎症性肠病、外伤性肠道破裂等情况。

对比两种造口术并发症发生率，为了保护远端结直肠吻合口应优先选择回肠造口术，但横结肠造口具有结肠减压充分、避免水电解质过量丢失、手术简便、创伤小等优势。

（十九）腹膜后淋巴结手术

腹膜后的淋巴结可以大体分为主动脉前和主动脉旁两组，分别引流不同区域的淋巴液。在生理情况下，淋巴液的回流有一定的途径可循，但是在病理状态下，会出现异于平常的回流方式。引起腹膜后淋巴结肿大的原因有很多，常见有淋巴瘤、淋巴结转移癌、淋巴结炎症等。淋巴瘤常采用化疗，淋巴结转移癌的治疗需要根据原发肿瘤的性质而定，大多情况下采用化疗或放疗，但是也有某些情况下需要切除腹膜后的淋巴结。

切除腹膜后淋巴结的手术，通常采用经锁骨中线的纵切口，需要逐一切开皮肤、皮下、腹外斜肌、腹内斜肌、腹横肌和腹横筋膜。之后将壁腹膜连同其内的脏器一并向中线轻轻推挤，就可以充分暴露腹膜后的组织。此外，腹膜后的手术也可以选择经腹腔的入路或者腹腔镜手术，需要根据患者的实际情况进行选择。

（二十）肝硬化及门体静脉交通

肝硬化是发生在肝的复杂疾病，诊断依赖于肝活检的组织学证据。它的特点是肝组织的广泛纤维化、结节性再生、小叶结构的破坏和假小叶形成。肝硬化的原因包括了酒精性、病毒性、胆汁淤积性、肝静脉回流受阻性、营养性、代谢性和遗传性等。

随着肝硬化的进展，会导致门静脉高压，继而引起脾静脉压力上升和脾大。在门体静脉汇合的地方就容易出现血管扩张和出血，这种出血有时候是致命的。肝功能的好坏和凝血功能密切相关。重度肝硬化患者的凝血功能往往受损。肝硬化患者还容易出现体表水肿和腹水。部分肝功能受损的患者还会出现黄疸和神经系统症状。

肝门静脉和体静脉之间存在几个主要的交通。①在胃食管结合部和胃贲门部位，胃左静脉及其分支与奇静脉之间形成交通。②在肛管部位，直肠上静脉与下静脉之间形成交通。③在前腹壁，脐旁静脉和腹壁静脉形成交通。此外，在腹膜后区域，肠系膜上、下静脉与下腔静脉的分支也有交通。当肝门静脉压力升高时，这些交通容易出现血管扩张，并可能继发出血。其中食管静脉曲张引起的出血临床危害较大，需要及时处理。

（二十一）减肥手术

减肥手术又被称为减重手术，适合于那些经过合理的饮食控制和运动之后依然不能有效减少体重的肥胖患者。过度肥胖的患者更易发生糖尿病、心血管疾病等一系列影响健康的疾病。减肥手术的目的并不仅仅是为了美观，更是为了健康。减肥手术根据手术目的可以分为以下几类。第一类通过手术产生吸收障碍的模式，例如，胃肠旁路手术等，可以有效地防止体重增加，减轻体重。常见的并发症有贫血、骨质疏松和腹泻。第二类通过手术产生限制摄入的效果，例如，胃束带术、袖状胃切除术等。这些手术通过减少有效胃容积，使患者产生早饱感，从而避免过度进食。第三类是将前两种手术方式进行有机的结合。因为肥胖患者往往合并各项内科疾病，手术具有较高的风险，围手术期的死亡率在1%～5%。

（二十二）肾移植

肾移植是将某一个体的正常肾脏移植到丧失肾功能的患者体内。肾移植按其供肾来源不同分为自体肾移植、同种异体肾移植和异种肾移植。在所有器官移植中，肾移植的安全性和效果最佳。

肾移植的适应证包括原发的肾小球肾炎、慢性肾盂肾炎、间质性肾炎、囊性肾病及肾硬化、糖尿病肾病所导致的慢性肾功能不全发展至终末期的患者，年龄在5～60岁均可，一般认为在12～50岁较好。

肾移植的禁忌证：①活动性肝炎或肝硬化。②严重心血管疾病。③活动性消化性溃疡病。④体内有活动性慢性感染病灶。⑤恶性肿瘤已发生转移或发病2年以内。⑥慢性呼吸衰竭。⑦严重泌尿系统先天畸形。⑧精神病和精神状态不稳定者。⑨肾脏疾病是由全身疾病所引起的局部表现，如淀粉样变性、结节性动脉周围炎和弥漫性血管炎等。

（二十三）肾造瘘术

肾造瘘术一般指肾盂造瘘术，是一种高位尿流改道手术，其目的是引流肾盂内尿液，以改善肾功能，减轻肾盂和肾实质感染。

肾造瘘术包括经皮肾穿刺造瘘术、不游离肾的原位肾造瘘术以及游离肾造瘘术。经皮肾穿刺造瘘术损伤较小，方法较为简单，但其引流效果因不能保证造瘘管的恰当位置而受影响，操作不慎可能造成肾血管、腹膜等损伤。经皮肾穿刺造瘘术仅适用于肾皮质薄、积水严重的病例。原位肾造瘘术在直视下完成，损伤不大，可在局麻下完成，是单纯肾造瘘的常用方法。游离肾造瘘术常在上尿路其他手术后完成。

肾造瘘术的适应证：①输尿管梗阻（如损伤或腔外压迫等）导致无尿或严重肾积水或肾积脓，且膀胱镜下输尿管D-J管置入失败或全身情况不允许用其他方法解除梗阻者。②肾或输尿管手术后，作为暂时性尿流转向，以利于创面愈合。③双侧输尿管下段或膀胱发生梗阻性疾病（恶性肿瘤）无法根治时。④肾结石取石术后。

（二十四）肾上腺肿瘤

肾上腺肿瘤的分类：按肿瘤性质可分为良性和恶性肿瘤；按有无内分泌功能（如分泌某种激素引起高血压）分为无功能性肿瘤和功能性肿瘤；按发生部位分为皮质肿瘤、髓质肿瘤、间质瘤或转移瘤等。临床上需要手术干预的肾上腺肿瘤通常为功能性肿瘤或高度怀疑恶性（或术前无法鉴别良、恶性，直径＞3cm）的肿瘤。

常见的肾上腺功能性肿瘤包括皮质肿瘤和髓质肿瘤：皮质肿瘤包括库欣腺瘤、醛固酮腺瘤、引起肾上腺性征异常腺瘤等；髓质肿瘤主要包括嗜铬细胞瘤。肾上腺恶性肿瘤主要为皮质癌。

腹腔镜手术具有微创及视野清晰的优点，已成为切除肾上腺肿瘤的最常用方式。通常采用经腹膜或经腹膜后间隙入路。手术中肾上腺动脉可用超声刀直接凝断，而静脉需血管夹结扎后离断。

（二十五）肾癌

肾癌起源于肾实质泌尿小管上皮，又称为肾细胞癌或肾腺癌。过去患者多因腰痛和血尿就诊，少数患者可有腹部肿块。目前，早期肾癌常由查体发现，多无症状。影像学检查（如腹部超声、腹部CT或腹部MRI）诊断肾癌的符合率高达90%以上。对局限性或局部进展性（早期或中期）肾癌患者采用以外科手术为主的治疗方式，对转移性肾癌（晚期）应采用以非手术治疗为主的综合治疗方式。根据肿瘤的部位、大小以及患者意愿可采用保留肾单位手术或根治性肾切除术。手术方式可以采用腹腔镜手术或传统的开放性手术。

开放肾手术的入路选择通常包含经腹及经腰部切口，其中应用最多的是经12肋切口。经12肋切口入路的解剖层次：切口起自腋后线肋缘上方，平行于肋骨，直达腹直肌外侧缘，切开皮肤、皮下脂肪、背阔肌、下后锯肌、腹外斜肌腱膜及肌纤维，去除部分第12肋，再切开腹内斜肌腱膜及肌纤维，分离腹横肌肌纤维、腹横筋膜、腹膜外脂肪、肾筋膜进入肾周脂肪。

（二十六）输尿管结石

输尿管结石绝大多数来源于肾，肾结石或体外冲击波碎石术后结石碎块降落所致。因尿盐晶体易随尿液排出，故原发性输尿管结石极少见。有输尿管狭窄、憩室、异物等诱发因素时，尿液滞留和感染会促使输尿管结石发生。

输尿管结石常见于以下部位：①肾盂输尿管连接部。②输尿管跨越髂血管部位。③女性输尿管经过子宫阔韧带的基底部，男性输精管跨越输尿管处。④输尿管膀胱壁内段包括膀胱开口处。

输尿管结石的主要症状是绞痛和血尿，常见并发症是梗阻和感染，并危及患肾，严重时可使肾功能逐渐丧失。

输尿管结石易造成输尿管梗阻，应积极治疗。通常小于6mm的结石，80%～90%能在6周内排出，多选择保守治疗，服用解痉镇痛药物、输尿管松弛药物等。体外冲击波碎石主要适用于输尿管上段结石，尤其是直径小于1cm的结石，首选此法。输尿管镜取石或碎石术适用于小的活动性的中下段输尿管结石。经皮肾镜取石或碎石术适用于伴有肾结石的输尿管上段结石，如腰$_4$平面以上者且直径≥1.5cm的输尿管上段结石。输尿管软镜下碎石术用于治疗≤2cm的肾结石，也可用于输尿管上段结石的治疗，对经皮肾镜术后残余结石可采用软镜下碎石术，软镜可联合经皮肾镜治疗复杂性肾结石。输尿管切开取石适用于以上疗法无效，结石＞1.5cm，且表面粗糙不能自行排出者，或有输尿管狭窄及感染的患者。

（二十七）泌尿系梗阻

泌尿系梗阻为泌尿系统本身或以外的一些病变引起泌尿系管腔的阻塞。上尿路梗阻为发生在膀胱以上的梗阻，直接影响肾，肾积水发生较快，一侧肾受影响；下尿路梗阻为膀胱以下梗阻，膀胱可作缓冲，对肾的影响较缓慢，但两侧肾均可发生肾积水。

其原因在不同的年龄和性别有一定的区别，小儿患者以先天性畸形较多见，成人引起梗阻的原因通常为结石、损伤、肿瘤或结核等，妇女需排除盆腔内疾病，而老年男性患者应警惕前列腺增生。

根据部位的不同，梗阻原因如下。①尿道病变：尿道口狭窄、尿道狭窄、后尿道瓣膜、前列腺增生或前列腺癌、尿道损伤、尿道异物、尿道结石等。②膀胱病变：神经性膀胱、后天性外伤、药物的影响、膀胱结石、膀胱颈部肿瘤、输尿管膨出、膀胱内血块阻塞、膀胱颈挛缩等。③输尿管病变：输尿管结石、肿瘤、外伤、手术时误结扎，腹膜后广泛纤维性病变等。④肾脏病变：肾结石、肾或肾盂肿瘤、肿瘤出血形成的血块阻塞、肾盂输尿管交界处的先天性狭窄等。⑤泌尿系统以外的病变对尿路造成的梗阻：如腹膜后或盆腔肿物对输尿管的压迫，子宫颈癌浸润至膀胱后壁，造成单侧或双侧输尿管进入膀胱部位的梗阻等。

（二十八）腹主动脉支架

腹主动脉支架（stent of abdominal aorta），是应用于腹主动脉的支架。腹主动脉发出的重要内脏动脉较多，如腹腔干、肠系膜上动脉、肾动脉，而一般来说，腹主动脉支架是指放置于肾动脉水平以下的腹主动脉的支架，简称肾下腹主动脉支架。

腹主动脉的病变，包括扩张性病变和狭窄性病变。前者以腹主动脉瘤为代表，需要应用的支架是覆盖有人工生物膜的支架，被称之为"支架型人工血管（stent-graft）"，通过支架的覆膜将主动脉内血流和扩张的动脉瘤壁隔绝，以降低动脉瘤破裂的风险。狭窄性病变以主-髂动脉闭塞（Leriche综合征）为代表，通过植入球囊扩张后的支架，维持动脉管腔通畅，此时应用的支架一般是激光雕刻的裸支架（bare stent）。

（二十九）慢性下腔静脉血栓

慢性下腔静脉血栓，是指病程超过3个月的下腔静脉血栓。下腔静脉血栓，可以分为原发性和继发性。原发性血栓：多数是由于存在基础的易栓性疾病，如肾病综合征、贝赫切特综合征等，一般是自下肢深静脉、髂静脉向近端蔓延所致。继发性血栓：一般是下腔静脉存在近端梗阻情况导致其远端形成血栓，如腔静脉型的巴德-基亚里综合征（Budd-Chiari综合征），在其梗阻的远端（一般是肾上、下腔静脉）形成慢性血栓。还有一种情况，有些患者在放置了下腔静脉滤器以后，若滤器长期留存于体内，部分患者的滤器周围可逐渐形成血栓。

（三十）髂总静脉梗阻

髂总静脉梗阻（Cockett综合征，May-Thurner综合征），一般特指左侧髂总静脉受到前方的右侧髂总动脉和后方的第5腰椎挤压后，引起的慢性左侧髂总静脉管腔内刺激性增生，可逐渐出现管腔狭窄甚至闭塞。

多数病例为慢性病程，因静脉回流受阻而出现下肢静脉高压的症状，如浅静脉曲张、下肢慢性水肿、色素沉着等。髂总静脉梗阻也可导致急性的髂-股静脉血栓的形成，出现相应肢体的突发性肿胀、疼痛。

（三十一）腔静脉梗阻

腔静脉梗阻，是指各种原因导致的腔静脉阻塞性病变，可分为上腔静脉梗阻和下腔静脉梗阻。腔静脉梗阻发生后，可出现相应梗阻的症状。上腔静脉梗阻，可以出现颜面部、颈部以及上肢的水肿。

下腔静脉梗阻，可以出现下肢水肿、下肢静脉曲张、下肢色素沉着、腹水、胸腹壁浅静脉曲张等。

上腔静脉梗阻：多数是肿瘤因素所致，如纵隔肿物压迫或侵犯，也有可能是转移性肿瘤。近年来，由于各种中心静脉导管的应用，导致导管相关性的静脉血栓，也可能会引起上腔静脉梗阻。

下腔静脉梗阻：可能是血管腔内梗阻的情况，如慢性血栓的情况、巴德-基亚里综合征，或者是腔静脉内肿瘤（下腔静脉平滑肌肉瘤、血管内平滑肌瘤），也可能是外部肿物压迫或侵犯下腔静脉，如肾癌的下腔静脉癌栓。

（三十二）下腔静脉滤器

下腔静脉滤器（inferior vena cava filter，IVCF）是用于预防下肢深静脉血栓形成、发生致命性肺栓塞的装置。目前的腔静脉滤器，可以分为临时滤器、永久滤器、可回收滤器和可转换滤器。一般推荐放置于肾静脉水平以下的下腔静脉内；只有在极为特殊的情况下，才允许将其置于肾静脉水平以上的下腔静脉。根据滤器的不同种类，可以选择从股静脉入路或颈内静脉入路来进行放置操作。

二、临床病例分析

（1）患者，女性，82岁。进食红枣粥后腹部疼痛2小时。腹痛呈持续性，难以忍受，一开始疼痛部位为中腹部，后出现右下腹疼痛。查体：体温37.8℃，脉搏110次/分，呼吸22次/分，血压90/60mmHg。急性痛苦面容，静卧，不敢转动身体，唇舌干燥，巩膜、皮肤无黄疸。腹部较饱满，腹式呼吸微弱，全腹压痛及肌紧张，尤以中腹部及右下腹最显著，叩诊肝浊音界正常，肠鸣音消失。

临床解剖问题：该患者可能的诊断是什么？用你了解的腹腔相关解剖知识，描述该患者疾病的解剖学基础。

解析：该患者最可能的诊断是枣核致肠穿孔，弥漫性腹膜炎（图16-21）。

小肠内容物经穿孔流向腹腔，导致疼痛加剧和炎症扩散。该患者腹式呼吸微弱，为腹腔炎症的表现，中腹部疼痛为初发的穿孔部位，右下腹疼痛为胃内容物和消化液顺着右结肠旁沟流向右下腹所致，须加以鉴别。

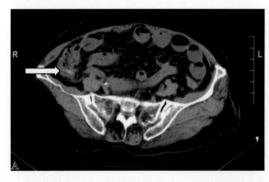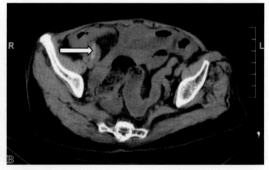

图16-21　腹部CT

注：A.白色箭头示隐约在回盲部内可见的纺锤形枣核；B.白色箭头示嵌顿在小肠的枣核，上端可疑刺穿肠壁，近端见小肠扩张。

（2）患者，女性，55岁。腹胀、恶心2个月余，查体提示腹部饱满，无压痛及反跳痛，肝脾肋下未触及，移动性浊音（＋）。实验室检查：腹水白细胞大量，腹水白蛋白32g/L，血白蛋白35g/L，肿瘤标志物CA125升高。CT提示：右侧卵巢占位、大网膜增厚。

临床解剖问题：该患者可能的诊断是什么？用你了解的腹腔相关解剖知识，描述该患者疾病的解剖学基础。

解析：该患者最可能的诊断是卵巢癌大网膜转移。

腹腔内的器官发生恶性肿瘤之后，随着肿瘤生长并突破器官表面浆膜，肿瘤细胞就可能会脱落并种植于腹腔内。腹水为腹腔转移性肿瘤最常见且较早出现的症状，体检可以发现移动性浊音。

（3）患者，男性，51岁。胃灼热、反酸半年余，现行内镜检查活检。

临床解剖问题：该患者可能的内镜和病理结果？用你了解的消化道相关解剖知识，描述该患者可能的治疗方式的解剖学基础。

解析：内镜下发现橘红色黏膜上移超过胃食管交界线，活检确认有肠化生者，即可诊断巴雷特（Barrett）食管。

Barrett食管是胃食管反流的常见并发症，食管远端黏膜复层扁平上皮被化生的胃肠腺上皮替代。这种化生的上皮可异型增生进一步导致腺癌发生。目前没有有效方法逆转这种组织学改变，主要是监测腺癌发生的危险性。无上皮瘤变者定期内镜检查，低级别上皮瘤变则给予PPI治疗并随诊复查，高级别上皮瘤变应强化内镜监测，可考虑内镜下黏膜切除或食管切除。

（4）患者，女性，64岁。近半年间断腹痛，伴便血，无明显腹泻、发热，体重下降10kg。查体：肛门指诊，进指7cm未触及肿块。

临床解剖问题：该患者可能的诊断是什么？患者此时可做的最便捷的检查是什么？用你了解的消化道相关解剖知识，描述该患者还需要做哪些其他检查。

解析：该患者可能的诊断是结肠癌或中高位直肠癌。

针对此患者最便捷的检查是钡剂灌肠或气钡双重造影。

患者症状以腹痛、血便为主，考虑消化道出血相对明确，结合近半年体重下降、消耗症状，则结直肠恶性肿瘤可能性较大。除钡剂造影外，应对全结肠行肠镜检查，避免遗漏病灶，同时可取组织进行病理活检。CT可检查有无肝转移及腹主动脉旁淋巴结肿大。肿瘤标志物对疾病及程度有提示作用。

（5）患者，男性，17岁。因下腹痛1天，加重2小时到急诊就诊。腹痛由脐周转移到右下腹，伴恶心、呕吐，无发热、腹泻、便血。查体：脐周和右下腹拒按、压痛，腹部未及肿物。实验室检查和腹部X线平片检查无特殊表现。CT示腹腔游离气体、少量积液，回肠一处节段性肠壁增厚，阑尾形态正常、有对比剂进入。剖腹探查显示阑尾形态正常，回盲瓣近端1m处梅克尔憩室穿孔，遂行憩室及邻近肠段切除和对端吻合，患者术后恢复顺利。

临床解剖问题：切除憩室时需阻断血流，憩室的血供来自哪里？患者梅克尔憩室穿孔的原因可能是什么？

解析：梅克尔憩室有独立的血供，来自肠系膜上动脉的分支。

患者发生穿孔的可能原因包括异位胃黏膜泌酸造成的溃疡以及憩室炎。术后病理结果也证实该患者存在憩室炎和异位胃黏膜。

（6）患者，男性，56岁。阵发性腹痛6天，伴恶心、腹胀2天入院。患者无发热。查体：腹膨隆，见肠型，肠鸣音亢进，有气过水声，腹部X线平片见腹中部扩张小肠呈"阶梯状"液平，结肠内少量积气。

临床解剖问题：该患者可能的诊断是什么？确诊疾病需进行什么检查？用你了解的腹腔相关解剖知识，描述该患者疾病的解剖学基础。

解析：该患者可能的诊断是低位小肠机械性梗阻。确诊疾病的检查是腹部X线平片。

根据腹痛、恶心、腹胀、腹部见肠型、肠鸣音亢进等临床表现可以诊断肠梗阻。腹部X线平片对肠梗阻的定位定性有很重要的作用。患者腹部内仅少量积气，结合肠鸣音亢进表现可初步排除麻痹性肠梗阻；小肠"阶梯状液平"提示低位小肠梗阻可能。

（7）患者，男性，35岁。左下腹被拖拉机轧伤后4天入院，入院时有弥散性腹膜炎、感染性休克。经积极抗休克治疗后，行剖腹探查术，术中见腹腔内有黄色脓液及粪便，降结肠下段有0.5cm大小的穿孔，有粪便溢出。

临床解剖问题：该患者选择何种术式最合适？用你了解的解剖学知识说明原因。

解析：应对穿孔处进行修补，行横结肠造口术。结肠壁薄、血供差、含菌量大，除少数裂口小、腹腔污染轻、全身情况良好的患者可以考虑一期修补或一期切除吻合（限于右半结肠）外，大部分患者先采用肠造口术或肠外置术处理，待3～4个月后患者情况好转时，再关闭瘘口。

（8）患者，女性，67岁。因膀胱肿瘤行全膀胱切除术＋回肠膀胱尿流改道术。术后安返病房，生命体征平稳，次日发现前腹壁的外露回肠黏膜色发黑。查体：腹部软，压痛、反跳痛不明显，血压、脉搏正常，血红蛋白110g/L。

临床解剖问题：该患者可能存在什么样的手术并发症？应该采取的进一步措施是什么？用相关解剖知识，描述该患者在进行回肠膀胱改道术时，处理游离回肠的要点。

解析：该患者可能存在代膀胱的回肠缺血坏死。

应该采取的下一步措施是急诊手术，切除坏死肠管，重建局部功能。

患者在进行回肠膀胱尿流改道术时，游离代膀胱的回肠时一定要注意保护该段回肠对应的系膜血管。否则在肠管游离后，将由于缺血而导致继发坏死。若肠管坏死发现不及时，或处理不及时，将导致严重的腹腔感染，并引起不良后果。

（9）患者，女性，78岁。因腹胀、厌食、黄疸3个月入院。3个月前无明显诱因出现腹胀，伴食欲下降，强行进食后偶有呕吐，逐渐出现皮肤、巩膜黄染。既往乙肝病史数十年。门诊CT检查发现肝叶比例失调，肝体积缩小，合并中量腹水。入院查体：生命体征正常，移动性浊音阳性，肝区叩击痛阴性，肝肋缘下、剑突下未触及。

临床解剖问题：该患者可能存在什么疾病？可供选择的能够明确诊断的检查或治疗措施是什么？

解析：该患者可能存在肝硬化。

可供选择的能够明确诊断的检查措施是肝活检。肝活检是各类肝脏疾病明确诊断的金标准。在选择时，要充分考虑患者的一般情况、检查风险和可能获益，进行综合评估。

（10）患者，女性，33岁。因发热、腹胀1个月，加重1周入院。患者1个月前着凉后开始出现发热，热型无明显规律，对症治疗后可好转，易复发。伴有腹胀、食欲下降，无腹痛、便血等异常。既往阑尾切除术后3年。门诊CT及超声检查发现颈部、腋下、腹膜后多发淋巴结肿大，PET检查提示肿大的淋巴结代谢活性增高。颈部及腋下淋巴结活检均提示炎症，骨髓活检1次，无阳性结果。入院查体：体温正常，腹部轻压痛，肝区叩击痛可疑，其余无特殊表现。

临床解剖问题：该患者可能存在什么样的疾病？可供选择的下一步诊断或治疗措施是什么？若采取手术的方式进行诊断或治疗，从皮肤到目标部位需要经过哪几层结构？

解析：该患者存在多发淋巴结肿大，可能是淋巴系统的恶性肿瘤。

可供选择的下一步诊断措施是淋巴结活检。因为颈部和腋下均得到了阴性的结果，可以考虑进行腹膜后淋巴结活检。

若进行腹膜后淋巴结活检，常用的入路需要经过的解剖结构有皮肤、皮下、腹外斜肌、腹内斜肌、腹横肌和腹横筋膜，有时也会经过壁腹膜。

（11）患者，女性，74岁。腹部不适、寒战、咳嗽2个月，当地医院行抗生素治疗＋抗结核药治疗半个月无效。查体：体温38.5℃，脉搏84次/分，呼吸21次/分，血压100/70mmHg，血常规提示白细胞总数及中性粒细胞偏高，红细胞沉降率100mm/h，胸部X线平片显示肺纹理紊乱，腹部CT发现脊柱旁液性占位，腰大肌肿胀。

临床解剖问题：该患者可能存在什么疾病？可供选择的下一步诊断或治疗措施是什么？

解析：该患者可能存在腰大肌脓肿。

可供选择的下一步诊断措施为腰椎MRI检查，治疗措施为手术清除脓肿。

（12）患者，女性，45岁。因"乏力、腹胀2个月，呕鲜血1小时"入院。否认肝炎病史，大量饮酒20年。查体：心率120次/分，血压90/60mmHg，贫血貌，皮肤巩膜无黄染，肝脾未触及，移动性浊音阴性。

临床解剖问题：该患者可能存在什么样的疾病？可供选择的下一步诊断或治疗措施是什么？

解析：该患者可能存在酒精性肝硬化，门静脉高压，食管胃底静脉曲张破裂出血。

可供选择的下一步诊断措施包括急查血常规、凝血功能、肝功能，急诊胃镜检查，三腔两囊管压迫止血，若效果不好，则行急诊手术。

（13）患者，男性，28岁。自幼肥胖，经过饮食控制、锻炼等方式后，体重控制不满意，目前BMI 49kg/m^2，糖尿病5年，高血压3年，平地行走500m，上楼一口气可爬3层，X线平片检查提示双侧膝关节退行性变可能。查体：生命体征正常，腹部膨隆，无压痛，未及肿物。

临床解剖问题：该患者可能存在什么疾病？可供选择的下一步诊断或治疗措施是什么？

解析：该患者可能存在肥胖症、糖尿病、高血压。

可供选择的下一步治疗措施为减肥手术。该患者经过饮食控制、锻炼等方式后，体重控制不佳，BMI高，符合减肥手术的指征。同时，该患者合并糖尿病、高血压，在减肥手术之后，不仅能减轻体重，还可以缓解甚至治愈合并的内科疾病。

（14）患者，女性，50岁。确诊肾衰竭，医生建议其接受透析治疗。患者除肾脏疾病外，无其他基础疾病，自理能力好，易交流。

临床解剖问题：该患者可能适合的透析方式是什么？用你了解的腹膜相关解剖知识，描述该患者可能的治疗方式的解剖学基础。

解析：该患者可能适合的透析方式是腹膜透析。

腹膜是全身最大的、分布最复杂的浆膜，贴于腹盆腔壁内面和腹盆腔脏器表面，总面积约有2m^2。脏、壁腹膜相互延续形成不规则的腹膜腔。腹膜具有很强的分泌、吸收、保护、修复和刺激反应等功能。腹膜腔能容纳大量的液体，既可以吸收渗出液、血液、毒素和空气，也可以渗出电解质和非蛋白氮。腹膜透析就是利用腹膜的这一特点来治疗肾衰竭。

（15）患者，男性，59岁。腹胀2个月余。查体提示腹部饱满，有轻度压痛及反跳痛，肝脾肋下未触及，移动性浊音（＋），腹水淡血性，腹水白细胞大量，腹水白蛋白34g/L，血白蛋白35g/L，大便隐血试验（＋）。

临床解剖问题：该患者可能的诊断是什么？用你了解的腹腔相关解剖知识，描述该患者疾病的解剖学基础。

解析：该患者可能的诊断是恶性肿瘤腹腔广泛转移。

腹腔是人体最大的体腔，其内包含多个器官。当任意腹腔内器官发生恶性肿瘤之后，随着肿瘤生长并突破器官表面浆膜，肿瘤细胞就可能会脱落并种植于腹腔内。腹水为腹腔转移性肿瘤最常见且较早出现的症状，体检可以发现移动性浊音。如果伴有肿瘤坏死出血，则腹水可以为血性。

（16）患者，男性，70岁。吃火锅及饮酒后突发上腹剧痛8小时。腹痛呈持续性，难以忍受，疼痛部位迅即扩散，不久右下腹也觉疼痛。呕吐一次，为当餐食物残渣。查体：体温38℃，脉搏102次/分，呼吸22次/分，血压90/60mmHg。急性痛苦面容，静卧，不敢转动身体，唇舌干燥，巩膜、皮肤无黄疸。腹部较饱满，腹式呼吸微弱，全腹压痛、反跳痛及肌紧张，尤以中上腹及右下腹最显著，叩诊肝浊音界正常，移动性浊音（＋），肠鸣音消失。

临床解剖问题：该患者可能的诊断是什么？能确诊疾病的检查是什么？用你了解的腹腔相关解剖知识，描述该患者疾病的解剖学基础。

解析：该患者可能是胃十二指肠溃疡穿孔。确诊疾病的检查是立位腹部X线平片。

胃溃疡和十二指肠溃疡均为消化性溃疡，都与胃酸的增多密切相关。胃溃疡常见于胃小弯侧胃切迹附近，发生在胃窦和胃体黏膜交界处。十二指肠溃疡常发生在十二指肠上部，前壁和后壁机会均等。一旦溃疡发生穿孔，胃内容物经穿孔流入腹腔，导致疼痛加剧和炎症扩散。该患者腹式呼吸微弱，为腹腔炎症的表现，中上腹疼痛为初发的穿孔部位，右下腹疼痛为胃内容物和消化液顺着右结肠旁沟流向右下腹所致。

（17）患者，男性，60岁。近半年来心窝部不适，消瘦无力，突然呕吐咖啡色胃内容物600ml来诊。查体：血压130/90mmHg，贫血貌，巩膜无黄染，心肺正常，腹平坦、软，肝脾未触及，腹部无包块，腹水征阴性，血红蛋白80g/L，大便隐血（＋＋＋）。

临床解剖问题：该患者可能的诊断是什么？能确诊疾病的检查是什么？用你了解的胃部相关解剖知识，描述该患者可能还需要做的其他上消化道检查。

解析：该患者可能的诊断是胃部肿瘤。能确诊疾病的检查是胃镜。

该患者自我描述为心窝部不适，但有可能是上腹部而非心前区。结合病史及查体，有消瘦、呕血、贫血和大便隐血阳性，胃部肿瘤的可能性较大。胃镜不仅可以直接观察到病变，还可以取部分组织做活检，是最佳检查手段。腹部CT增强＋重建也可以观察到病变，并初步进行肿瘤分期。超声内镜检查还可以观察肿瘤对胃壁各层的侵犯情况。

（18）患者，女性，42岁。上腹部疼痛3年，偶有恶心、呕吐，呕吐胃内容物，口服法莫替丁和铋剂后能缓解，近1个月服药规律，发现大便发黑，症状不缓解，呕吐加重，体重下降5kg。气钡双重造影示胃小弯不光滑的充盈缺损影。

临床解剖问题：该患者可能的诊断是什么？能确诊疾病的检查是什么？

解析：该患者可能的诊断是胃部溃疡恶变。能确诊疾病的检查是胃镜。

该患者上腹部疼痛3年，偶有恶心、呕吐，口服法莫替丁和铋剂后能缓解，疼痛部位定位在上腹部，最有可能的诊断是胃溃疡。此次又新出现体重下降，症状加重，并且气钡双重造影提示胃小弯不光滑的充盈缺损，提示胃溃疡可能恶变。针对胃的肿瘤，最有效的上消化道检查方法是胃镜检查，既可以直观地观察病变，又可以取到可疑部位的活检。胃是一个空腔脏器，在体内的位置相对不固定，有异常症状时在体表的对应区域也常多变，可以表现为上腹部痛、心前区痛、脐周围不适等多种情况（图16-22）。

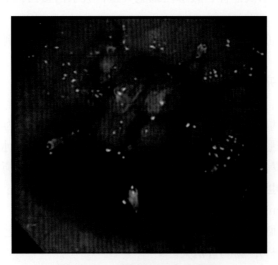

图16-22　胃镜检查发现胃癌

（19）患者，女性，41岁。胆囊结石，慢性胆囊炎病史多年，此次进食油腻食物后胆囊炎急性发作，查体右上腹压痛、反跳痛明显，伴有局部肌紧张，急诊行胆囊切除术。术中胆囊三角显示欠清，在分离胆囊动脉时有出血。主刀医师将示指伸入肝十二指肠韧带后方，与前方的拇指一起压紧肝十二指肠韧带，出血得到控制，手术顺利进行。

　　临床解剖问题：主刀医师压迫的是什么血管？解释此种压迫止血方法的解剖学基础。

　　解析：主刀医师压迫的是肝固有动脉。胆囊动脉常位于胆囊三角内，通常起自肝右动脉，偶有直接起自肝固有动脉或其左支。肝十二指肠韧带从肝门连接至十二指肠上部，右侧为游离缘，后方为网膜孔。胆总管、肝固有动脉、肝门静脉均在此韧带内进出肝门。手指通过网膜孔压迫肝十二指肠韧带，即可阻断肝固有动脉，有效控制胆囊动脉的出血。

　　（20）患者，女性，35岁。反复发作右上腹痛5年，再发伴黄疸3天。超声检查提示胆囊内强光团伴声影，胆总管0.8cm。

　　临床解剖问题：该患者可能的诊断是什么？合适的治疗方法是什么？用你了解的胆囊相关解剖知识，描述该患者治疗的解剖学基础。

　　解析：该患者可能的诊断是胆囊结石、胆总管继发结石。

　　该患者反复发作右上腹痛5年，可能的疾病是胆囊结石伴慢性胆囊炎，再发伴黄疸3天，可能的诊断是胆囊结石脱落进入胆总管，继发梗阻性黄疸。治疗可有两种选择。一是先行内镜下胆胰管逆行造影术（ERCP）经十二指肠取出胆总管结石，再行腹腔镜胆囊切除术（LC手术）切除胆囊。二是直接手术切除胆囊，术中探查胆总管取石。胆囊和胆管是连续的管状结构，切除胆囊的前提是胆管完全通畅。在切除胆囊时有两个要点，一是辨认并结扎胆囊动脉，二是辨认并保护胆总管。胆囊动脉常在胆囊三角内起自肝右动脉，切开在胆囊三角附近的腹膜后，即可较好地游离胆囊动脉并结扎。胆囊管汇入胆总管的方式有很多，要注意保留末端0.3～0.5cm的胆囊管，以避免误伤胆总管。

　　（21）患者，女性，33岁。突发右上腹疼痛，伴有发热、恶心、呕吐。查体：右上腹压痛、反跳痛、肌紧张，体温38℃。超声检查提示胆囊明显增大，胆囊壁增厚，内可见结石，直径约2.5cm。

　　临床解剖问题：该患者可能存在什么疾病？适合的治疗方式是什么？

　　解析：该患者可能存在急性胆囊炎、胆囊结石。

　　适合该患者的治疗方式是胆囊切除术。术前要检查确认患者的胆总管通畅，胆红素水平正常。胆囊结石导致的急性胆囊炎，在发病72小时之内，可以考虑胆囊切除术。传统的开腹手术创伤较大，患者更愿意接受抗感染保守治疗。目前开展的腹腔镜胆囊切除术，创伤小，瘢痕轻，术后恢复时间短，具有广泛的应用前景。

　　（22）患者，男性，45岁。突起畏寒、发热，右上腹胀痛。体温39～40℃，呈弛张热型，右上腹压痛伴肌紧张。白细胞计数升高，明显核左移，胸腹X线平片提示右膈抬高、活动受限，超声检查提示肝膈面液性回声暗区。

　　临床解剖问题：该患者可能的诊断是什么？可能继发的疾病是什么？用你了解的肝脏相关解剖知识，描述该患者发病的解剖学基础。

　　解析：该患者可能的诊断是细菌性肝脓肿，可能继发的疾病是膈下脓肿。

　　该患者有畏寒、发热、右上腹痛，辅助检查提示白细胞计数升高、右膈升高、肝内有液性回声暗区，提示细菌性肝脓肿可能性大。肝由肝动脉和肝门静脉双重血液供应，肝内的胆管系统最终又和肠道相连，感染的可能性较大。无论是胆源性还是经肝门静脉播散的细菌，都以大肠埃希菌最常见。肝脓肿在人体抵抗力下降的时候容易发生。肝的上缘就是膈肌，超声提示肝的液性暗区在膈面，如果脓肿破裂，则易形成膈下脓肿。

　　（23）患者，女性，55岁。因梗阻性黄疸20天入院，一般情况尚可，胆红素明显升高，以直接胆红素为主，诊断考虑为胰头癌。

临床解剖问题：对于该患者，需要鉴别的疾病有哪些？若手术治疗，在切断胰腺时需要注意什么？

解析：针对该患者，需要鉴别的疾病包括十二指肠癌、胆管下端癌、壶腹癌、胆总管结石等。这些疾病都位于相近的区域，都可引起梗阻性黄疸症状。

患者若接受手术治疗，可行胰十二指肠切除术。在胰颈下方分离胰腺和肠系膜上血管间的组织，并在此切断胰腺。术前需经影像学检查明确肿瘤未侵犯胰颈后方的肠系膜上静脉及肝门静脉，术中还要观察确认。若此处血管受侵犯，一般不适合进行胰十二指肠切除术。

（24）患者，女性，46岁。腹痛3个月，黄疸1个月，腹部CT提示胰腺头部肿物，CA199明显升高。患者发病以来伴有食欲下降、体重减轻。

临床解剖问题：患者可能存在什么疾病？黄疸属于什么类型？发生的原因是什么？用你了解的胰腺相关解剖知识，描述该患者可能的治疗方式及其解剖基础。

解析：该患者可能存在胰腺癌。其黄疸属于梗阻性黄疸。原因是胰头肿瘤压迫胆总管，使胆汁无法正常排入十二指肠。

胰腺癌属于恶性程度很高的肿瘤，经评估排除转移和局部血管严重受侵之后，应该选择手术治疗。手术方式为胰十二指肠切除术。胰腺头部肿物因位置特殊，手术十分复杂。胰头部与十二指肠相连，近端为胃，远端为空肠，右侧为胆管，左侧为胰腺体部。胃、肠、胆管、胰管在此处形成人体内的"十字路口"。此部位的手术，需要切除远端部分胃、近端部分小肠、胆囊及部分胆管、胰腺头颈部。之后需要重新连接胰-肠、胆-肠、胃-肠，重建人体内的"立交桥"。

（25）患者，男性，25岁。于2小时前被尖锐物体刺伤右上腹部，腹痛剧烈，查体腹膜炎体征明显，血红蛋白80g/L，生命体征平稳，体温正常，腹部立位X线平片正常。

临床解剖问题：该患者可能存在什么器官的损伤？为什么会有腹膜炎的体征？何种检查可以帮助诊断？用你了解的肝脏相关解剖知识，描述该患者可能的治疗方式及其解剖基础。

解析：该患者可能存在肝脏损伤。肝脏损伤时肝内胆管破裂，胆汁渗入腹腔，可引起明显的腹膜炎体征。

腹部穿刺检查可以帮助诊断。如果穿刺有不凝血，结合病史诊断成立。腹部的超声检查和CT检查可进一步确定诊断。若穿刺液呈现金黄色，或穿刺液的化验检查胆红素明显上升，则对诊断有很大帮助。

肝脏损伤的患者，如果生命体征平稳，血红蛋白稳定，腹部体征不明显，可以接受保守治疗，即绝对卧床休息。如果患者生命体征不平稳，或者在观察的过程中发现血红蛋白有进行性下降，则须手术治疗。肝脏损伤除了失血，还因胆管破裂发生胆漏，出现较明显的腹膜炎体征。此种情况也须手术，去除破碎组织，关闭创面，消除失血和胆漏。若需要切除部分肝脏，则可以按照肝脏的分段来进行。减少术中失血，避免术后胆漏，并可以保留剩余的肝功能。

（26）患者，女性，39岁。胆囊结石病史10余年，曾多次胆囊炎发作。门诊超声检查提示胆囊内多发小结石。患者3天前开始出现皮肤巩膜黄染，化验提示血胆红素水平明显升高。

临床解剖问题：该患者的黄疸是如何发生的？其属于哪一种类型的黄疸？用你了解的胆囊胆管相关解剖知识，描述手术的解剖学基础。

解析：该患者的黄疸可能是因为胆囊结石脱落进入胆总管并发生嵌顿所致。属于肝后性黄疸，也称梗阻性黄疸。

胆囊借疏松结缔组织附于肝脏面的胆囊窝内，胆囊管和肝总管汇成胆总管，开口于十二指肠。胆囊管、肝总管和肝下缘三者形成胆囊三角（Calot三角），是胆囊区解剖的重要结构。胆囊动脉常在胆囊三角内起自肝右动脉。在进行胆囊切除术时，需在胆囊三角附近切开腹膜，分离出胆囊动脉并结扎。胆囊动脉有较多变异，可以起自肝固有动脉、胃十二指肠动脉，或具有双胆囊动脉等。结扎胆囊管需在胆囊三角下缘进行，保留0.3～0.5cm的胆囊管残端。胆囊管也有较多变异，可以和肝总管并行、汇入肝右管、绕至胆总管后方等。结扎时务必要确认胆总管、肝总管和胆囊管的关系后再进行。实施胆囊切除术的前提是胆囊远端的胆道要通畅。否则即使切除了胆囊和其内的结石，残留在胆总管内的结石仍会引发黄疸。故患者在术前需通过ERCP取出胆总管内的结石，或在手术中同时进行胆总管探查取石（图16-23）。

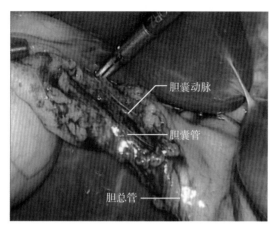

图16-23　腹腔镜显示胆囊管、胆总管和胆囊动脉的关系

（27）患者，男性，30岁。于1小时前被自行车把手撞伤左上腹部，伤后腹痛，但不严重，生命体征平稳，体温正常，血压、脉搏正常，腹部立位X线平片正常。

临床解剖问题：该患者可能存在什么器官的损伤？何种检查方法可以帮助诊断？用你了解脾脏相关解剖知识，描述该患者可能的手术方式及其解剖学基础。

解析：该患者可能存在脾脏损伤。腹部穿刺检查可以帮助诊断，如果穿刺有不凝血，则结合病史后诊断成立。腹部的超声检查和CT检查也可帮助诊断。

脾脏损伤的患者，如果生命体征平稳，血红蛋白稳定，可以保守治疗，即绝对卧床休息。如果患者生命体征不平稳，或者在观察过程中发现血红蛋白进行性下降，则需要手术治疗。脾脏是人体最大的淋巴器官，由2～5个脾段构成，常见为4段，即上极段、上中段、下中段和下极段。每个脾段由脾动脉进入脾门之后的一条分支供应，并各有一条静脉引流该脾段的血液。这是外科脾脏手术的解剖学基础。脾脏具有重要的免疫功能，正常脾脏因外伤破裂等需要手术时，应选择保留性脾手术。当然，在紧急情况下或患者脾脏情况不允许行部分切除术时，则需要实施全脾切除术。

（28）患者，男性，59岁。因血尿2个月入院。行静脉肾盂造影检查双侧肾功能和形态均未见异常，CT发现右肾下极稍低密度影，大小约1.9cm×2.1cm（图16-24）。

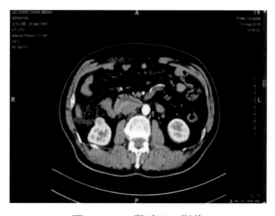

图16-24　肾癌CT影像

注：红色箭头示肾癌。

临床解剖问题：患者的临床诊断首先考虑什么？诊断依据是什么？运用所学的解剖知识，简述在开放肾癌根治手术时切口入路的解剖层次。

解析：该患者的诊断首先考虑右肾癌。诊断依据：90%的肾肿瘤为肾癌，其中血尿、疼痛、包块是肾癌的三大典型症状。血尿最常见，约见于半数患者，可以是镜下血尿，但肉眼血尿多见，常为间歇性无痛性全程血尿，当有血块形成通过输尿管时可以发生肾绞痛。疼痛症状少见，腹部包块也较少见。三联症状都出现时，常为肾癌晚期表现。增强CT诊断肾癌的敏感性和特异性最高。

开放肾手术的入路选择通常包含经腹及经腰部切口，其中应用最多的是经腰部12肋切口。经12肋切口入路的解剖层次：切口起自腋后线肋缘上方，平行于肋骨走行方向，直达腹直肌外侧缘，切开皮肤、皮下脂肪、背阔肌、下后锯肌、腹外斜肌腱膜及肌纤维，去除部分第12肋，再切开腹内斜肌腱膜及肌纤维，分离腹横肌肌纤维，打开腰背筋膜，游离腹膜外脂肪，打开肾筋膜后，游离肾周脂肪即可找到肾脏。

（29）患者，男性，49岁。双肾结石18年，乏力、双下肢水肿3年。入院后查血肌酐600μmol/L，尿素34.6mmol/L，K^+ 6.6mmol/L，血红蛋白56g/L。

临床解剖问题：该患者诊断考虑是什么？该患者最有效的治疗方法？用你所学的解剖知识，简述肾移植术时最常用的血管吻合方法？

解析：该患者诊断为慢性肾衰竭，尿毒症期；高钾血症；双肾结石；肾性贫血。

肾移植是尿毒症患者最有效的治疗方法。但由于供体不足，很多患者不能及时接受治疗。多数患者需长期维持性血液透析或腹膜透析治疗，等待肾源。

肾移植手术，通常选择下腹部腹股沟韧带以上的长弧形切口，逐层切开皮肤、皮下组织、腹壁各层肌肉，显露髂窝，游离髂内动脉及髂外静脉，将供肾置入髂窝，将供肾静脉与髂外静脉行端侧吻合，供肾动脉与髂内动脉近端行端端吻合，髂内动脉远端结扎。

（30）患者，男性，28岁。突发右侧腰绞痛伴肉眼血尿，疼痛向右下腹、会阴区放射，疼痛剧烈、辗转反侧、大汗淋漓，用解痉镇痛药物后疼痛缓解。查体：右肾区有叩击痛，右输尿管走行区有深压痛。临床诊断：右输尿管结石。

临床解剖问题：结石易停留在输尿管的哪些位置？肾区位于何处？

解析：输尿管全长有3处狭窄，是结石常滞留的部位。①肾盂输尿管连接部。②输尿管跨越髂血管处。③输尿管膀胱壁内段，包括膀胱开口处。

肾区位于竖脊肌外侧缘与第12肋所构成的夹角处，为肾门的体表投影位置。

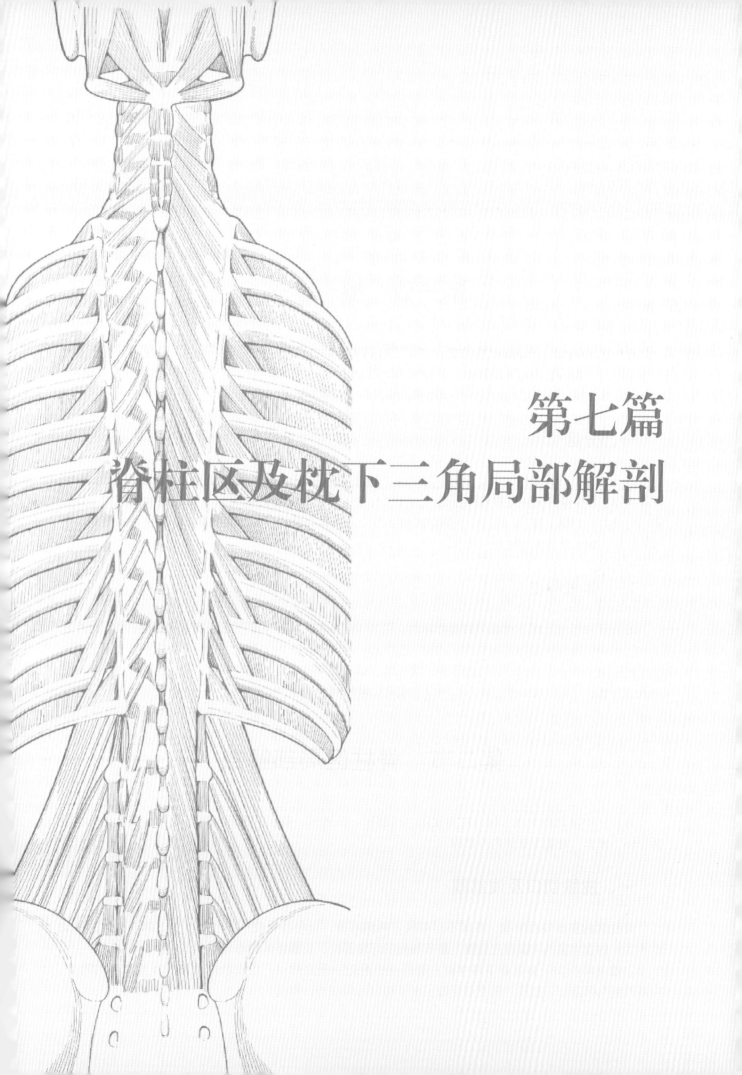

第七篇
脊柱区及枕下三角局部解剖

第十七章　脊　柱　区

第一节　概　述

脊柱区（vertebral region）位于躯干背部，包括中轴的脊柱及其后方与两侧的广泛区域。其上界自枕外隆凸和上项线起，与头部相接。下界可达尾骨尖的背面。两侧界自上而下分别为斜方肌前外侧缘、三角肌后缘上份、腋后襞、腋后线、髂嵴后份至髂后上棘和尾骨尖的连线。

一、分区

按不同部位可将脊柱区自上而下分为项区、胸背区、腰区和骶尾区。项区的上界即脊柱区的上界，下界为第7颈椎棘突至两侧肩峰的连线；胸背区自项区下界，至第12胸椎棘突和第12肋下缘间（外上部称肩胛区，归属上肢）；腰区位于胸背区的下方，其下界为髂嵴后份及两侧髂后上棘连线；骶尾区为两侧髂后上棘和尾骨尖围成的三角区。

二、体表标志

沿后正中线自上而下可触摸的重要标志：第7颈椎棘突，位于项部下方最隆起的棘突；第3胸椎水平，位于两侧肩胛冈基部之间的水平；第7胸椎水平与肩胛骨下角水平线一致；第4腰椎棘突水平也称嵴上线（supracristal line），系两侧髂嵴上缘连线，恰与第4腰椎棘突水平一致；第2骶椎棘突水平，其两侧恰与髂后上棘连线一致，在后正中线下端可以触摸到尾骨尖。

第二节　脊柱区局部解剖

脊柱区解剖结构由浅入深分别为皮肤、浅筋膜、深筋膜、肌层、血管、神经等软组织，此外，包括脊柱、椎管、脊髓等椎体内外结构。

一、皮肤切口及浅筋膜

脊柱区的皮肤厚而坚韧，各区不尽相同。两侧略薄，近中线处较厚，上部厚于下部。皮肤的移动性不大，内含丰富的毛囊和皮脂腺，是疖和痈的好发部位，长期卧床的患者易患压疮。

自枕外隆凸向下至骶骨下端背面，沿后正中线做一垂直切口，将皮肤向两侧翻开至腋后线附近，项部两侧与颈部切口相接，胸背部可做一水平切口与胸部切口对接。

浅筋膜厚而致密，随个体差异厚薄不等，一般女性厚于男性，腰部厚于其他部位。在浅筋膜内含有大量结缔组织纤维束，连于皮肤与深筋脉之间，使皮肤、浅筋脉与深筋脉各层不易分离。浅筋脉内还有丰富的皮神经分布，包括颈、胸、腰、骶脊神经的后支，自上而下呈菱形分布，即越近颈部其后支皮神经越近中线，下胸和腰神经后支则距中线较远处浅出，骶神经的后支又靠近中线浅出，这些皮神经分布具有明显节段性分布特点，解剖时可在浅筋膜去除后在深筋膜表面寻找各皮神经穿出的部分。

须注意：脊神经的后支（posterior ramus）发出后向后走行，分为内侧支（medial branch）和外侧支（lateral branch）。在上背部，外侧支分布在肌内，而内侧支则支配肌和皮肤。在下背部则相反，内侧支分布在肌内，而外侧支支配肌和皮肤。因此，在上背部见到的皮神经都是脊神经后支分出的内侧支，反之，在下背部见到的都是由后支分出的外侧支。

在项部的皮神经还有些特殊来源及分布，第1颈神经没有感觉成分（除极少例外），其后支较粗大，称枕下神经（suboccipital nerve），支配椎枕肌（见后面解剖）。第2颈神经后支的内侧支为特别大的皮神经，称枕大神经（greater occipital nerve），穿斜方肌上部的肌腱浅出，分布在枕、项部皮肤。第3颈神经后支的内侧支称为第3枕神经（third occipital nerve），于枕大神经的下方穿出达枕下部皮肤。第4～6颈神经后支的分布无特殊性。第7、第8颈神经没有到背部的皮支。

胸神经的皮支完全依上述原则分布，并体现明确的节段性分布特征。上3个腰神经后支的外侧支皮神经为臀上皮神经（在臀部解剖）。而第4、第5腰神经后支无皮神经分布。

上3个骶神经后支的皮神经为臀中皮神经（在臀部解剖）。第4、第5骶神经和尾神经的后支不分内、外侧支，分布于尾骨背面皮肤。

与上述神经伴行的还有皮动脉和皮静脉，其动脉分别来自椎动脉（颈部）、肋间后动脉和腰动脉的分支。

二、肌层

肌层包括浅层与上肢相关的肌、参与呼吸运动的肌和背部固有肌。

背部浅层（第1层）包括上部的斜方肌和下部的背阔肌，均已解剖过（图17-1）。第2层为夹肌、肩胛提肌和菱形肌。第3层为上后锯肌和下后锯肌（图17-2）。第4层为竖脊肌（图17-3）。第5层为横突棘肌（图17-4）。

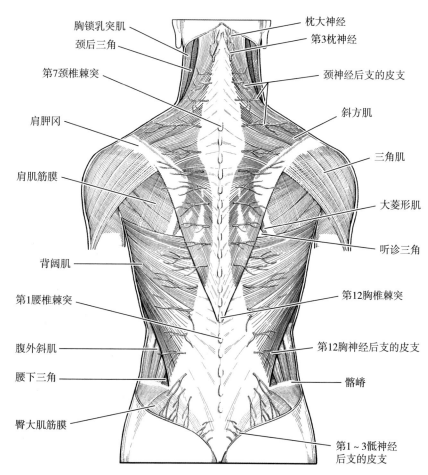

胸锁乳突肌
颈后三角
第7颈椎棘突
肩胛冈
肩肌筋膜
背阔肌
第1腰椎棘突
腹外斜肌
腰下三角
臀大肌筋膜

枕大神经
第3枕神经
颈神经后支的皮支
斜方肌
三角肌
大菱形肌
听诊三角
第12胸椎棘突
第12胸神经后支的皮支
髂嵴
第1～3骶神经后支的皮支

图17-1　背肌浅层及皮神经

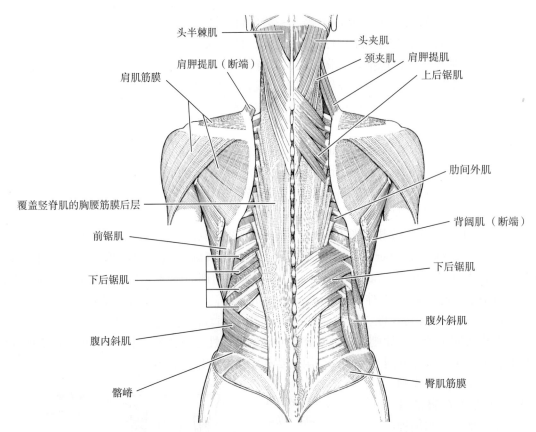

图 17-2　背肌第 2、第 3 层

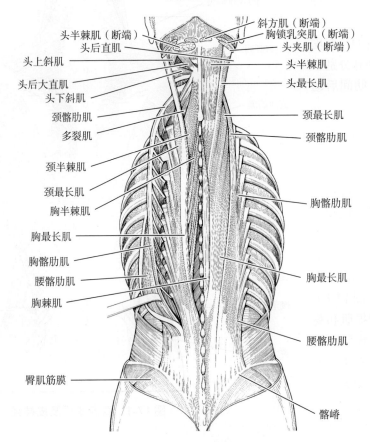

图 17-3　竖脊肌

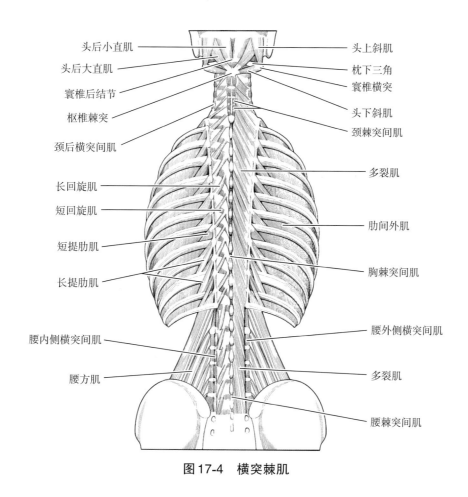

图 17-4 横突棘肌

左侧标注（自上而下）：
头后小直肌
头后大直肌
寰椎后结节
枢椎棘突
颈后横突间肌
长回旋肌
短回旋肌
短提肋肌
长提肋肌
腰内侧横突间肌
腰方肌

右侧标注（自上而下）：
头上斜肌
枕下三角
寰椎横突
头下斜肌
颈棘突间肌
多裂肌
肋间外肌
胸棘突间肌
腰外侧横突间肌
多裂肌
腰棘突间肌

（一）辨认、解剖3个重要三角区

1. **听诊三角**（triangle of auscultation） 又称肩胛旁三角，位于背中部，由斜方肌的外下缘、背阔肌的上缘和肩胛骨内侧缘围成的小三角区，其底为大菱形肌、第6肋间隙和薄层脂肪性结缔组织，是背部呼吸音听诊最清晰的部位。

2. **腰下三角**（inferior lumbar triangle） 位于腰下部两侧，内侧界为背阔肌的前下缘，外侧界是腹外斜肌的后缘，下界为髂嵴。三角的深面为腹内斜肌。此三角为腹后外侧壁的薄弱区，易发生腰疝和感染，腰区深部脓肿可经此三角突入皮下。

3. **腰上三角**（superior lumbar triangle） 位于腰下三角的内上方。翻开背阔肌在第12肋的下方，以竖脊肌的外侧缘作为该三角的内下界，外下界为腹内斜肌的后缘，内上界为下后锯肌。有时第12肋下缘构成外上界，形成不等边的四边形间隙。该三角深面为腹横肌起始部的腱膜，腱膜的深面自上而下有肋下神经、髂腹下神经和髂腹股沟神经并列走行。腰上三角也是腹后壁的薄弱区，腰疝易发生的部位。此三角还可以作为肾脏手术的腹膜外入路。解剖中，切开和分离腹横肌起始部腱膜时，应注意辨认和保护在其深面走行的3条神经。

（二）辨认、解剖背肌

沿后正中线两旁，分别纵向切断斜方肌和背阔二肌的起点处向外侧翻开，可见其深面自上而下有肩胛提肌（已解剖）、小菱形肌、大菱形肌和前锯肌（已解剖）。上述各肌均与上肢运动相关。

在菱形肌近端切断并向外翻开，可见其深面有与其走行一致的上后锯肌（serratus posterior superior muscle），起自颈$_7$～胸$_3$棘突，止于第2～5肋。在背阔肌深面可见起自胸$_{12}$～腰$_2$棘突，止于下4个肋的下后锯肌（serratus posterior inferior muscle），上述两肌均与呼吸运动相关。

将上后、下后锯肌起点切断并向外翻开，可见背深层的固有肌，包括夹肌、竖脊肌及相关的胸腰筋膜（表17-1）。

表17-1　背部固有肌

肌群	肌肉名称	起点	止点	主要功能	神经支配	动脉供应	常见变异
夹肌	头夹肌	乳突和枕骨下面上项线外1/3下方骨粗面	第7颈椎与上4个胸椎棘突、棘上韧带及项韧带	头向同侧转动、伸头部	第2、第3颈神经后支的外侧支	来自椎动脉、颈深动脉、枕动脉的浅支和深降支，颈横动脉的深支，上肋向动脉，肋向后动脉的后支，肋下动脉，腰动脉后支，骶外侧动脉后支	夹肌可以缺如，或起止点有变异，也可有附加夹肌出现
	颈夹肌	寰椎横突、枢椎横突尖和第3颈椎后结节	第3～6胸椎棘突	转动上部颈椎和头部，伸上部颈椎	下部颈神经后支的外侧支		—
竖脊肌	内侧：棘肌	胸棘肌：上部胸椎棘突	第11、第12胸椎及第1、第2棘突	竖脊肌可伸脊柱、侧屈脊柱	颈、胸、腰背神经后支的外侧支和中间支		不规则，有时有时有颈棘肌和头棘肌存在上部
	中间：最长肌	起于全部胸椎及下3个颈椎横突。止于全部胸椎、第2～6颈椎的横突、第2～12肋骨以及乳突					—
	外侧：髂肋肌	起于胸腰筋膜、腰椎及第4～7颈椎横突、1～6肋角。止于髂嵴和肋角					
横突棘肌	半棘肌	起自枕骨项上线与项下线之间、颈椎和上4个胸椎棘突。止于下4个颈椎上关节突、胸椎横突		竖直脊柱和旋推			—
	多裂肌	下起骶骨背面，上至第2颈椎，跨越2～3个椎骨					—
	回旋肌	起于下一椎骨横突根部的背面。止于上一椎骨棘突根部的侧面					—

夹肌（splenius muscle）位于斜方肌和上后锯肌的深面，总体看两侧夹肌呈"V"形，起自项韧带的下半及颈$_7$～胸$_6$棘突，向上逐渐变宽，在头部止于乳突和上项线的外侧端，称为头夹肌（splenius capitis muscle）；颈部则止于上3个颈椎的横突，称为颈夹肌（splenius cervicis muscle）。

当两个夹肌和上、下后锯肌均切断翻开后，便可见到自上而下分列棘突两旁的竖脊肌（erector spinae muscle）及包围该肌的胸腰筋膜（thoracolumbar fascia）。此筋膜在腰部增厚，包在竖脊肌后面的为浅层（后层），向内追踪可见两侧融合附于棘上韧带，向外延伸附于肋角，向下附于髂嵴，形成白色坚韧的膜。其中层分隔竖脊肌和腹侧的腰方肌。深层（前层）覆盖在腰方肌的前面。3层筋膜在腰方肌的外缘融合成为腹内斜肌和腹横肌的起点，此筋膜其实更像是腱膜。沿棘突旁开2cm，纵形剪开胸腰筋膜的浅（后）层，翻开后可见充满在棘突与肋角之间沟槽内的竖脊肌。此肌范围很大，下自骶骨和髂嵴，上至头枕部。其共有的起点为髂嵴、骶髂后韧带、骶骨背面以及骶骨与全部腰椎棘突。向上分成3条肌束带。外侧的为髂肋肌组（iliocostalis group），包括腰、胸、颈髂肋肌（iliocostalis lumborum，thoracis & cervicis）各组肌束，分别附着各部的肋，最终止于第4～6颈椎的横突。中间肌带称最长肌组（longissimus group），包括胸、颈、头最长肌（longissimus thoracis，cervicis & capitis），各组肌束主要附着于椎骨的横突，颈部肌束附于第2～6颈椎横突，而头部肌束附于颞骨乳突。内侧肌带也是最小的一组，为棘肌组（spinalis group），以位于胸腰部的胸棘肌（spinalis thoracis）为主，颈棘肌和头棘肌要么不恒定，要么与半棘肌合并，棘肌各肌束均止于棘突。以上竖脊肌3组共9束在解剖时不易完全分清，可以先确认外侧和内侧组，中间的最长肌组就可以辨清了。

将棘肌组切除，并将最长肌和髂肋肌组向外翻开，就可以在棘突与横突间的窄沟内辨认出横突棘肌群（transversospinal muscle group），包括浅层的半棘肌（semispinalis），自下胸部向上到头枕部，其中胸和颈半棘肌起自胸椎横突，止于第2颈椎至第4胸椎的棘突，头半棘肌（semispinalis capitis）位于夹肌的深面，起自上6个胸椎横突和下4个颈椎关节突，止于枕骨的上项与下项线之间，是强有力的伸颈肌束。去除半棘肌，就可以发现另一组较短小的肌，分别起自骶骨背面、腰椎乳突、胸椎横突和下4个颈椎的关节突，肌束向内上方一般越过2～3个椎骨止于棘突，称为多裂肌（multifidus）。若将多裂肌去除，可见有更短的肌束，只越过1个椎骨由横突到棘突附着，为回旋肌（rotators）。

选择任一节段的竖脊肌，沿脊神经后支的皮神经向深层解剖，直到追踪到后支的主干，观察与之伴行的血管。

三、解剖脊膜、脊髓和脊神经

将下胸部的横突棘肌清除4～5个脊椎节段，暴露出椎板和黄韧带，用大力骨剪剪除棘突，再剪断椎板两侧，然后依次向上、向下逐一剪断相邻椎骨椎板，上达第1胸椎，下到第2～3腰椎水平。须注意，不可剪得过深以免伤及脊膜和脊髓。将椎管（vertebral canal）后壁打开后可见椎管内有丰富的静脉丛，称为椎内静脉丛（internal vertebral venous plexus）。该静脉丛向上与颅内静脉相连，向下分别与肋间后静脉、腰静脉相连。

（一）脊髓被膜（脊膜）

去除椎内静脉丛检查包在脊髓外面的3层被膜。

1. 硬脊膜（spinal dura mater） 为包在脊髓和脊神经根外面的白色、厚而坚韧的膜。上方附于枕骨大孔边缘，与硬脑膜连续。向下在第2骶椎水平形成盲端，包绕脊髓的终丝附于尾骨。硬脊膜还包绕脊神经根向外延续形成神经外膜，并与椎间孔周围的结缔组织紧密相连，以固定脊神经。

2. 蛛网膜（arachnoid mater） 剪开硬脊膜，可见其内的半透明、菲薄的结缔组织膜，向上与脑蛛网膜相续，向下在第2骶椎处也形成盲端。蛛网膜向内发出许多结缔组织小束与深面的软脊膜相连，对脊髓有悬挂、固定作用。在尸体解剖中常见此膜与软脊膜相互贴附。

3. 软脊膜（spinal pia mater） 位于最深层、紧裹在脊髓表面、薄而柔软的膜。膜的表面有丰富的血管走行。在脊髓的前正中裂和后正中沟处，由软脊膜前韧带索和后纤维隔与脊髓紧密相连。脊髓两侧的软脊膜增厚并间隔向外突，形成齿状韧带（denticulate ligament），连于蛛网膜和硬脊膜，对脊髓有重要固定作用。

齿状韧带是软脊膜的一部分，其形状在额状面呈三角形，介于脊神经前、后根之间，向外突出的尖与蛛网膜和硬脊膜紧密相连。每侧有齿状韧带15～22个，最上一对在第1颈神经根附近，最下一对可在第11胸神经根至第2腰神经根之间。

（二）脊膜腔隙

1. 硬膜外隙（extradural space） 是位于椎管骨膜、黄韧带与硬脊膜间的空隙，呈负压状。内含脂肪、结缔组织、椎内静脉丛和淋巴管等，并有脊神经根和血管穿行。该隙上端由于硬脊膜附于枕骨大孔边缘，使隙的上端封闭，不与颅内相通。隙的下端终于骶管裂孔。临床上常用的硬膜外麻醉，即将药物注入此腔隙，以阻滞在此腔隙内走行的脊神经根。因硬膜外隙呈负压，针刺入时会有空吸感。

硬膜外隙被脊神经根分为前窄、后宽两部分，前隙内的结缔组织纵向连于硬脊膜与后纵韧带之间，后隙经纤维隔将硬脊膜后面与椎板相连。在颈段和上胸段，常因结缔组织和纤维隔较致密，以致将硬膜外隙分隔为左、右两部分，从而导致硬膜外麻醉偶尔出现单侧麻醉或麻醉不全的情况。可在颈胸段硬脊膜的前、后面检查所附着的结缔组织或纤维隔的残迹。骶段的硬脊膜靠近骶管后壁，其硬膜外隙前宽后窄，故骶管麻醉时应注意进针的角度。

在打开的椎管内检查椎内静脉丛，位于硬膜外隙内，上至枕骨大孔，下达骶骨末端。该静脉无瓣膜并在多处与椎外静脉丛互相吻合，使上、下腔静脉系，肝门静脉系以及颅内、外的静脉相互连结。当胸腔、腹腔、盆腔等部位的器官发生感染、肿瘤和寄生虫病时，可通过椎静脉丛扩散到颅内或其他器官。

2. 硬膜下隙（subdural space） 位于硬脊膜与蛛网膜之间的潜在腔隙，与脊神经周围的淋巴隙相通，内有少量液体。

3. 蛛网膜下隙（subarachnoid space） 位于脊髓蛛网膜与软脊膜之间的腔隙，内含脑脊液，向上经枕骨大孔与颅内该腔隙相通，向下至第2骶椎水平，两侧围绕脊神经根形成脊神经周围隙。蛛网膜下隙在第1腰椎至第2骶椎范围内扩大成终池（terminal cistern）。脊髓下端的马尾（cauda equine）和终丝（filum terminale）浸于终池的脑脊液内。

成人脊髓下端平第1腰椎体下缘，腰椎穿刺或麻醉常选择在第3、第4或第4、第5腰椎之间进行，比较安全不会损伤脊髓。可选用粗注射针头在上述部位穿刺练习，仔细体会穿刺针经皮肤、浅筋膜、深筋膜、棘上韧带、棘间韧带、黄韧带、硬脊膜和蛛网膜到达终池的手感。

在颅内，小脑和延髓之间有小脑延髓池（cerebellomedullary cistern），与脊髓蛛网膜下隙相通。小脑延髓池穿刺在颈部进行，常在颈部后正中线上，枕骨下方或第2颈椎棘突上方进针。仔细体会穿刺针通过各层组织的感觉，经皮肤、浅筋膜、深筋膜、项韧带、寰枕后膜、硬脊膜和蛛网膜到达该池的下端。当针穿过寰枕后膜时有阻力感，阻力消失并有脑脊液流出时，表明已进入小脑延髓池，应控制进针深度，以免伤及延髓。

（三）脊髓和脊神经根

从背面纵形剪开硬脊膜，暴露并显示脊髓全长，成人长40～45cm。其上端于枕骨大孔处与延髓相接，下端变细称脊髓圆锥（conus medullaris），于第1腰椎下缘续接终丝。终丝为结缔组织细丝，向下延伸附于尾骨背面。纵观脊髓全长，可见2个膨大处。上方为颈膨大（cervical enlargement），位于第4颈髓到第1胸髓节段间。下方为腰骶膨大（lumbosacral enlargement），位于第1腰髓到第3骶髓节段间。两处膨大分别支配上肢和下肢的运动与感觉功能。

检查脊髓（spinal cord），呈柱状，前面正中有纵行的深沟，称前正中裂（anterior median fissure），后面较浅的纵沟为后正中沟（posterior median sulcus）。两沟将脊髓分为左、右对称的两半。在前正中裂的两旁有前外侧沟（anterolateral sulcus），有脊神经前根丝附着；在后正中沟的两旁有后外侧沟（posterolateral sulcus），有脊神经后根丝附着。沿后根丝向外侧追踪，可见脊神经后根及椭圆形膨大的后根（脊）神经节（spinal ganglion），含有感觉神经元胞体。

观察脊髓外形并无明显的节段标志，所谓脊髓节段是指每对脊神经前、后根丝附着处的脊髓部分，由于有31对脊神经，故可将脊髓分为31个节段：颈髓8个节段（颈$_1$～颈$_8$）、胸髓12个节段（胸$_1$～胸$_{12}$）、腰髓5个节段（腰$_1$～腰$_5$）、骶髓5个节段（骶$_1$～骶$_5$）和尾髓1个节段（Co）。分别在颈膨大、腰膨大、胸髓和骶髓各段，做横切面断开脊髓，检查各段脊髓外形和内部结构。脊髓中央有中央管（central canal），围绕中央管周围有"H"形的灰质（gray matter），由神经元胞体组成，灰质外周为白质（white matter），由神经纤维组成。灰质向前伸出前角（anterior horn），发出运动纤维组成前根；向后伸出后角（posterior horn），与后根感觉纤维相连。在胸髓节段的灰质还伸出侧角（lateral horn），是交感神经的低级中枢。

胚胎早期，脊髓与椎管几乎等长，脊神经根呈直角连于脊髓。自胚胎第4个月开始，脊柱的生长速度快于脊髓，致使脊髓长度短于椎管。由于脊髓上端连于延髓被固定，致使脊髓节段的位置高于相应的椎骨，到出生时脊髓的下端平对第3腰椎，至成人时脊髓下端便终于第1腰椎下缘。与脊髓相连的脊神经根，在穿椎间孔合成脊神经前，则向下斜行于椎管内。一些脊神经根在脊髓圆锥下方，围绕终丝聚集成束形成马尾。

成人脊髓与相应椎骨节段序数并不完全一致，上颈段脊髓颈$_1$～颈$_4$基本与同序数椎骨平对，下颈髓颈$_5$～颈$_8$和上胸髓胸$_1$～胸$_4$节段约与同序数椎骨的上1块椎骨相平对，中胸髓胸$_5$～胸$_8$节段则平对于比同序数高2块椎骨水平，下胸髓胸$_9$～胸$_{12}$节段约与同序数椎骨的上3块椎骨平对，腰髓节段平对第10～12胸椎，骶髓、尾髓节段约平对第1腰椎。脊髓节段与椎骨的对应关系，对判断脊髓损伤的平面、麻醉及手术定位均具有重要的临床意义。

在脊髓前、后外侧沟内检查脊神经的根丝，可见相邻的数条神经根丝汇合，分别形成脊神经的前根和后根，穿蛛网膜和硬脊膜，进入硬膜外隙。脊神经根在硬脊膜囊内的部分，称蛛网膜下隙段，穿出硬脊膜的部分称硬膜外段。

软脊膜包裹脊神经根离开脊髓，其外面的蛛网膜和硬脊膜分别增厚，形成蛛网膜鞘和硬脊膜鞘。3层被膜包裹脊神经根向外达椎间孔，继而逐渐与脊神经外膜（epineurium of spinal nerve）、神经束膜（perineurium）和神经内膜（endoneurium）相延续。在神经根周围的蛛网膜下隙，于脊神经节的近端闭合消失。偶有延伸至椎间孔以外的情况，此时，进行脊柱旁注射可能使药物进入蛛网膜下隙内。

脊神经根借硬脊膜鞘连于椎间孔周围，硬脊膜鞘对脊髓、脊神经根和脊膜均有固定和保护作用。椎间孔是脊神经根最易受压的部位，检查椎间孔的构成可见：孔的上、下界由相邻椎骨椎弓根的下、上切迹构成；前界为椎间盘和椎体；后界为关节突关节。颈部椎间孔呈水平位，长约1.2cm，腰部脊神经根沿侧隐窝内下行一段后，再贴椎间孔的上半出孔外行。临床上常将此通道称为椎间管或神经根管。

椎间盘突出和骨质增生是压迫脊神经根最常见病因，椎间盘突出多发生在活动度较大的颈部和腰部。颈部以颈$_5$～颈$_6$和颈$_6$～颈$_7$间的椎间盘突出多见，常压迫第6对颈神经。腰部以腰$_4$～腰$_5$和腰$_5$与骶$_1$之间的椎间盘突出多见，常压迫腰$_5$和骶$_1$神经根。

脊神经的前根和后根在椎间孔处合成脊神经，随即分为前支（anterior branch）、后支（posterior branch）、脊膜支（meningeal branch）和交通支（communication branch）。脊神经前支为混合神经，分布最广，包括躯干前、外侧部和四肢的肌肉与皮肤，除胸神经外，其余前支分别组成颈丛、臂丛、腰丛和骶丛，再由各丛发出神经到达支配区。脊神经后支亦属混合神经，多数较细小，主要分布于枕、颈、背、腰、骶和臀部肌肉与皮肤。脊膜支是脊神经出椎间孔后发出的返回椎管细小分支，主要分布于脊膜、血管壁、骨膜、韧带和椎间盘等处。交通支为连于脊神经和交感干之间的细支，有灰、白两种交通支。

（四）脊髓的动、静脉

1. **脊髓的动脉** 一是来自椎动脉的脊髓前、后动脉；二是发自节段性动脉（肋间后动脉、腰动脉）的根动脉。

（1）脊髓前动脉（anterior spinal artery）：发自颅内的椎动脉：向内下行，两侧合一，沿脊髓前正中裂下行至脊髓下端。在脊髓前正中裂内用镊子轻轻提起此动脉，可见其发出的分支深入脊髓，供应脊髓的灰质、侧索及前索。有时此动脉间断下行达脊髓圆锥，向两侧发出圆锥吻合动脉，向后与脊髓后动脉吻合。该吻合动脉在脊髓动脉造影时可作为确定脊髓圆锥的标志。

（2）脊髓后动脉（posterior spinal artery）：发自椎动脉颅内段，沿脊髓后外侧沟下行，有时两动脉在下行途中合为一干，沿途分支相互吻合成动脉网，供应脊髓后角和后索。

（3）根动脉（radicular artery）：由节段性动脉的脊支进入椎管形成。分别发自椎动脉、颈升动脉、肋间后动脉、腰动脉、骶外侧动脉等。根动脉伴随脊神经经椎间孔入椎管，分为前、后根动脉和脊膜支。

前根动脉随前根到脊髓，其分支除与脊髓前动脉吻合，还分出升、降支与相邻的根动脉分支吻合。较大的前根动脉有颈膨大动脉和腰膨大动脉，分别供应脊髓的颈、腰膨大处。后根动脉经后根到脊髓，与脊髓后动脉吻合，分支供应脊髓侧索后部。

脊髓前动脉、前后根动脉和脊髓后动脉的分支，在脊髓表面相互连接形成环形动脉吻合，称动脉冠（vasocorona）。该动脉冠与纵行的脊髓动脉在各平面形成吻合，分支供应周边的脊髓。但在胸$_4$和腰$_1$节段脊髓常缺乏相应的动脉吻合。临床上称此两段脊髓为乏血管区，易发生缺血等循环障碍。仔细检查所解剖尸体的上述脊髓节段，是否有乏血管区存在。

2. **脊髓的静脉** 脊髓表面有6条纵行静脉，分别走行于前正中裂，后正中沟，前、后外侧沟内。这些静脉的属支间相互交通吻合，并穿过硬脊膜注入椎内静脉丛。

第十八章 枕下三角

第一节 概　　述

在背部解剖的基础上，将斜方肌、头夹肌、颈夹肌及深层的头半棘肌自止点切断翻开，暴露出枕下三角（suboccipital triangle），其因位于枕骨下方而得名。

枕下三角的边界：下界为头下斜肌（obliquus capitis inferior muscle），外侧界为头上斜肌（obliquus capitis superior muscle），内侧界是头后大直肌（rectus capitis posterior major muscle）。

检查头下斜肌，起自枢椎棘突，肌束向外上方止于寰椎横突；头上斜肌位于外侧，起自寰椎的横突，止于两个项线间的枕骨；头后大直肌位于枕下三角的内侧，起自枢椎棘突，止于枕骨下项线下方的骨面；另有头后小直肌（rectus capitis posterior minor muscle），位于头后大直肌内侧，起自寰椎后结节，止于头后大直肌止点内侧的枕骨（图18-1）。

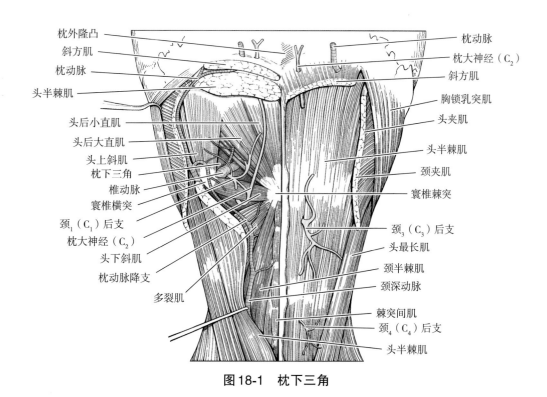

图18-1　枕下三角

第二节 枕下三角解剖

在枕下三角内寻找椎动脉,自寰椎横突孔上方向内走向枕骨大孔。在椎动脉与头下斜肌间可以追踪到枕下神经(suboccipital nerve)(第1颈神经的后支),向后走行在椎动脉和寰椎后弓之间,分支支配头半棘肌和枕下三角各肌,此神经因缺少后根神经节,故无感觉纤维,只有运动成分。

在头下斜肌的下缘寻找枕大神经(greater occipital nerve),为第2颈神经的后支。注意,此后支分为内侧支和外侧支,其外侧支支配颈肌,而内侧支称为枕大神经,向上行于头下斜肌和头半棘肌之间,越过枕下三角诸肌之浅面,达头半棘肌的深面紧贴头颅处,向后穿出该肌上端和其浅层的斜方肌止端,分布到枕部头皮的感觉皮支。第3颈神经后支的内侧支较大,称为第3枕神经(third occipital nerve),穿过斜方肌至皮下。在头上斜肌和头夹肌之间寻找枕动脉,向后向上,行于头半棘肌的浅面穿出达枕部,在头上斜肌表面可发出一降支,越过头下斜肌下行,与上行的颈深动脉相吻合。颈深动脉是肋颈干的一个分支,在头半棘肌和颈半棘肌之间上行,与枕动脉的降支相吻合。枕下三角内的静脉常形成静脉丛,称枕下丛(suboccipital plexus),此丛的静脉可与颅内静脉窦经髁管相交通,也可向下连通椎静脉丛。

第三节 应仔细辨认的结构

(1)颈神经后支分布的一般规律和特异走行。
(2)听诊三角与腰三角的位置和边界,有何临床意义。
(3)胸腰筋膜的构成及与背肌、腹肌的关系。
(4)枕下三角的位置、构成及三角内主要血管与神经。
(5)椎管壁、韧带、脊膜、硬膜外隙和蛛网膜下隙,具有的临床意义。

第四节 临床结合要点及病例分析

一、临床结合要点

(一)椎体骨折

椎体骨折是骨质疏松骨折的常见类型,在绝经后妇女中的发病率高达20%,椎体骨折的严重程度,除了要考虑骨折本身,还要看骨折对椎管及其内容物的附带损伤。为此需要了解脊柱的"三柱理论":前柱含前纵韧带、椎体和椎间盘的前2/3;中柱有后纵韧带、椎体及椎间盘的后1/3,凡中柱损伤者属于不稳定性骨折;后柱为椎弓、黄韧带、椎间小关节和棘间韧带。常见椎体骨折类型如下。

1. **屈曲压缩骨折** 当脊柱屈曲时受到压缩外力,前柱承受压力,中后柱承受张力。前柱压缩超过

1/2时，中柱受损，后柱分离。

2. **爆裂型骨折** 垂直性外力作用下可能出现爆裂骨折，如骨折仅累及中柱，则较稳定；同时累及后柱，则为不稳定骨折。

3. **屈曲牵张型（安全带型骨折）** 此型损伤常见于乘坐高速运行的汽车时腰系安全带，在撞车的瞬间躯体上部急剧前移并屈曲，以前柱为枢纽，后柱与中柱受到牵张力而破裂张开，当损伤通过骨组织的水平时称为Chance骨折。

4. **骨折脱位型** 骨折脱位是三柱同时受损的一种类型，无论何种外力所致，均属于不稳定性骨折。

5. **脊柱后伸骨折** 脊柱后伸时受到压缩外力，后柱承受压力，可能出现椎板及棘突骨折，当出现前纵韧带损伤时能够观察到椎体前部间隙增宽。

（二）椎体成形术

椎体成形术常用于治疗椎体骨折引起的疼痛和脊柱畸形。通过微创的方法向病变椎体内注入聚甲基丙烯酸甲酯（polymethylmethacrylate，PMMA）（骨水泥），从而达到强化椎体的目的。手术过程比较简单，在镇静或轻度全身麻醉下进行。在X线引导下，使用金属套管穿过椎弓根，插入椎体，将骨水泥通过套管注射到椎体内。骨水泥的功能是增加椎体的强度，防止损伤加重。此外，骨水泥组产生的热量可抑制疼痛神经末梢，从而减轻患者的疼痛（图18-2）。

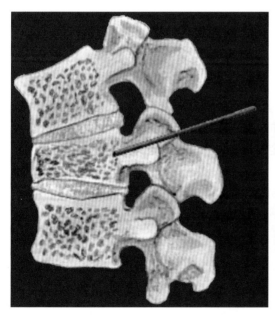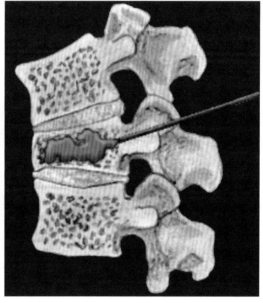

图18-2 椎体成形术示意

（三）脊柱侧凸

脊柱的生理性弯曲使脊柱具有弹性并可缓冲震荡。新生儿的脊柱由胸椎和骶骨后凸形成2个弯曲，以扩大胸腔、盆腔的容积。婴儿出生后3个月开始抬头向前看时，即形成了向前凸的颈曲。18个月的幼儿学习走路时，又出现了前凸的腰曲，使身体在骶部以上维持直立，从而形成人类特有的脊柱弯曲。

脊柱冠状面垂直、无弯曲，一旦出现向两侧的弧度，则称为脊柱侧凸。青少年先天性脊柱侧凸（AIS）是指在10～18岁的青少年中发生的脊柱侧向弯曲（图18-3）。

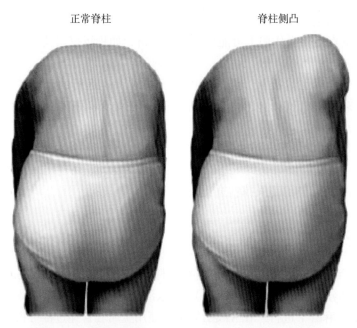

正常脊柱　　　　　　　脊柱侧凸

图18-3　前屈试验（Adam's forward bending test）

1. 驼背（脊柱后凸）　正常人胸椎生理性后凸小于50°，后凸顶点在第6～8胸椎处。脊柱后凸畸形常见于某些疾病状态，最常见的是继发性胸椎结核感染，在普遍使用抗结核药物之前较常见。还有先天性和创伤性脊柱后凸畸形等。当后凸角度大于60°时，可能会导致严重的背部疼痛及后凸角度进行性增加，甚至引发脊髓神经功能障碍，此类患者需要进行支具及手术干预治疗。

2. 背痛　背痛是一种常见的病症。其原因是多方面的，如扭伤、劳损、炎症、肌肉痉挛、椎间盘突出、腰椎椎体骨折、强直性脊柱炎、骨质疏松、骨肿瘤等。具体引发疼痛的机制可能是局部炎症因子释放、肌肉-韧带-骨质损伤、椎间盘突出压迫神经等。几乎每个人在其一生中都会出现至少一次背痛。因背痛就诊的患者，应通过查体及辅助检查确定背痛是否与脊柱、附件及其他结构的病变相关。

另外，疼痛也可能来源于腹膜后的许多靠近背部的器官，如胰腺等。背痛可能与胰腺癌和胰腺炎有关，也可能是肾结石或肾肿瘤所致，扩张/破裂的腹主动脉瘤也能引起背部疼痛，通常不能通过简单的症状进行鉴别。因此，在面对背痛患者时，应进行详细认真的检查，及时发现和处理引起背痛的各种潜在疾病是十分重要的。

（四）椎间盘突出/脱出

腰椎间盘各部分会随着年龄的增长逐渐发生退变，致使在劳动或运动过程中造成纤维环破裂，髓核组织从破裂处突出/脱出，挤压后方椎管内的脊髓或神经根，从而产生相应节段的腰腿痛、麻木、放射痛、肌力下降等一系列临床症状。由于腰$_4$～腰$_5$、腰$_5$～骶$_1$节段的活动度相对较大，其发生椎间盘退变和突出的概率较高。

加速或加重退变的因素很多，包括外力导致的损伤累积、遗传因素、先天性畸形等，甚至一些日常行为如突然负重、运动姿势不佳、妊娠、频繁咳嗽、打喷嚏等，都可能诱发或加重腰椎间盘突出症状。

诊断需结合腰椎X线片、CT及MRI检查（图18-4）。初发及症状较轻的患者宜保守治疗，包括卧床、牵引、理疗、药物治疗等。保守治疗不佳或病情严重的患者，需要手术治疗，可采用微创方法（如经皮椎间孔镜髓核切除术）或传统手术方式如后路腰椎间盘切除术。

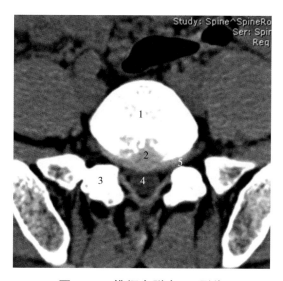

图18-4　椎间盘脱出CT影像

注：1. 椎体及部分纤维环；2. 突出的髓核；3. 关节突关节；4. 硬膜囊；5. 椎间孔。

（五）腰椎管狭窄

腰椎管狭窄是常见的骨科疾病，既有先天性的，也有因外伤或手术后狭窄和退变性狭窄等。多发生于中老年患者，男性多于女性。常见的症状是间歇性跛行，可能伴有下肢麻木、发冷、无力，严重的还可能出现肌肉萎缩、尿失禁、便失禁等。

腰椎管的解剖构成：前壁为椎体、椎间盘后面及后纵韧带；后壁有椎板、黄韧带、关节突关节；两侧壁有椎弓根和椎间孔。上述任何结构的移位或增生肥厚，都可能导致腰椎管的狭窄，从而在特定姿势下挤压脊髓和神经根，引发临床症状。

（六）黄韧带

黄韧带位于相邻椎弓间，也称弓间韧带，参与构成椎管后壁。增生肥厚的黄韧带是腰椎管狭窄的常见病因。黄韧带增厚常与关节突关节的炎性变相关，通常关节突关节的增生与黄韧带增生肥厚同时发生，共同导致腰椎管狭窄及相关临床症状（图18-5）。

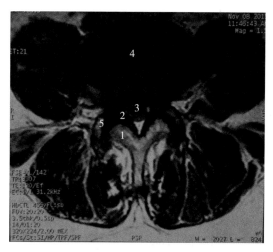

图18-5　黄韧带肥厚MRI影像

注：1. 椎板；2. 肥厚的黄韧带；3. 硬膜囊；4. 椎体；5. 关节突关节。

（七）侧隐窝

侧隐窝位于椎管两侧。前方是椎体后缘，后方是上关节突与椎弓根连结处，外侧为椎弓根的内侧面。侧隐窝向外下方形成脊神经根通道，侧隐窝狭窄造成神经根卡压是常见的腰腿痛原因之一（图18-6）。

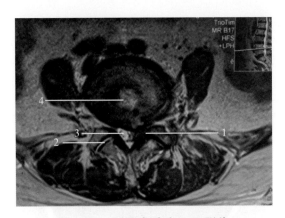

图 18-6　侧隐窝狭窄 MRI 影像

注：1. 侧隐窝狭窄；2. 关节突关节；3. 硬膜囊；4. 椎体。

（八）背部手术治疗

1. **椎间盘切除术/椎板切除术**　突出的椎间盘可能会撞击硬脊膜、脊髓，最常见的是神经根，引发临床症状。部分患者突出的椎间盘在度过急性炎症水肿期后，会有轻度的回缩，可使临床症状暂时缓解而无须手术干预。但在多数情况下，患者症状缓解有限或反复发作、疼痛进行性加重，致使活动能力下降等。需要手术去除突出的椎间盘。

手术前必须精准确定椎间盘突出的节段，应结合影像学检查，如 CT、MRI。手术中除了取出椎间盘，可能还要去除椎板，以增加潜在的椎管空间并缓解症状。

2. **脊柱融合**　在行后路腰椎手术时，有时需要进行脊柱融合，甚至需要多节段融合。常见的适应证包括：骨折后脊柱不稳定；因肿瘤侵蚀，行肿瘤切除后脊柱不稳定；患者术前的腰背痛不单纯来自椎间盘，可能来源于小关节等。脊柱融合术有多种方法，可以行后路椎弓根螺钉固定腰椎后部结构，或行前路椎间盘置换或椎间融合，特殊情况下甚至可以行 360° 融合（椎体及后部结构均进行融合）。

3. **腰部脑脊液导管术**　当背部屈曲时，腰椎棘突和椎板之间的空隙相应增大。这一解剖学知识常被用于临床操作的体位准备。神经内科医生常通过腰$_3$～腰$_4$或腰$_4$～腰$_5$棘突之间的空隙将穿刺针刺入蛛网膜下隙，抽取脑脊液样本，用于各种化验检查以诊断神经系统疾病。麻醉科医生常指导患者充分屈曲背部，将麻醉药经腰椎棘突间隙注入蛛网膜下隙或硬膜外隙，进行术前和术中麻醉。脊柱外科医生在进行小切口腰椎间盘切除时，常让患者采取腰部屈曲俯卧位，使棘突椎板间隙充分打开，以便更容易到达突出的椎间盘部位，以利手术切除。

（九）腰椎滑脱

腰椎滑脱是指上下相邻椎体之间部分/全部发生错位的情况，常见上位椎体较下位椎体向前滑脱。通常分为：发育不良型、峡部裂型、退变型、创伤性和病理性。其中峡部裂型和退变型最常见。

腰椎峡部裂可在腰椎斜位片上看到"狗"样图形。观察斜位像："耳朵"是上关节突；"腿"是下关节突；"鼻子"是横突；"眼睛"是单侧的椎弓根；"脖子"是峡部。当发生峡部裂时，可以看到"狗脖子"不连续（图 18-7）。腰椎峡部裂是导致腰椎滑脱的常见原因。

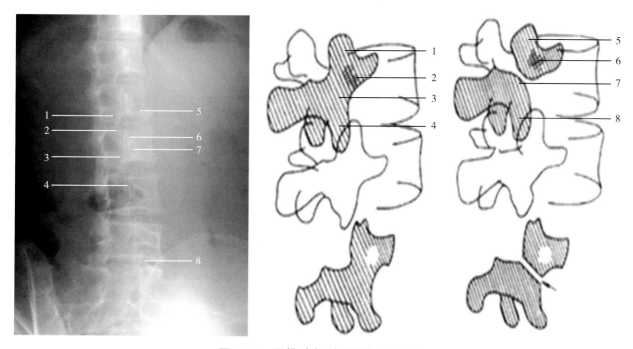

图18-7 腰椎峡部裂"狗"样图形

注：左图为腰椎X线影像。1. 上位椎体峡部；2. 下关节突；3. 下位椎体峡部；4. 关节间隙；5. 椎体；6. 上关节突；7. 椎弓根；8. 椎间盘。右图为腰椎峡部裂示意。1. 上关节突；2. 椎弓根；3. 正常峡部；4. 下关节突；5. 上关节突；6. 椎弓根；7. 峡部裂；8. 下关节突。

（十）第3腰椎横突综合征

第3腰椎是腰椎活动的中心，横突最长，其尖端易受外力损伤，如因急慢性损伤出现腰痛及下肢疼痛、腰部活动障碍等症状。临床以第3腰椎横突部明显压痛为特征，是腰肌筋膜劳损的一种类型。创伤反应、血肿粘连、瘢痕挛缩、筋膜变厚等，均可致使腰神经后外侧支在穿过病变部位时受到"卡压"。

二、临床病例分析

椎骨损伤

患者，男性，15岁。在一次群殴中，当屈曲颈部闪躲时被刀刺中后颈部，突然摔倒，颈部以下完全不能运动。

临床解剖问题：①此种严重的损伤可能是如何发生的？②运用所学的脊柱及其内容的解剖学知识解释此损伤的基础。③这些知识可以有哪些临床应用？

解析：在颈部外伤中，颈椎的棘突和椎板可以有效保护脊髓免受损伤。即使后颈部受到刺伤，这种保护作用也很有效。但在颈部屈曲时，棘突和椎板之间的空隙明显增加，因此，刀可以穿过空隙，进入椎管损伤颈部脊髓。

如果将手放在颈部尽量屈颈，可以发现颈椎棘突和椎板的位置关系。也可以发现枕外隆凸和第2颈椎棘突之间的间隙增宽了，在第2～7颈椎之间也是如此。因此，若在颈部伸直时被刀刺入后颈部，患者所受的伤害并不严重。刀只是刺伤或滑过颈椎棘突和/或椎板而不会损伤到脊髓。若刀刺入棘突和椎板间隙，可导致脊髓横断，使损伤平面以下的所有感觉及随意运动功能丧失。若刀刺部位在第5颈髓节段以上，会导致四肢的瘫痪；刀刺部位在第4颈椎上方，高位的脊髓损伤可致患者呼吸停止。因为这会损伤到支配膈肌的膈神经（由第3～5颈神经构成）。

　　当背部屈曲时，腰椎棘突和椎板之间也存在相似的空隙。该体位常用于临床检查和麻醉操作。例如，通过腰$_3$～腰$_4$或腰$_4$～腰$_5$棘突间，穿刺入蛛网膜下隙抽取脑脊液样本，用于化验检查。麻醉师将麻醉药经腰椎棘突间隙注入蛛网膜下隙或硬膜外隙，进行麻醉或方便手术操作。

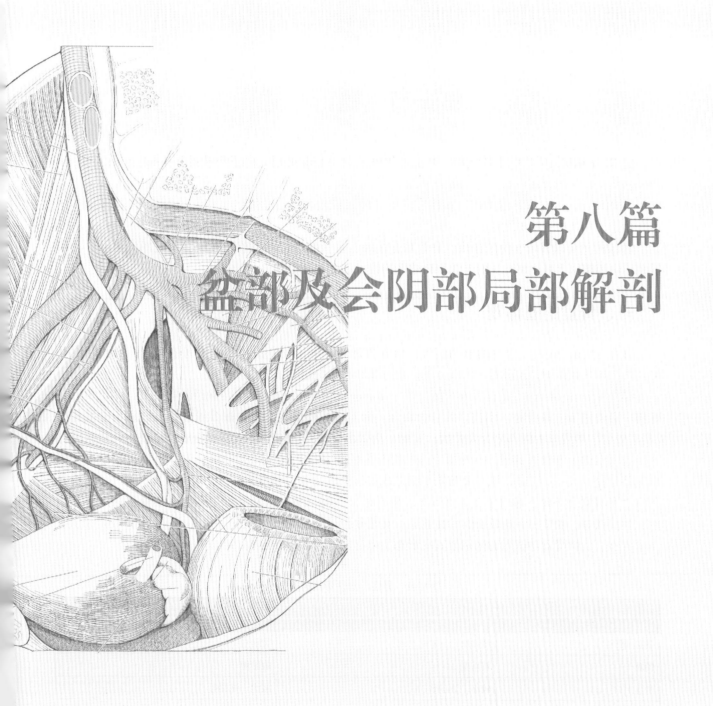

第八篇
盆部及会阴部局部解剖

第十九章 盆 部

第一节 概 述

盆部（pelvis）位于躯干的下部，向上经骨盆上口与腹腔相通，向下经被盆膈（pelvic diaphragm）和尿生殖膈封闭的骨盆下口与会阴部相延续，下方两侧经髋关节连结下肢。盆部由盆壁（pelvic wall）、盆腔（pelvic cavity）和盆膈构成。在盆腔内由前向后依次容纳有泌尿、生殖和消化系统的部分器官，还有血管、淋巴和神经等结构。

盆部的前面以髂嵴前份的连线、耻骨联合上缘、耻骨嵴、耻骨结节和腹股沟与腹部分界，后面以髂嵴后份和髂后上棘至尾骨尖的连线与脊柱区的腰区和骶尾区分界。

一、骨盆的整体观

骨盆（bony pelvis）是由两侧的髋骨、后方的骶骨、尾骨及连接这些骨的韧带连结而成的骨性框架。具有容纳和保护盆腔脏器、承载体重、维持体形和参与运动的多重功能。

界线（terminal line）是自后方的骶骨岬（promontory of sacrum），向两侧经骶髂关节、弓状线、耻骨梳、耻骨结节、耻骨嵴，到前方的耻骨联合上缘连成的环形线。骨盆被界线分为大（假）骨盆和小（真）骨盆。界线以上的部分为大骨盆，其前、后壁由腹壁结构向下延续填充而成，侧壁为两侧髂翼构成。大骨盆向上和腹腔相通，内脏器官也与腹腔内的相延续。界线以下的部分为小骨盆，故界线平面也就是骨盆的入（上）口，该平面与水平面形成向后开放的角，男性50°～55°，女性55°～60°。骨盆下口由耻骨联合下缘、耻骨下支、坐骨支、坐骨结节、骶结节韧带和尾骨尖围成。小骨盆的内腔称盆腔，为前壁短、侧壁和后壁较长的骨性通道。女性盆腔是胎儿娩出的产道。

男性、女性骨盆功能上的区别使其在形态上也存在明显的差异（表19-1）。

表19-1 男性、女性骨盆的差异

项目	男性	女性
骨盆外形	窄而长	宽而短
髂翼	较垂直	较平展
骨盆上口	较小、呈心形	较大、椭圆形
耻骨下角	70°～75°	90°～100°
小骨盆腔	漏斗状	圆筒状
骶骨	较长、曲度较大，骶岬突出	短而宽、曲度较小，骶岬平缓
骨盆下口	较窄	较宽

二、盆肌

盆肌（pelvic muscle）由起自骨盆内壁的肌构成，可分为两组。一组为盆壁肌，包括梨状肌和闭孔内肌，此二肌既参与构成盆壁，又是参与髋关节运动的重要下肢肌。另一组为盆底肌，包括肛提肌（levator ani muscle）和尾骨肌，共同参与构成了盆膈和骨盆的下界（表19-2）。此外，闭孔外肌，上、下孖肌和股方肌也参与盆壁肌的构成（详见第七章中臀部局部解剖）。

表19-2　盆肌

肌肉名称		起点	止点	主要功能	神经支配	动脉供应
梨状肌		骶骨前面，髂后下棘附近的髂骨臀面，相邻骶髂关节囊，有时还起自骶结节韧带盆面的上部区	股骨大转子上缘内面	外旋、外展大腿	骶$_1$～骶$_2$神经分支	臀上动脉、阴部内动脉分支、臀下动脉分支、骶外侧动脉
闭孔内肌		小骨盆腔前外侧壁的内面，围绕闭膜管的耻骨下支，坐骨支，盆缘以下和后方的盆面、闭孔膜内侧部	转子窝	外旋、外展大腿，姿势、位置稳定	腰$_5$、骶$_1$神经肌支	阴部内动脉分支、闭孔动脉分支
肛提肌	耻尾肌	耻骨体的后面	会阴体、肛提肌中缝（肛尾韧带）	支持承载盆腔脏器。上提盆腔和会阴的结构，闭塞肛提肌孔裂，加强肛门外括约肌协助产生肛直肠角。髂尾肌和尾骨肌在盆底的后半形成水平盆膈可协助耻骨直肠肌形成肛直肠角和对泌尿功能的控制	骶$_2$～骶$_4$神经，阴部神经的肛神经支和会阴神经支	臀下动脉，膀胱下动脉和阴部内动脉分支
	髂尾肌	坐骨棘内面，肛提肌腱弓	骶尾骨尖、肛尾韧带			
	耻骨直肠肌	坐骨耻骨支的内面	直肠周围			
	尾骨肌	坐骨棘尖和盆面	尾骨和骶$_5$外侧缘			

三、盆筋膜

盆筋膜（pelvic fascia）是腹内筋膜的直接延续，位于盆部腹膜与盆膈之间。盆筋膜可分为壁层（盆壁筋膜）和脏层（盆脏筋膜）。盆壁筋膜形成盆肌的被膜，盆脏筋膜则形成盆腔脏器及其血管、神经的被膜。

（一）盆壁筋膜

盆壁筋膜（parietal pelvic fasciae）是覆盖在盆壁肌表面的筋膜，由腹横筋膜延续而来，包括闭孔筋膜（obturator fasciae）和梨状筋膜（piriform fascia）。闭孔筋膜贴附于闭孔内肌的内面，附于闭孔周缘和弓状线的后部，并与髂筋膜相延续。闭孔筋膜在肛提肌附着处增厚，形成肛提肌腱弓（tendinous arch of levator ani），张于耻骨体背面与坐骨棘之间。梨状筋膜覆盖在梨状肌表面，并延伸至臀部。

（二）盆膈筋膜

自肛提肌腱弓向下，盆壁筋膜分为3层，内侧的2层分别包被于肛提肌和尾骨肌的上、下面，形成盆膈上筋膜（superior fascia of pelvic diaphragm）和盆膈下筋膜（inferior fascia of pelvic diaphragm）。盆膈上筋膜又称盆膈内筋膜，上方起于肛提肌腱弓，前方附于耻骨体背面，向外与闭孔筋膜相延续，向内下方转折到盆腔脏器表面，移行为盆脏筋膜。盆膈下筋膜包被在肛提肌的下面，又称盆膈外筋膜，上方起自肛提肌腱弓，向下构成坐骨肛门窝的内侧壁。

（三）盆脏筋膜

盆脏筋膜（visceral pelvic fascia）又称盆内筋膜，对应于腹壁的腹膜外组织，系由盆膈上筋膜的内侧部向上转折形成的，是包裹于盆腔脏器周围的筋膜。该筋膜在中空性器官的分布并不均匀，一般为下厚上薄，如覆盖于直肠和阴道壁的筋膜，形成筋膜鞘包在器官的周围，向上延伸至腹膜下平面与各器官的浆膜下组织相融合。包于膀胱外的筋膜则形成膀胱的被囊，该囊的下部较宽厚，包被前列腺、精囊、输精管壶腹等结构，囊的上部筋膜薄弱而疏松，适合膀胱的扩张和收缩。包裹前列腺的筋膜厚而致密形成前列腺囊（prostatic capsule）。

由盆脏筋膜、疏松结缔组织及少量平滑肌形成的呈冠状的筋膜隔填充于脏器之间，具有连接和固定的作用。如男性直肠与膀胱之间的直肠膀胱隔（rectovesical septum），即位于同名陷窝底部的腹膜与盆膈上筋膜之间的筋膜隔。女性的膀胱阴道隔（vesicovaginal septum）、尿道阴道隔（urethrovaginal septum）和直肠阴道隔（rectovaginal septum）均属于此类筋膜隔。

四、盆部血管及淋巴回流

（一）动脉

1. 髂总动脉　腹主动脉在第4腰椎下缘的左前方分为左、右髂总动脉。两侧髂总动脉沿腰大肌的内侧走行，向外下方达骶髂关节的前方分为髂内和髂外动脉。

2. 髂外动脉　沿腰大肌内缘下行，穿过腹股沟韧带深面的血管腔隙达股部，续接股动脉。

3. 髂内动脉　为一短干，是盆部主要的供血动脉。自分出后沿盆壁向内下方走行，在坐骨大孔的上缘分成前、后干。

（1）前干（anterior trunk）：前干的壁支有闭孔动脉（obturator artery），沿盆壁向前下行，并与同名静脉和神经伴行，穿闭膜管至股部。臀下动脉（inferior gluteal artery）经梨状肌下孔穿出到臀部，供应臀大肌、髋关节、臀部和股后区皮肤。

前干的脏支有脐动脉（umbilical artery），系胎儿时期静脉血返回母体的血管，出生后远侧段闭锁萎缩，形成脐内侧韧带（medial umbilical ligament），其近端发出数支膀胱上动脉（superior vesical artery）达膀胱。直肠下动脉（inferior rectal artery）供应直肠下段和肛管肌。子宫动脉（uterine artery）行向前内下方，达子宫阔韧带的基底部，在距子宫颈外侧约2cm处，横向内越过输尿管盆部的前上方，达子宫颈侧缘，继而沿子宫两侧缘纡曲上行，分为输卵管支和卵巢支，供应子宫、输卵管和卵巢，另有向下走行的阴道支供应阴道上部。阴部内动脉（internal pudendal artery）穿梨状肌下孔进入臀部后，再经坐骨小孔至会阴部。有时前干还会发出1～2支膀胱下动脉供应膀胱（有时缺如），女性膀胱下动脉还发出阴道动脉，与子宫动脉的阴道支一起供应阴道。

（2）后干（posterior trunk）：主要分支都是壁支。髂腰动脉（iliolumbar artery），自后干发出后，向外上方斜行，至腰大肌深面分支，供应髂腰肌、腰方肌、髋骨和脊髓等。骶外侧动脉（lateral sacral artery），沿骶前孔内侧下行，分布于梨状肌、尾骨肌、肛提肌和骶管内结构。臀上动脉（superior gluteal artery）经梨状肌上孔出盆腔至臀部，供应臀肌和髋关节（图19-1）。

此外，盆腔内有发自肠系膜下动脉的分支直肠上动脉，供应直肠上段。由腹主动脉发出的分支，睾丸动脉或卵巢动脉，供应睾丸或卵巢和输卵管。发自腹主动脉分叉处的骶正中动脉（median sacral artery），沿骶、尾骨前面下行，其分支供应臀肌、髂肌、骶骨和尾骨。

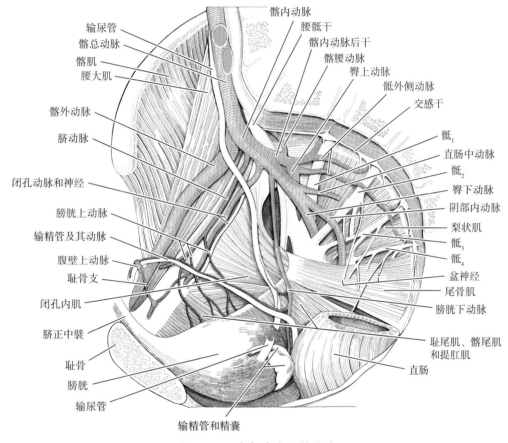

图19-1　髂内动脉及其分支

（二）静脉

1. 髂内静脉（internal iliac vein）　是盆腔内的主要静脉，伴行于同名动脉的内侧，其属支亦可分为壁支和脏支。壁支有臀上、臀下静脉和闭孔静脉，均起自盆腔外。骶外侧静脉与同名动脉伴行。脏支起自盆腔脏器周围的静脉丛，如膀胱、直肠、前列腺、子宫和阴道等静脉丛，其属支在各器官周围分别汇合成静脉干，注入髂内静脉。卵巢和输卵管附近的静脉丛汇集成卵巢静脉，伴同名动脉上行分别注入左肾静脉和下腔静脉。

直肠静脉丛分为内、外两部分：位于肛管周围的直肠内静脉丛，主要汇入直肠上静脉，经肠系膜下静脉注入肝门静脉；直肠外静脉丛多向下行，经直肠下静脉、肛静脉汇入髂内静脉。内、外静脉丛之间有广泛的吻合交通，以利于静脉回流。

2. 髂外静脉　是股静脉的直接延续，与同名动脉伴行汇入髂总静脉。其主要属支为腹壁下静脉和旋髂深静脉。

3. 髂总静脉　与同名动脉伴行，在第5腰椎体右侧，左右髂总静脉汇合成下腔静脉。其主要属支有腰静脉和骶外侧静脉，左髂总静脉还接受骶正中静脉。

（三）淋巴回流

盆腔内含有丰富的淋巴结，多沿髂血管周围分布。

1. 髂内淋巴结群（internal iliac lymph nodes）　沿髂内动、静脉排列。汇集盆内器官、会阴深部、髋肌和股内侧肌等部位的淋巴。其输出管至髂总淋巴结。

2. 闭孔淋巴结（obturator lymph nodes）　沿闭孔动脉排列。除收集盆壁还收纳子宫下部及宫颈的淋巴。当进行宫颈癌手术根治时应一并清除。

3. 骶淋巴结（sacral lymph nodes）　沿骶正中和骶外侧血管排列。收集盆后壁、直肠、前列腺等结构的淋巴。其输出管汇入髂内及腰淋巴结。

4. 髂外淋巴结（external iliac lymph nodes）　位于盆腔上口处，沿髂外动脉排列。主要收纳腹股沟浅、深淋巴结的输出管，腹前壁下部的深淋巴管，以及膀胱、前列腺或子宫颈、阴道上部的部分淋巴。其输出管汇入髂总淋巴结。

5. 髂总淋巴结（common iliac lymph nodes）　沿髂总动、静脉排列，收纳上述各群淋巴。其输出管汇入腰淋巴结。盆腔癌肿手术时该淋巴结群应一并清除。

五、盆部神经

盆部的神经较丰富，既有躯体神经的腰骶丛和骶尾丛，又有内脏神经的交感和副交感神经分布。

（一）腰骶干和骶尾丛

骶尾丛由腰骶干、骶神经和尾神经的前支组成。其骶丛部分紧贴在梨状肌前方的骨盆后壁，髂内血管和输尿管的后方。较小的尾丛则在骶角的下方行于骶骨的外侧缘附近。腰骶干是由腰$_4$的前支一部分和腰$_5$的前支合并而成，位于腰大肌的内侧缘，下行至骨盆加入骶丛。

由骶丛发出的神经如下。

1. 到股方肌和下孖肌的神经　来自腰$_4$～腰$_5$和骶$_1$。

2. 到闭孔内肌和上孖肌的神经　来自腰$_5$和骶$_1$～骶$_2$。

3. 到梨状肌的神经　来自骶$_2$或骶$_1$。

4. 臀上神经和臀下神经　分别来自腰$_4$～腰$_5$、骶$_1$，以及腰$_5$、骶$_1$～骶$_2$。

5. 股后皮神经　来自骶$_2$～骶$_3$。

6. 胫（坐骨）神经　来自腰$_4$～腰$_5$和骶$_1$～骶$_3$。

7. 腓总（坐骨）神经　来自腰$_4$～腰$_5$和骶$_1$～骶$_2$。

8. 穿皮神经（perforating cutaneous nerve）　来自骶$_2$～骶$_3$，穿过骶结节韧带绕过臀大肌下缘达臀部下内侧皮肤。此神经有时缺如，由股后皮神经分支取代或发自阴部神经。

9. 阴部神经（pudendal nerve）　来自骶$_2$～骶$_4$。

10. 到肛提肌和肛门外括约肌的神经　来自骶$_4$。由较小的尾丛发出的肛尾神经（anococcygeal

nerve）穿骶结节韧带分布于尾骨附近的皮肤。

（二）内脏神经

1. 骶交感干（sacral sympathetic trunk）　位于骶前筋膜下方、骶骨前面的腹膜外结缔组织内，向上与腰交感干相续，骶交感干有4～5对骶神经节，向下至尾骨前方，两侧交感干连于奇神经节（impar ganglion）。由神经节发出的灰交通支进入骶尾部的脊神经随其走行，分布于下肢的血管、汗腺和竖毛肌。另外，发出分支加入盆丛支配盆腔脏器。

2. 盆内脏神经（pelvic splanchnic nerve）　为盆部副交感神经。节前纤维发自骶髓2～4节段的骶副交感核，随相应骶神经前支出骶前孔，继而离开骶神经形成盆内脏神经，并参与构成盆丛。节后纤维支配降结肠、乙状结肠、盆腔脏器和外阴。

3. 盆部内脏神经丛　自腹主动脉丛延续到位于第5腰椎体前面及两侧髂总动脉间的上腹下丛（superior hypogastric plexus）。此丛向下经两列腹下神经（hypogastric nerve）连于下腹下丛（inferior hypogastric plexus），又称盆丛（pelvic plexus），该丛位于盆腔脏器的两侧，由交感和副交感神经共同组成，其纤维随髂内动脉的分支走行，分别形成膀胱丛、前列腺丛、子宫阴道丛和直肠丛，分布于盆腔内脏，部分副交感纤维随腹下神经上行达上腹下丛，支配降结肠以下的消化管。直肠癌手术时应注意保护盆丛，以免其损伤后引起尿潴留和勃起功能障碍。

第二节　盆部局部解剖

一、锯开骨盆

为方便两边同时解剖，需要将尸体盆部正中锯开。首先将尸体移至解剖台的一端，两腿向外分开，用手术刀自肛门前端沿前正中线切开软组织，切口经会阴部向前（上），行正中矢状切开男性阴囊、阴茎，继续向上做正中矢状面切口达耻骨联合上缘。再由肛门后端向后、向上，沿后正中线将骶部皮肤及软组织矢状切开，向上达髂嵴上缘（约第4腰椎棘突）水平。然后再沿髂嵴上缘水平，由外向内沿水平面切开皮肤、软组织和部分内脏。用钢弓锯锯开耻骨联合，再从背面正中矢状锯开骶、尾骨和第5腰椎。最后，将第4～5腰椎间的椎间盘一侧半切开，即可将一侧下肢连同一半盆部与尸体3/4部分分离开。另一半盆部则留在原位解剖。

在解剖盆部之前，先在骨盆标本上确认骨盆的界线，该线的前端以耻骨联合为起点，两侧经耻骨结节、耻骨梳和弓状线，再向后内侧弯曲，达后方的骶骨岬终止。以界线为界，骨盆被分为上方的假骨盆和下方的真骨盆，界线自然成为真骨盆的入口。骨盆的出口即骨盆的下端，由前向后的标志是耻骨弓、耻骨下支、坐骨结节、坐骨小切迹、坐骨棘、坐骨大切迹以及骶、尾骨。实际上在尸体标本中，构成出口的后两个切迹，被骶结节韧带和骶棘韧带所取代，在解剖时应予以证实。

二、探查男性盆腔脏器与盆部腹膜的配布

探查男性盆腔器官和腹膜延续，可以跟踪乙状结肠下行进入盆腔，其在骶岬前方移行为直肠，追踪直肠上2/3被腹膜覆盖，成为腹膜间器官，下1/3为腹膜外（后）器官。继续追踪腹膜

向前达膀胱底部，反折向上并向前达腹前壁的内面。位于直肠与膀胱间的间隙称为直肠膀胱陷窝。同样方式腹膜向直肠两侧延伸，形成直肠旁窝（pararectal fossae）。如果膀胱扩张，也会在膀胱两侧形成膀胱旁窝（paravesical fossae）。在膀胱和直肠间，仔细检查一横向走行的腹膜皱襞，称骶生殖襞（sacrogenital plicae fold），此襞向后继续延伸达骶骨。探查完后，沿输尿管腹部向下追踪直达膀胱处。轻轻剥离盆侧壁腹膜，而后，从腹股沟管深环处分离输精管达膀胱后面，并分离精囊。

膀胱位于盆腔最前方，耻骨联合后面。两侧有从腹部延续下来的输尿管盆部插入膀胱壁内；膀胱后面邻接精囊和输精管壶腹，两侧还有输精管贴盆腔侧壁向后下行，续为输精管壶腹（图19-2）。直肠位于膀胱、前列腺、精囊等器官的后方，贴骶骨前面下行，穿盆膈续于肛管。

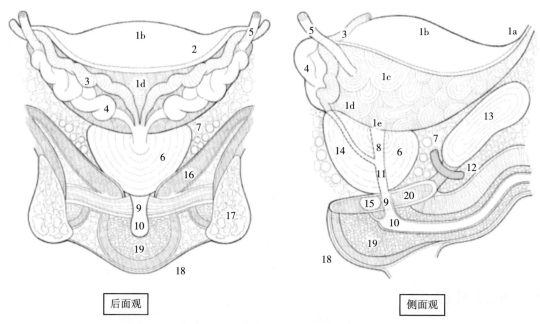

后面观　　　　　　　　　　　　　　　侧面观

图 19-2　男性膀胱、前列腺及尿道

注：1a～1e 膀胱尖、膀胱顶、膀胱体、膀胱底、膀胱颈；2. 腹膜；3. 输精管；4. 精囊；5. 输尿管；6. 前列腺；7. 耻骨后隙；8. 前列腺部；9. 膜部；10. 海绵体部；11. 射精管；12. 阴茎悬韧带；13. 耻骨联合；14. 前列腺；15. 尿道球腺；16. 肛提肌；17. 耻骨；18. 骶骨；19. 尿道海绵体；20. 尿生殖膈。

男性腹膜覆盖盆内器官的情况：膀胱、直肠上部属腹膜间位器官；直肠中、下部，输尿管，输精管，前列腺和精囊属腹膜外位器官。腹膜在盆腔器官间或器官与盆壁间延续转折处形成的凹窝，包括直肠旁窝、膀胱旁窝及直肠膀胱陷凹（图19-3）。

三、探查女性盆腔脏器与盆部腹膜的配布

女性膀胱亦位于盆腔前部，前面贴耻骨，膀胱后面紧邻子宫和阴道上部。子宫位于盆腔中央，其下端（子宫颈）接阴道，子宫底朝向前上方，两侧与输卵管相连。输卵管的外侧端接近于骨盆入口处，与髂内、髂外动脉夹角内的卵巢相邻接。子宫和阴道上部后方有直肠，直肠后面也贴骶骨前面，向下穿盆膈续于肛管。输尿管经盆腔上口入盆，沿盆侧壁向前下行，后折向内下行，经子宫颈两旁而通入膀胱。

女性腹膜覆盖盆内器官的情况：膀胱和直肠上部同男性，均是腹膜间位器官，子宫亦属腹膜间位器官。输卵管和卵巢是腹膜内位器官，而阴道是腹膜外位器官。

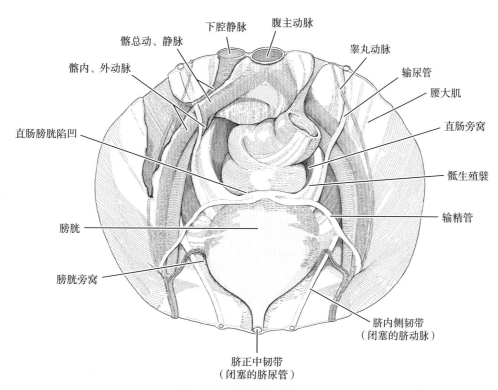

图19-3　男性盆腔上面观

腹膜延续形成的凹窝和韧带等如下。

1. **直肠子宫陷凹**　临床习惯称之为道格拉斯（Douglas）腔，是位于直肠与子宫间的腹膜反折形成的深窝，为直立时女性腹膜腔的最低点，其前下方正对着阴道后穹隆，两者间仅隔以阴道后壁和腹膜。临床上经阴道后穹隆穿刺，可引流该陷凹内的积液或积血，进行诊断和治疗。

2. **膀胱子宫陷凹**　位于子宫与膀胱间腹膜反折形成的陷凹，此窝较浅。

3. **膀胱旁窝**　与男性相同。

4. **子宫阔韧带（broad ligament of uterus）**　为覆盖子宫前、后面和子宫底的腹膜，从子宫两侧缘向外延伸、合并达盆腔侧壁间形成的双层腹膜皱襞，称子宫阔韧带，它向外侧和向下延续于盆侧壁和盆底壁腹膜。阔韧带上缘游离，其内包有输卵管；阔韧带后层内包有卵巢，并反折形成卵巢系膜，使卵巢突出于阔韧带后面，由此可把阔韧带分为3个部分，卵巢系膜（mesovarium）、输卵管系膜（mesosalpinx）和子宫系膜（mesometrium），分别包被同名器官。

5. **骶子宫襞（uterosacral fold）**　是张于子宫颈后方和骶骨之间的弓形腹膜皱襞，襞内覆盖有结缔组织和平滑肌纤维构成子宫骶韧带（uterosacral ligament）。

6. **卵巢悬韧带（suspensory ligament of ovary）**　临床称骨盆漏斗韧带（infundibulopelvic ligament），是腹膜包被卵巢动、静脉等形成隆起的皱襞，起自骨盆上方髂外动脉前面，向下达卵巢上端续于阔韧带。卵巢悬韧带是寻找卵巢血管的标志。

7. **子宫圆韧带（ligament teres uterus）**　起自子宫角，在子宫阔韧带前层覆盖下沿盆壁前行，达腹壁下动脉外侧经腹股沟管深环入腹股沟管，再出腹股沟管浅环附于大阴唇皮下。

将覆盖子宫和直肠表面的腹膜仔细撕开，子宫阔韧带完全揭开，暴露出盆腔的浆膜下筋膜（腹膜外筋膜层的延续），在子宫颈的后方可以追踪到子宫骶韧带，在子宫颈的两旁可以追踪到子宫主韧带（cardinal ligament of uterus），向后外侧伸向盆壁、子宫的血管也随主韧带连于子宫，无论是血管还是相关的韧带，均埋于浆膜下筋膜内（图19-4）。

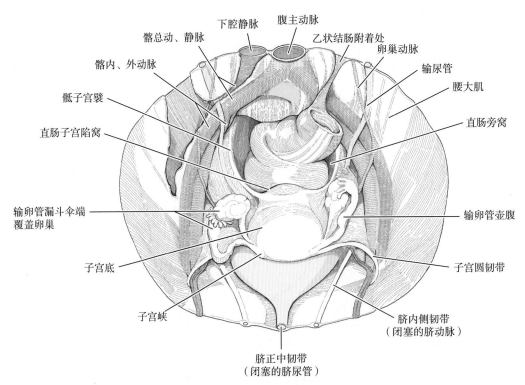

图 19-4　女性盆腔上面观

四、盆部的血管

（一）盆部的动脉

髂总动脉是盆部和下肢供血的总干，它在骶髂关节前分为髂外动脉和髂内动脉，后者是盆部的供血主干。髂内动脉是一短干，自第5腰椎与骶椎间的椎间盘水平起自髂总动脉，在骶髂关节的前内侧下行于输尿管的后方进入盆腔，至坐骨大孔上缘处，分为前、后2个干，或直接分出多个分支（图19-1）。沿髂内动脉干向下逐个检查各主要分支。

1. 髂内动脉壁支

（1）闭孔动脉：在骶骨岬前方寻找，从髂内动脉前干分出后贴盆侧壁向前下行，其上、下有闭孔神经和静脉伴行，至闭孔上缘，穿闭膜管至股部，分支分布于股内侧部和髋关节。闭孔动脉在出盆腔前分出耻骨支，有时此吻合支较粗大而闭孔动脉反而细小，甚至缺少正常的闭孔动脉，而由腹壁下动脉发出的耻骨支，又称副闭孔动脉替代，此种异常出现率约为25%。

（2）臀上、臀下动脉：二动脉分出后向后下行，臀上动脉在腰骶干与第1骶神经前支间，穿梨状肌上孔至臀部；臀下动脉在第2与第3骶神经前支间，穿梨状肌下孔至臀部。

（3）骶外侧动脉：多由后干分出，可有2支，向后内沿骶前孔内侧下行，分支分布至盆底肌；并分支穿骶前孔入骶管，分布于骶管内结构。

（4）髂腰动脉：由髂内动脉后壁分出，向外上方，行于髂总动脉的后方，至腰大肌后方，分支分布于髂腰肌及椎管内的结构等。

2. 髂内动脉脏支

（1）脐动脉与膀胱上动脉：是第1个由髂内动脉向前分出的支，胎生时此动脉经脐带连至母体的胎盘。出生后脐带被结扎切断，脐动脉在其发出膀胱上动脉的远端闭塞形成脐动脉索。膀胱上动脉于输尿管和输精管（在女性则为子宫圆韧带）的外侧，沿盆侧壁下行，分布于膀胱壁前上大部分，还分支至输精管。

（2）膀胱下动脉：有时有2支，多发自前干，但也可与其余支（如直肠下动脉）共干。发出后向下行到膀胱底，并分支至输尿管、前列腺和精囊等。女性常称为阴道动脉，分支供应阴道与膀胱及直肠相近的部分。

（3）直肠下动脉：起始变异较多，常与阴部内动脉或膀胱下动脉共干，发出后向内下方走行达直肠下段，分布于直肠下段和肛管上段，并分支至肛提肌、精囊、前列腺及阴道。

须注意，直肠下动脉与直肠上动脉、肛动脉分支相互吻合。直肠下动脉在英文图谱和教科书中常称为直肠中动脉（middle rectal artery），而将肛动脉称为直肠下动脉（见第二十章的会阴部局部解剖）。

（4）输精管动脉（deferential artery）：由脐动脉分出，细小，向前下至输精管呈"T"形分支，其1支可沿输精管到精索内。

（5）子宫动脉起自髂内动脉（前干）：较粗大，沿盆侧壁向前下方内行，经子宫阔韧带基部，到子宫颈外侧2cm处，跨过输尿管末段的前上方至子宫颈两旁，在阔韧带两层间纡曲上行达子宫角，转折向外行于输卵管下方，最终达卵巢前缘并与卵巢动脉吻合。子宫动脉与输尿管邻近交叉，在子宫手术时应特别注意防止损伤或错扎。

（6）阴道动脉（vaginal artery）：相当于男性的膀胱下动脉，有时起于阴部内动脉或二者共干起始，至阴道壁。

（7）阴部内动脉：常与臀下动脉共干在梨状肌前面下行，出梨状肌下孔至臀部，再穿坐骨小孔至会阴部。此动脉供应会阴部、肛管下段和外生殖器官等（图19-1）。

3. 来自腹部的动脉

（1）直肠上动脉：是肠系膜下动脉的直接延续，跨左髂总动脉前方入盆，在直肠后间隙内于第3骶椎高度，分为左、右支沿直肠两侧下行入肠壁。

（2）卵巢动脉：起自腹主动脉，在腹膜后斜向外下方，跨髂外血管前方，在卵巢悬韧带内，向下入盆腔上口，达卵巢上端。此动脉在卵巢系膜内可与子宫动脉分支吻合，在妊娠期内，此动脉增粗，以增加子宫的血供。

（3）骶正中动脉：在腹主动脉分叉处后壁发出，跨第4、第5腰椎体前面下行入盆腔，在骶骨前面骶前筋膜内下行，分支与骶外侧动脉吻合。

（二）盆部的静脉

1. 髂内静脉　沿盆侧壁髂内动脉后方，坐骨大孔上缘寻找，在骶髂关节前方可见髂内与髂外静脉汇合成髂总静脉。

2. 盆壁的静脉　多为2支静脉伴行于同名动脉。臀上、下静脉，骶外侧静脉和闭孔静脉是髂内静脉属支。髂腰静脉汇入髂总静脉。骶正中静脉汇入左髂总静脉。

3. 盆腔脏器的静脉　多在脏器周围形成静脉丛，由丛汇集的静脉再汇入髂内静脉，主要静脉丛如下。①前列腺静脉丛（prostatic venous plexus）。②膀胱静脉丛（vesical venous plexus）。③子宫阴道静脉丛（uterine vaginal venous plexus）。④直肠静脉丛（rectal venous plexus）。⑤骶静脉丛（sacral venous plexus）是椎外前静脉丛（anterior external vertebral venous plexus）的最低部分，位于骶骨前面与骶前筋膜之间。骶静脉丛与盆腔内及椎内、外静脉丛相交通，一旦损伤（如直肠手术不慎时）出血严重，应予以重视。

五、盆部的脏器

（一）输尿管

从输尿管腹部断端向下清理直达膀胱后下方，注意观察女性输尿管与卵巢、子宫动脉、子宫等的位置关系。

输尿管盆部以骨盆入口为界。左输尿管跨左髂总动脉末端入盆；右输尿管跨右髂外动脉起始部入盆。两侧输尿管在腹膜外组织内，沿盆侧壁向下后行，越过髂内血管的分支和闭孔神经，男性在输精管末端的后外方与之交叉，至膀胱底后外侧，斜穿膀胱壁，开口于膀胱内面的输尿管口。穿膀胱壁部称输尿管壁内段。

女性输尿管入盆后，构成卵巢窝的后界，继续向前下跨越髂内血管的分支和闭孔神经，穿子宫阔韧带底部的结缔组织（子宫主韧带），达子宫颈外侧2cm处，输尿管在子宫动脉的后下方与动脉交叉，向前至膀胱底后外侧，穿入膀胱壁。在子宫手术结扎子宫动脉时，应仔细分辨输尿管，以免误扎误切。

（二）膀胱

膀胱（urinary bladder）空虚时呈三棱锥体形，顶端朝向前上，称膀胱尖（apex of bladder），有胚胎时期脐尿管的遗迹脐正中韧带（median umbilical ligament）与脐相连，该韧带位于正中线，被壁腹膜包裹形成的纵向皱襞称脐正中襞。底部呈三角形，朝向后下，称膀胱底（fundus of bladder）。在男性标本中，膀胱底上部借直肠膀胱陷凹与直肠贴邻，下部与精囊和输精管壶腹紧密相贴。女性膀胱底则与子宫颈和阴道前壁直接相贴。尖与底之间的大部分称膀胱体。膀胱底前下部尿道起始处变细，称膀胱颈（neck of bladder）。在男性盆部正中矢状切面标本，可见膀胱颈下方与前列腺相连，尿道贯穿其间。女性膀胱颈则贴于尿生殖膈的上面。膀胱各部之间并无明显界限，当膀胱充盈时呈卵圆形，膀胱尖可升至耻骨联合之上，腹膜也随之上移，膀胱的下外侧面与腹前壁直接相贴。临床上常在耻骨联合上缘行膀胱穿刺或做手术切口，以避免伤及腹膜和其他腹腔脏器。

仔细检查正中切开膀胱内面的膀胱黏膜，呈皱襞状，称膀胱襞（vesical plica）。在后下方膀胱底的内面有由左、右输尿管口和下方的尿道内口形成的三角形区域，称膀胱三角（trigone of bladder）。膀胱三角内的黏膜直接与肌层紧密连接，缺少黏膜下层组织，无论膀胱扩张或收缩，此处黏膜均较平滑。该三角上方的两端有左、右输尿管口（ureteric orifice），两口间的横行黏膜皱襞，称输尿管间襞（interureteric fold），活体膀胱镜检时，该襞呈苍白色，是寻找输尿管口的标志。下方为尿道内口（internal orifice of bladder）。在男性尿道内口后方，膀胱三角下端的黏膜形成纵形嵴状隆起，称膀胱垂（vesical uvula）。膀胱三角是膀胱结核和肿瘤的好发部位。

检查膀胱与耻骨联合间由结缔组织形成的膀胱前隙（prevesical space），男性在此处含耻骨前列腺韧带（puboprostatic ligament），女性有耻骨膀胱韧带（pubovesical ligament）。间隙内还有静脉丛。

男性膀胱的后方与精囊、输精管壶腹和直肠相毗邻；女性膀胱后方与子宫和阴道邻接。

（三）前列腺

前列腺（prostate）位于膀胱颈的下方，外形似栗子，表面有坚韧的固有膜。下端尖细称前列腺尖，上面宽大称前列腺底（base of prostate），邻接膀胱颈和部分膀胱底。前列腺的后面较平，正中有浅的纵沟称前列腺沟（prostatic sulcus）。

前列腺位于膀胱与尿生殖膈之间，其底与膀胱颈、精囊和输精管壶腹相邻，前方为耻骨联合，后方为直肠壶腹。临床可经直肠指检触摸前列腺后面，感知腺体的硬度、大小、表面形态及纵沟的变化以助诊断（图19-5）。

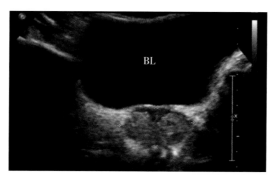

图19-5 正常前列腺超声图像

注：BL.膀胱；游标示前列腺。

男性尿道由前列腺底的前部穿入，自前列腺尖穿出称尿道前列腺部，是男性尿道管径3个扩大之一。仔细检查正中矢状切开的前列腺，在正中寻找尿道的膨大处，可见尿道后壁有自膀胱垂下延的狭窄纵行隆起，称尿道嵴（urethral ridge）。尿道嵴中部扩大成纺锤形隆起，称精阜（seminal caliculus）。精阜中央有一小盲囊，称前列腺小囊（prostatic utricle），与女性阴道同源，其两侧各有一小孔，是射精管开口（opening of ejaculatory ducts）。前列腺的分泌物是精液的主要成分。

老年人因激素平衡失调，前列腺结缔组织增生引起前列腺增生，常发生在腺的中叶和侧叶。由于前列腺囊坚韧，向外扩张有限，向内则压迫尿道，可造成排尿困难甚至尿潴留。此外，前列腺后叶是前列腺癌的好发部位，因位置较深，检查时应格外仔细，以免漏诊。

检查输精管盆部自腹股沟管深环起，在腹膜外沿盆侧壁向后、下、内行，在输尿管穿入膀胱处的前内侧与之交叉，继而紧贴膀胱后面沿精囊内侧下降达前列腺底，此段输精管呈梭形膨大，迂回弯曲，称输精管壶腹（ampulla ductus deferentis）。壶腹下端变细，与精囊的排泄管以锐角会合，形成射精管（ejaculatory duct），斜穿前列腺开口于精阜两侧。

（四）精囊

精囊（seminal vesicle）呈长椭圆形，由纤曲的管道构成，表面为结节状；上端略大，下端变细延续为排泄管，并与输精管末端会合成射精管，开口于尿道前列腺部后壁的精阜。精囊分泌的液体参与组成精液（spermatic fluid）。

（五）直肠与肛管

直肠是消化管的末段，位于盆腔后部、骶骨的前面。直肠上端约在骶$_3$椎体高度续于乙状结肠，下端穿盆膈后续为肛管。肛管下端开口于肛门（anus）。直肠并非直管，在矢状面上有2个明显的弯曲，上面的称直肠骶曲（sacral flexure of rectum），沿骶尾骨的盆面形成向后凸的弯曲，该弯曲距肛门7～9cm；下面的弯曲称直肠会阴曲（perineal flexure of rectum），由直肠末端循尾骨尖向下后方形成的前凸形弯曲，距肛门3～5cm。在行乙状结肠镜和直肠镜检查时应注意这两处弯曲，以免损伤肠壁。

直肠长约12cm，上段管腔较窄，下段膨大称直肠壶腹（rectal ampulla）。直肠下段可见纵行黏膜皱襞。在其上方有半月形横行皱襞称直肠横襞（transverse fold of rectum），一般有3条，位置与直肠冠状面上的3个侧曲相对。中间横襞，恒定而且最大，位于直肠右侧壁，距肛门约11cm，恰对向直肠前壁腹膜反折处，在直肠镜检时可作为腹膜腔最低点的标志。直肠后面借疏松结缔组织（直肠后间隙）与骶前筋膜及骶正中血管、骶外侧血管、淋巴结及筋膜后方的骶静脉丛相邻。临床肛门指诊，在男性隔着直肠前壁可扪触前列腺、精囊和输精管壶腹；在女性可触摸子宫颈、阴道上部等。

肛管（anal canal）位于直肠壶腹下端，管径徒然变细，全长约4cm。肛管前方邻会阴中心腱，后方以双侧肛提肌共同止点的腱性中缝连于尾骨（也称肛尾韧带）。

在正中切面的盆部标本中，检查肛管内有6～10条纵行黏膜皱襞，称肛柱（anal column），其上端的连线称肛直肠线（anorectal line），下方有半月形的肛瓣（anal valve）彼此相连，肛瓣与相邻的肛柱下端之间，形成向上开放的口袋状隐窝，称肛窦（anal sinus）。肛柱下端与肛瓣上缘间相连，形成齿状线（dentate line），也称肛皮线（anocutaneous line）。齿状线下方为宽约1cm环形隆起的光滑区，称肛梳（anal pecten）。其皮下组织内有直肠静脉丛的下部（临床称痔静脉丛），此静脉易扩张形成痔，故肛梳又称痔环（hemorrhoidal annulus）。直肠壁肌层的内环层肌下延增厚，在肛梳深层形成肛门内括约肌（sphincter ani internus），该肌的张力使肛梳呈隆起状，肛门指诊时，此处有紧缩感。在肛管壁平滑肌层的外方，还有横纹肌构成的肛门外括约肌（sphincter ani externus）包绕。肛梳下界为白线（white line），是肛门内、外括约肌的分界线。

（六）卵巢

卵巢呈扁椭圆形，被子宫阔韧带后层所包绕，成人卵巢的大小约为3cm×2cm×1cm。绝经期后逐渐缩小。卵巢位于盆侧壁后部近骨盆入口处腹膜形成的卵巢窝内。卵巢可分上、下两端：上端与输卵管伞接触称输卵管端（tubal extremity），并与卵巢悬韧带相连，下端借卵巢固有韧带连于子宫，又称子宫端（uterine extremity）。卵巢内、外两面：外侧面贴于卵巢窝，内侧面朝向盆腔与小肠相邻。卵巢前、后两缘：后缘游离称独立缘（free border），前缘借卵巢系膜连于子宫阔韧带，称系膜缘（mesentery border）。卵巢中部为卵巢门，有血管、神经进出卵巢。

检查卵巢悬韧带（suspensory ligament of ovary），是由腹膜形成的皱襞，起自骨盆侧缘，向内下方延至卵巢上端。韧带内含有卵巢动脉、卵巢静脉、淋巴管、神经丛、少量结缔组织和平滑肌纤维，是寻找卵巢血管的标志。卵巢固有韧带（proper ligament of ovary），由结缔组织和平滑肌纤维构成，表面覆以腹膜形成皱襞，自卵巢下端连至输卵管与子宫结合处的后下方，内有子宫动脉卵巢支走行。此两韧带对卵巢固定具有重要的作用。

（七）输卵管

输卵管是一对细长、弯曲的喇叭形的肌性管状器官，长8～12cm，位于子宫两侧，内端附于子宫角，向外伸延达盆腔侧壁，向后上行，继又折向后下，成为游离的外端，几乎达卵巢上端。输卵管由外到内可分为4个部分。①输卵管漏斗，是输卵管外端的漏斗状的膨大。漏斗周缘有许多细的指状突起，称输卵管伞，其中有一条较长的突起，附于卵巢，称卵巢伞。②输卵管壶腹，占输卵管全长的2/3，管径较膨大而弯曲。卵细胞多在此受精。③输卵管峡，短而细直，壁厚腔小，是输卵管结扎的部位。④子宫部，在子宫角处穿经子宫壁的部分，内端开口于子宫腔，称输卵管子宫口（uterine orifice of uterine tube）。

输卵管的血管主要是子宫动脉的分支，漏斗部由卵巢动脉分支供血。静脉经子宫静脉和卵巢静脉回流。

（八）子宫

子宫壁厚腔小，未孕子宫呈扁倒置梨形，长7～8cm、宽4～5cm、厚2～3cm。子宫可分为底、体和颈3个部分。子宫底，是上端圆隆凸起部分，以两侧输卵管连于子宫处与子宫体分界，该处称子宫角（horn of uterus）。子宫体是中间部，较宽，前后扁，分前、后面和两侧缘。子宫体向下延续为较细的圆柱形的子宫颈，成人长2.5～3.0cm，其突向阴道的部分称子宫颈阴道部，是炎症和肿瘤的好发部位，位于阴道以上部分为子宫颈阴道上部。子宫颈与子宫体间的缩窄部为子宫峡，非妊娠女性的子宫峡不明显，仅1cm长，妊娠期的子宫峡可扩展至7～11cm长，产科常在此处进行剖宫术。

检查子宫内腔，其上部称子宫腔，呈前后略扁的三角形，底在上，两端为输卵管子宫口，尖向下通梭形的子宫颈管。子宫颈管的下口通阴道，称子宫口（orifice of uterus）。

子宫借韧带、阴道、尿生殖膈、盆底肌和会阴中心腱等保持其正常位置和姿势。沿子宫的两侧和下端触摸、追寻子宫的韧带。

1. 子宫阔韧带（broad ligament of uterus）　为子宫两侧的宽阔韧带，由子宫前、后面的腹膜在子宫两侧缘合并而成，该韧带向两侧延伸至盆侧壁和盆底，分开附着。阔韧带可限制子宫向两侧移位。该韧带上缘游离，包裹输卵管，其上缘外侧1/3为卵巢悬韧带。阔韧带的前叶覆盖子宫圆韧带，后叶覆盖卵巢和卵巢固有韧带。在阔韧带前后叶之间的结缔组织内有子宫动脉、子宫静脉、神经及淋巴管走行。子宫阔韧带依其附着和包裹的器官，可分为子宫系膜、输卵管系膜和卵巢系膜3个部分。

2. 子宫圆韧带（round ligament uterus）　撕开子宫阔韧带前叶，可见条索状的韧带，起自子宫体前面的上外侧，子宫角的下方，向前外侧弯行，经腹股沟管深环进入腹股沟管，出腹股沟管浅环后分散为纤维束附于阴阜和大阴唇深方。此韧带对维持子宫前倾（anteversion）位有一定作用。因韧带内含有淋巴管，子宫的恶性肿瘤可经此韧带转移至腹股沟浅淋巴结上群。

3. 子宫主韧带（cardinal ligament of uterus）　又称子宫横韧带（transverse uterine ligament），位于子宫阔韧带的基部，自子宫颈侧缘向外附于盆侧壁。该韧带由纤维结缔组织和平滑肌束构成，对维持子宫颈的正常位置和防止子宫脱垂具有重要作用。

4. 子宫骶韧带（sacrouterine ligament）　由结缔组织和平滑肌束构成，自子宫颈后面的上外侧向后弯行，绕过直肠的两侧，附于第2、第3骶椎前面的筋膜。其表面的腹膜形成弧形的子宫直肠襞。该韧带有固定子宫颈，防止其前移，并保持子宫前屈（anteflexion）的作用。

（九）阴道

阴道（vagina）位于盆腔中央，子宫下方，由后上向前下斜穿尿生殖膈，大部分在尿生殖膈上方，小部分位于尿生殖膈下方会阴部，阴道上端较宽阔，包绕在子宫颈阴道部的周围，两者之间相互移行，形成环形向上的凹陷，称阴道穹隆（fornix of vagina），依其所在部位可将阴道穹隆分为前穹、侧穹和后穹3个部分，尤以后穹最深，恰与后上方的直肠子宫陷凹贴邻，是穿刺和引流的常用部位（图19-6），下端以阴道口（vaginal orifice）开口于阴道前庭。处女的阴道口周围有处女膜（hymen）附着，处女膜呈环形、半月形或筛状，该膜破裂后留有处女膜痕。阴道是女性的性交器官，也是月经排出和胎儿娩出的通道。

（十）女性尿道

女性尿道（female urethra）仅有排尿功能，起自膀胱尿道内口，几乎呈直线斜向前下方，穿尿生殖膈，开口于阴道前庭，全长约4cm，具有短、宽、直的特点，因邻近阴道和肛门，故易发生尿道逆行感染（图19-6）。

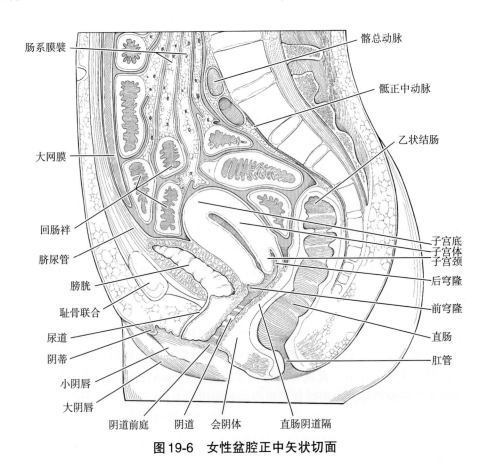

左侧标注（自上而下）：肠系膜襞、大网膜、回肠袢、脐尿管、膀胱、耻骨联合、尿道、阴蒂、小阴唇、大阴唇

底部标注：阴道前庭、阴道、会阴体、直肠阴道隔

右侧标注（自上而下）：髂总动脉、骶正中动脉、乙状结肠、子宫底、子宫体、子宫颈、后穹隆、前穹隆、直肠、肛管

图 19-6　女性盆腔正中矢状切面

六、盆部神经

将盆内器官推向内侧，沿前已分离出的上腹下丛向下，分离出位于直肠外侧的下腹下丛，即盆丛。寻找由骶$_2$～骶$_4$脊神经前支发出的3条盆内脏神经，加入到下腹下丛。沿腰交感干向下追踪，寻找出位于骶前孔内侧的骶交感干，试找出1～2支灰交通支。

在腰部脊柱旁找出腰骶干和闭孔神经，向下清理其全程。在梨状肌前面清理出骶$_1$～骶$_4$脊神经前支及骶神经丛。在臀部检查已解剖出的骶丛分支，坐骨神经、阴部神经和臀上、臀下神经。

1. 闭孔神经　此神经沿盆腔侧壁前行，穿闭膜管出盆腔达下肢（见第十六章中腹后壁局部解剖）。

2. 腰骶干（lumbosacral trunk）　由腰$_4$脊神经前支的部分与腰$_5$脊神经前支合成，在腰大肌内缘穿出，在髂内动脉后方，骶髂关节前方向下入盆腔，与骶$_1$脊神经前支汇合后即参与组成骶神经丛。

3. 骶丛　由腰骶干和全部骶、尾神经前支组成，位于骶骨和梨状肌前方，表面覆有盆壁筋膜。

骶丛除发出细小分支至盆壁肌、肛提肌、尾骨肌及髋部几个小肌外，大的分支如臀上神经、臀下神经、股后皮神经等均已在臀部解剖，在此不再重复。骶丛的2个重要分支为坐骨神经和阴部神经（见

第二十章会阴部局部解剖）。

七、盆部肌、筋膜及筋膜间隙

清除各器官间及与盆壁间的结缔组织（即筋膜间隙），可露出较致密成层的盆壁、盆底筋膜（盆膈上筋膜）；盆膈下筋膜在会阴部观察。剥去各部筋膜，观察盆壁肌和盆膈肌，肛提肌分部不强求，只观察位置即可。

（一）盆壁肌

1. 梨状肌 见第七章中臀部局部解剖。
2. 闭孔内肌 起自闭孔膜及闭孔边缘，肌束向后集中成肌腱，经坐骨小孔出盆腔转折向外，止于股骨转子窝。闭孔内肌筋膜加厚，与肛提肌起始部的腱纤维形成腱弓（肛提肌腱弓），肛提肌起于该腱弓。

（二）盆膈

盆膈由肛提肌，尾骨肌，盆膈上、下筋膜构成。
1. 肛提肌（levator ani） 为一对扁薄肌，起于耻骨后面、坐骨棘和张于二者之间的肛提肌腱弓。肌纤维斜向后、下、内侧，止于会阴中心腱、直肠壁、尾骨和肛尾韧带。因此，左、右肛提肌形成漏斗状。按该肌起止和位置可分为如下3个部分。
（1）耻尾肌（pubococcygeus）：起于耻骨盆面及肛提肌腱弓中份，止于骶、尾骨侧缘及肛尾韧带。具有固定直肠的作用。前列腺提肌（levator muscle of prostate）或耻骨阴道肌（pubovaginalis）：肌的前部由两侧的耻尾肌内侧缘间形成狭窄裂隙（尿生殖裂urogenital hiatus或盆膈裂孔）。在男性其肌纤维绕前列腺尖两侧向后止于会阴中心腱，称前列腺提肌；在女性，其肌纤维经尿道及阴道两侧，形成“U”形袢，肌束还与尿道、阴道壁肌层交织，称耻骨尿道阴道肌。
（2）耻骨直肠肌（puborectalis）：是肛提肌的中部肌束，较厚，向后止于会阴中心腱，并与对侧的肌束形成“U”形袢，从后方勾绕直肠会阴曲处，它与直肠壁纵行肌层、肛门内括约肌、肛门外括约肌浅、深部一起构成肛门直肠环（anorectal ring）。此环对控制排便起主要作用。
（3）髂尾肌（iliococcygeus）：是肛提肌后部肌束，起自闭孔内肌筋膜，止于尾骨侧缘和肛尾韧带。
2. 尾骨肌（coccygeus） 构成盆膈的后部。呈三角形，起自坐骨棘，肌纤维束呈扇形扩展开，止于尾骨和骶骨侧缘。
3. 盆膈上筋膜（superior fascia of pelvic diaphragm） 是盆壁筋膜的一部分，盆壁筋膜向下延续覆于肛提肌和尾骨肌上面，参与构成盆膈。盆膈上筋膜与盆腔内器官周围的盆脏筋膜相互延续。
4. 盆膈下筋膜（inferior fascia of pelvic diaphragm） 是会阴深筋膜的一部分，覆盖于肛提肌和尾骨肌下面，较薄，亦参与构成盆膈。

第三节 应仔细辨认的结构

（1）女性骨盆测量（产科测量），如对角径、骨盆出口横径。
（2）盆底肌配布。

（3）髂内动脉主要分支及供应。

（4）盆内脏神经丛及支配范围。

（5）子宫的固定装置，子宫动脉和输尿管关系，子宫手术中应注意的结构。

（6）直肠内部结构。

（7）膀胱位置、分布，膀胱结石、肿瘤。

（8）前列腺位置、前列腺疾病。

（9）卵巢、输卵管位置及相应疾病。

第四节　临床结合要点及病例分析

一、临床结合要点

（一）卵巢肿瘤

卵巢肿瘤是妇科的常见肿瘤，可分为良性和恶性。由于卵巢组织成分非常复杂，因此，卵巢是全身各脏器中原发肿瘤类型最多的器官。不同类型卵巢肿瘤的组织学结构和生物学行为具有很大差异。卵巢肿瘤在女性各年龄均可发病，但不同年龄段患者中的常见病理组织学类型有所不同。卵巢上皮性肿瘤多发于50～60岁女性，而生殖细胞肿瘤好发于30岁以下的年轻女性。

在卵巢肿瘤患者中，患侧卵巢一般会有肉眼可见的增大包块。良性肿瘤一般表现为表面光滑的肿物，多数为单侧，查体时边界清楚。恶性肿瘤常见有表面菜花状凸起，多与周围组织形成浸润粘连。

卵巢恶性肿瘤是妇科常见的三大恶性肿瘤之一。由于卵巢位于盆腔深部，早期病变不易发现，发生症状时多数已属晚期。卵巢恶性肿瘤主要通过直接蔓延及腹腔种植发生转移，还可以通过淋巴和血行转移。

近年来，得益于有效的化疗方案，卵巢恶性生殖细胞肿瘤的治疗效果有了显著提高，死亡率由90%降至10%。但卵巢恶性上皮肿瘤的总体治疗效果尚未取得显著的改善，5年生存率仅为30%～40%，目前仍为恶性肿瘤治疗领域的一项巨大挑战。

（二）子宫切除术

子宫切除术分为全子宫切除以及子宫次全切除术，前者切除子宫体及子宫颈，后者仅切除子宫体而保留宫颈。根据患者的病情需要，在切除子宫时，有时会同时切除患者的双侧输卵管乃至卵巢。全子宫切除术可用于妇科肿瘤、内膜异位症以及某些严重的子宫出血性疾病的治疗。子宫次全切除可应用于子宫体的良性病变以及子宫出血性疾病，而患者要求保留宫颈的情况。目前临床上多进行全子宫切除术。

目前子宫切除术的入路包括开腹、阴式及腹腔镜，近年来还新增加了机器人手术方式。不论何种手术入路，手术时均须切断子宫与周围组织连接的所有韧带，包括圆韧带、卵巢固有韧带（同时切除卵巢时应切断骨盆漏斗韧带）、阔韧带、主韧带、子宫骶韧带以及子宫动脉。子宫切除术中需特别注意的是避免输尿管的损伤。手术操作中容易损伤输尿管的情况如下。

1. **处理子宫动脉及宫颈主韧带** 这是最常发生输尿管损伤的部位。输尿管在进入膀胱走行过程中，经过子宫颈的外侧，子宫动脉在宫颈附近距阴道侧穹隆1.5～2.0cm处向前上方横跨输尿管。

2. **处理宫骶韧带时** 输尿管在宫骶韧带外侧走行。

3. **处理骨盆漏斗韧带时** 当手术同时切除卵巢时，需切断骨盆漏斗韧带。左、右输尿管分别越过左髂总动脉末端和右髂动脉起始部的前面，位于骨盆漏斗韧带侧后方4～6cm。

（三）输卵管结扎

正常的受孕过程中，卵巢排出的卵子由输卵管伞端捡拾，输送入输卵管内，多数情况下在输卵管壶腹部位遇到精子完成受精。受精卵随后开始发育，并且经过输卵管输送入宫腔内完成着床。

输卵管结扎手术通过对输卵管进行切断结扎或夹闭，阻止精子和卵子结合达到避孕目的，是一种目前最为有效彻底的女性绝育措施。手术入路有经腹、经腹腔镜及经阴道3种。对输卵管结扎切除的操作方法有许多种，目前临床上常用的有抽芯近端包埋法、袖套结扎法、输卵管双折结扎切除法等。只有在女性完全无生育要求时才采取输卵管结扎术，否则建议采用其他方式避孕。

（四）宫颈癌

在发展中国家，宫颈癌是最为常见的妇科恶性肿瘤。人乳头瘤病毒（HPV）是宫颈癌形成的关键，可在99.7%的宫颈癌中检测到。宫颈癌最常见的组织学类型是鳞状细胞癌，此外，包括腺癌、腺鳞癌以及其他组织学类型。宫颈癌早期多无症状，就诊时最常见的症状是不规则阴道出血（包括性交后出血）或排液。因为宫颈可以通过妇科检查进行暴露，因此，特别强调宫颈癌筛查的重要性。

宫颈癌的诊断目前通过三阶梯程序：宫颈细胞学检查和/或高危型HPV DNA检测—阴道镜检查—宫颈活组织检查。宫颈癌的转移途径主要为直接蔓延，癌组织向邻近器官及组织扩散，向下累及阴道壁，向上累及宫腔，向两侧扩散可累及主韧带和阴道旁组织直至骨盆壁，压迫或侵及输尿管时会导致输尿管及肾积水。其他转移途径包括淋巴转移和血行转移。宫颈癌的治疗方法包括手术治疗、放疗及化疗。根据临床分期、患者年龄、全身状况等因素综合考虑选择治疗方案。

（五）子宫内膜癌

子宫内膜癌是发生于子宫内膜的上皮性恶性肿瘤，是发达国家中最常见的妇科恶性肿瘤，在发展中国家的妇科恶性肿瘤发病率中排第二位。子宫内膜癌有2种组织学类型。①Ⅰ型子宫内膜癌，包括1级或2级子宫内膜样组织学分类的肿瘤，约占子宫内膜癌的80%。这类肿瘤表现为雌激素敏感型，通常预后较好。②Ⅱ型子宫内膜癌预后较差，包括3级子宫内膜样肿瘤和非子宫内膜样组织学的肿瘤（浆液性癌、黏液性癌、透明细胞癌、鳞状细胞癌、移行细胞癌及未分化癌）。子宫内膜癌极早期无明显症状，随病情进展可能出现阴道流血、排液等。分段诊刮是最常用最有价值的诊断方法。子宫内膜癌的转移途径包括直接蔓延、淋巴转移和血行转移，其中淋巴转移为主要转移途径。子宫内膜癌的主要治疗方法包括手术、放疗及药物治疗。早期患者以手术治疗为主，根据病理分期和复发高危因素评估选择辅助治疗；晚期患者采用手术、放疗、药物等综合治疗。目前对于组织学1级、局限于子宫内膜的子宫内膜癌患者，如果想要保留生育能力，可采用孕激素进行治疗。治疗过程中需每3个月进行重复评估。若内膜病理获得逆转，在完成生育后仍推荐进行手术治疗。

（六）异位妊娠

受精卵着床在子宫腔以外的情况统称为异位妊娠（ectopic pregnancy），又称宫外孕（extrauterine pregnancy），是妇科急腹症之一，病情严重时可能危及患者生命。根据受精卵种植的部位，可以分为输卵管妊娠、卵巢妊娠、宫颈妊娠、腹腔妊娠、阔韧带妊娠等，其中以输卵管妊娠最为常见。输卵管妊娠最常见的部位是输卵管壶腹部。

输卵管异位妊娠的典型症状为腹痛、停经和阴道出血。临床上，结合人绒毛膜促性腺激素（human chorionic gonadotropin，HCG）的定量测定和超声检查可以协助诊断。几乎所有诊断为异位妊娠的妇女都要接受药物或者外科治疗。对于血流动力学稳定、HCG值较低、短期内异位妊娠包块无破裂风险者可以采用甲氨蝶呤（MTX）治疗；对于不满足药物治疗条件的患者须采用手术治疗（图19-7）。

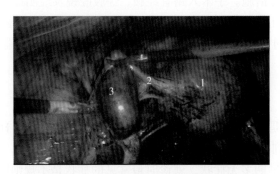

图19-7　左侧输卵管壶腹部妊娠

注：1. 子宫；2. 左侧输卵管；3. 异位妊娠病灶。

（七）子宫肌瘤

子宫肌瘤是女性生殖系统最常见的良性肿瘤，多发生于育龄期妇女。临床通常表现为经量增多或经期延长，或压迫盆腔内脏器导致尿频尿急、腹胀便秘等症状，还可能影响生育。根据患者的症状、妇科查体和超声检查一般可以做出诊断。传统上根据肌瘤与子宫肌壁的关系，可将其分为黏膜下肌瘤、肌壁间肌瘤、浆膜下肌瘤和宫颈肌瘤。近年来，国际妇产科联盟（International Federation of Gynecology and Obstetrics，FIGO）提出了针对子宫肌瘤位置的更详细分类。对于无明显症状的肌瘤可以仅进行随访而不干预。对于有明显症状的患者需要根据其年龄、生育情况、肌瘤的大小、位置综合评估决定治疗方案。治疗的方法包括药物治疗和手术治疗。

（八）直肠子宫陷凹临床意义

子宫直肠陷凹位于子宫与直肠之间，是腹膜在直肠与子宫之间移行形成的陷凹。在立位和卧位时，该陷凹均为盆腹腔的最低部位，在临床上具有重要的应用意义。当盆腹腔内存在炎性积液或内出血时，积液或血液容易积聚在该部位。该部位无法通过腹部触诊触及，但可以通过阴道或直肠内指诊进行触诊。子宫直肠陷凹与阴道后穹隆之间仅隔着阴道后壁和一层腹膜，当盆腔内积液、积血量较多时，触诊后穹隆有饱满感。临床上可通过阴道后穹隆穿刺，抽吸出子宫直肠陷凹内的液体进行辅助诊断。临床上有时会遇到急腹症病因难以明确，如能从子宫直肠陷凹抽出不凝血，则可作为手术探查的指征。对于子宫直肠陷凹内的脓肿，有时也可通过后穹隆穿刺引流脓液进行治疗。妇科的一些疾病在子宫直肠陷凹常有特殊表现，比如子宫内膜异位症时查体常发现子宫直肠陷凹有触痛结节，晚期卵巢癌时子宫直肠陷凹多有浸润，查体时会表现为局部增厚、结节但无触痛。

（九）膀胱癌

膀胱癌是泌尿系统最常见的恶性肿瘤，占我国泌尿生殖系肿瘤发病率的首位，多数为尿路上皮癌。在膀胱侧壁及后壁最多见，其次为三角区和顶部，其发生可为多中心。膀胱肿瘤可先后或同时伴有肾盂、输尿管和尿道肿瘤。

约90%以上的患者最初的临床表现是血尿，通常为无痛性、间歇性、肉眼全程血尿，有时也可为镜下血尿。位于膀胱三角区的肿瘤可表现为终末血尿。膀胱癌的分期主要依据肿瘤浸润深度及转移情况，是判断膀胱肿瘤预后的最有价值的参数。

膀胱癌分为非肌层浸润性尿路上皮癌和肌层浸润性尿路上皮癌。前者多采用经尿道膀胱肿瘤电切术，术后用膀胱灌注治疗预防复发。后者和膀胱鳞癌、腺癌患者多采用全膀胱切除术治疗，有些患者可以采用膀胱部分切除术治疗。肌层浸润性尿路上皮癌患者也可选择进行新辅助化疗＋手术治疗的方法。转移性膀胱癌以化疗为主。

（十）膀胱感染

膀胱感染是发生在膀胱的炎症，包括特异性和非特异性感染，还有其他特殊类型的膀胱炎。

急性膀胱炎表现为排尿时尿道有烧灼痛，伴尿频、尿急，严重时伴急迫性尿失禁，有时出现血尿，常在终末期明显，耻骨上膀胱区有轻度压痛。部分患者可出现轻度腰痛。慢性膀胱炎尿频、尿急、尿痛症状长期存在，且反复发作，但不如急性期严重，尿中有少量或中量脓细胞、红细胞。抗菌药物治疗是尿路感染的主要治疗方法，推荐根据药敏试验结果选择用药。一些特殊情况下的无症状菌尿患者不需要常规抗菌药物治疗，需要密切观察病情。

膀胱的特异性感染即膀胱结核，呈慢性膀胱炎症状，对常规抗生素治疗的反应不佳，尿液中可找到抗酸杆菌，尿路造影显示肾输尿管有结核病变。晚期可形成挛缩膀胱。

特殊类型的膀胱炎包括间质性膀胱炎（Hunner溃疡）、腺性膀胱炎、气性膀胱炎、坏疽性膀胱炎、化学性膀胱炎和放射性膀胱炎。

（十一）膀胱结石

膀胱结石是指位于膀胱内的结石，分为原发性和继发性膀胱结石。前者是指在膀胱内形成的结石，多由于营养不良引起，多发于儿童。后者则是指来源于上尿路或继发于下尿路梗阻、感染、膀胱异物或神经源性膀胱等因素而形成的膀胱结石。

临床主要表现为尿路刺激症状，如尿频、尿急和终末性排尿疼痛，尿流突然中断伴剧烈疼痛且放射至会阴部或阴茎头，改变体位后又能继续排尿或重复出现尿流中断。

膀胱结石的治疗包括体外冲击波碎石（extracorporeal shock wave lithotripsy，ESWL）、膀胱镜机械碎石（大力钳碎石）、弹道气压或激光碎石以及传统的耻骨上膀胱切开取石术等。

（十二）耻骨上导尿

耻骨上导尿即膀胱造瘘术，可实现尿流改道，以解除急性尿路梗阻、消除慢性尿路梗阻对上尿路的不利影响，或下尿路手术后确保尿路愈合。膀胱造瘘术常用的方法有开放性耻骨上膀胱造瘘术和耻骨上穿刺膀胱造瘘术，用以永久性或暂时性尿流改道。暂时性尿流改道首选膀胱穿刺造瘘术。术后通过换置Foley导尿管可实现永久性膀胱造瘘。

耻骨上膀胱造瘘术的适应证如下。

1. 暂时性膀胱造瘘术的适应证　①急性尿潴留导尿不成功者。②膀胱、前列腺及尿道手术后暂时性尿液引流。③阴茎和尿道损伤者。④急性或化脓性前列腺炎、尿道炎、尿道周围脓肿等。

2. 永久性膀胱造瘘术的适应证　①神经源性排尿功能障碍，不能长期留置导尿管者或留置导尿管后反复出现睾丸炎或附睾炎者。②下尿路梗阻伴尿潴留不能耐受手术者。③因尿道肿瘤而行全尿道切除者。

（十三）导尿术

导尿术是经由尿道插入导尿管到膀胱，引流出尿液，是检查和治疗泌尿系统疾病常用的方法。导尿分为导管留置性导尿及间歇性导尿两种。适应证包括：①各种下尿路梗阻所致尿潴留。②危重患者抢救。③膀胱疾病诊断与治疗。④进行尿道或膀胱造影。⑤留取未受污染的尿标本做细菌培养。⑥手术前的常规导尿。⑦膀胱内药物灌注或膀胱冲洗。⑧探查尿道有无狭窄。⑨某些泌尿系统疾病手术后的尿液引流。

（十四）泌尿结石

泌尿结石可见于肾、输尿管、膀胱和尿道的任何部位。肾与输尿管结石较常见。临床表现因结石所在部位不同而异。上尿路结石的典型表现为肾绞痛与血尿，在绞痛发作前，患者可无任何感觉，因各种诱因，如剧烈运动、劳累、长途乘车等，突然出现一侧腰部剧烈绞痛，并向下腹及会阴部放射，伴有腹胀、恶心、呕吐、程度不同的血尿；下尿路结石主要表现是排尿困难和排尿疼痛。

治疗可采取药物治疗（结石＜0.6cm）、体外冲击波碎石、腔镜碎石（包括经皮肾镜碎石、输尿管硬镜及软镜碎石、膀胱镜碎石等）以及开放手术治疗。随着内镜技术的发展及碎石方法的改进（气压弹道碎石、激光碎石等），开放手术已经很少被采用。

双侧上尿路结石处理的原则：①先处理梗阻严重侧，条件允许可同时取石。②一侧肾结石，对侧输尿管结石，先处理输尿管结石。③双侧肾结石，先处理容易取出且安全侧。若肾功能极差，梗阻严重，全身情况不良，宜先行经皮肾造瘘，待病情好转再处理结石。④孤立肾上尿路结石或双侧上尿路结石引起急性完全性梗阻无尿时，应及时手术。若病情严重不能耐受手术，宜行输尿管D-J管置入或经皮肾造瘘。

（十五）泌尿系肿瘤

泌尿系肿瘤是指发生于泌尿系统任意部位的肿瘤，包括肾、肾盂、输尿管、膀胱、前列腺和尿道肿瘤。常见的症状为无痛性肉眼血尿。

肾盂以下为管道性脏器，腔内均覆盖尿路上皮，并与尿液接触。致癌物质可通过尿液使上皮发生肿瘤，故肾盂、输尿管、膀胱、部分尿道的肿瘤，统称为尿路上皮肿瘤。病理表现为多器官性、多发性、多灶性和复发性，需要对患者尿路全面检查并长期随访。

泌尿系统肿瘤常见于40岁以上的患者，男性比女性多一倍。肾母细胞瘤和膀胱横纹肌肉瘤是婴幼儿疾病，发病率无性别差异。在泌尿系统肿瘤中，我国常见膀胱癌，欧美则多见前列腺癌。

（十六）盆腔肾

胎儿期肾胚芽位于盆腔内，随着发育肾逐渐上升到正常位置，若上升发生障碍，滞留于盆腔，则形成盆腔肾。盆腔肾较小，呈扁平、球形，因旋转不良肾盂常位于前方，90%肾轴倾斜甚至呈水平位。输尿管也较短，有轻度曲折。肾功能正常。

超声检查、肾盂造影、放射性核素肾图及CT扫描可协助诊断。无症状的异位肾不需要任何治疗，如有并发症则进行相应的处理。

（十七）前列腺疾病

前列腺疾病是成年男性的常见疾病，通常包括前列腺炎、前列腺增生及前列腺癌等。

1. 前列腺炎　可分为急性及慢性。急性前列腺炎是指前列腺的急性感染性疾病，有明显的下尿路感染症状及畏寒、发热、肌痛等全身症状，尿液、前列腺液中白细胞计数升高甚至出现脓细胞。慢性前列腺炎是指前列腺在病原体或/和某些非感染因素作用下，患者出现以骨盆区域疼痛或不适、排尿异常等症状为特征的一组疾病，其发病机制、病理生理学改变还不十分清楚。通常认为，慢性前列腺炎是由具有各自独特病因、临床特点和结局的一组疾病组成的临床综合征。治疗上应进行临床评估，确定疾病类型，针对病因选择治疗方法。包括一般治疗（如保证积极乐观的心态、合理健康的饮食与生活习惯、避免久坐以及规律锻炼等）、抗菌治疗、对症治疗（如植物制剂、α受体阻断剂、M受体阻断剂、非甾体抗炎药等）、物理治疗以及其他治疗。

2. 良性前列腺增生　良性前列腺增生是引起中老年男性排尿障碍最常见的良性疾病。因前列腺间质和腺体的增生，导致前列腺增大、下尿路症状以及膀胱出口梗阻。前列腺增生可选择药物保守或手术治疗。药物治疗包括α受体阻断剂、5α-还原酶抑制剂和植物类药物。当药物治疗无效或出现继发性病变（如肾积水、反复血尿或感染、膀胱结石或憩室、反复尿潴留、腹股沟疝等），应考虑手术治疗，目前最常用的手术方式为经尿道前列腺切除术。

3. 前列腺癌　前列腺癌早期多无特别症状，当癌细胞生长时，前列腺体增大，挤压尿道而引起排尿困难。癌细胞可随血液扩散到身体其他部分。一般病程缓慢，晚期可引起膀胱颈口梗阻和远处转移等症状。对于局限性前列腺癌患者可采用根治性治疗方法，如放射性粒子植入、根治性前列腺切除术、根治性外放射治疗等。转移性前列腺癌多采用内分泌治疗、放疗以及化疗等综合治疗。

（十八）前列腺切除术和勃起功能障碍

常见的前列腺切除术有两类。

1. 传统的开放性前列腺切除术　有以下几种。①耻骨上经膀胱前列腺切除术。②耻骨后前列腺切除术。③经会阴前列腺切除术等。随着技术进步，此类手术已较少进行，多用于合并膀胱结石及前列腺过大的患者，或不适用微创手术的患者。

2. 经尿道前列腺切除术　以经尿道前列腺电切术为首的微创治疗，已经成为目前前列腺切除术的"金标准"。经尿道前列腺汽化术，经尿道红激光、绿激光、2μm激光切除术，纽扣电极切除术，经尿道前列腺切开术，前列腺剜除术以及其他前列腺乙醇消融术等，都是由此衍生的微创手术。

术后在性功能方面的改变较多见的是逆行射精和勃起功能障碍。逆行射精是在射精时，精液不能从尿道口射出体外，而逆向进入膀胱。可能因前列腺手术损伤膀胱颈部，致膀胱内口不能关闭或者关闭不全。逆行射精并不影响性生活，对身体无害。如手术损伤了控制阴茎勃起的神经可以导致勃起功能障碍，不过，这种情况并不多见。大多数患者发生勃起功能障碍的原因可能与精神因素有关，术前的心理疏导十分重要。经尿道前列腺切除术、耻骨后前列腺切除术以及耻骨上经膀胱的前列腺切除术后导致勃起功能障碍的可能性较少。根治性前列腺切除术及经会阴前列腺切除术的术后勃起功能障碍发生率较高。

（十九）输精管切除术

输精管切除术，指切除部分输精管以达到绝育或生育控制的手术。通过手术切除输精管，将两侧输精管断端结扎，阻止精子释出，但仍可射精。有效避孕率几乎为100%。其优点是高效、永久避孕。缺点是需要手术，不可逆。该手术适用于希望永久避孕的成年男性，对于短期避孕则不适用。

二、临床病例分析

（一）膀胱肿瘤

患者，男性，61岁。因反复发作全程肉眼无痛血尿1个月收住院。尿细胞学检查找到癌细胞。B超：膀胱左、右侧壁及后壁可见7个直径1～4cm肿物，侵及深肌层，双肾未见异常。膀胱镜检查结果与B超类似。肾输尿管膀胱造影＋剩余静脉造影（KUB＋IVP）：双肾输尿管显影良好，膀胱内可见充盈缺损（图19-8）。

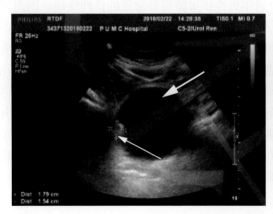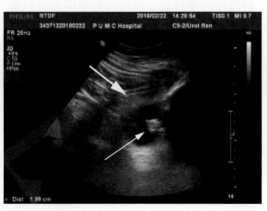

图19-8 膀胱肿瘤超声影像
注：粗箭头示膀胱；细箭头示肿瘤。

临床解剖问题：①该患者的诊断是什么？②该患者膀胱肿瘤的临床分期是几期？③该患者的治疗应选择什么方案？

解析：该患者首先考虑的诊断是膀胱肿瘤。膀胱肿瘤是泌尿系统中最常见的肿瘤。多数为尿路上皮细胞癌。在膀胱侧壁及后壁最多，其次为三角区和顶部，其发生可为多中心。膀胱肿瘤可先后或同时伴有肾盂、输尿管、尿道肿瘤。

膀胱癌的分期依据肿瘤浸润深度及转移情况，是判断膀胱肿瘤预后的最有价值的参数。目前采用2009年第七版TNM分期法。膀胱肿瘤侵犯肌层时为T_2期，其中侵犯浅肌层为T_{2a}，侵犯深肌层为T_{2b}。该患者膀胱肿瘤侵犯深肌层，考虑分期为T_{2b}。

膀胱癌的治疗依赖于膀胱癌的分期。对于非肌层浸润性膀胱癌的治疗首选经尿道膀胱肿瘤切除术；

而根治性膀胱切除术同时行盆腔淋巴结清扫术，是肌层浸润性膀胱癌的标准治疗，是提高浸润性膀胱癌患者生存率、避免局部复发和远处转移的有效治疗方法。因此，该患者的治疗应选择根治性膀胱切除术，同时行盆腔淋巴结清扫术。

（二）前列腺疾病

患者，男性，75岁。排尿困难5年，腰背痛2个月来诊。查体：前列腺左叶有一直径1cm大小质硬结节。血清前列腺特异性抗原（PSA）＞100ng/ml。

临床解剖问题：①该患者首先要考虑的诊断是什么？②运用你所学的解剖知识，解释前列腺癌患者容易出现椎管转移的原因。③简述前列腺癌根治手术时前列腺的毗邻器官。

解析：该患者首先考虑的诊断是前列腺癌。前列腺癌多发生在老年男性，常出现PSA升高，前列腺触诊可发现前列腺质硬或结节。前列腺癌容易出现骨转移。

前列腺静脉丛位于耻骨弓状韧带的后方，耻骨联合的下部、前列腺的前方及两侧，前列腺筋膜鞘与固有囊之间。主要属支是阴茎背深静脉、膀胱支和前列腺支，并连接膀胱静脉丛和阴部内静脉。经膀胱下静脉入髂内静脉。前列腺静脉丛与椎管静脉丛之间的交通支没有瓣膜，可能是前列腺癌向椎管转移的重要因素。

前列腺位于膀胱颈的下方，尿生殖膈的上方，前方为耻骨联合，两者之间有前列腺静脉丛和疏松结缔组织，两侧为肛提肌，前列腺后面是直肠壶腹部。其中背血管复合体引流来自阴茎背深静脉的血液，与阴部、闭孔及膀胱静脉丛有广泛的交通，一旦损伤了该静脉丛，可导致严重出血。因此，在前列腺癌根治手术中背血管复合体的缝扎，对于减少术中出血十分重要。

第二十章 会 阴 部

第一节 概 述

会阴部位于骨盆的下方，呈一个近似菱形的区域。狭义会阴：女性指阴道前庭后端至肛门间的部分；男性自阴囊根部至肛门间。广义会阴：为封闭小骨盆下口的全部器官和软组织结构的总称。

会阴（perineum）的界限：前界为耻骨联合及弓状韧带，后界是尾骨，前外侧界为耻骨、坐骨支及坐骨结节，后外侧界为骶结节韧带。会阴的深处以盆膈的下面为界，其浅面为皮肤，分别与股内侧面和下腹壁的皮肤相续。通过两侧坐骨结节的结节间连线（inter-ischial line），可将会阴部划分为前方的尿生殖三角（urogenital triangle）和后方的肛三角（anal triangle），前者朝向前方和前下方，后者则朝向后方和后下方，两者间的平面形成大约120°的夹角。

一、会阴部筋膜

会阴部是腹部、盆部与臀部、股部的交汇处，皮肤除被有阴毛外，形态随各部结构变化相互移行。筋膜层次、走行及名称随不同部位变化较大，结构也较复杂。

（一）肛三角的筋膜

浅筋膜较厚，富含脂肪和疏松结缔组织，充填在坐骨肛门窝（ischioanal fossa）内，并与会阴、股部和臀部的浅筋膜相延续。深筋膜位于肛提肌和尾骨肌的下面，即盆膈下筋膜。外侧为闭孔筋膜，该筋膜的下方形成阴部管（pudendal canal）。后方与臀大肌筋膜相续。

（二）尿生殖三角的筋膜

尿生殖三角的浅筋膜分为两层：浅层富含脂肪，与腹壁和股部浅筋膜浅层相续；深层为膜性层，又称科利斯（colles）筋膜，覆盖于会阴浅隙诸肌及海绵体的表面。该筋膜向前下方与阴囊肉膜、阴茎浅筋膜相接，向前上方连于腹前壁浅筋膜的膜性层；两侧附于坐骨和耻骨下支的下缘及坐骨结节；向后在会阴浅横肌后缘处与尿生殖膈上、下筋膜相愈着；在中线处还与会阴中心腱和尿道球中隔相愈着。深筋膜为包裹在尿生殖三角肌上面和下面的坚韧、厚实的筋膜，分别为尿生殖膈上、下筋膜。

1. 尿生殖膈上筋膜（superior fascia of urogenital diaphagm） 覆盖于尿生殖三角肌的上面，两侧附于坐骨支和耻骨下支，前、后缘分别于尿生殖三角肌的前后缘处向下折返，移行为尿生殖膈下筋膜。此筋膜构成坐骨肛门窝前隐窝的底。

2. 尿生殖膈下筋膜（inferior fascia of urogenital diaphagm） 覆盖于尿生殖三角肌的下面，两侧附于坐骨和耻骨下支的内面，前方在尿生殖三角肌的前缘处，向上折返与尿生殖膈上筋膜相延续。后方在会阴浅横肌后缘处，与尿生殖膈上筋膜及会阴中心腱相愈合。此筋膜又称会阴膜（perineal

membrane）。

（三）筋膜间隙

1. 会阴浅隙（superficial perineal space） 位于尿生殖膈下筋膜与会阴浅筋膜（superficial fascia of perineum）之间的间隙。在此间隙内，男性含有球海绵体肌（bulbocavernosus muscle）、坐骨海绵体肌（ischiocavernosus muscle）、会阴浅横肌（superficial transverse perineal muscle）、阴茎海绵体脚及尿道球等结构；女性有阴蒂脚、前庭球和前庭大腺等。该间隙开口朝向前上方，经阴茎两侧可达前腹壁。当尿道球部或尿道海绵体损伤时，尿液可渗入此间隙内，并可经阴囊肉膜的深面蔓延到阴茎浅筋膜与深筋膜之间，继而向上可达腹前壁的斯卡帕筋膜与深筋膜之间的间隙。但渗出液不向后蔓延进入肛三角，也不向外扩展到股内侧。皆因会阴浅筋膜于会阴浅横肌后缘处与尿生殖膈上、下筋膜及会阴体相愈着。两侧附于坐骨和耻骨下支及坐骨结节。

2. 会阴深隙（deep perineal space） 位于尿生殖上、下筋膜与两侧坐骨支和耻骨下支之间的密闭筋膜间隙，呈梯形，其内包有会阴深横肌（deep transverse perineal muscle）、尿道括约肌、尿道膜部、尿道球腺等，以及阴部内血管、阴茎背神经、尿道球动脉和神经。女性还有尿道、阴道及阴蒂背神经等。当该间隙内发生炎症或尿道损伤，脓液或尿液渗漏仅局限于间隙内。

二、会阴肌

会阴肌（perineal muscle）是会阴最重要的结构，也是构成盆膈和尿生殖膈的基础。具有承载盆腔及腹腔脏器的作用，并参与对排尿、排便功能的调控。会阴肌分布见表20-1。

表20-1 会阴肌

部位	肌肉名称	起点	止点	主要功能	神经支配	动脉供应
肛三角	肛门外括约肌	皮下部：环绕肛门周围的完整肌纤维环 浅部：发自尾骨尖和肛尾韧带，围绕肛门两侧向后到达会阴体 深部：环绕肛管与耻骨直肠肌融合 浅、深两部均环绕肛门内括约肌的外面 儿童时期外括约肌的厚度与年龄增加相关	皮下部和浅部：向前与会阴浅横肌纤维交叉，向后附于肛尾缝 深部：向前附于会阴体，向后经肛尾韧带附于尾骨	括约肛门，终止排便	阴部神经分支，肛神经	阴部内动脉分支，肛动脉
会阴深隙肌	会阴深横肌（后部）	耻骨坐骨支	会阴中心腱	构成尿生殖膈，括约尿道、阴道	阴部神经分支、股后皮神经会阴支	阴部内动脉分支
	尿道括约肌（前部）	耻骨下支	尿道膜部周围			
会阴浅隙肌	会阴浅横肌	会阴体	耻骨下支	紧张会阴体，加强相关肌的作用	阴部神经分支、股后皮神经会阴支	阴部内动脉分支
	坐骨海绵体肌	附于坐骨耻骨支	覆盖阴茎脚	助阴茎勃起		
	球海绵体肌	覆盖阴茎球两侧	融合于阴茎中缝	排尿、射精后排出剩余的尿和精液		

三、会阴部血管及淋巴回流

（一）动脉

会阴部的动脉主要来自髂内动脉的分支、阴部内动脉。该动脉发出后，经梨状肌下孔出盆，绕坐骨棘后面、坐骨小孔达坐骨肛门窝。在窝外侧壁的阴部管内穿行。在管内发出2～3支肛动脉（anal artery）供应肛管及肛门周围的肌和皮肤。该动脉在阴部管的前端分为会阴动脉和阴茎动脉（阴蒂动脉）进入尿生殖区。

1. 会阴动脉（perineal artery） 行于会阴浅隙内，在球海绵体肌和坐骨海绵体肌之间前行，越过会阴浅横肌时发出会阴横动脉（transverse perineal artery），分布至该肌及肛门与尿道球之间的结构，并与对侧动脉吻合。男性还分出阴囊后动脉（posterior scrotal artery），分布于阴囊和肉膜。女性则发出阴唇后动脉（posterior labial artery），分布于大阴唇的皮肤。

2. 阴茎动脉（artery of penis） 自尿生殖膈后缘进入会阴深隙，在尿道球（bulb of urethra）两侧浅出，返回到会阴浅隙，发出尿道球动脉（urethral bulbar artery）或前庭球动脉（vestibular bulbar artery），向内走行到达尿道球或前庭球及阴茎海绵体的后部或阴道的勃起组织，继而向前，男性发出阴茎背动脉（dorsal artery of penis），女性为阴蒂背动脉（dorsal artery of clitoris），分别到达阴茎或阴蒂背面，营养阴茎、阴蒂头以及阴茎与阴蒂海绵体被膜和皮肤，其分支可与阴茎或阴蒂深动脉吻合。另一终支为阴茎或阴蒂深动脉（deep artery of penis clitoris），斜穿阴茎或阴蒂海绵体，进入海绵体中央走行达其尖端，与对侧同名动脉、阴茎背或阴蒂背动脉和尿道动脉吻合。

（二）静脉

阴部内静脉与阴部内动脉伴行，收集动脉分布区内的静脉血，各静脉属支汇成阴部内静脉，注入髂内静脉。

（三）淋巴回流

来自男性阴茎与阴囊、女性阴蒂与阴唇皮肤的淋巴，与会阴部皮肤的淋巴汇合，引流到腹股沟浅淋巴结和深淋巴结。阴茎或阴蒂海绵体和尿道海绵体的淋巴直接引流到腹股沟深淋巴结。

四、会阴部的神经支配

阴部神经自骶丛发出，经梨状肌下孔至臀部，穿过坐骨棘伴阴部内血管经坐骨小孔，到达坐骨肛门窝侧壁，至阴部管内，分为3支。

1. 肛神经（anal nerve） 由阴部管分出后向内横行，与同名血管伴行至肛门外括约肌、肛管下部及肛门周围皮肤。

2. 会阴神经（perineal nerve） 在阴部管前端分出，与同名血管伴行，发出肌支支配会阴浅隙肌，并穿入深隙支配会阴深横肌和尿道膜部括约肌，还发分支支配肛门外括约肌的前部及肛提肌、尿道海绵体球部、尿道黏膜及阴茎海绵体。另一终支为阴囊后神经（posterior scrotal nerve），分内、外两支伴同名血管前行，分布于男性的阴囊皮肤、女性的大阴唇。

3. 阴茎背神经（dorsal nerve of penis） 与阴茎动脉伴行，穿入会阴深隙，后经耻骨弓状韧带的下方，至阴茎背部，在阴茎背动脉的外侧前行达阴茎头。其分支至阴茎海绵体、阴茎背部皮肤、包皮及阴茎头等。在女性为阴蒂背神经，分支主要分布至阴蒂。

第二节　会阴部局部解剖

在进行会阴部解剖前，首先观察、辨认男性与女性外生殖器形态及结构。

一、女性外生殖器

1. 阴阜　位于耻骨联合前方的皮肤隆起，皮下富含脂肪及结缔组织。性成熟以后生有阴毛。

2. 大阴唇　位于阴阜前下方的纵向皮肤隆起，形成丰满的梭形皱襞。两侧大阴唇的前端和后端互相连合，形成唇前连合和唇后连合。

3. 小阴唇　位于大阴唇的内侧，为一对较薄的皮肤皱襞，表面光滑无毛。前端延伸为阴蒂包皮和阴蒂系带，包绕阴蒂。后端两侧会合，形成阴唇系带。

4. 阴道前庭　位于两侧小阴唇之间的裂隙，其前部有尿道外口，可经此口向上沿尿道追寻至膀胱。在尿道外口的后部可见阴道口和处女膜，内通阴道。在阴道口两侧仔细寻找前庭大腺导管的开口。

5. 阴蒂　位于阴道前庭前端的突起，由两个阴蒂海绵体（cavernous body of clitoris）组成，与男性的阴茎海绵体相当，亦分为脚、体和头3个部分。阴蒂脚埋于会阴浅隙内，附于耻骨和坐骨支，向前两脚合成阴蒂体，表面被阴蒂包皮包绕。阴蒂头露于阴蒂包皮的前方，表面光滑，含有丰富的神经末梢，与男性阴茎头相当。

6. 前庭球（bulb of vestibule）　相当于男性的尿道海绵体，呈马蹄铁形，两个外侧部埋于大阴唇皮下，分列于阴道前庭的两侧，中间部细小，埋于尿道外口与阴蒂体之间的皮下。

二、男性外生殖器

1. 阴囊　位于阴茎后下方的囊袋状结构，由皮肤和肉膜组成。观察阴囊，皮肤薄而柔软，有色素沉着和少量阴毛。阴囊的浅筋膜称肉膜，与腹前外侧壁的斯卡帕筋膜和会阴部的科利斯筋膜相延续。阴囊皮肤表面多皱，正中有纵形的阴囊缝，与之对应的肉膜向深部发出阴囊中隔（septum of scrotum），将阴囊分为左、右两腔，分别容纳两侧的睾丸、附睾及精索等结构（有关阴囊层次和睾丸下降的内容，详见第十五章中腹股沟区的相关描述）。

2. 阴茎　为男性性交器官。在正中矢状切面的标本中观察阴茎的外形和构成。其前端的膨大称阴茎头，由尿道海绵体前端的膨大形成，前端有尿道外口，呈矢状位。头后较细的部分称阴茎颈。

阴茎的皮肤薄而柔软，富有伸展性，包裹在阴茎的表面，其前方形成双层游离的环形皱襞，包绕在阴茎头周围形成阴茎包皮（prepuce of penis）。在阴茎头腹侧中线处，阴茎包皮与阴茎头皮肤反折处形成的皮肤皱襞，称包皮系带（frenulum of prepuce）。

幼儿阴茎包皮较长，随年龄增长包皮退缩，包皮口逐渐扩大，阴茎头显露于外。成年后阴茎头仍被包皮包覆，或包皮口较小致阴茎头无法显露，则分别称为包皮过长或包茎，易导致包皮腔内滞留包垢，诱发炎症和癌变，应行包皮环切术，术中应避免伤及包皮系带，以免影响阴茎的正常勃起。

阴茎浅筋膜相对较薄弱，无脂肪组织，与阴囊肉膜、斯卡帕筋膜和科利斯筋膜相延续。阴茎深筋膜又称巴克筋膜，较坚韧结实，包裹在3个海绵体的外面，在阴茎的前端变薄并消失，在阴茎根部形成阴茎悬韧带，将阴茎悬吊于耻骨联合前面和腹白线处。

三、肛区局部解剖

（1）剥除会阴部皮肤：男性沿阴囊根部和肛门周围做环形切口；女性沿大阴唇外缘做切口，肛门切口同男性。

（2）清除肛门周围（向前不能超出肛区）脂肪结缔组织（即浅筋膜），暴露肛门外括约肌。

（3）从肛门外括约肌向外、向深部清除坐骨肛门窝的脂肪，边清理边分离出肛动、静脉及肛神经，可见其横过坐骨肛门窝，向内达肛门周围。

（4）解剖阴部管，在坐骨肛门窝外侧壁的内侧面处，坐骨结节的内侧面上方20cm处，由前向后剪开由闭孔内肌筋膜形成的阴部管，分离出在管内走行的阴部内动、静脉和阴部神经。向后追踪该血管、神经来自坐骨小孔，向前分离至它们发出的会阴支和阴茎（蒂）支。

（5）清除坐骨肛门窝内的脂肪，保留已解剖出的血管、神经。辨认坐骨肛门窝的各壁和隐窝。此窝为尖朝上、底朝下的锥形间隙，窝尖由盆膈下筋膜与闭孔筋膜汇合而成，窝底为浅筋膜和皮肤。内侧壁为肛提肌、尾骨肌及其盆膈下筋膜与肛门外括约肌。外侧壁为闭孔内肌、闭孔筋膜和坐骨结节的内侧面。前壁为尿生殖膈，后壁为臀大肌下份及其筋膜与骶结节韧带。触摸内、外侧壁的前端向前，可伸入肛提肌与尿生殖膈之间的前隐窝，沿内、外侧壁的后端向后触摸，可延伸至臀大肌、骶结节韧带与尾骨肌形成的后隐窝。

（6）检查阴部内动脉的分支：阴部内动脉由髂内动脉发出，在阴部管内发出肛动脉和会阴动脉。肛动脉有2～3支，分出后横行向前内侧横穿坐骨肛门窝，至肛门周围肌和皮肤，肛动脉并与直肠下动脉有吻合。会阴动脉在阴部管近前端处分出，即向前进入尿生殖区。

阴部内静脉本干及属支均与同名动脉伴行，回流于髂内静脉。

（7）检查阴部神经及其分支：阴部神经由骶丛分出，其行程同阴部内动脉。在阴部管分出肛神经后，本干在管前端分为会阴神经和阴茎（蒂）背神经2个终支，向前至尿生殖区。

四、男性尿生殖区局部解剖

尿生殖区（urogenital region）又称尿生殖三角，位于肛三角（坐骨肛门窝）的前方。由该区的肌、筋膜及其形成的结构与外生殖器官等共同组成。尿生殖三角的后界为坐骨结节间的连线，两侧界是耻骨下支和坐骨支，顶为耻骨联合下缘。男性尿生殖区有男性外生殖器，包括阴茎和阴囊。该区的基础是尿生殖膈。

（一）阴茎解剖

为保持结构的完整性，阴茎的解剖最好在盆部矢状锯开前进行，首先观察阴茎的外形，包括阴茎包皮，阴茎头、颈、体和埋于皮肤深面的阴茎根，注意在耻骨下支和坐骨支的内侧触摸阴茎根。纵切之后再解剖阴茎的深层结构。解剖步骤如下。

（1）沿阴茎背面正中做纵形切口，仔细切开并剥除阴茎皮肤，在很薄的浅筋膜内寻找阴茎背浅静脉。

（2）切开并翻起阴茎深筋膜，在其深面清理出前后走向的阴茎背深静脉（deep dorsal vein of penis），阴茎背动脉和神经依次分列在背深静脉的两侧。

（3）将阴茎沿正中矢状切开，为使尿道从正中剖开，可将探针自尿道外口穿入尿道，再沿探针由前向后将阴茎正中切开。在切面上观察背面的阴茎海绵体与腹面的尿道海绵体、包裹在海绵体外面致密的阴茎海绵体白膜（albuginea of cavernous body of penis）、尿道的海绵体部以及位于阴茎海绵体内的阴茎深动脉（图20-1）。

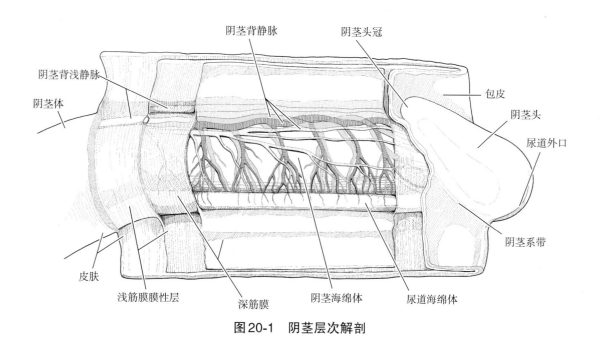

图20-1　阴茎层次解剖

（二）男性尿道解剖

在正中矢状切开的标本上检查，男性尿道（male urethra）起自膀胱的尿道内口，终于阴茎头尿道外口，成人全长16～22cm。男性尿道可分为3个部分：前列腺部、膜部和海绵体部。临床上习惯把尿道前列腺部和膜部称后尿道，而将海绵体部称为前尿道。

尿道全长管径粗细不一，有3个狭窄和3个扩大。3个狭窄是尿道内口、膜部和尿道外口。3个扩大是前列腺部、尿道球部和尿道舟状窝。

尿道经行有2个弯曲：一是耻骨下弯（subpubic curvature），在耻骨联合下方2cm处，凹面向上，包括前列腺部、膜部和尿道球部，此弯曲固定不可变；另一弯曲是耻骨前弯（prepubic curvature），位于耻骨联合前下方，凹面向下，弯曲在阴茎根与体之间，由于阴茎体可活动，故此弯曲可改变，如将阴茎向前上提起，此弯曲可消失。临床为男性尿道插入导尿管或器械时，即采取此处置。

（三）解剖阴囊、睾丸、附睾和精索

1. **阴囊**　沿阴囊剖面处剥离皮肤、肉膜和阴囊各层结构，观察其特点和来源。显露睾丸及其被膜。

2. **睾丸**　在睾丸前缘纵行切开睾丸及其被膜，观察切开的睾丸、附睾。在睾丸剖面内可见被睾丸纵隔分隔的许多睾丸小叶，每个小叶内有2～4条盘曲的精曲小管，是产生精子的结构，用镊子轻拉任一小管，均可从小叶内的结缔组织中拉出2～5cm长的小管。精曲小管在睾丸后部汇成多条精直小管进入睾丸纵隔，相互交织形成睾丸网，由睾丸网发出10～15条睾丸输出小管连于附睾。

3. 附睾　呈勺状附于睾丸的后上方，包括上端膨大的附睾头、中部的附睾体和下端的附睾尾，紧贴在睾丸的后缘。附睾内可见迂回的囊状管道，由头到尾逐渐变细。附睾尾向上弯曲移行为输精管。

4. 精索　由输精管、睾丸动脉、蔓状静脉丛、输精管动脉与静脉、淋巴管、神经以及腹膜鞘突等组成。自睾丸上端起，经阴囊根部、腹股沟管浅环、腹股沟管至腹股沟管深环。自腹股沟管浅环处向下分离出精索，依次切开精索各层被膜，观察其特点和来源。在精索内分离出输精管和蔓状静脉丛。

（四）男性尿生殖区的层次结构

（1）在已剥去皮肤的尿生殖区，显露出会阴浅筋膜（科利斯筋膜），用手指探查浅筋膜的边界和延续结构，可见浅筋膜的后缘与尿生殖膈上、下筋膜相互愈着，在正中线处还与会阴中心腱和男性尿道球中隔相连。两侧附着于耻骨弓和坐骨结节。向前与阴囊肉膜及腹前壁斯卡帕筋膜相延续。

（2）剔除会阴浅筋膜显示会阴深筋膜，在会阴浅隙内检查会阴浅横肌、球海绵体肌、坐骨海绵体肌、尿道球及阴茎脚等结构。

1）会阴浅横肌（superficial transverse muscle of perineum）：为一对狭窄薄弱的小肌，位于会阴浅隙后缘，起自坐骨结节，向内止于会阴中心腱，双侧该肌收缩有固定会阴中心腱的作用。

2）球海绵体肌（bulbocavernosus muscle）：由左、右两部分构成，起自尿道球的下面，两侧的该肌在尿道海绵体的下面合并成正中缝和会阴中心腱，向前向上包绕尿道球和阴茎的后部，止于阴茎背面阴茎深筋膜。该肌收缩压迫尿道、尿道球及阴茎海绵体，协助排尿、阴茎勃起和射精。剥开此肌可显示尿道球。

3）坐骨海绵体肌（ischiocavernosus muscle）：是一对窄而薄的小肌。起自坐骨结节、坐骨支内面，肌纤维在阴茎海绵体脚表面向前内行，止于阴茎海绵体脚下面和外侧面的白膜。此肌收缩压迫阴茎海绵体脚，参与阴茎勃起。剥开此肌即可暴露阴茎脚。

在坐骨结节内侧分离出阴部内动、静脉和阴部神经发出的会阴血管和神经，追踪它们的分支至阴囊。

（3）向内推开尿道球即可显露尿生殖膈下筋膜。仔细将阴茎脚附着处切断翻起，观察阴茎深动脉自深面进入阴茎海绵体。

1）会阴动脉：阴部内动脉在阴部管近前端处穿出，向前经会阴浅横肌深面进入会阴浅隙，再向前达阴囊后部，更名为阴囊后动脉（posterior scrotal artery）。会阴动脉还分支至尿生殖区的各肌及皮肤。会阴静脉与动脉伴行汇入阴部内静脉。

2）会阴神经：阴部神经终支之一，与会阴动脉伴行入会阴浅隙，分为阴囊后神经和肌支。肌支支配会阴浅隙3对肌及会阴深隙的会阴深横肌与尿道括约肌。此外，有感觉支分布于尿道。阴囊后神经有2支，伴同名动脉至阴囊后部（图20-2）。

（4）沿尿生殖膈下筋膜的后缘和前缘切开，向外翻开尿生殖下筋膜，显露会阴深隙的结构。尿生殖膈上、下筋膜均属会阴深筋膜，呈梯形，二者在两侧均附于耻骨下支和坐骨支；二者的前缘在耻骨弓下方愈合，二者的后缘在会阴浅横肌深面愈合，构成尿生殖膈的后缘，因此会阴深隙是封闭的间隙。在会阴深隙内检查以下结构。

1）会阴深横肌（deep transverse muscle of perineum）：位于会阴深隙后部，起于坐骨支，两侧肌纤维向内，于中线处互相交织，止于会阴中心腱。在会阴深横肌的浅面寻找尿道球腺（bulbourethral gland）。

2）尿道括约肌（sphincter of urethra）：是横纹肌，能随意志控制排尿，是会阴深横肌的前部分，纤维围绕尿道膜部。女性为尿道阴道括约肌，包围在尿道和阴道的周围。

3）阴部内动脉：由坐骨直肠窝阴部管前端直接进入会阴深隙，即分出细支至尿道球腺、尿道球和尿道海绵体，其主干继续沿耻骨下支内缘前行，至耻骨联合下缘后下方，穿尿生殖下筋膜浅出至会阴浅隙，

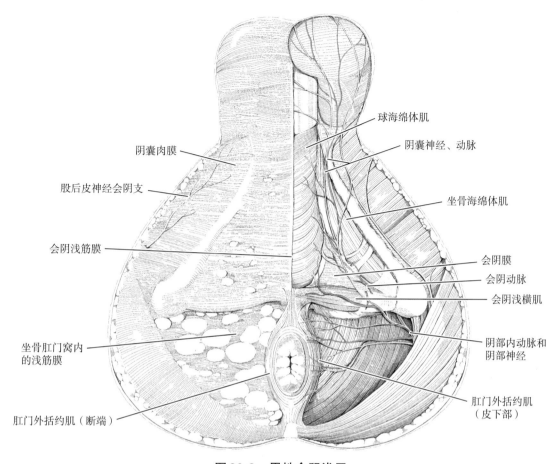

图20-2　男性会阴浅层

分为2个终支。①阴茎深动脉，分出后即穿入阴茎脚内侧进入阴茎海绵体，贯穿其全长。②阴茎背动脉。

4）会阴中心腱（perineal central tendon）：又称会阴体（perineal body），为肌-纤维结缔组织结构。位于尿生殖三角后缘中点，肛门前方，会阴部诸肌及肛提肌均附于此。会阴中心腱对盆底有支撑作用（图20-3）。

五、女性尿生殖区局部解剖

（1）剥去大阴唇的皮肤，观察浅筋膜及向各方的延续。

（2）翻开浅筋膜，清理会阴浅隙肌，注意女性与男性会阴浅隙内的结构异同，神经、血管走向和名称的区别。

（3）女性会阴浅隙肌较男性薄弱，应仔细剥离。在会阴浅横肌附近可见会阴动脉（perineal artery）和会阴神经（perineal nerve）由后向前走行，发出分支分布于球海绵体肌，主干继续前行为阴唇后动脉、神经到达大阴唇。翻开浅薄的球海绵体肌和坐骨海绵体肌，分别寻找被其覆盖的前庭球（bulb of vestibule）和阴蒂脚。前庭球与男性尿道球相当，其后方有形如豌豆的前庭大腺（greater vestibular gland），又称巴氏（Bartholin）腺，位于阴道口两侧。阴蒂脚相当于男性阴茎脚。此两个结构均位于会阴浅隙内（图20-4）。

（4）切开尿生殖膈下筋膜，显示会阴深隙结构（图20-5）。女性会阴中心腱较男性发育良好，且富于弹性。位于肛门与阴道下端之间，阴道和肛管壁坚实地附于中心腱的前、后面。会阴中心腱作为会阴部许多肌的总止点，而这些肌收缩又向不同方向牵拉中心腱，从而支撑和稳定盆底，也就维持了盆腔器官的正常位置。

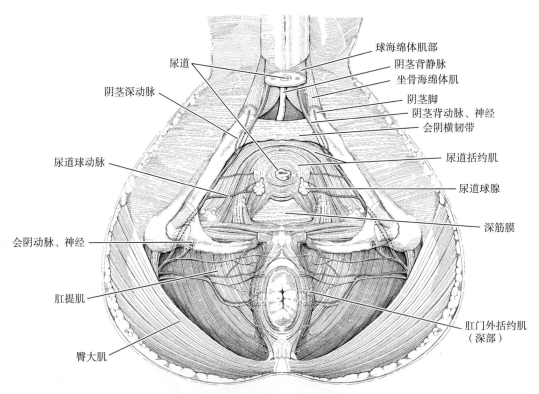

尿道
阴茎深动脉
尿道球动脉
会阴动脉、神经
肛提肌
臀大肌

球海绵体肌部
阴茎背静脉
坐骨海绵体肌
阴茎脚
阴茎背动脉、神经
会阴横韧带
尿道括约肌
尿道球腺
深筋膜
肛门外括约肌（深部）

图 20-3　男性会阴深层

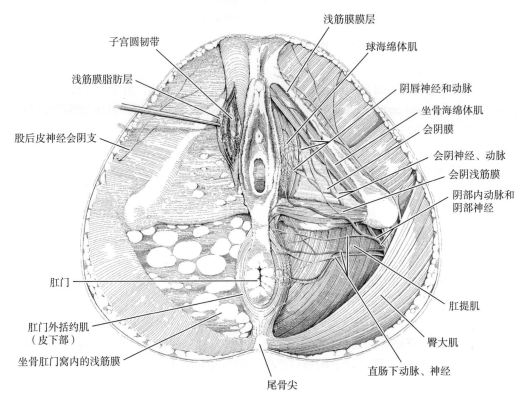

子宫圆韧带
浅筋膜脂肪层
股后皮神经会阴支
肛门
肛门外括约肌（皮下部）
坐骨肛门窝内的浅筋膜
尾骨尖

浅筋膜膜层
球海绵体肌
阴唇神经和动脉
坐骨海绵体肌
会阴膜
会阴神经、动脉
会阴浅筋膜
阴部内动脉和阴部神经
肛提肌
臀大肌
直肠下动脉、神经

图 20-4　女性会阴浅层

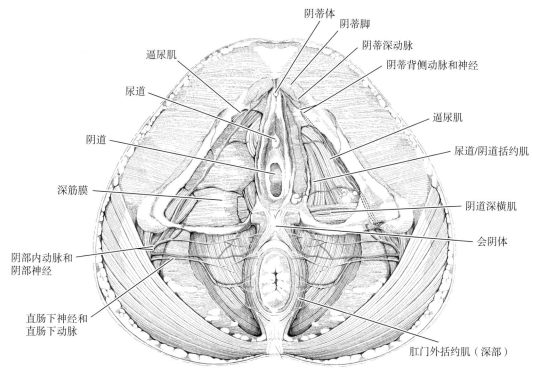

图 20-5　女性会阴深层

第三节　应仔细辨认的结构

（1）阴部管、会阴膜、会阴体的位置、构成及相关结构。
（2）会阴浅隙界限、内容。
（3）会阴深隙界限、内容。
（4）坐骨肛门窝脓肿可能扩散方向。
（5）男性尿道破裂不同部位引起的症状区别。
（6）阴部神经的走行及封闭部位。
（7）会阴筋膜特点。

第四节　临床结合要点及病例分析

一、临床结合要点

（一）产科骨盆测量

骨盆内外测量是判断孕妇能否正常分娩的重要方法。包括以下重要径线。

1. **入口前后径**　又称真结合径，为耻骨联合上缘至骶岬前缘中点间距离，也称骶耻内径。此径是胎先露进入骨盆入口的重要径线，长约11cm。骨盆入口狭窄常影响胎头入盆，临产后可导致第一产程阶段的潜伏期和活跃期均延长或停滞。

2. 入口最大横径　此径线是骨盆入口平面最大径线，为两髂耻线间的最宽距离，约13cm。

3. 坐骨棘间径　为两侧坐骨棘之间的距离，是中骨盆最短的径线，正常值10cm。此径线过小会影响分娩过程中胎头下降，导致第一产程活跃期或第二产程延长或停滞。

4. 坐骨结节间径　两侧坐骨结节内侧缘之间距离，又称出口横径，正常值8.5～9.5cm。该径线是骨盆出口的重要径线，其长短与分娩的关系密切。

5. 出口后矢状径　骶尾关节至坐骨结节间径中点的距离，正常值8～9cm。坐骨结节间径偏小时，正常的出口后矢状径可作为弥补。出口后矢状径与坐骨结节间径之和小于15cm时，表明骨盆出口平面没有明显狭窄。若骨盆出口平面狭窄，原则上不应阴道试产。

（二）妇科双合诊、三合诊和肛诊

1. 双合诊　双合诊是妇科检查中最重要的项目。检查者戴手套并在相应手指涂以润滑剂之后，以一手的两指或一指放入患者阴道，另一只手在腹部按压配合检查。检查目的是对阴道、宫颈、子宫体、双侧附件及宫旁结缔组织进行触诊，了解盆腔内有无肿物。若触及肿物时进一步了解其质地和范围。

2. 三合诊　三合诊是检查者以一手的示指放入患者阴道，中指放入患者直肠，另一只手在腹部配合检查，是双合诊的补充检查。可以进一步了解子宫后壁、子宫直肠陷凹和宫骶韧带有无病变。

3. 肛诊　在妇科中，肛诊用于对无性生活史、阴道闭锁或其他不适宜进行阴道检查的患者。检查者以一手示指置入患者直肠，另一手在腹部配合检查，可以对阴道后壁、宫颈、子宫和双侧附件区进行触诊（图20-6）。

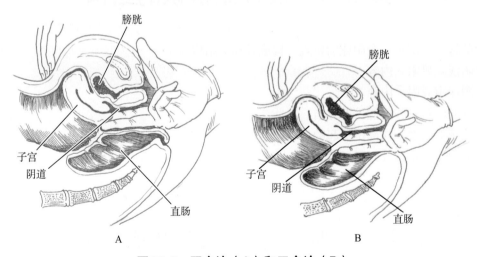

图20-6　双合诊（A）和三合诊（B）

（三）会阴切开术

会阴切开术是在分娩过程中为扩大阴道开口所行的切开手术，用于会阴过紧或胎儿过大，估计分娩时会产生严重会阴裂伤，或者母婴有紧急情况急需结束分娩的情况。目前使用的会阴切开术包括会阴正中切和会阴侧切，临床上行会阴侧切时以左侧切开多见。会阴正中切口起自阴唇系带，在会阴中线上向尾侧延伸。该切口涉及的解剖结构包括：阴道上皮、会阴体、会阴体与球海绵体肌在会阴部的连接处以及会阴皮肤。会阴侧切的切口起自阴唇系带，斜向切开会阴，使最终胎儿娩出后的切口角度在45°左右。该切口涉及的解剖结构包括：阴道上皮、会阴横肌、球海绵体肌以及会阴皮肤。

（四）睾丸肿瘤

睾丸肿瘤是青年男性中最常见的恶性肿瘤，分为原发性和继发性两类。

原发性睾丸肿瘤分为生殖细胞肿瘤和非生殖细胞肿瘤两大类。前者发生于曲细精管的生殖上皮，其中精原细胞瘤最为常见，生长速度较缓慢，预后一般较好；非精原细胞瘤如胚胎癌、畸胎癌、绒毛膜上皮癌等，比较少见，但恶性程度高，较早出现淋巴和血行转移，预后较差。后者发生于睾丸间质细胞，来源于纤维组织、平滑肌、血管和淋巴组织等睾丸间质细胞。继发性睾丸肿瘤较为罕见。

甲胎蛋白（AFP）和HCG是睾丸肿瘤最常用的肿瘤标志物。90%以上纯精原细胞瘤不产生肿瘤标志物，而非精原细胞瘤不产生肿瘤标志物者仅占10%。肿瘤标志物可作为观察疗效的指标，手术、化疗或放疗后迅速下降则预后较好，下降缓慢或不下降者可能有残余肿瘤。

治疗上，精原细胞瘤应行经腹股沟途径的根治性睾丸切除术，术后放射治疗，晚期用多联化疗。胚胎癌和畸胎瘤应行根治性睾丸切除术及腹膜后淋巴清扫术，术后辅以放射治疗及多联化疗。绒毛膜上皮癌行根治性睾丸切除术及多联化疗。

（五）精索静脉曲张

精索静脉曲张（varicocele）是指精索内蔓状静脉丛发生不同程度扩张和纡曲的血管性疾病。可分为原发性和继发性两类。前者可能因血管内压力增高所致，多见于左精索静脉，因其行程长，先汇入左肾静脉，再汇入下腔静脉。肠系膜上动脉和主动脉压迫左肾静脉，影响其静脉回流，可由静脉周围的结缔组织薄弱、静脉瓣膜功能障碍、静脉管壁的结构异常以及变异或发育不良等因素引起。后者的病因可能为腹腔内或腹膜后肿瘤、肾积水、异位血管等，压迫精索静脉所致。原发性精索静脉曲张无明显症状并有生育者一般无须手术治疗。

当伴有以下情况者须手术治疗：①有严重症状，经非手术治疗无效者。②有睾丸生精功能障碍，伴有睾丸萎缩，引起不育者。③同时伴有腹股沟疝或鞘膜积液者。

（六）泌尿道探查

泌尿道探查包括导尿、尿道探条、膀胱尿道镜检查、输尿管镜检查、肾镜检查等。其目的为探查泌尿道内狭窄、损伤、结石或者肿物等。需要检查的人群包括不明原因血尿、泌尿系梗阻及疑似泌尿道肿物者，或须手术治疗的泌尿道结石及泌尿系损伤患者。

诊断性导尿有助于确诊尿道狭窄和尿道断裂，根据尿管置入的深度可判断狭窄的部位，还可行尿道造影了解尿道内情况。尿道探条可探查尿道狭窄和结石，还可行尿道扩张术，以治疗或预防尿道狭窄、慢性后尿道炎、反复发作的女性尿道综合征和膀胱颈梗阻等。

膀胱尿道镜检查适用于常规检查仍无法确诊的尿道及上尿路疾病，观察其他疾病对泌尿系统的影响，确定血尿原因及出血部位，确定膀胱肿瘤部位、数目、大小及性质，膀胱异物、结石的确诊及取出。膀胱尿道镜也可行活组织检查以明确诊断，是制订治疗计划的重要依据。

输尿管镜和肾镜探查适用于原因不明的上尿路充盈缺损或梗阻、单侧肉眼血尿、尿细胞学检查阳性但不能明确诊断者，还可用于上尿路肿瘤姑息治疗后的随访复查。探查术中可同时行碎石、狭窄切开、异物取出及肿瘤切除。输尿管镜是通过尿道、膀胱进入输尿管，完成检查和操作，硬质输尿管镜可到达肾盂输尿管交接处，软质输尿管镜可进入肾盏。应用输尿管镜操作，体表无伤口，因其口径小，能做的操作有限。肾镜是在B超或X线引导下，从腰部穿刺进入肾盂或肾盏，扩张构建一个小通道，经通道完成检查和操作，术后通道处留置造瘘管数日。

（七）尿道破裂

男性尿道长16～22cm，直径5～7mm，以尿生殖膈为界分为前后两段。前尿道为海绵体部，包括阴茎头、阴茎和球部，长12～17cm。后尿道包括膜部和前列腺部：前列腺部长约3cm，纵贯前列腺；膜部最短，长约1.5cm，穿尿生殖膈。男性尿道有耻骨下和耻骨前2个弯曲。第1个弯曲位于尿道内口至耻骨联合下方，为凹向前上的固定弯曲；第2个弯曲位于阴茎体和阴茎根移行处，为凹向后下的可变弯曲。

男性尿道因其解剖特点，易受损伤，发生泌尿科常见的急症，依致伤因素分类如下。

（1）尿道内损伤：尿道注入化学药品，尿道器械损伤、尿道结石异物损伤。

（2）尿道外损伤：骑跨伤、会阴外伤和骨盆骨折。

（3）开放性损伤：枪伤、锐器贯通伤和切割伤。

按损伤部位分类如下。

（1）前尿道损伤：多见于骑跨伤，损伤位于尿道球部。

（2）后尿道损伤：多见于骨盆骨折，损伤位于膜部。可产生尿外渗、感染、尿道狭窄和瘘管等并发症。

女性尿道短而直很少损伤，但在妇产科手术时可致损伤，发生尿道阴道瘘，常须手术治疗。

（八）提睾反射

提睾反射属于浅反射。检查方法：用钝头竹签由下向上轻划大腿内侧上方皮肤，通过腰$_1$～腰$_2$脊髓，可以引起同侧提睾肌收缩，使睾丸上提。

提睾反射异常见于：双侧反射消失见于腰$_1$～腰$_2$脊髓病变，一侧反射减弱或者消失见于锥体束损害。在老年人及鞘膜积液、精索静脉曲张、睾丸炎、附睾炎或睾丸肿瘤等疾病时提睾反射均可出现减弱或消失。

（九）直肠指诊

直肠指诊是用示指由肛门伸入直肠的检查方法。检查者戴手套或指套，涂适量润滑油，首先用示指轻轻按摩肛门，待肛门括约肌放松后，再将手指徐徐插入肛门，触摸肛门口及直肠壁，有指征时再进行双合诊。直肠指检简便易行，不仅对肛门、直肠的局部病变具有重要诊断价值，而且对诊断盆腔疾病（如阑尾炎、髂窝脓肿、前列腺与精囊病变、子宫和输卵管病变等）也是不可或缺的检查方法。

（十）坐骨肛门窝脓肿

坐骨肛门窝脓肿又称坐骨直肠间隙脓肿，比较常见，占肛周脓肿发病率的20%～25%，多见于20～40岁的青壮年男性。本病多由肛腺感染经外括约肌向外扩散到坐骨直肠间隙而形成；也可由直肠肛管周围脓肿扩散而成。其临床特点是起病急、疼痛剧烈，多伴有全身高热症状，脓肿溃破或切开后常形成肛瘘。常见的致病菌有大肠埃希菌、金黄色葡萄球菌、链球菌和铜绿假单胞菌，偶有厌氧性细菌和结核分枝杆菌，常由多种病原菌混合感染引起。治疗方式包括非手术治疗（抗炎、温水坐浴、对症镇痛及理疗）和手术治疗（脓肿切开引流术、脓肿切开根治术、脓肿一次切开挂线术或分期手术）。脓肿切开引流是治疗坐骨直肠窝脓肿的主要方法，一旦诊断明确，应早期切开引流。

（十一）包皮环切术

包皮环切术是将阴茎前端多余包皮切除，使阴茎暴露出来的手术，是治疗包茎、包皮过长及防止其并发症的有效治疗方法。其适应证包括：①儿童包茎妨碍排尿或反复感染。②成人包茎或包皮过长反复感染者。目前采用的几种手术方式包括传统的包皮环切术和器械辅助的（如采用包皮环或者吻合器）包皮环切术。

（十二）鞘膜积液及手术

鞘膜积液是指鞘膜腔内积聚的液体超过正常量而形成的囊性病变。当鞘膜本身或睾丸、附睾等发生病变时，液体的分泌与吸收失去平衡，形成鞘膜积液。鞘膜内如长期积液、内压增高，可影响睾丸的血运和温度调节，引起患侧睾丸萎缩。根据鞘状突闭合的位置不同，可分为睾丸鞘膜积液、精索鞘膜积液、混合型鞘膜积液、睾丸精索鞘膜积液（婴儿型）、交通性鞘膜积液5种类型。

鞘膜积液的手术方式包括鞘膜大部切除术、鞘膜翻转术、鞘膜折叠术等。交通性鞘膜积液于内环口处高位结扎并切断未闭合的鞘状突，再行鞘膜大部切除或鞘膜翻转术。

二、临床病例分析

尿道破裂

患者，男性，59岁。不慎从墙头跌下，骑在椅子背上后翻落于地，伤后感觉会阴部疼痛，尿道口滴血。3小时后排尿困难，阴囊及会阴部肿胀、疼痛加重。尿道内试插导尿管失败。

临床解剖问题：该患者可能的诊断是什么？用你了解的相关解剖知识，描述尿道损伤后尿液将向哪些部位扩散？

解析：该患者可能的诊断是尿道骑跨伤、球部尿道破裂。

尿道损伤后引起的尿外渗有3种类型。

（1）尿道破裂发生在前尿道部、尿生殖膈之前时，如阴茎固有筋膜尚完整，则尿外渗仅限于阴茎，常见于阴茎部尿道损伤。

（2）前尿道损伤时，如阴茎固有筋膜破裂，由于会阴浅筋膜所附着的两侧及后界密闭，会阴浅隙的前方与腹壁浅筋膜深层深面的间隙相通，尿液沿阴茎、阴囊、腹壁下浅筋膜外渗到阴囊、阴茎、会阴浅层和腹部。因斯卡帕筋膜固定于腹股沟韧带下方一横指处，故尿液不会外渗到股部。此型临床最多见，常见于球部尿道损伤。

（3）尿道破裂发生在后尿道，即尿生殖膈内或尿生殖膈之后。尿液沿前列腺处外渗到耻骨后间隙和膀胱周围。膀胱主要由膜部尿道固定于尿生殖膈。若此处尿道完全断裂，膀胱常被外渗的血液和尿液推向上方。使尿道两断端间形成间隙。常见于尿道前列腺部的损伤。

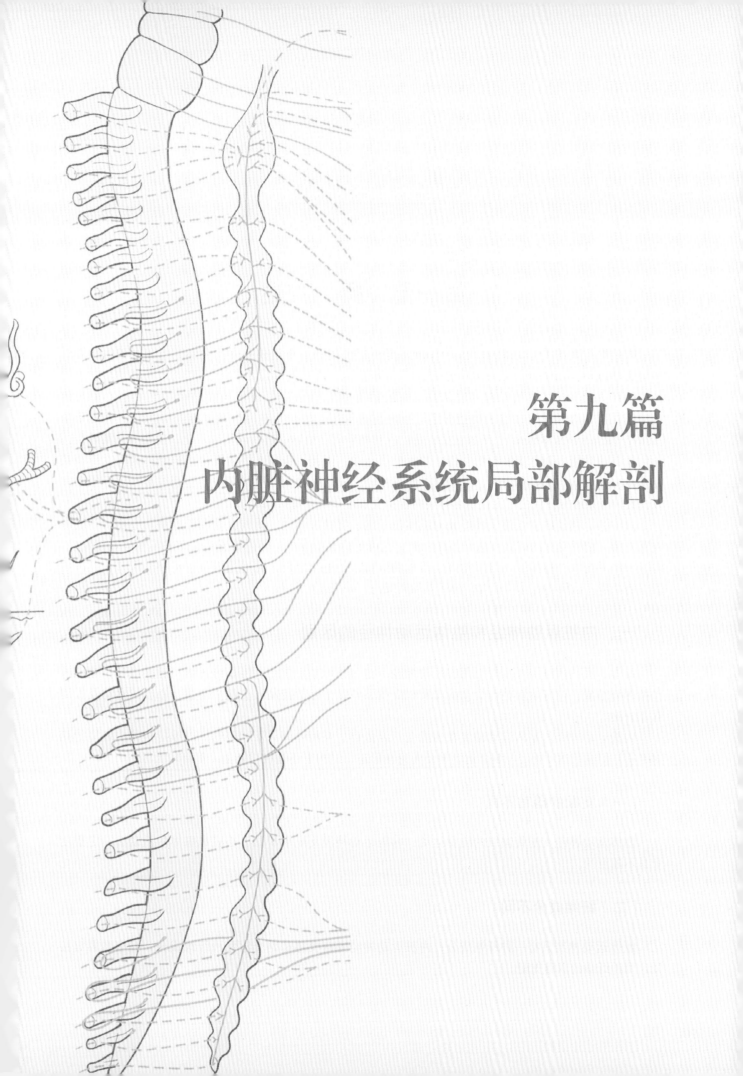

第九篇
内脏神经系统局部解剖

第二十一章　内脏神经系统

第一节　概　　述

内脏神经系统（visceral nervous system）是神经系统的一个组成部分，主要分布于内脏、心血管平滑肌和腺体。内脏神经系统的中枢部位于脑和脊髓，自中枢部发出的内脏神经为周围部。内脏神经中的纤维成分也包括感觉和运动两类。内脏运动神经（visceral motor nerve）调节内脏、心血管的运动并控制腺体的分泌，这一功能似不受人的意志控制，故有人将内脏运动神经称为自主神经系统（autonomic nervous system）。又因它主要是控制和调节动、植物都有的同化和异化，营养与分泌等共同的生命活动功能，并不支配动物所特有的骨骼肌运动，因此，也有人将内脏运动神经称为植物神经系统（vegetative nervous system）。因植物并没有神经，故这一名词在教科书中已逐渐被弃用。近年来多以内脏神经系统取而代之，无论从名称到内涵都更加准确、合适。

内脏感觉神经的初级感觉神经元的胞体位于脑、脊神经节内，周围突分布于内脏和心血管等处的内感受器，把感受到的刺激传递到各级中枢，也可到达大脑皮质，但内脏感觉大多较模糊且难以定位。内脏神经系统的中枢接受内脏感觉神经传来的信息，经整合以后，再通过内脏运动神经调节、控制各器官的功能，以保持机体的正常生命活动和调节内、外环境的稳态。

一、内脏运动神经和躯体运动神经的区别

通常所说的内脏神经主要指内脏运动神经，是内脏神经系统的周围部分，由交感神经和副交感神经两部分组成。内脏运动神经受大脑皮质和皮质下各级中枢的控制，支配平滑肌、心肌的运动及控制腺体分泌。

内脏运动神经与躯体运动神经在功能上互相依存、互相协调并互相制约，以维持机体内环境的相对平衡。但内脏运动神经与躯体运动神经无论在形态、结构上还是在功能上，都有较大区别。

（一）支配的器官不同

躯体运动神经支配骨骼肌的随意运动；内脏运动神经支配平滑肌、心肌和腺体的活动，一定程度上是不随意的。

（二）纤维成分不同

躯体运动神经只有一种纤维成分；内脏运动神经则有交感和副交感两种纤维成分，且多数器官接受这两种纤维的双重支配。

（三）神经元数目不同

躯体运动神经自低级中枢至骨骼肌只有一个下运动神经元（lower motor neuron）；内脏运动神经自低级中枢发出后，需在周围部的内脏运动神经节交换神经元，再由此节内神经元胞体发出纤维才能到达效应器。故自低级中枢至所支配器官间需经过2个神经元（肾上腺髓质例外，只需1个神经元）。第1个神经元称节前神经元（preganglionic neuron），胞体位于脑干和脊髓内，其轴突称节前纤维（preganglionic fiber）。第2个神经元称节后神经元（postganglionic neuron），胞体位于周围部的内脏神经节内，其轴突称节后纤维（postganglionic fiber）。节后神经元的数目较多，1个节前神经元可以和多个节后神经元构成突触。

（四）纤维的粗细不同

躯体运动神经纤维一般是比较粗的有髓纤维（myelinated fiber）（A类纤维）；内脏运动神经节前纤维多是薄髓的B类纤维和无髓纤维（nonmyelinated fiber）（节后纤维）的C类细纤维。

（五）神经纤维分布形式不同

躯体运动神经以神经干的形式分布；内脏运动神经的节后纤维常攀附脏器或血管形成神经丛，由丛分支再至效应器。

（六）低级中枢的细胞核（柱）不同

躯体运动纤维发自脊髓的前角运动神经元（脊神经）和脑干的躯体运动核（脑神经）；内脏运动神经发自脊髓胸$_1$～腰$_3$节段的中间外侧核，骶$_2$～骶$_4$节段的骶副交感核，以及脑干的一般内脏运动核。

根据形态、功能和药理学特点，内脏运动神经可分为3个主要部分：交感神经、副交感神经和肠神经系统。它们都有各自的中枢部和周围部。

二、交感神经和副交感神经的区别

（一）低级中枢的细胞核（柱）不同

交感神经发自脊髓胸$_1$～腰$_3$节段的中间外侧核；副交感神经分别发自脑干的一般内脏运动核和脊髓骶$_2$～骶$_4$节段的骶副交感核。

（二）节前、节后纤维不同

交感神经节前纤维和节后纤维几乎等长；副交感神经节前纤维很长，而节后纤维很短。

（三）神经节位置不同

交感神经节包括椎旁节和椎前节两类，分别位于脊柱的两旁和前面；副交感神经节包括位于头面部的4个神经节，大量位于所支配器官附近的终末神经节（terminal ganglion）即壁旁神经节（paramural ganglion），以及位于器官内的壁内神经节（intramural ganglion）。

（四）分布范围不同

交感神经几乎分布于全身各部；副交感神经分布较局限，皮肤与肌内的血管、汗腺、竖毛肌和肾上腺髓质等，只有交感神经支配而无副交感神经分布。

（五）生理功能不同

交感神经的功能突出表现在机体应对应激状况的需要，如兴奋时的心搏加快、血压增高、瞳孔放大等系列反应；副交感神经侧重于维持机体在平和状况下的生理功能平衡，如安静时的心率及各系统正常生理活动的进行等。

（六）释放的神经递质不同

交感神经与副交感神经节前纤维释放的神经递质均为乙酰胆碱。副交感神经节后纤维释放的仍是乙酰胆碱。交感神经节后纤维大部分释放交感素（去甲肾上腺素及少量肾上腺素），小部分支配汗腺及骨骼肌舒血管的节后纤维释放的是乙酰胆碱。

凡释放乙酰胆碱的神经纤维，称为胆碱能纤维；释放交感素的为肾上腺素能纤维（图21-1）。

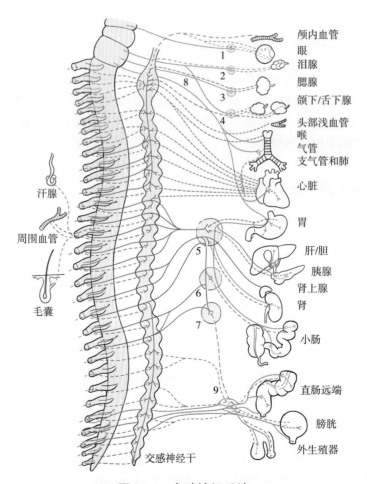

图21-1　内脏神经系统

注：1. 睫状神经节；2. 翼腭神经节；3. 耳神经节；4. 颌下神经节；5. 腹腔神经节；6. 肠系膜上神经节；7. 肠系膜下神经节；8. 迷走神经；9. 盆丛。

第二节　交 感 神 经

交感神经的低级中枢，位于脊髓胸$_1$～腰$_2$（腰$_3$）节段灰质侧角的中间外侧核，由此核的细胞发出的纤维即节前纤维。故交感神经的中枢又称胸腰部。交感神经的周围部包括交感干、交感神经节以及由节发出的分支与交感神经丛。

一、交感神经节

交感神经节因所在的位置不同分为椎旁神经节和椎前神经节。

（一）椎旁神经节

椎旁神经节（paravertebral ganglia）又称交感干神经节（ganglia of sympathetic trunk），位于脊柱两旁。每一侧的椎旁节借节间支（interganglionic branch）连成一条纵行的交感干。交感干上端附于颅底外面，下端在第3尾椎前面。左、右两干于尾骨的前面，经奇神经节相连。椎旁神经节在成人每侧为22～25个，其中颈部常为3～4个节，胸部11～12个节，腰部3～4个节，尾部只有1个节（奇神经节）。

（二）椎前神经节

椎前神经节（prevertebral ganglia）呈不规则的结节状团块，位于脊柱前方，包括腹腔神经节、主动脉肾神经节、肠系膜上神经节和肠系膜下神经节等，各节均位于同名动脉根部附近。

二、交感干的交通支及分布

交感干神经节借交通支与相应的脊神经相连接，交通支分白交通支和灰交通支两种。白交通支主要含由脊髓灰质中间外侧核细胞发出的有髓节前纤维，因髓鞘呈白色，故称白交通支。由于节前神经元的胞体只存在于脊髓胸$_1$～腰$_3$节段的灰质侧角，故白交通支也只见于相应节段脊神经前支与对应的交感干神经节之间。灰交通支是由椎旁神经节细胞发出的节后纤维组成，因多无髓鞘，色灰暗而称为灰交通支。它连于31对脊神经前支与交感干之间。

在已解剖的胸、腹后壁内面，沿脊柱两旁分别撕开壁胸膜和壁腹膜，暴露出交感神经干。检查胸部交感干神经节，可见其与相应的胸神经前支间均有2个交通支相连，分别为白、灰交通支。在腹部则只有灰交通支相连。

（一）交感神经节前纤维

经白交通支进入交感干的节前纤维，有3种去向。

（1）终止于相应的椎旁节，在此节内交换神经元。

（2）在交感干内上升或下降一段后，再终于上方或下方的椎旁节。一般来自上胸段（胸$_1$～胸$_6$）中间外侧核的节前纤维，在交感干内上升至颈部，在颈部椎旁节交换神经元；中胸段者（胸$_6$～胸$_{10}$）

除在同节段椎旁节内换元外，还可在交感干内上升或下降，至其他胸部交感神经节换神经元；下胸段和腰段者（胸$_{11}$～腰$_3$）则在交感干内下降，至腰骶部交感神经节交换神经元。

（3）节前纤维不在交感干内换元，而是直接穿过椎旁节，至椎前节内交换神经元。

（二）交感神经的节后纤维

在椎旁或椎前节内换元后发出的交感节后纤维分布也有3种去向。

（1）经灰交通支返回脊神经，随脊神经分支分布至躯干与四肢的血管、汗腺和竖毛肌等处。

（2）攀附动脉走行，在动脉外膜处形成神经丛（如颈内、外动脉丛等），并随动脉分支分布到所支配器官。

（3）由交感神经节直接发分支分布到所支配的脏器。

（三）交感神经的分布概况

交感干的分支在身体各部有其固定的走行和分布范围，现按部位概述如下。

1. 颈部　颈交感干位于颈血管鞘后方，颈椎横突的前方。一般每侧有3个交感神经节，分别称颈上、中、下节。

颈上神经节（superior cervical ganglion）最大，呈梭形，位于第2～3颈椎横突的前方。可以认为是由上4个神经节融合而成。颈中神经节（middle cervical ganglion）最小，出现概率为87%，通常位于第6颈椎横突处、甲状腺下动脉的前方或上方。颈下神经节（inferior cervical ganglion）位于第7颈椎横突与第1肋颈之间的颈长肌外缘处，在椎动脉起始处的后方，常与第1胸交感神经节合并成颈胸神经节（cervicothoracic ganglion），又称星状神经节（stellate ganglion）。颈部交感神经节与颈神经之间没有白交通支相连，其节前纤维发自胸$_1$～胸$_6$的中间外侧核细胞，在交感干内上行达颈部各节，交换神经元之后，所发出的节后纤维分布如下。

（1）经灰交通支连于8对颈神经，并随神经分支分布至头颈与上肢的血管、汗腺、竖毛肌等。

（2）由神经节发出分支至邻近的动脉，形成颈内动脉丛、颈外动脉丛、锁骨下动脉丛和椎动脉丛等，随这些动脉的分支分布于头颈与上肢的平滑肌及腺体。如泪腺、唾液腺、口腔和鼻腔黏膜内腺体、甲状腺、瞳孔开大肌、竖毛肌和血管等。

（3）自神经节发出喉咽支（laryngopharyngeal branch），直接进入咽壁，与迷走神经、舌咽神经的咽支共同组成咽丛。

（4）颈上、中、下神经节分别发出颈上、颈中和颈下心神经（superior middle and inferior cardiac nerve），下行进入胸腔，除左心上神经加入心浅丛外，其余心神经各支均加入心深丛。

在已解剖的颈部标本内，检查颈交感干、神经节及其分支。辨认颈上、中、下神经节的位置和形态，尽可能追踪各节所发出的分支及分布。

2. 胸部　胸交感干位于肋头的前方，每侧有10～12个胸神经节（thoracic ganglia）。胸交感干的分支如下。

（1）节后纤维经灰交通支进入12对胸神经，并随其分布于胸壁和腹壁的血管、汗腺、竖毛肌等。

（2）上5对胸交感干神经节发分支，可加入心深丛、肺后丛、食管丛和胸主动脉丛等。

（3）由穿过第6～9胸交感干神经节的节前纤维，在胸椎的前外侧面合成一干，称内脏大神经，向下穿膈脚，主要终于腹腔神经节。

（4）由穿过第10～11胸交感干神经节的节前纤维，组成内脏小神经，随内脏大神经穿膈脚入腹腔，主要终于主动脉肾神经节。

（5）由穿过第12胸交感干神经节的节前纤维，组成内脏最小神经，随交感干进入腹腔，终止于肾丛和主动脉肾神经节。

由腹腔神经节和主动脉肾神经节等发出的节后纤维，攀绕着腹主动脉分支走行，分布至肝、脾、肾及胃至结肠左曲一段的消化管。

3. 腰部　腰交感干位于腰椎体的前外侧，在腰大肌的内侧缘处，与跨过内侧弓状韧带后方下行的胸交感干相延续。干上通常有3～4个腰神经节（lumbar ganglia）。腰交感干越过髂总血管的后方，向下与骶交感干相延续。腰交感干发出的分支如下。

（1）节后纤维经灰交通支进入5对腰神经。并随神经分布至下肢的血管、汗腺、竖毛肌等。

（2）由穿过腰交感节的节前纤维组成腰内脏神经，止于腹主动脉丛、肠系膜下丛和上腹下丛内的椎前神经节，节后纤维分布至结肠左曲以下的消化管和盆腔脏器，并有纤维伴随血管分布至下肢。

在已解剖的腹后壁标本中，辨认腹腔神经节、主动脉肾神经节、肠系膜上神经节、肠系膜下神经节等。观察攀绕腹主动脉周围形成的腹主动脉丛（abdominal aortic plexus）、上腹下丛及沿主动脉各分支走行的分丛走行与分布。

4. 骶、尾部　骶交感干位于骶骨前面，骶前孔内侧，有3～4对骶神经节。尾交感干由1个奇神经节（impar ganglion）及其分支构成。骶部交感干神经节常会有相互融合，或左、右两侧交叉相连。骶、尾部交感干的分支如下。

（1）节后纤维随灰交通支连于骶、尾神经，分布于下肢及会阴部的血管、汗腺和竖毛肌等。

（2）由上部骶交感干神经节发出骶内脏神经（sacral splanchnic nerve），到达下腹下丛，除分布于盆腔脏器外，通常沿腹下神经上行加入上腹下丛，支配降结肠以下的消化道。

第三节　副交感神经

副交感神经（parasympathetic nerve）的低级中枢位于脑干的一般内脏运动核和脊髓骶$_2$～骶$_4$节段灰质内的骶副交感核。副交感的周围部包括：自副交感核发出的节前纤维；副交感神经节和大量肉眼很难看到的、存于器官周围或器官壁内的弥散神经节，称器官旁节和器官内节；由节发出的节后纤维。

周围部的副交感神经节，位于颅部的较大，肉眼可见，共有4对：睫状神经节、翼腭神经节、耳神经节和下颌下神经节。每个节都有感觉根、交感根和副交感根，前两根的纤维穿经各节，副交感根内的纤维则在节内交换神经元（相关内容已在第十章头面部局部解剖时讲述）。

器官旁节和器官内节很小且较弥散，只有在显微镜下才能看到。

一、颅部副交感神经

（1）由中脑动眼神经副核发出的副交感神经节前纤维，随动眼神经走行，进入眼眶后到达睫状神经节内交换神经元，其节后纤维经睫后短神经进入眼球壁，分布于瞳孔括约肌和睫状肌。

（2）由脑桥上泌涎核发出的副交感神经节前纤维，随面神经走行，一部分节前纤维至翼腭窝内的翼腭神经节换神经元，节后纤维控制泪腺、鼻腔、口腔及腭黏膜腺体的分泌；另一部分节前纤维至下颌下神经节换神经元，节后纤维控制舌下腺和下颌下腺的分泌。

（3）由延髓下泌涎核发出的副交感神经节前纤维，随舌咽神经走行，至卵圆孔下方的耳神经节换元，节后纤维随耳颞神经走行控制腮腺的分泌。

（4）由延髓迷走神经运动背核（dorsal nucleus of vagus nerve）发出的副交感神经节前纤维，随迷走神经走行，其分支到达胸、腹腔脏器附近或器官壁内的副交感神经节，交换神经元。节后纤维分布于胸、腹腔脏器（降结肠、乙状结肠和盆腔脏器等除外）。

二、骶部副交感神经

骶部副交感神经节前纤维由脊髓骶$_2$～骶$_4$节段灰质的骶副交感核（sacral parasympathetic nucleus）发出，随骶神经出骶前孔，又从骶神经分出，形成盆内脏神经加入下腹下丛（盆丛），部分节前纤维随盆丛的分支走行，到达盆腔脏器附近的壁旁神经节或器官内的壁内神经节交换神经元。还有部分节前纤维经腹下神经上行达上腹下丛，在结肠左曲以下的消化管内交换神经元。骶副交感神经节后纤维分布于直肠、乙状结肠、降结肠、膀胱、男性与女性生殖器官等。此外，还有至海绵体的血管舒张纤维，调节外生殖器的勃起功能。

第四节　内脏神经丛

内脏运动纤维在血管周围及脏器附近常相互交织组成网络状的神经丛。其中颈内动脉丛、颈外动脉丛、锁骨下动脉丛和椎动脉丛等主要由交感神经纤维组成，其余的内脏神经丛则由交感和副交感神经纤维共同组成。在这些丛内也有内脏感觉神经纤维通过。

一、心丛

心丛（cardiac plexus）由交感干的颈上、中、下节和胸$_1$～胸$_4$或胸$_5$节发出的心支，与迷走神经的心支共同组成，按其位置可分为浅、深两丛。

心浅丛位于主动脉弓前下方，右肺动脉前方，由左侧交感颈上心支和左迷走神经低位的2支颈心神经共同组成，内含位于动脉韧带右侧的主动脉弓的下方处的较小的神经节，心浅丛与心深丛、右冠状动脉丛和左肺动脉前丛相交通。

心深丛位于主动脉弓后方及气管杈的前方，较心浅丛大，由除参加心浅丛外的所有交感神经的颈心支和胸心支，与迷走神经的心神经和喉返神经共同组成，丛内含较多神经节。心深丛又可分成左、右两部分，由右侧部发出的分支经右肺动脉的前、后面与肺动脉丛相连，并与心房丛和左冠状动脉丛相连。左侧部与心浅丛相连，分支达左心房丛、左肺动脉前丛和左冠状动脉丛。心丛内的心神经节，为迷走神经的副交感纤维换元处。心丛的分支又组成左、右心房丛和左、右冠状动脉丛，肺动脉丛和主动脉延伸丛等分丛，由各丛发出的分支分布至心肌、心传导系和心的血管等处。

二、肺丛

肺丛（pulmonary plexus）位于肺根的前、后方，分别称肺前、后丛，两丛相互联系。肺丛由交感干的胸$_2$～胸$_5$节的分支和迷走神经的支气管支组成，并接受心丛发来的纤维。肺丛发出的细支沿支气管及肺血管入肺。

三、腹腔丛

腹腔丛（celiac plexus）是最大的内脏神经丛。在第12胸椎和第1腰椎间的水平，位于腹腔动脉和肠系膜上动脉根部周围的致密网状神经丛，丛内有腹腔神经节和主动脉肾神经节等，腹腔神经节呈不规则团块状，横径约2cm，其数目、大小和形状变化很大，通常有2个，右节在下腔静脉的后方，左节在脾动脉起点的后方。主动脉肾神经节位于腹腔神经节的下方。内脏大、小神经在该二节换元。腹腔丛由交感神经节的分支及迷走神经后干的腹腔支共同组成。腹腔丛及丛内神经节发出的分支伴随动脉的分支可连接许多分丛，如肝丛、胃丛、脾丛、肾丛及肠系膜上丛等。各丛随血管分支到达各脏器。此外，来自上腹部内脏的痛觉和其他感觉的纤维也经腹腔丛传递。

四、腹主动脉丛

腹主动脉丛是位于腹主动脉前面及两侧所有神经丛的总称，也是腹腔丛向下延续的部分。该丛还接受第1、第2腰交感神经节的分支。

（一）肠系膜上丛

肠系膜上丛位于主动脉前方、胰腺后方的结缔组织内，围绕在肠系膜上动脉根部的周围，其分支伴随该动脉分支走行，供应所达器官。丛内含有同名神经节。

（二）肠系膜间丛

肠系膜间丛（intermesenteric plexus）位于主动脉前面和外侧，肠系膜上、下动脉起点之间，由大量纤细相互联系的神经纤维组成，仅含较少的神经节。

（三）肠系膜下丛

肠系膜下丛位于肠系膜下动脉的根部，并沿动脉分支分布，其纤维主要来自腹腔丛，还加入第1、第2腰内脏神经的纤维和来自下腹下丛上行的盆内脏副交感纤维。该丛发出的分支沿同名动脉走行达结肠左曲以下至直肠上段间的肠管。腹主动脉丛的一部分纤维下行入盆腔，参加腹下丛的组成；另一部分纤维沿髂动脉组成与动脉同名的神经丛，随动脉分支分布于下肢血管、汗腺、竖毛肌等。

（四）腹下丛

腹下丛（hypogastric plexus）可分为上腹下丛和下腹下丛。

1. 上腹下丛（superior hypogastric plexus） 位于第5腰椎体、腹主动脉的末端及分叉处、左髂总静脉和骶岬的前面，埋于腹膜外结缔组织内。此丛的宽度和构成的神经各异，既有网状也有带状结构。此丛由腹主动脉丛的分支（交感和副交感纤维）、第3、第4腰交感神经节发出的腰内脏神经（交感纤维），以及盆内脏神经（副交感纤维）共同组成。上腹下丛的分支可到达肠系膜下丛、输尿管丛、生殖腺丛及髂总动脉丛，随其分支分布。

2. 下腹下丛（inferior hypogastric plexus） 即盆丛（pelvic plexus），位于直肠的两侧及前面（女

性位于子宫颈、阴道穹隆和膀胱后部的外侧）。由上腹下丛的分支、骶交感干发出的骶内脏神经和副交感的盆内脏神经纤维共同组成。经腹下神经（hypogastric nerve）上行达上腹下丛。该丛伴随髂内动脉的分支组成直肠丛、膀胱丛、前列腺丛和输精管丛，在女性为子宫阴道丛等，并随动脉分支分布于盆腔脏器。

第五节　内脏感觉神经

人体内脏器官除接受内脏运动神经支配外，也有内脏感觉神经分布。内脏感觉神经（visceral sensory nerve）通过内脏感受器接受来自内脏的刺激，将内脏感觉性冲动传到中枢，中枢可直接通过内脏运动神经或间接通过体液调节各内脏器官的活动。

内脏感觉神经的神经元胞体位于脑神经节和脊神经节内，为假单极神经元，其周围突多是薄髓或无髓的较细纤维，随同脊神经、舌咽、迷走、交感和盆内脏神经等分布于内脏器官与血管等处。脑神经节的中枢突随同舌咽、迷走神经进入脑干，止于孤束核；脊神经节的中枢突则随同后根进入脊髓，终于灰质后角，或上行到脑。

由于内脏感觉纤维较细，且数量也少于躯体感觉纤维，进入中枢后的传导路径复杂和多突触联系，使感觉信号传递延迟和强度减弱致感觉阈值升高，在大脑皮质的投射也较弥散，故内脏器官的痛阈较高，定位不准确。但内脏器官对牵拉刺激、饥饿收缩、痉挛、直肠与膀胱的充盈等刺激的反应是比较敏感的，这对维持人体的正常生命活动是非常重要的。

第六节　某些重要器官的神经支配

在系统学习神经系统的基础上，对人体一些重要器官的神经支配进行总结概括，这不仅有利于对其生理功能的领会，对临床诊断和治疗也有一定的实际意义。下面以眼和心脏的神经支配为例加以记述，后附脏器的交感神经和副交感神经神经支配（表21-1），供参考。

表21-1　内脏器官的神经支配

器官	神经	沿内脏神经的传入纤维径路	节前纤维		节后纤维		功能
			起源	径路	起源	径路	
眼球	交感	—	胸$_1$～胸$_2$脊髓侧角	经白交通支→交感干，在干内上升	颈上节，颈内动脉丛内神经节	经颈内动脉丛→眼神经、睫状节→眼球	瞳孔开大，血管收缩
	副交感	—	动眼神经副核	动眼神经→睫状节的短根	睫状节	睫状短神经→瞳孔括约肌和睫状肌	瞳孔缩小，睫状肌收缩

续　表

器官	神经	沿内脏神经的传入纤维径路	节前纤维		节后纤维		功能
			起源	径路	起源	径路	
心脏	交感	经颈心中、心下和胸心支→胸$_1$~胸$_4$（胸$_5$）脊髓后角	胸$_1$~胸$_5$（胸$_6$）脊髓侧角	经白交通支→交感干，在干内上升或不上升	颈上、中、下节和第1~5胸节	颈上、中、下支和胸心支→心丛→冠状丛→心房和心室	心搏加快，心室收缩力加强，冠状动脉扩张
	副交感	迷走神经→延髓孤束核	迷走神经背核，疑核	迷走神经→颈心上下支，喉返神经心支→心丛冠状丛→心房	心神经节，心房壁内的神经节	到心房和心室	心搏减慢，心室收缩力减弱，冠状动脉收缩
支气管和肺	交感	来自脏胸膜的传入纤维经交感神经肺支→胸$_2$~胸$_5$脊髓后角	胸$_2$~胸$_5$脊髓侧角	经白交通支→交感干，在干内上升或不上升	颈下节和第1~5胸交感节	肺支→肺前、后丛→肺	支气管扩张，抑制腺体分泌，血管收缩
	副交感	来自支气管和肺的传入纤维→迷走神经→延髓孤束核	迷走神经背核	迷走神经支气管支→肺丛→肺	肺丛内的神经节和支气管壁内的神经节	到支气管平滑肌和腺体	支气管缩小，促进腺体分泌
胃、小肠、升结肠和横结肠	交感	经腹腔丛→内脏大、小神经→胸$_6$~胸$_{12}$脊髓后角	胸$_6$~胸$_{12}$脊髓侧角	经白交通支→交感干→内脏大、小神经，腰内脏神经	腹腔节、主动脉肾节、肠系膜上节	沿各部分血管周围的神经丛分布	减少蠕动，减少张力，减少分泌。增加括约肌张力，血管收缩
	副交感	迷走神经→延髓孤束核	迷走神经背核	迷走神经→食管丛→胃丛→腹腔丛→肠系膜上丛→胃肠壁	肠肌间丛和黏膜下丛内的神经节	到平滑肌和腺体	促进肠蠕动，增加肠壁张力，增加分泌，减少括约肌张力
从降结肠到直肠	交感	腰内脏神经和交感干骶部的分支→腰$_1$~腰$_3$脊髓后角	胸$_{12}$~腰$_3$脊髓侧角	经白交通支→交感干→腰内脏神经，骶内脏神经→腹主动脉丛→肠系膜下丛，腹下丛	肠系膜下丛和腹下丛内神经节，少量在腰交感节	随各部分血管周围的神经丛分布	抑制肠蠕动，肛门内括约肌收缩
	副交感	经肠系膜下丛，盆丛→盆内脏神经，到骶$_2$~骶$_4$脊髓后角	骶$_2$~骶$_4$脊髓骶部副交感核	经第2~4骶神经→盆内脏神经→盆丛→从降结肠到直肠	肠肌间丛和黏膜下丛内的神经节	到平滑肌和腺体	促进肠蠕动，肛门内括约肌松弛
肝、胆囊、胰腺	交感	经腹腔丛→内脏大、小神经→胸$_4$~胸$_{10}$脊髓后角	胸$_4$~胸$_{10}$脊髓侧角	经内脏大、小神经→腹腔丛	腹腔节，主动脉肾节	沿肝、胆囊、胰腺血管周围神经丛分布	抑制腺体分泌
	副交感	迷走神经→延髓孤束核	迷走神经背核	迷走神经→腹腔丛	器官内神经节	—	加强腺体分泌
肾	交感	经主动脉肾丛→内脏大、小神经→胸$_6$~胸$_{12}$脊髓后角	胸$_6$~胸$_{12}$脊髓侧角	经内脏大、小神经→腹腔丛，主动脉肾丛	腹腔节，主动脉肾节	沿肾血管周围神经丛分布	血管收缩
	副交感	迷走神经→延髓孤束核	迷走神经背核	迷走神经→腹腔丛，肾丛	肾内神经节	—	血管舒张、肾盂收缩

续　表

器官	神经	沿内脏神经的传入纤维径路	节前纤维		节后纤维		功能
			起源	径路	起源	径路	
输尿管	交感	胸$_{11}$～腰$_2$脊髓后角	胸$_{11}$～腰$_2$脊髓侧角	经内脏小神经，腰内脏神经→腹腔丛→肠系膜上、下丛、肾丛	肾节，肠系膜下节	输尿管丛	抑制输尿管蠕动
	副交感	盆内脏神经→骶$_2$～骶$_4$脊髓后角	脊髓骶部副交感核	经盆内脏神经→输尿管丛	输尿管节	—	加强输尿管蠕动
膀胱	交感	盆丛→腹下丛→腰内脏神经到达腰$_1$～腰$_2$脊髓后角（传导来自膀胱体的痛觉）	腰$_1$～腰$_2$脊髓侧角	经白交通支→交感干→腰内脏神经，腹主动脉丛，肠系膜下丛，腹下丛、盆丛	肠系膜下丛和腹下丛内的神经节、少量在腰交感节	经膀胱丛到膀胱	血管收缩，膀胱三角肌收缩，尿道内口关闭，对膀胱逼尿肌的作用很微弱或无作用
	副交感	盆丛→盆内脏神经，到达骶$_2$～骶$_4$脊髓后角（传导膀胱的牵张感觉和膀胱颈的痛觉）	骶$_2$～骶$_4$脊髓的骶副交感核	经第1～4骶神经→盆内脏神经→盆丛→膀胱丛	膀胱丛和膀胱壁内的神经节	到膀胱平滑肌	逼尿肌收缩，内括约肌松弛
男性生殖器	交感	盆丛→交感干，到达胸$_{11}$～腰$_9$脊髓后角	胸$_{11}$～腰$_2$脊髓侧角	经白交通支→交感干→腹腔丛→腹下丛→盆丛或在交感干下行至交感干骶部	腰骶交感节和肠系膜下节	经盆丛→前列腺丛→盆部生殖器，或从腰节发支沿精索内动脉到睾丸	盆部生殖器平滑肌收缩，配合射精，膀胱三角肌同时收缩，关闭尿道内口，防止精液反流；血管收缩
	副交感	—	骶$_2$～骶$_4$脊髓骶副交感核	经骶神经→盆内脏神经→盆丛、前列腺丛	盆丛和前列腺丛的神经	到前列腺和海绵体的血管	促进海绵体血管舒张，与会阴神经配合使阴茎勃起
子宫	交感	来自子宫底和体的痛觉纤维→子宫阴道丛→腹下丛→腹主动脉丛→腰内脏神经和内脏最小神经，到达胸$_{12}$～腰$_2$脊髓后角	胸$_{12}$～腰$_2$脊髓侧角	经白交通支→交感干→内脏最小神经和腰内脏神经→腹主动脉丛→腹下丛—盆丛→子宫阴道丛，或在交感干下行至交感干骶部	腹下丛内的神经节，骶交感神经节	随子宫阴道丛至子宫壁	血管收缩，妊娠子宫收缩，非妊娠子宫舒张
	副交感	来自子宫颈的痛觉纤维经盆内脏神经到达骶$_2$～骶$_4$脊髓后角	骶$_2$～骶$_4$脊髓骶副交感核	经骶神经→盆内脏神经→腹下丛→盆丛→子宫阴道丛	子宫阴道丛内的子宫颈神经节及沿子宫血管的神经节	到子宫壁内	舒张血管，对子宫肌作用不明
肾上腺	交感	胸$_{10}$～腰$_1$（腰$_2$）脊髓侧角	经白交通支→交感干→内脏小神经，内脏最小神经，肾上腺髓质	节前纤维直接到达髓质	—	—	分泌肾上腺素

续　表

器官	神经	沿内脏神经的传入纤维径路	节前纤维		节后纤维		功能
			起源	径路	起源	径路	
松果体	交感	—	脊髓的交感神经中枢	经白交通支→交感干	颈上节	随颈内动脉及其分支至松果体	促进5-羟色胺转化为黑色素紧张素，从而间接抑制性腺活动
上肢的血管和皮肤	交感	经血管周围丛和脊神经到胸$_2$～胸$_8$脊髓	胸$_2$～胸$_8$脊髓侧角	经白交通支→交感干	颈中节、颈胸神经节和上部胸节	经灰交通支→脊神经→血管和皮肤	皮肤和肌血管收缩（胆碱能纤维使血管舒张），汗腺分泌，竖毛
下肢的血管和皮肤	交感	经血管周围丛和脊神经到胸$_{10}$～腰$_3$脊髓后角	胸$_{10}$～腰$_3$脊髓侧角	经白交通支→交感干	腰节和骶节	经灰交通支→脊神经→血管和皮肤	皮肤和肌血管收缩，一般汗腺分泌，竖毛（胆碱能纤维使血管舒张）

一、眼球

（一）感觉神经

眼球的一般感觉冲动沿睫状神经经眼神经、三叉神经，进入脑干。

（二）交感神经

交感神经节前纤维起自脊髓胸$_1$～胸$_2$节段侧角，经胸交感干上升至颈上节，交换神经元后，节后纤维经颈内动脉丛、海绵丛，再穿经睫状神经节分布到瞳孔开大肌和血管，另有部分交感纤维是经睫状长神经到达瞳孔开大肌的。

（三）副交感神经

副交感神经节前纤维起自中脑动眼神经副核（E-W核），随动眼神经到达眶腔，在睫状神经节交换神经元后，节后纤维经睫状短神经分布于瞳孔括约肌和睫状肌。

刺激支配眼球的交感神经纤维，引起瞳孔开大、虹膜血管收缩。切断这些纤维会出现瞳孔缩小。损伤脊髓颈段和延髓及脑桥的外侧部，亦可产生同样结果，据认为，这是因为交感神经的中枢下行束经过上述部位。临床上所见霍纳综合征病例除有瞳孔缩小外，还可出现上睑下垂及同侧汗腺分泌障碍等症状，这是因为交感神经除支配瞳孔外，也支配眼睑平滑肌及头部汗腺的分泌。

刺激眼副交感神经纤维，瞳孔缩小，睫状肌收缩。切断这些纤维，会出现瞳孔散大及调节视力功能障碍。临床上损伤动眼神经，除有副交感神经损伤症状外，还出现大部分眼球外肌瘫痪症状。

二、心脏

（一）感觉神经

心脏的感觉神经传导心脏痛觉纤维，沿交感神经行走（颈心上神经除外），至脊髓胸$_1$～胸$_4$或胸$_1$～胸$_5$节段。与心脏反射有关的感觉纤维，沿迷走神经行走，进入脑干。

（二）交感神经

心脏的交感神经节前纤维起自脊髓胸$_1$～胸$_4$或胸$_1$～胸$_5$节段的侧角，至颈上、中、下节和上胸节交换神经元，自节发出颈上、中、下心支及胸心支，至主动脉弓后方和下方，与来自迷走神经的副交感纤维一起构成心丛，心丛再分支分布于心脏。

（三）副交感神经

心脏的副交感节前纤维由迷走神经背核和疑核发出，沿迷走神经心支走行达心丛，在丛内的心神经节交换神经元后，分布于心脏。

刺激支配心脏的交感神经纤维，可引起心动过速、冠状血管舒张。刺激迷走神经（副交感纤维），可引起心动过缓、冠状血管收缩。

第七节　肠神经系统

依据消化管壁内存在的神经成分和功能特征，Langley在1921年首先提出了肠神经系统（enteric nervous system，ENS）的概念。迄今已证明，在消化道壁内分布有密集的神经网络，既有外源性支配（extrinsic control），即来自内脏神经系统的交感和副交感神经，又有内源性支配（intrinsic control），即肠神经系统的致密神经丛和肠神经元。源自胚胎发育中神经嵴细胞的肠神经元（enteric neurons）数量巨大，在人类肠道中有20亿～60亿，这些神经元通过肠胶质细胞（enteric glial cells）的支持，集聚成数以千计的微小神经节，与纵横交错的神经纤维束相互交织形成有节神经丛（ganglionated nerve plexus），分布于自食管至肛门间的消化道壁内。

有节神经丛包括两种类型：一类是分布最广泛的肠肌丛（myenteric nervous plexus），位于外肌层的环形肌和纵形肌之间，遍布食管至肛门的全部消化道壁内。另一类为黏膜下丛（submucosal plexuses），位于肠道的黏膜下层内，夹持黏膜下的小动脉分成内、外两层黏膜下丛，此类神经丛仅限于肠道壁内，食管和胃内没有或极少分布。

除有节神经丛外，另一类神经丛主要由相互联络的神经纤维组成，因不含肠神经元故称无节神经丛（non-ganglionated nerve plexus），位于黏膜层的固有带内的称黏膜丛（mucosal plexus），位于黏膜下层与外肌层交界处和环形肌与纵形肌之间的为无节肠肌丛部分，此外在浆膜内也含有无节神经丛，无节神经丛广泛分布于消化道壁内，主要承担相互联系的作用（图21-2）。

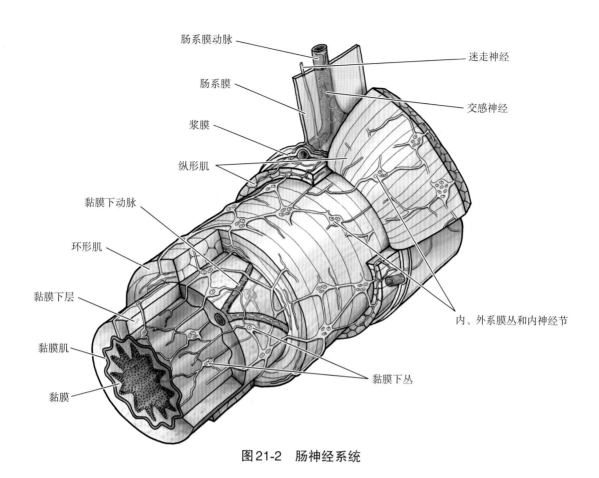

图21-2 肠神经系统

肠神经元具有多种生理作用：作为传入（感觉）神经可对物理和化学刺激引起反应；作为传出（运动）神经可支配上皮细胞（影响吸收、分泌和激素释放），平滑肌（兴奋或抑制），小动脉（收缩或扩张）及淋巴组织；或作为中间神经元，中继和整合信息。总之，对于所有肠反射而言，无论是肠壁内的局部反射，还是由交感神经椎前节介导的反射，以及由中枢神经系统（肠-脑通路）介导的反射，肠神经元系统都是不可或缺的重要环节。

肠神经元含有多种神经递质或调质，如乙酰胆碱（ACh）、多巴胺（DA）、5-羟色胺（5-HT）、γ-氨基丁酸（GABA）以及P物质（SP）、血管活性肠肽（VIP）、脑啡肽（ENK）、神经肽Y（NPY）、缩胆囊素（CCK）等。而且，有些神经元含有不止一种递质，表明肠神经元功能的复杂性。

肠神经元系统具有调节消化道连同胰腺和胆道的功能，介导消化道肌层的收缩、胃液分泌、水和电解质的肠内转运、黏膜血流量的调控等多种反射功能，尽管肠神经系统与交感和副交感神经系统之间有着复杂的相互联系，肠神经系统仍能独立于中枢神经系统完成和维持局部的反射活动。

当外部的交感和副交感神经切断后，肠神经系统内的固有神经元仍保持其生物活性，因而被移植的器官实际上并没有去神经支配。对于受内脏神经支配的平滑肌和腺体而言，虽然失去了交感和副交感神经的支配，但肌收缩能力并没受到影响，更不会导致随后发生的结构性变化。所有这些都应归功于局部神经丛和脏器肌内固有神经元始终保有的良好活性。但在一些重要的病例中，去除内脏神经支配将导致功能的缺失，如汗腺、竖毛肌、眼睑的平滑肌和肾上腺髓质的功能。

尽管肠神经元系统的活动具有相对的独立性，作为人体内脏的一部分，仍然接受来自交感和副交感神经对其活动的调节作用，其感觉信息则通过内脏感觉神经传入中枢。除此之外，其功能还受局部环境因素的影响，如肠胶质细胞、肠道微生物和进食状况等，也可能受个体的一般状态因素影响，如免疫系统、紧张和疾病。病理状态下会明显出现异常分泌、减少吸收、异常胃肠道运动和疼痛。

先天性巨结肠患者的部分肠管内，因先天性缺乏壁内神经节，使部分肠管失去蠕动能力，致使粪便滞留及气体淤积引起肠管扩大，常发生于乙状结肠和直肠上部间，手术切除此段缺少壁内神经节的发育不良肠管，并经吻合重建肠神经系统，会取得良好的治疗效果。

第八节　临床结合要点

一、牵涉性痛

某些内脏器官病变时，常在体表的一定区域产生感觉过敏或疼痛感，这种现象称为牵涉性痛（referred pain）。疼痛区域内皮肤常有感觉过敏、血管运动障碍、汗腺分泌及竖毛肌运动障碍或反射性肌肉痉挛表现。临床上这一体表过敏区域也被称为海德带（Head's zone），根据海德带的分布可协助对内脏疾病做出诊断。牵涉性痛有时发生在患病器官邻近的皮肤区，有时则发生在距患病器官较远的皮肤区。例如，胃溃疡时出现上腹部皮肤疼痛；患肝胆疾病时，常在右肩部感到疼痛；心绞痛时则常在胸前区及左上臂内侧皮肤感到疼痛（表21-2）。

关于牵涉性痛发生的机制，一般认为，发生病变的器官与牵涉性痛的体表部位往往受同一节段脊神经的支配，二者的感觉神经也进入同一脊髓节段，并在脊髓后角内密切联系。因此，从患病器官传来的冲动可以扩散或影响到邻近的躯体感觉神经元，从而产生牵涉性痛。研究认为，来自患者内脏的强烈刺激，在脊髓内产生的兴奋灶，可使脊髓后角细胞的兴奋阈值降低，从而导致同一皮节传入的正常阈下冲动引起疼痛感觉，即集中易化（convergence facilitation）效应。近年来神经解剖学研究表明，1个脊神经节神经元的周围突，可以有2～3个分支，分别分布于脏器、躯体肌和皮肤，各脏器的疾病引起的刺激，可经侧支牵涉所分布的躯体区，使皮肤过敏或产生痛感。这一发现很可能为牵涉性痛提供重要的形态学基础。

表21-2　各脏器牵涉性痛与脊髓节段的关系

脏器	产生痛觉和感觉过敏区的脊髓节段
膈	颈$_4$
心	颈$_8$～胸$_5$
胃	胸$_6$～胸$_{10}$
小肠	胸$_7$～胸$_{10}$
阑尾	胸$_8$～腰$_1$（右）
肝、胆囊	胸$_7$～胸$_{10}$，也有沿膈神经至颈$_3$～颈$_4$
胰	胸$_8$（左）
肾、输尿管	胸$_{11}$～腰$_1$
膀胱	骶$_2$～骶$_4$（沿副交感）及胸$_{11}$～腰$_2$
睾丸、附睾	胸$_{12}$～腰$_3$
卵巢及附件	腰$_1$～腰$_3$
子宫体部	胸$_{10}$～腰$_1$
子宫颈部	骶$_1$～骶$_4$（沿副交感）
直肠	骶$_1$～骶$_4$

二、腰交感干的切除

治疗下肢的某些血管疾病（如动脉痉挛症、早期血栓闭塞性脉管炎等），可施行腰交感神经切除术，以获得一定疗效。供应下肢的交感神经节前纤维起自脊髓胸$_{10}$～腰$_2$、腰$_3$节段，节后纤维发自下部腰交感神经节及上部骶交感节，随腰骶丛的分支分布于下肢。手术切除第2、第3或第2～4腰交感节及其间的交感干，则可阻断供应下肢的交感神经节前纤维，从而使血管疾病得以缓解。

三、霍纳综合征

霍纳综合征（Horner syndrome）是因各种原因损伤到头部交感神经使其功能丧失，从而导致患者出现一系列症状表现的综合征。其临床表现：①因瞳孔散大肌麻痹使患者瞳孔缩小。②因提上睑肌内的平滑肌麻痹导致患者部分上睑下垂（图21-3）。③因汗腺失去控制，使患者受损同侧的面部和颈部无汗。病程较长的患者还会出现继发症状，如颜面潮红，这是由于头面部血管因失控而扩张的结果。因眶肌麻痹还可造成眼球内陷。最常见的病因是肺尖的肿瘤蔓延侵蚀了附近的交感神经颈胸神经节所致。反之，临床上也可以利用交感神经的特有功能对交感神经进行定向切除或闭塞，以解除患者的疾患。如家族性多汗症患者，因有严重多汗表现，往往痛苦不堪，无法抑制的汗流浃背给其造成极大的恐惧和难堪，甚至产生焦虑和烦躁等心理负担，给正常生活、学习和工作带来极大的影响。近年来随着内镜介入技术的发展，只需在肋间隙切一小口便可

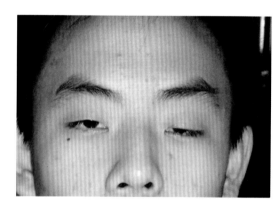

图21-3　患者左眼上睑下垂

将导管插入胸腔，并在视镜下将颈胸神经节闭塞或切除，从而解除患者的痛苦。由于此项技术的效果与霍纳综合征的临床表现极为相似，只是两者的因果关系相反，故也称人工（手术）霍纳综合征。

四、先天性巨结肠

1886年由丹麦医生 Hirschsprung 首先提出先天性巨结肠，故此病也称"Hirschsprung病"。患者先天性巨结肠症是由于在直肠上端和乙状结肠下端间的肠管内缺少肠肌丛壁内神经节或发育不全，致使该部肠管丧失蠕动能力，肠管内的粪便无法向下推送，滞留的粪便及产生的气体淤积，使局部肠管不断扩张膨大，加之排便困难造成的顽固性便秘，导致巨大结肠形成。手术切除缺乏壁内神经节的扩大肠管，行结、直肠吻合术，即可有效治疗此症（图21-4）。

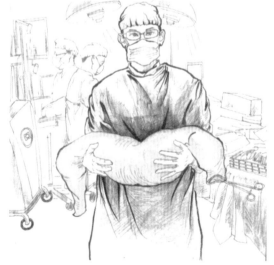

图21-4　手术切取的巨大结肠

参考文献

［1］丁文龙，王海杰. 系统解剖学（8年制）［M］. 3版. 北京：人民卫生出版社，2015.

［2］王怀经，张绍祥. 局部解剖学（8年制）［M］. 2版. 北京：人民卫生出版社，2010.

［3］张鋆. 人体解剖学［M］. 2版. 北京：人民卫生出版社，1963.

［4］张朝佑. 人体解剖学［M］. 2版. 北京：人民卫生出版社，1998.

［5］王永贵. 解剖学［M］. 北京：人民卫生出版社，1994.

［6］李和，李继承. 组织学与胚胎学［M］. 3版. 北京：人民卫生出版社，2010.

［7］吴孟超，吴在德. 黄家驷外科学［M］. 7版. 北京：人民卫生出版社，2008.

［8］Standring S. Gray's Anatomy［M］. 41st ed. Philadelphia：Elsevier，2015.

［9］Drake RL，Vogl AW，Mitchell AW. Gray's Anatomy for students［M］. 3rd ed. Philadelphia：Elsevier，2015.

索 引

（按汉语拼音顺序排列）